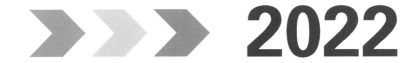

2022
湖南省肿瘤登记年报
HUNAN CANCER REGISTRY ANNUAL REPORT

主编 肖亚洲 欧阳煜 王 静

湖南省卫生健康委员会
Health Commission of Hunan Province

湖南省癌症防治中心
Hunan Cancer Prevention and Control Center

扫码获取电子书

U0340411

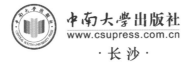

中南大学出版社
www.csupress.com.cn
·长沙·

《2022湖南省肿瘤登记年报》编委会

◇ **主任委员**

李俊华

◇ **副主任委员**

谢　颖　彭晔炜

◇ **主　编**

肖亚洲　欧阳煜　王　静

◇ **副主编**

颜仕鹏　廖先珍　许可葵　李　灿　邹艳花　石朝晖

◇ **编　委**（按姓氏汉语拼音排列）

卞晓嘉	曹诗鹏	曹世钰	陈　诚	陈　富	陈典典	陈华云	陈继怀
陈文伟	陈艳芳	代小燕	邓海名	邓靖怡	丁　林	杜　雯	段利霞
方吉贤	付林芳	高　纯	龚建华	管元平	郭　佳	郭　兰	郭　亮
何　鑫	何玉龙	胡　剑	胡小玲	胡莹云	黄　洁	黄　平	黄菊华
黄兰婷	黄渊秀	兰泽龙	李　灿	李　洁	李　娟	李　清	李　玮
李　想	李茵薇	李俊华	李万忠	廖先珍	刘　宏	刘　军	刘　玲
刘　飒	刘朝辉	刘冬梅	刘国贤	刘慧颖	刘君红	刘倩文	刘早红
刘志军	龙花君	鲁　容	罗霜艳	马超颖	马子涵	欧阳乐	欧阳煜
潘　纯	彭　卉	彭　媛	彭晔炜	乔光凤	石朝晖	石湘燕	宋香玲
田新菊	涂丽娜	王　静	王清丽	王石玉	王英籍	王月玲	文　杰
文申根	吴　双	吴定洲	肖海帆	肖亚洲	谢　婷	谢　颖	周前富
许洪平	许可葵	薛媚娟	颜仕鹏	杨　娟	杨　敏	杨华艳	杨小琴
尹　炜	袁湘泉	张春玉	张航宇	张文静	周宏惠	周前富	周贤文
朱海燕	朱三元	邹思伟	邹艳花				

序

恶性肿瘤是严重威胁人类生命健康的重大慢性非传染性疾病之一。2020年12月15日，世界卫生组织国际癌症研究中心发布了全球最新癌症数据：2020年全球约有1 930万新发癌症患者，其中中国新发癌症457万例，占全球23.70%，全球每年约有996万人死于癌症，其中中国癌症死亡病例300万例，占全球30.00%。我国的癌症防控形势较为严峻。

2019年6月，国务院印发《关于实施健康中国行动的意见》，明确提出实施癌症防治行动。随后国家卫生健康委员会会同有关部门制定《健康中国行动—癌症防治实施方案(2019—2022年)》。

2019年12月27日，湖南省卫生健康委员会联合十个相关部门下发了《关于印发健康湖南行动——癌症防治实施方案(2019—2022年)的通知》(下文简称"通知")。《通知》明确提出，"实施癌症信息化行动，健全肿瘤登记制度"，计划到2022年，实现肿瘤登记工作在湖南省所有县区全覆盖。同时按照国家统一部署，建立湖南省肿瘤登记报告信息系统、质量控制标准和评价体系，提高报告效率及质量。通知要求，基于国家肿瘤登记报告信息系统、质量控制标准和评价体系，加强全省肿瘤登记报告的信息管理、质量控制和效果评价，提高报告效率和质量；到2022年，纳入国家肿瘤登记年报的登记点数量达30个以上，并促进信息资源共享利用。湖南省癌症防治中心承担着湖南省肿瘤登记资料的审核整理、统计分析、报告发布等工作。在湖南省卫生健康委员会、湖南省癌症防治中心指导下撰写的《2022湖南省肿瘤登记年报》是将湖南省2019年质量较好的登记点的数据经过整理以后编辑成书，对社会发布。本书的出版，将为湖南省肿瘤防治策略的制定及评价提供科学的参考信息。

《2022湖南省肿瘤登记年报》编委会

2023年3月30日

前　言

　　肿瘤登记是一项系统性、经常性搜集、储存、整理、统计分析和评价肿瘤发病、死亡和生存资料的统计制度，是肿瘤防治工作中最基础、最重要的工作。湖南省肿瘤登记系统自2009年建立来，逐年扩大肿瘤登记覆盖范围，不断提高肿瘤登记工作质量，2021年湖南省肿瘤登记数据统计显示：2018年湖南省肿瘤登记地区全部恶性肿瘤发病率为247.50/10万，死亡率为154.23/10万。其中，肺癌、女性乳腺癌、子宫颈癌、结直肠癌及肛门癌、肝癌是湖南省常见的恶性肿瘤；肺癌、肝癌、结直肠癌及肛门癌、胃癌、子宫颈癌是威胁湖南省居民生命的主要恶性肿瘤。

　　2022年，湖南省各肿瘤登记点认真贯彻落实国家《肿瘤登记管理办法》，全面完善2019年肿瘤登记数据。湖南省癌症防治中心收集到了全省58个肿瘤登记点的数据，经审核后，36个登记点数据符合质量要求，分别是：长沙市芙蓉区、长沙市开福区、长沙市浏阳市、长沙市宁乡市、长沙市天心区、长沙市望城区、长沙市雨花区、长沙市岳麓区、长沙市长沙县、常德市安乡县、常德市津市市、常德市武陵区、郴州市临武县、郴州市资兴市、衡阳市常宁市、衡阳市衡东县、怀化市洪江市、怀化市麻阳县、娄底市冷水江市、娄底市涟源市、娄底市双峰县、邵阳市邵东市、邵阳市新宁县、湘潭市雨湖区、湘西州泸溪县、益阳市桃江县、益阳市资阳区、永州市道县、永州市宁远县、永州市新田县、岳阳市岳阳楼区、张家界市慈利县、张家界市永定区、株洲市芦淞区、株洲市石峰区、株洲市攸县。覆盖人口总数为23 441 120人（其中男性人口数为12 032 348人，女性人口数为11 408 772人），占湖南省2019年年中户籍人口总数（7 323.08万人）的32.01%，可以反映湖南省恶性肿瘤疾病负担。

　　《2022湖南省肿瘤登记年报》共分为六章，包括概述、肿瘤登记资料质量评价、湖南省肿瘤登记地区2019年恶性肿瘤的发病与死亡、各部位恶性肿瘤的发病与死亡、2022湖南省肿瘤登记年报18张报表、2022湖南省肿瘤登记年报36个登记点的发病和死亡情况，以期为湖南省肿瘤防治的精准实施提供科学的信息参考。

湖南省癌症防治中心　　主任

湖南省肿瘤防治研究办公室　　主任

湖南省肿瘤医院　　院长

2023年3月30日

摘 要

恶性肿瘤已经成为严重威胁我国居民生命健康的主要公共卫生问题之一。最新统计数据显示,恶性肿瘤死亡在我国城市居民全部死因中占25.98%,在农村居民全部死因中占22.96%。自20世纪70年代有死因数据记录以来,恶性肿瘤死亡呈现明显上升趋势。随着湖南省居民人口老龄化率不断上升、地区城镇化率持续提高,加上慢性感染、不健康的生活方式、环境污染等危险因素的协同作用,湖南省恶性肿瘤防控形势日趋严峻。

【恶性肿瘤发病死亡总体情况】

2019年湖南省恶性肿瘤发病率为327.51/10万,全省新发恶性肿瘤病例数约为245 123例,其中男性约为135 418例,女性约为109 705例。2019年湖南省恶性肿瘤死亡率为168.51/10万,全省恶性肿瘤死亡病例数约为125 010例,其中男性约为81 673例,女性约为43 337例。近年来湖南省恶性肿瘤发病率、死亡率总体呈上升趋势。

肺癌、女性乳腺癌、结直肠癌及肛门癌、子宫颈癌、肝癌是湖南省主要的恶性肿瘤。肺癌位居男性发病第1位,乳腺癌为女性发病首位。男性恶性肿瘤发病率较女性高,且发病谱构成不同。甲状腺癌发病近年来增幅较大,在女性恶性肿瘤中已位居第5位。

从年龄分布看,恶性肿瘤的发病率随年龄增长而上升。在35岁以下青年人群中,恶性肿瘤发病率处于较低水平,35岁以后恶性肿瘤发病率开始快速升高,发病率高峰主要集中分布在60岁以上人群,不同恶性肿瘤的年龄分布均有差异。

【不同性别恶性肿瘤发病与死亡情况】

男性恶性肿瘤发病率为349.21/10万,女性恶性肿瘤发病率为304.61/10万,男女性别比约为1.15。位居男性恶性肿瘤发病第1位的是肺癌,后面依次为结直肠癌及肛门癌、肝癌、胃癌、口腔癌;位居女性恶性肿瘤发病第1位的是乳腺癌,后面依次为肺癌、子宫颈癌、结直肠癌及肛门癌、甲状腺癌。

男性恶性肿瘤死亡率为213.14/10万,女性恶性肿瘤死亡率为121.44/10万,男女性别比约为1.76。位居男性恶性肿瘤死亡第1位的是肺癌,后面依次为肝癌、结直肠癌及肛门癌、胃癌、食管癌;位居女性恶性肿瘤死亡第1位的是肺癌,后面依次为结直肠癌及肛门癌、肝癌、乳腺癌、子宫颈癌。

【城乡恶性肿瘤发病与死亡情况】

城市地区恶性肿瘤发病率为397.56/10万,高于农村地区恶性肿瘤发病率(300.96/10万),城市地区恶性肿瘤死亡率为184.89/10万,高于农村地区恶性肿瘤死亡率(162.30/10万)。城市地区恶性肿瘤发病率前5位依次为肺癌、女性乳腺癌、结直肠癌及肛门癌、子宫颈癌、肝癌;农村地区恶性肿瘤发病率前5位依次为肺癌、女性乳腺癌、子宫颈癌、结直肠癌及肛门癌、肝癌。城市地区恶性肿瘤死亡率前5位依次为肺癌、肝癌、结直肠癌及肛门癌、女性乳腺癌、胃癌;农村地区恶性肿瘤死亡率前5位依次为肺癌、肝癌、结直肠癌及肛门癌、胃癌、子宫颈癌。

城市地区新发病例数约为 101 106 例，占全省新发病例的 41.25%；农村地区恶性肿瘤病例数为 144 017 例，占全省新发病例的 58.75%。

城市地区恶性肿瘤死亡数约为 47 310 例，占全省死亡病例的 37.84%；农村地区恶性肿瘤病例数为 77 700 例，占全省死亡病例的 62.16%。

【不同年龄段恶性肿瘤发病与死亡情况】

0~14 岁年龄段，发病主要以白血病为主，其次为脑等中枢神经系统肿瘤、淋巴瘤、肝癌、骨和关节软骨恶性肿瘤等。15~44 岁年龄段，发病顺位前五位依次为女性乳腺癌、甲状腺癌、子宫颈癌、肺癌和肝癌。45~64 岁年龄段，发病顺位前五位依次是女性乳腺癌、肺癌、子宫颈癌、结直肠癌及肛门癌、肝癌。65 岁及以上年龄段，发病顺位前五位依次是肺癌、结直肠癌及肛门癌、肝癌、前列腺癌、女性乳腺癌等。

0~14 岁年龄段，死亡率最高的是白血病，约占所有恶性肿瘤死亡的 35.42%，其次是脑等中枢神经系统肿瘤、肝癌、淋巴瘤和肺癌。15~44 岁年龄段，恶性肿瘤死亡顺位前五位依次为肝癌、女性乳腺癌、肺癌、白血病、子宫颈癌。45~64 岁年龄段，死亡顺位前五位依次为肺癌、肝癌、女性乳腺癌、子宫颈癌、结直肠癌及肛门癌。65 岁及以上年龄段，死亡顺位前五位依次为肺癌、肝癌、结直肠癌及肛门癌、胃癌、前列腺癌。

【各癌种发病与死亡情况及趋势变化】

2019 年湖南省肺癌发病率为 76.49/10 万，肺癌死亡率为 54.23/10 万，全省新发肺癌病例约 56 247 例，因肺癌死亡病例约 39 910 例。在 2009 至 2019 年期间，肺癌中标发病率及中标死亡率呈上升趋势。

2019 年湖南省女性乳腺癌发病率为 48.61/10 万，女性乳腺癌死亡率为 10.05/10 万，全省新发乳腺癌病例约 17 149 例，因乳腺癌死亡病例约 3 547 例。在 2009 至 2019 年期间，乳腺癌中标发病率及中标死亡率呈上升趋势。

2019 年湖南省子宫颈癌发病率为 33.51/10 万，子宫颈癌死亡率为 9.40/10 万，全省新发子宫颈癌病例约 11 821 例，因子宫颈癌死亡病例约 3 318 例。在 2009 至 2019 年期间，子宫颈癌中标发病率及中标死亡率呈上升趋势。

2019 年湖南省肝癌发病率为 27.07/10 万，肝癌死亡率为 22.89/10 万，全省新发肝癌病例约 19 914 例，因肝癌死亡病例约 16 837 例。在 2009 至 2019 年期间，肝癌中标发病率及中标死亡率变化较为平稳。

2019 年湖南省结直肠癌及肛门癌发病率为 35.23/10 万，结直肠癌及肛门癌死亡率为 15.68/10 万，全省新发结直肠癌及肛门癌病例约 25 836 例，因结直肠癌及肛门癌死亡病例约 11 503 例。在 2009 至 2019 年期间，结直肠癌及肛门癌中标发病率及中标死亡率均呈上升趋势。

【报告数据来源和质量控制】

2022 年 5 月至 11 月，湖南省癌症防治中心收到全省 58 个登记点的相关数据，经过审核、整理，纳入符合数据质量要求的 36 个登记点的数据，具体名单如下：长沙市芙蓉区、长沙市开福区、长沙市浏阳市、长沙市宁乡市、长沙市天心区、长沙市望城区、长沙市雨花区、长沙市岳麓区、长沙市长沙县、常德市安乡县、常德市津市市、常德市武陵区、郴州市临武县、郴州市资兴市、衡阳市常宁市、衡阳市衡东县、怀化市洪江市、怀化市麻阳县、娄底市冷水江市、娄底市涟源市、娄底市双峰县、邵阳市邵东市、邵阳市新宁县、湘潭市雨湖区、湘西州泸溪县、益阳市桃江县、益阳市资阳区、永州市道县、永州市宁远县、永州市新田县、岳阳市岳阳楼区、张家界市慈利县、张家界市永定区、株洲市芦淞区、株洲市石峰区、株洲市攸县。36 个肿瘤登记点 2019 年覆盖人口 23 441 120 人（其中男性人口数为 12 032 348 人，女性人口数为 11 408 772 人），约占湖南省 2019 年年中人口总数（7 323.08 万人）的 32.01%，可以反映湖南省恶性肿瘤的疾病负担。

目　录

第一章

概　述

恶性肿瘤是全球共同抗击的人类重大疾病，也是影响我国居民生命健康的重大公共卫生问题。《2020 中国肿瘤登记年报》数据显示：2017 年中国恶性肿瘤粗发病率为 293.66/10 万，中标发病率为 188.10/10 万，粗死亡率 177.15/10 万，中标死亡率为 104.20/10 万。我国居民恶性肿瘤发病前 5 位分别为肺癌、女性乳腺癌、结直肠癌、胃癌和肝癌，恶性肿瘤死亡前 5 位分别为肺癌、肝癌、胃癌、食管癌、结直肠癌。近十几年以来，恶性肿瘤的发病率、死亡率均呈上升趋势，每年恶性肿瘤产生的医疗费用巨大。随着我国人口老龄化逐渐加剧，工业化和城镇化进程不断加快，再加上慢性感染、不健康的生活方式、环境污染等危险因素的影响，我国恶性肿瘤防控形势日趋严峻。

《2021 湖南省肿瘤登记年报》数据显示：湖南省肿瘤登记地区恶性肿瘤粗发病率为 247.50/10 万，粗死亡率为 154.23/10 万。近 40 年以来，恶性肿瘤死亡率呈现了显著的上升趋势，并已成为湖南省居民最主要的疾病负担，肿瘤防控形势不容乐观。因此，监测湖南省恶性肿瘤的变化趋势，以及其在不同地区和人群中的分布特征，可以为临床诊治、流行病学和卫生服务研究提供基础数据，对于掌握恶性肿瘤的疾病负担，制定恶性肿瘤防控计划、评价防治效果、确定卫生资源的配置具有重要意义。

肿瘤登记是一项系统性、经常性搜集、储存、整理、统计分析和评价肿瘤发病、死亡和生存资料的统计制度，是国际公认的有关肿瘤信息的收集方法，其核心就是提供覆盖地区全部恶性肿瘤（包括全部恶性肿瘤、中枢神经系统的良性肿瘤）发病、死亡、生存及人口等信息，描述恶性肿瘤疾病负担，帮助建立优先公共卫生策略，为各种恶性肿瘤病因学研究、预防治疗效果的监测和评价提供重要的信息来源。

第一节　2022 年湖南省肿瘤登记工作开展情况

一、整理分享各大医院报告病例

2022 年年初，针对省内各大型医疗卫生机构报告的恶性肿瘤病例加以整理，分享给全省各肿瘤登记点，进一步丰富了登记点新发病例来源。

二、举办各级肿瘤随访登记工作培训会

2022 年 2 月 28 日，怀化市疾病预防控制中心举办了全市肿瘤随访登记工作培训会。

2022 年 5 月 30 日，针对娄底市疾病预防控制中心举办了全市肿瘤随访登记工作培训会。

2022 年 6 月 15 日，长沙市长沙县疾病预防控制中心举办了全县肿瘤随访登记工作培训会。

2022 年 8 月 4 日，永州市疾病预防控制中心举办了全市肿瘤随访登记工作培训会。

2022 年 8 月 10 日，长沙市疾病预防控制中心举办了全市肿瘤随访登记工作培训会。

2022 年 9 月 14 日，长沙市芙蓉区疾病预防控制中心举办了全区肿瘤随访登记工作培训会。

2022 年 9 月至 10 月，结合国家癌症筛查与早诊培训项目，分 2 个批次，对全省 14 个市州及部分区

县疾病预防控制中心共 31 名肿瘤登记工作人员进行了为期 3 周的数据整理培训，进一步提高了市州及区县肿瘤登记工作新入职人员的数据整理水平。

为了提高全省肿瘤登记工作人员的专业技术水平，湖南举办了各种类型的肿瘤登记技术培训会。

2022 年 5 月 27 日至 5 月 28 日，召集全省 14 个市州、122 个登记点的工作人员共 160 余人，开展了线上肿瘤登记业务培训，培训内容包括了肿瘤登记工作全流程的操作，讲课 PPT 及线上讲课视频可以反复播放学习，进一步强化了学习效果。

在这一年中，各区县也相继开展了针对辖区乡镇、街道及医院肿瘤登记报告人员的肿瘤登记业务培训，进一步提高了工作人员的业务水平。

三、全省肿瘤登记数据的上报

2022 年 5 月至 2023 年 1 月，湖南省癌症防治中心收到了全省 58 个登记点的相关数据，经过审核、整理，纳入符合数据质量要求的 36 个登记点数据，具体名单如下：长沙市芙蓉区、长沙市开福区、长沙市浏阳市、长沙市宁乡市、长沙市天心区、长沙市望城区、长沙市雨花区、长沙市岳麓区、长沙市长沙县、常德市安乡县、常德市津市市、常德市武陵区、郴州市临武县、郴州市资兴市、衡阳市常宁市、衡阳市衡东县、怀化市洪江市、怀化市麻阳县、娄底市冷水江市、娄底市涟源市、娄底市双峰县、邵阳市邵东市、邵阳市新宁县、湘潭市雨湖区、湘西州泸溪县、益阳市桃江县、益阳市资阳区、永州市道县、永州市宁远县、永州市新田县、岳阳市岳阳楼区、张家界市慈利县、张家界市永定区、株洲市芦淞区、株洲市石峰区、株洲市攸县。

第二节 2022 年湖南省肿瘤登记年报主要结果

一、肿瘤登记数据覆盖地区

2022 湖南省肿瘤登记年报（下文简称"本年报"）收集了湖南省 36 个登记点 2019 年数据，其中长沙市芙蓉区、长沙市开福区、长沙市天心区、长沙市雨花区、长沙市岳麓区、长沙市望城区、常德市武陵区、张家界市永定区、湘潭市雨湖区、益阳市资阳区、岳阳市岳阳楼区、株洲市石峰区、株洲市芦淞区等 13 个登记点是城市点，长沙市长沙县、长沙市浏阳市、长沙市宁乡市、常德市津市市、常德市安乡县、郴州市资兴市、郴州市临武县、衡阳市常宁市、衡阳市衡东县、怀化市洪江市、怀化市麻阳县、娄底市冷水江市、娄底市涟源市、娄底市双峰县、邵阳市邵东市、邵阳市新宁县、湘西州泸溪县、益阳市桃江县、永州市新田县、永州市道县、永州市宁远县、张家界市慈利县、株洲市攸县等 23 个点为农村点（表 1-1）。

表 1-1　36 个肿瘤登记点在 14 个市州的分布

序号	市州名称	城区点名称	农村点名称
1	长沙市	芙蓉区、天心区、岳麓区、开福区、雨花区、望城区	长沙县、浏阳市、宁乡市
2	株洲市	芦淞区、石峰区	攸县
3	湘潭市	雨湖区	
4	衡阳市		衡东县、常宁市
5	邵阳市		新宁县、邵东市
6	岳阳市	岳阳楼区	
7	常德市	武陵区	津市市、安乡县
8	张家界市	永定区	慈利县

续表1-1

序号	市州名称	城区点名称	农村点名称
9	益阳市	资阳区	桃江县
10	郴州市		临武县、资兴市
11	永州市		宁远县、新田县、道县
12	怀化市		洪江市、麻阳县
13	娄底市		涟源市、冷水江市、双峰县
14	湘西州		泸溪县

二、肿瘤登记数据的时间范围

本年报收集的湖南省肿瘤登记地区新发恶性肿瘤病例及中枢神经系统良性肿瘤病例的时间范围是2019年1月1日至2019年12月31日，因肿瘤死亡病例的时间范围也是2019年1月1日至2019年12月31日。

三、肿瘤登记数据覆盖人口

湖南省36个肿瘤登记点2019年覆盖人口23 441 120人（其中男性12 032 348人，女性11 408 772人），约占全省2019年年中户籍人口总数（73 230 750人）的32.01%。

四、2019年湖南省恶性肿瘤发病死亡总体情况

根据湖南省36个登记点的数据及湖南省2019年年中户籍人口总数进行推算，湖南省2019年恶性肿瘤新发病例数约为245 123例，恶性肿瘤粗发病率为327.51/10万（其中男性为349.21/10万，女性为304.61/10万），中标发病率为211.19/10万，中标发病率高于全国中部地区平均水平（183.32/10万）。湖南省2019年恶性肿瘤发病率居第1位的是肺癌，其次是女性乳腺癌、结直肠癌及肛门癌、子宫颈癌、肝癌、胃癌、甲状腺癌、子宫体癌、前列腺癌、脑等中枢神经系统肿瘤，这10种恶性肿瘤占全部恶性肿瘤发病的71.64%。湖南省2019年恶性肿瘤死亡病例数约为125 010例，恶性肿瘤粗死亡率为168.51/10万（其中男性为213.14/10万，女性为121.44/10万），中标死亡率为98.67/10万，中标死亡率低于全国中部地区平均水平（107.47/10万）。湖南省2019年恶性肿瘤死亡率居第1位的是肺癌，其次为肝癌、结直肠癌及肛门癌、胃癌、女性乳腺癌、子宫颈癌、前列腺癌、食管癌、白血病、淋巴瘤，这10种恶性肿瘤占全部恶性肿瘤死亡的77.62%。通过对湖南省主要恶性肿瘤与全国中部地区的中标发病率和中标死亡率比较，湖南省肺癌、子宫颈癌、结直肠癌等的发病、死亡均高于全国中部地区平均水平（表1-2、表1-3，图1-1、图1-2）。

表1-2 2019年湖南省全部恶性肿瘤发病与死亡主要指标（1/10万）

地区	性别	发病率	中标发病率	死亡率	中标死亡率
全国中部地区	合计	261.83	183.32	163.12	107.47
	男性	284.08	201.51	203.63	140.41
	女性	238.58	166.94	120.77	75.95
湖南省	合计	327.51	211.19	168.51	98.67
	男性	349.21	222.73	213.14	129.32
	女性	304.61	201.29	121.44	68.70

表 1-3 湖南肿瘤登记地区 2019 年前 10 位恶性肿瘤中标发病率、中标死亡率与 2017 年全国中部地区数据比较

顺位	癌种	中标发病率(1/10⁵)		癌种	中标死亡率(1/10⁵)	
		湖南省	全国中部地区		湖南省	全国中部地区
1	肺癌	44.44	36.84	肺癌	30.48	28.89
2	乳腺癌	34.55	28.91	肝癌	14.05	16.67
3	结直肠癌及肛门癌	21.04	15.54	结直肠及肛门癌	8.79	7.57
4	子宫颈癌	23.46	14.91	胃癌	6.10	13.97
5	肝癌	17.02	19.18	乳腺癌	6.45	6.36
6	胃癌	9.28	19.22	子宫颈癌	5.70	4.45
7	甲状腺癌	13.28	8.78	前列腺癌	2.70	2.13
8	子宫体癌	9.08	6.73	食管癌	2.86	8.70
9	前列腺癌	7.43	4.91	白血病	3.38	2.60
10	脑瘤	7.93	5.20	淋巴瘤	2.95	2.19

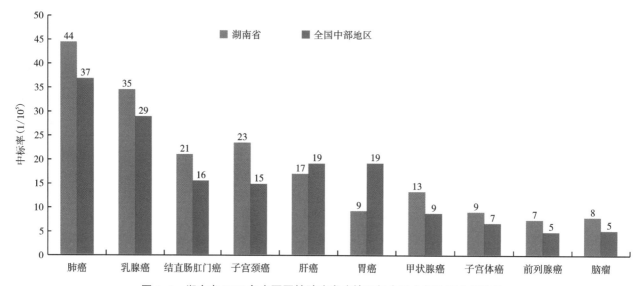

图 1-1 湖南省 2019 年主要恶性肿瘤发病情况与全国中部地区水平比较

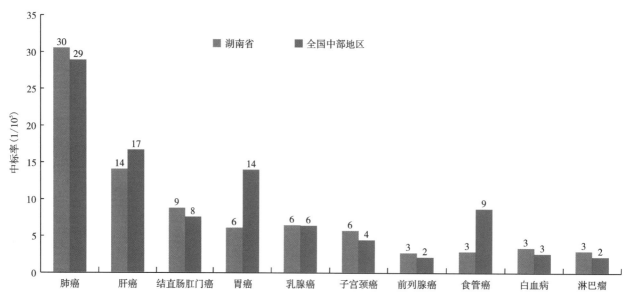

图 1-2 湖南省 2019 年主要恶性肿瘤死亡情况与全国中部地区水平比较

五、2019 年湖南省 36 个登记点恶性肿瘤发病与死亡水平

通过对 2019 年湖南省 36 个肿瘤登记点所有部位恶性肿瘤发病与死亡情况的分析，中标发病率最高的是长沙市芙蓉区，然后是长沙市天心区、长沙市岳麓区、长沙市长沙县、湘潭市雨湖区等，中标死亡率最高的是长沙市望城区，然后是长沙市开福区、长沙市芙蓉区、长沙市长沙县、衡阳市常宁市等（表 1-4）。

表 1-4　2019 年湖南省 36 个登记点所有部位恶性肿瘤发病与死亡情况

序号	登记点名称	发病率 （1/10^5）	中标发病率 （1/10^5）	死亡率 （1/10^5）	中标死亡率 （1/10^5）
1	常德市武陵区	322.13	199.51	182.55	102.14
2	湘潭市雨湖区	473.83	304.23	188.79	112.54
3	益阳市资阳区	447.68	285.55	186.69	108.08
4	岳阳市岳阳楼区	273.49	186.37	151.77	99.55
5	长沙市芙蓉区	487.75	371.66	216.52	153.94
6	长沙市开福区	450.75	300.93	250.74	160.24
7	长沙市天心区	467.71	349.15	192.87	135.38
8	长沙市望城区	387.81	285.34	240.41	162.92
9	长沙市雨花区	399.38	301.09	158.16	115.48
10	长沙市岳麓区	380.67	339.60	148.94	131.84
11	株洲市芦淞区	388.05	237.05	173.66	104.43
12	株洲市石峰区	406.34	266.67	215.85	132.64
13	张家界市永定区	302.82	206.93	126.71	77.07
14	常德市安乡县	407.63	201.87	206.32	86.26
15	常德市津市市	391.88	182.84	226.88	93.53
16	郴州市临武县	282.19	218.85	146.35	96.51
17	郴州市资兴市	304.83	177.00	157.20	82.04
18	衡阳市常宁市	336.49	260.18	198.67	143.90
19	衡阳市衡东县	283.15	178.26	140.78	78.02
20	怀化市洪江市	345.28	182.75	173.91	80.46
21	怀化市麻阳县	211.79	131.80	147.40	82.58
22	娄底市冷水江市	288.91	181.10	174.71	103.46
23	娄底市涟源市	262.30	182.13	140.66	87.78
24	娄底市双峰县	280.64	189.65	160.14	97.49
25	邵阳市邵东市	289.34	188.16	169.29	93.91
26	邵阳市新宁县	209.29	134.89	142.30	81.13
27	湘西州泸溪县	336.67	220.12	151.88	85.24
28	益阳市桃江县	261.58	150.74	155.80	75.39
29	永州市道县	199.00	148.85	122.22	80.11

续表1-4

序号	登记点名称	发病率 （1/10⁵）	中标发病率 （1/10⁵）	死亡率 （1/10⁵）	中标死亡率 （1/10⁵）
30	永州市宁远县	247.97	166.94	142.39	85.03
31	永州市新田县	286.09	206.35	152.27	95.53
32	张家界市慈利县	349.21	234.85	184.32	116.07
33	长沙市浏阳市	305.52	194.25	165.76	92.46
34	长沙市宁乡市	310.29	186.55	137.98	73.00
35	长沙市长沙县	428.26	339.23	196.96	149.23
36	株洲市攸县	382.08	270.75	195.67	134.39

第三节　湖南省肿瘤登记数据质量控制

湖南省癌症防治中心根据《中国肿瘤登记工作指导手册》，并参照国际癌症研究中心(IARC)/国际癌症登记协会(IACR)《五大洲癌症发病率》第10卷（Cancer Incidence in Five Continents Volume Ⅹ）对登记质量的有关要求，使用 Excel 数据库软件，以及 IARC/IACR 的 IARC-crgTools 核查软件，对湖南省肿瘤登记地区的原始登记资料进行审核、整理，对资料质量的完整性和可靠性进行评估，在审核过程中发现质量问题，及时反馈给各登记点，并根据各登记点再次提交的数据进行重新整理和审核。

一、数据质控标准

国家癌症中心从2008年开始实行肿瘤登记数据年报制度，对上报的登记数据进行质量评估，符合标准的登记点数据方可纳入年报。中国肿瘤登记年报数据纳入标准如下。

A级：数据可以接受入年报。覆盖全部人口；有可靠的人口数据来源；已建立完善规范的全死因监测系统；组织学诊断比例（percentage of cases morphologically verified，MV%）在60%～85%之间；仅有死亡医学证明比例(percentage of cancer cases idenJPGied with death cerJPGication only, DCO%)大于0，小于10%；死亡发病比（mortality to incidence rate ratio，M/I）在0.60～0.80之间，主要部位恶性肿瘤 M/I 合理；肿瘤变化趋势稳定，水平合理；死亡率不低于120/10万。

B级：数据可以接受入年报。覆盖全部人口或特定人口；死因监测系统不够完善；MV%在55%～95%之间；DCO%小于20%；M/I 在0.55～0.85之间；肿瘤变化趋势相对稳定，水平比较合理，死亡率不低于100/10万。

D级：数据不被年报接受。覆盖人口不明确；无死因资料或死因资料不完整；MV%小于等于55%或大于等于95%；DCO%大于等于20%；M/I 小于等于0.55或大于等于0.85；肿瘤变化趋势不稳定，水平不合理。部分 D 级的登记点，仅个别指标未达到 B 级标准，数据被接受入年报，并标以＊号。

《五大洲癌症发病率》第10卷应用半定量方法评价登记数据的完整程度。半定量是指以同地区不同时期或相同区域内登记点合并值为对照数据进行比较获得的质控指标。《五大洲癌症发病率》第10卷分了25个区域计算标准参考值，将第9卷中25个区域分性别、肿瘤别的 MV%、M/I（%）及年龄标化率均值及方差作为标准指标，各登记点的相应数值与其比较，为编委的评价决定提供依据。各卷中区域参考标准是变数，通常以前一卷的数据进行计算。其假定条件为相同区域，各指标应大体一致，登记点合计或主要肿瘤别比较的相应指标过高、过低均被认为不合理。

《五大洲癌症发病率》第10卷审核用以下4类指标评价完整性：历史数据［率稳定（历史数据比较）、不同人群率的比较、年龄别率曲线、儿童肿瘤发病率］；MV%；M/I（%）；仅有死亡医学证明书（DCO）的比例。《五大洲癌症发病率》第10卷审核中国肿瘤登记数据质量指标参考标准见表1-5。

表 1-5 《五大洲癌症发病率》第 10 卷审核中国肿瘤登记数据质量参考标准[a]

序号	编码范围(ICD-10)	部位	男性			女性		
			MV%	M/I(%)	ASR	MV%	M/I(%)	ASR
1	C00-C14	口腔和咽喉	91.4	44.3	10.7	89.9	35.1	4.5
2	C15	食管	68.4	78.6	21.4	61.1	80.8	10.4
3	C16	胃	73.1	64.6	32.9	70.6	67.0	15.4
4	C18-C21	结直肠、肛门	85.0	46.6	18.8	83.9	46.1	15.2
5	C22	肝脏	33.4	83.7	33.4	28.1	85.0	10.5
6	C25	胰腺	35.0	81.7	5.0	32.9	81.1	3.6
7	C32	喉	86.8	46.4	3.0	75.7	54.3	0.5
8	C33-C34	气管、支气管、肺	56.3	80.4	47.6	51.2	78.8	20.7
9	C43	皮肤的黑色素瘤	90.9	38.8	0.3	90.8	45.1	0.3
10	C50	乳房	90.2	23.8	0.2	92.7	23.2	22.4
11	C53	子宫颈				91.5	38.4	3.6
12	C54-C55	子宫体及子宫部位不明				90.5	25.7	4.8
13	C56	卵巢				83.1	52.8	3.9
14	C61	前列腺	80.7	32.5	3.9			
15	C62	睾丸	92.7	14.4	0.5			
16	C64-C66	肾及泌尿系统不明	75.7	36.8	2.9	74.6	40.0	1.5
17	C67	膀胱	83.8	36.5	6.2	81.9	43.3	1.5
18	C70-C72,D32-D33,D42-D43	脑、神经系统	61.2	61.8	4.3	61.7	53.7	3.7
19	C73	甲状腺	90.5	19.7	0.9	93.6	9.8	2.7
20	C81-C88,C90	淋巴瘤	93.1	52.8	5.3	92.7	52.3	3.3
21	C91-C95,D45-D47	白血病	90.8	64.0	5.1	89.1	63.5	3.7
22	C76-C80	不明及其他恶性肿瘤	53.3	59.3	3.4	54.1	60.1	2.4
23	C00-C96(除外C44)	所有部位(除外皮肤癌)	65.8	64.2	215.1	72.7	50.9	142.3

注：ASR：年龄标化率(世界)每 100 000；ICD10：《国际疾病分类》第 10 版；M：I(%)：死亡发病比百分比；MV%：组织学诊断百分比；a：北京(1993-1997)，林州(1993-1997)，启东(1993-1997)，天津(1993-1977)，武汉(1993-1997)，广州(2000-2002)，香港特别行政区(1998-2002)，嘉善(1998-2002)，哈尔滨市南岗区(1998-2002)，上海(1998-2002)，中山(1998-2002)。

二、肿瘤登记流程

肿瘤登记点所属辖区内所有具有肿瘤诊治能力的各医疗机构为报告单位。包含省、市、区、县级综合医院，还包含辖区内学校附属医院、专科医院、专业防治院所、局属职工医院、大型厂矿医院及对地方居民开放的部队医院、私人医院等。城市社区医院、农村乡镇卫生院、村卫生室均需参加报告。

(一)肿瘤登记地区辖区内所有医疗机构

建立健全医疗机构内部报告制度，保证本单位医务人员及时向肿瘤登记点报告其诊治过的肿瘤病例。

(1)由一名业务院长分管并协调单位内的肿瘤报告工作，指定保健科(或防保科、信息科、病案室等)负责执行。

(2)门诊各相关科室(内、外、妇、儿、肿瘤科的门诊,病理科、检验科、内镜室、放射科、超声科、CT 室等)发现新诊断的湖南省户籍肿瘤病例时,负责诊治的医师应及时填写肿瘤报告卡,并在患者病历上注明"肿瘤已报",门诊护士在每天门诊结束清理病历时,如发现病例漏报应及时补报并登记在门诊肿瘤病例登记报告册上备查,若发现原诊断有更新时,应做更正报告。

(3)病案室是医院内最重要的肿瘤病例资料保存和减少肿瘤病例漏报的部门。医院负责肿瘤报告的部门和病案室工作人员应定期查阅病历,检查漏报情况。

(4)保健科(或防保科、信息科、病案室等)负责科室要安排专人具体管理病例报告资料的汇集、登记、上报、质量控制等工作。接到肿瘤报告卡后,在"全院肿瘤登记册"上进行登记,经质量审核后将肿瘤报告卡集中送往所在辖区肿瘤登记单位。

(二)基层卫生服务机构

(1)社区卫生服务站/村卫生室:指定一名负责肿瘤监测的工作人员,凡属所在地区的肿瘤新发病例,经核实基本情况后,填写在"恶性肿瘤登记册"上,并于指定的日期报告给社区卫生服务中心、乡镇卫生院。凡属所在地的肿瘤死亡病例,经核实后,填写在"肿瘤死亡登记册"上,并于指定的报告日期报告给社区卫生服务中心、乡镇卫生院。对现患肿瘤患者填写随访登记表。

(2)社区卫生服务中心/乡镇卫生院:负责医生每月召开 1 次肿瘤监测人员例会,形成制度;接受辖区内所有肿瘤医生的报告;填写"恶性肿瘤登记册"。收集本地门诊、病房中的肿瘤新发病例、肿瘤死亡病例,填写"恶性肿瘤登记册"、"死亡医学证明书"。汇总资料,上报区县疾控中心或肿瘤登记点。

(3)区县市疾控中心或肿瘤登记点:每月召开 1 次社区卫生服务中心/乡镇卫生院负责医师例会;接受辖区内所有监测人员、乡镇专干的报告;填写"居民肿瘤病例报告卡";整理资料、审核、编码、录入计算机;肿瘤登记点应对下级机构人员进行经常性的指导、检查及业务培训;同时要收集或摘录所辖地区各医疗机构中病案室里的病例记录资料(或由病案室按月报告);这些不是直接由乡镇报来的肿瘤资料,经归类整理后,要及时反馈给病例户籍所在地区进行核对,并补充到肿瘤登记册中。

此外,肿瘤登记点人员应定期到新型农村合作医疗保险管理中心、城镇职工医疗保险管理中心收集肿瘤患者相关信息,并定期进行死亡补发病工作。

肿瘤登记点配备专人直接负责资料的收集、整理及录入。肿瘤登记点对乡镇社区人员进行经常性的指导、检查及业务培训;同时要收集或摘录县市各医疗机构病案室中的病例记录资料,经归类整理后,及时反馈给肿瘤病例户籍所在地的工作人员进行核实。湖南省肿瘤登记工作流程图见图 1-3。

三、资料审核流程

湖南省癌症防治中心收到各登记点上报的资料后,先检查资料的完整性,一是检查上报材料是否包括了"上报要求"所列全部资料,二是检查数据库是否包含了全部关键变量。在确认资料完整后,使用IARC/IACR 的 Check 程序逐一检查变量是否完整和有效,并对不同变量之间是否合乎逻辑进行检查。应用同样原则检查登记地区的死亡资料和人口资料。经过如上步骤,使用 SAS 软件生成统一表格,对登记数据的完整性和可靠性做出评估,并将结果反馈给各登记点。各登记点根据反馈结果,对登记资料进行核实、补充与修改,将修改后的资料再次上报湖南省癌症防治中心。由湖南省癌症防治中心将全省各登记点数据进行汇总后,上报全国肿瘤登记中心,全国肿瘤登记中心对各登记点数据再次进行审核,并与全国其他登记点数据和登记点历史数据进行比对分析,将结果反馈给湖南省癌症防治中心,经各登记点再次修改完善后,形成最终版本数据库,上报全国肿瘤登记中心,同时分析产生年度数据结果报告。数据审核流程见图 1-4。

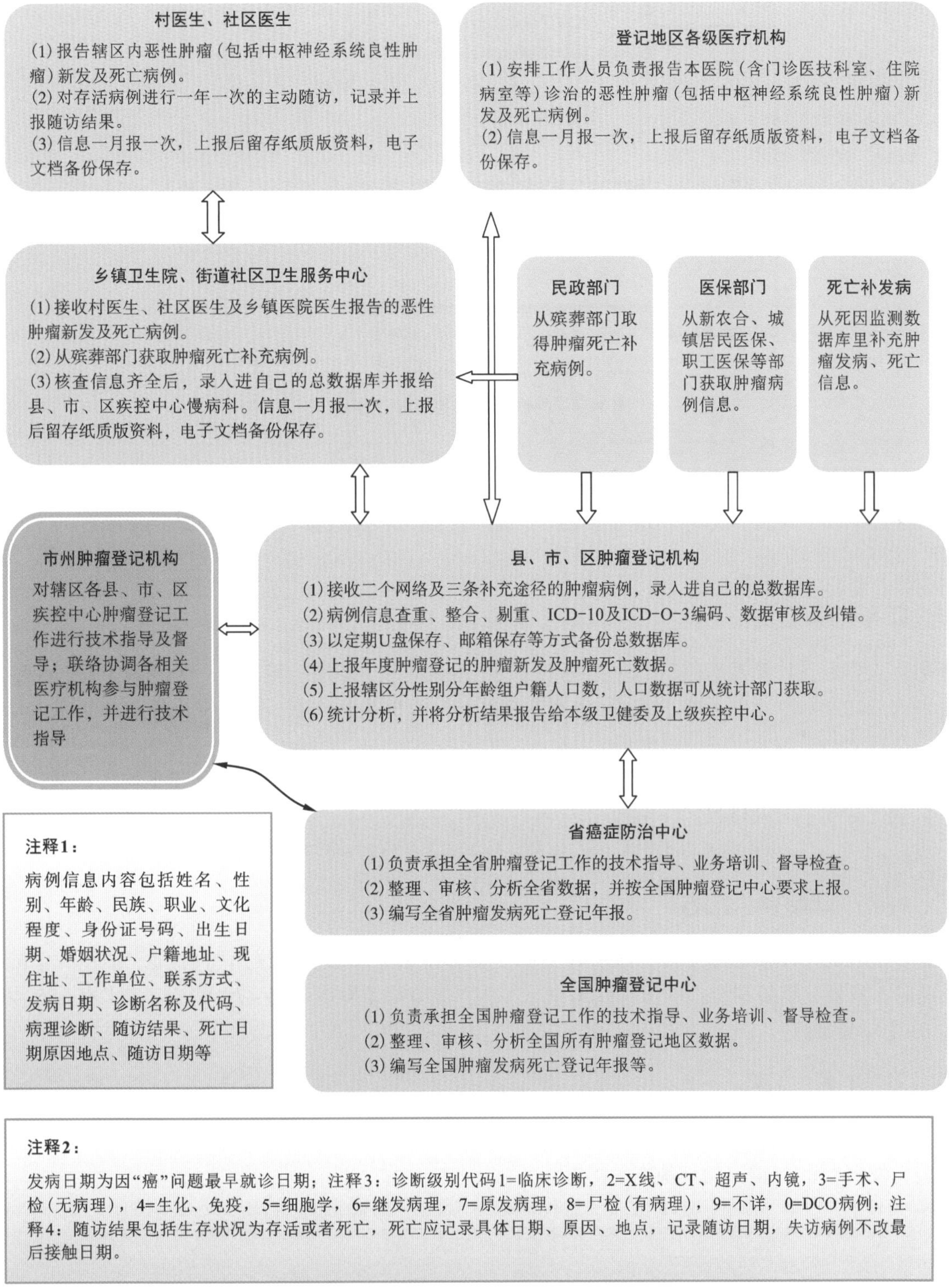

村医生、社区医生
(1)报告辖区内恶性肿瘤(包括中枢神经系统良性肿瘤)新发及死亡病例。
(2)对存活病例进行一年一次的主动随访,记录并上报随访结果。
(3)信息一月报一次,上报后留存纸质版资料,电子文档备份保存。

登记地区各级医疗机构
(1)安排工作人员负责报告本医院(含门诊医技科室、住院病室等)诊治的恶性肿瘤(包括中枢神经系统良性肿瘤)新发及死亡病例。
(2)信息一月报一次,上报后留存纸质版资料,电子文档备份保存。

乡镇卫生院、街道社区卫生服务中心
(1)接收村医生、社区医生及乡镇医院医生报告的恶性肿瘤新发及死亡病例。
(2)从殡葬部门获取肿瘤死亡补充病例。
(3)核查信息齐全后,录入进自己的总数据库并报给县、市、区疾控中心慢病科。信息一月报一次,上报后留存纸质版资料,电子文档备份保存。

民政部门
从殡葬部门取得肿瘤死亡补充病例。

医保部门
从新农合、城镇居民医保、职工医保等部门获取肿瘤病例信息。

死亡补发病
从死因监测数据库里补充肿瘤发病、死亡信息。

市州肿瘤登记机构
对辖区各县、市、区疾控中心肿瘤登记工作进行技术指导及督导;联络协调各相关医疗机构参与肿瘤登记工作,并进行技术指导

县、市、区肿瘤登记机构
(1)接收二个网络及三条补充途径的肿瘤病例,录入进自己的总数据库。
(2)病例信息查重、整合、剔重、ICD-10及ICD-O-3编码、数据审核及纠错。
(3)以定期U盘保存、邮箱保存等方式备份总数据库。
(4)上报年度肿瘤登记的肿瘤新发及肿瘤死亡数据。
(5)上报辖区分性别分年龄组户籍人口数,人口数据可从统计部门获取。
(6)统计分析,并将分析结果报告给本级卫健委及上级疾控中心。

注释1:
病例信息内容包括姓名、性别、年龄、民族、职业、文化程度、身份证号码、出生日期、婚姻状况、户籍地址、现住址、工作单位、联系方式、发病日期、诊断名称及代码、病理诊断、随访结果、死亡日期原因地点、随访日期等

省癌症防治中心
(1)负责承担全省肿瘤登记工作的技术指导、业务培训、督导检查。
(2)整理、审核、分析全省数据,并按全国肿瘤登记中心要求上报。
(3)编写全省肿瘤发病死亡登记年报。

全国肿瘤登记中心
(1)负责承担全国肿瘤登记工作的技术指导、业务培训、督导检查。
(2)整理、审核、分析全国所有肿瘤登记地区数据。
(3)编写全国肿瘤发病死亡登记年报等。

注释2:
发病日期为因"癌"问题最早就诊日期;注释3:诊断级别代码1=临床诊断,2=X线、CT、超声、内镜,3=手术、尸检(无病理),4=生化、免疫,5=细胞学,6=继发病理,7=原发病理,8=尸检(有病理),9=不详,0=DCO病例;注释4:随访结果包括生存状况为存活或者死亡,死亡应记录具体日期、原因、地点,记录随访日期,失访病例不改最后接触日期。

图1-3 湖南省肿瘤随访登记工作流程图

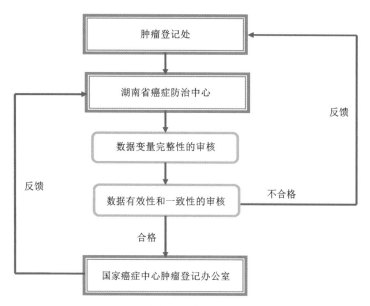

图 1-4　肿瘤登记资料审核流程图

第四节　常用统计指标

一、年平均人口数

年平均人口数是计算发病(死亡)率指标的分母,准确算法,是用一年内每一天暴露于发病(死亡)危险的生存人数之和除以年内天数,但实际上很难掌握每一天的生存人数,因而常用年初和年末人口数的算术平均数作为年平均人口数的近似值。

年中人口数指 7 月 1 日零时人口数,如果人口数变化均匀,年中人口数等于年平均人口数,可以用年中人口数代替年平均人口数。

$$年平均人口数(人) = [年初(上年末)人口数+年末人口数)]/2$$

二、性别、年龄别人口数

性别、年龄别人口数是指按男女性别和不同年龄分组的人口数,建议用"内插法"推算。年龄的分组,规定以 5 岁划分年龄别组:0~岁、1~4 岁、5~9 岁、10~14 岁……75~79 岁、80~84 岁、85 岁及以上,共 19 个年龄别组。

三、发病(死亡)率

发病(死亡)率即粗发病(死亡)率,指该登记地区某年每 10 万人口的恶性肿瘤新发(死亡)病例数,是反映人口发病(死亡)情况的最基本的指标。

$$发病(死亡)率 = \frac{某年该地区恶性肿瘤新发(死亡)病例数}{某年该地区平均人口数} \times 100\,000\,(1/10\,万)$$

四、分类构成

指某一种恶性肿瘤发病(死亡)例数在全部恶性肿瘤发病(死亡)例数中所占的比例。可以反映各类恶性肿瘤对居民健康危害的情况。

$$某恶性肿瘤构成 = \frac{某种恶性肿瘤发病(死亡)数}{全部恶性肿瘤发病(死亡)数} \times 100\%$$

五、年龄别发病(死亡)率

反映不同年龄组的恶性肿瘤发病(死亡)水平。

$$年龄别发病(死亡)率=\frac{某年龄组恶性肿瘤发病(死亡)例数}{同年龄组人口数}\times100\ 000(1/10\ 万)$$

六、年龄调整发病(死亡)率

年龄调整发病(死亡)率,又称年龄标准化发病(死亡)率,即用标准人口构成计算的发病(死亡)率。本年报的中国标准化人口是2000年中国人口普查的人口构成;世界人口年龄使用1985年世界人口构成(表1-6)。

标化发病(死亡)率的计算(直接法):

(1)计算各年龄组发病(死亡)率。

(2)各年龄组发病(死亡)率乘以标准人口相应年龄组的构成比,得到各年龄组的分配发病(死亡)率。

(3)各年龄组的分配发病(死亡)率相加之和,即为标化发病(死亡)率。

$$标化发病(死亡)率=\frac{\sum标准人口年龄构成\times各年龄组发病(死亡)率}{\sum标准人口年龄构成}\times100\%$$

表1-6 标准化人口构成

年龄组(岁)	2000年中国人口构成	1985年世界人口构成
<1	13 793 799	2400
1~4	55 184 575	9600
5~9	90 152 587	10 000
10~14	125 396 633	9000
15~19	103 031 165	9000
20~24	94 573 174	8000
25~29	117 602 265	8000
30~34	127 314 298	6000
35~39	109 147 295	6000
40~44	81 242 945	6000
45~49	85 521 045	6000
50~54	63 304 200	5000
55~59	46 370 375	4000
60~64	41 703 848	4000
65~69	34 780 460	3000
70~74	25 574 149	2000
75~79	15 928 330	1000
80~84	7 989 158	500
85岁以上	4 001 925	500
合计	1 242 612 226	100 000

注:针对本表格中的"年龄组"数据,"<1岁",不包括1岁;"1~4岁",是指大于等于1岁,小于4岁;"5~9岁",是指大于等于5岁……"85岁以上",是指大于等于85岁。

七、累积率

累积率指某病在某一年龄阶段内的累积发病(死亡)率。便于不同地区的直接比较。恶性肿瘤一般是计算 0~64 岁或 0~74 岁的累积发病(死亡)率。

$$累积发病(死亡)率 = \{\sum[年龄组发病(死亡)率 \times 年龄组距]\} \times 100\%$$

八、截缩率

由于各年龄段的肿瘤发生情况不同,肿瘤集中在某一段年龄高发,而其他年龄段较少或几乎没有病例,用总体率可能会降低高发年龄段人群肿瘤的发病强度,因此,对肿瘤高发年龄段进行描述分析,能客观反映该年龄段人群肿瘤发病情况,该高发年龄段的发病率就是截缩率,也是高发年龄段的总体发病率。通常是截取 35~64 岁这一高发年龄段计算。

$$截缩发病(死亡)率 = \frac{\sum 截缩年龄段各年龄组发病(死亡)率 \times 各相应年龄组标准人口构成}{\sum 截缩年龄段各相应年龄组标准人口构成} \times 100\%$$

第五节　恶性肿瘤统计分类

参照国际上常用的恶性肿瘤 ICD-10 分类统计表,根据 ICD-10 前三位"C"类编码,将恶性肿瘤细分类为 59 个部位、25 个大类,其中脑和神经系统包括良性及良恶性未定肿瘤(D32-D33,D42-D43)。真性红细胞增多症(D45)、骨髓增生异常综合证(D46)、淋巴造血和有关组织动态未定肿瘤(D47)归入髓样白血病,详见表 1-7、表 1-8。

表 1-7　常见恶性肿瘤分类统计(细分类)

序号	部位	编码范围(ICD-10)
1	唇	C00
2	舌	C01-C02
3	口	C03-C06
4	唾液腺	C07-C08
5	扁桃体	C09
6	其他的口咽	C10
7	鼻咽	C11
8	喉咽	C12-C13
9	咽、部位不明	C14
10	食管	C15
11	胃	C16
12	小肠	C17
13	结肠	C18
14	直肠	C19-C20
15	肛门	C21
16	肝脏	C22
17	胆囊及其他	C23-C24
18	胰腺	C25

续表1-7

序号	部位	编码范围(ICD-10)
19	鼻、鼻窦及其他	C30-C31
20	喉	C32
21	气管、支气管、肺	C33-C34
22	其他的胸腔器官	C37-C38
23	骨	C40-C41
24	皮肤的黑色素瘤	C43
25	其他的皮肤	C44
26	间皮瘤	C45
27	卡波西肉瘤	C46
28	周围神经、其他结缔组织、软组织	C47, C49
29	乳房	C50
30	外阴	C51
31	阴道	C52
32	子宫颈	C53
33	子宫体	C54
34	子宫、部位不明	C55
35	卵巢	C56
36	其他的女性生殖器	C57
37	胎盘	C58
38	阴茎	C60
39	前列腺	C61
40	睾丸	C62
41	其他的男性生殖器	C63
42	肾	C64
43	肾盂	C65
44	输尿管	C66
45	膀胱	C67
46	其他的泌尿器官	C68
47	眼	C69
48	脑、神经系统	C70-C72, D32-D33, D42-D43
49	甲状腺	C73
50	肾上腺	C74
51	其他的内分泌腺	C75
52	霍奇金病	C81
53	非霍奇金病	C82-C86, C96
54	免疫增生性疾病	C88
55	多发性骨髓瘤	C90
56	淋巴样白血病	C91

续表1-7

序号	部位	编码范围（ICD-10）
57	髓样白血病	C92-C94，D45-D47
58	白血病、未特指	C95
59	其他的或未指明部位的	O&U
60	所有部位合计	ALL
61	所有部位除外 C44	ALLbC44

表 1-8 常见恶性肿瘤分类统计（大分类）

序号	部位	编码范围（ICD-10）
1	口腔和咽喉（除外鼻咽癌）	C00-C10，C12-C14
2	鼻咽癌	C11
3	食管	C15
4	胃	C16
5	结直肠肛门	C18-C21
6	肝脏	C22
7	胆囊及其他	C23-C24
8	胰腺	C25
9	喉	C32
10	气管、支气管、肺	C33-C34
11	其他的胸腔器官	C37-C38
12	骨	C40-C41
13	皮肤的黑色素瘤	C43
14	乳房	C50
15	子宫颈	C53
16	子宫体及子宫部位不明	C54-C55
17	卵巢	C56
18	前列腺	C61
19	睾丸	C62
20	肾及泌尿系统不明	C64-C66，C68
21	膀胱	C67
22	脑、神经系统	C70-C72，D32-D33，D42-D43
23	甲状腺	C73
24	淋巴瘤	C81-C86，C88，C90，C96
25	白血病	C91-C95，D45-D47
26	不明及其他恶性肿瘤	O&U
27	所有部位合计	ALL
28	所有部位除外 C44	ALLbC44

（邹艳花 李 灿）

第二章

肿瘤登记数据质量评价

第一节　湖南省肿瘤登记地区 2019 年各登记点发病率与死亡率

湖南省肿瘤登记地区 2019 年覆盖人口 23 441 120 人，其中城市地区 6 441 517 人，农村地区 16 999 603 人。报告新发病例 76 771 例，其中城市地区 25 609 例，农村地区 51 162 例，恶性肿瘤发病率为 327.51/10 万，城市地区为 397.56/10 万，农村地区为 300.96/10 万。长沙市芙蓉区发病率最高为 487.75/10 万，永州市道县最低为 199.00/10 万。报告恶性肿瘤死亡病例 39 501 例，其中城市地区 11 910 例，农村地区 27 591 例，恶性肿瘤死亡率为 168.51/10 万，城市地区为 184.89/10 万，农村地区为 162.30/10 万。长沙市开福区死亡率最高为 250.74/10 万，永州市道县最低为 122.22/10 万（表 2-1）。

表 2-1　湖南省肿瘤登记地区 2019 年肿瘤登记数据质量控制指标

肿瘤登记点	人口数	发病数	发病率(1/10 万)	死亡数	死亡率(1/10 万)
全省	23 441 120	76 771	327.51	39 501	168.51
城市	6 441 517	25 609	397.56	11 910	184.89
常德市武陵区	432 747	1 394	322.13	790	182.55
湘潭市雨湖区	510 096	2 417	473.83	963	188.79
益阳市资阳区	425 305	1 904	447.68	794	186.69
岳阳市岳阳楼区	519 217	1 420	273.49	788	151.77
长沙市芙蓉区	425 835	2 077	487.75	922	216.52
长沙市开福区	510 481	2 301	450.75	1 280	250.74
长沙市天心区	501 375	2 345	467.71	967	192.87
长沙市望城区	639 745	2 481	387.81	1 538	240.41
长沙市雨花区	729 635	2 914	399.38	1 154	158.16
长沙市岳麓区	793 603	3 021	380.67	1 182	148.94
株洲市芦淞区	233 215	905	388.05	405	173.66
株洲市石峰区	240 441	977	406.34	519	215.85
张家界市永定区	479 822	1 453	302.82	608	126.71
农村	16 999 603	51 162	300.96	27 591	162.30
常德市安乡县	537 993	2 193	407.63	1 110	206.32

续表2-1

肿瘤登记点	人口数	发病数	发病率(1/10万)	死亡数	死亡率(1/10万)
常德市津市市	232 724	912	391.88	528	226.88
郴州市临武县	390 159	1 101	282.19	571	146.35
郴州市资兴市	375 947	1 146	304.83	591	157.20
衡阳市常宁市	959 900	3 230	336.49	1 907	198.67
衡阳市衡东县	757 199	2 144	283.15	1 066	140.78
怀化市洪江市	433 558	1 497	345.28	754	173.91
怀化市麻阳县	397 565	842	211.79	586	147.40
娄底市冷水江市	366 899	1 060	288.91	641	174.71
娄底市涟源市	1 146 000	3 006	262.30	1 612	140.66
娄底市双峰县	827 390	2 322	280.64	1 325	160.14
邵阳市邵东市	1 340 286	3 878	289.34	2 269	169.29
邵阳市新宁县	649 351	1 359	209.29	924	142.30
湘西州泸溪县	316 033	1 064	336.67	480	151.88
益阳市桃江县	883 847	2 312	261.58	1 377	155.80
永州市道县	800 999	1 594	199.00	979	122.22
永州市宁远县	894 052	2 217	247.97	1 273	142.39
永州市新田县	449 852	1 287	286.09	685	152.27
张家界市慈利县	694 994	2 427	349.21	1 281	184.32
长沙市浏阳市	1 492 527	4 560	305.52	2 474	165.76
长沙市宁乡市	1 429 941	4 437	310.29	1 973	137.98
长沙市长沙县	812 354	3 479	428.26	1 600	196.96
株洲市攸县	810 033	3 095	382.08	1 585	195.67

第二节　湖南省肿瘤登记地区2019年恶性肿瘤质控指标

一、组织学诊断百分比(MV%)

组织学诊断百分比(MV%)是指依据组织学诊断的病例(包括诊断依据为5、6、7、8的病例)占全部发病病例的百分比,在各类诊断依据中组织学诊断可靠性最高,是评价登记资料完整性和有效性的重要指标。肿瘤登记质控要求组织学诊断所占比例大于66%,且小于95%。过高的MV%提示登记点的病例来源过度依赖组织学、细胞学及血液学诊断,其他途径病例发现来源缺乏或不完善。过低的MV%提示上报单位报告流程欠完善或报告卡填写不认真。MV%可因原发肿瘤的部位不同而不同,对于乳腺癌、子宫颈癌、食管癌等容易得到组织学诊断的肿瘤,其MV%较高,对于肝癌、肺癌等肿瘤,MV%常常较低。MV%也受登记地区诊疗水平的影响。

$$MV(\%) = \frac{最高诊断依据为5、6、7、8的例数}{报告肿瘤病例总例数} \times 100\%$$

湖南省肿瘤登记地区 2019 年全部发病病例 MV% 为 76.44%。城市地区为 77.23%，农村地区为 76.04%，城市地区稍高于农村地区。36 个登记点中张家界市永定区 MV% 最高（为 81.97%），其次长沙市长沙县、湘潭市雨湖区、长沙市雨花区，岳阳市岳阳楼区，均在 80% 以上，株洲市石峰区 MV% 最低（为 66.53%）。

二、仅有死亡医学证明书比例（DCO%）

肿瘤登记点定期将全死因监测数据中死于恶性肿瘤的病例与恶性肿瘤发病数据库进行比对，对恶性肿瘤发病数据库中没有的死亡病例，即从死亡数据库中发现的新病例（DCN）进行医学追访，能追访到诊断信息的（包括首次诊断名称、诊断日期、诊断医院、诊断依据等），将其作为新病例补充到发病数据库中，未追踪到诊断信息的病例，即为仅有死亡医学证明书病例（DCO）。

仅有死亡医学证明书比例（DCO%）指仅有死亡医学证明书病例（DCO）占全部发病病例的百分比，也是评价登记资料完整性和有效性的重要指标，若该指标过高，说明发病数据漏报较多，过低说明死亡补发病流程不完善。

$$DCO\% = \frac{仅有死亡医学证明书病例（DCO）}{报告肿瘤病例总例数} \times 100\%$$

湖南省肿瘤登记地区 2019 年 DCO% 为 1.68%，城市地区为 1.63%，农村地区为 1.70%，城市地区略低于农村地区。郴州市资兴市 DCO% 最高为 7.50%，其次是衡阳市常宁市、常德市津市市、常德市安乡县等，均高于 5.00%，娄底市双峰县 DCO% 最低是 0.04%，其次是衡阳市衡东县、湘西州泸溪县、株洲市攸县、永州市新田县等，均低于 0.17%。

三、死亡发病比（M/I）

死亡发病比（M/I）是指同期恶性肿瘤死亡病例数与同期恶性肿瘤发病病例数的比值，既是评价完整性的指标，也是评价可靠性的重要指标，理论上，M/I = 1-5 年生存率。M/I 介于 0.6~0.8，小于 0.6 提示死亡可能漏报，大于 0.8 提示发病可能漏报。预后较好的肿瘤，如甲状腺癌、乳腺癌等，M/I 较小；预后较差的恶性肿瘤，如肝癌、肺癌、胰腺癌、食管癌等，M/I 接近于 1。

$$M/I = \frac{同期恶性肿瘤死亡病例数}{同期恶性肿瘤发病病例数}$$

湖南省肿瘤登记地区 2019 年 M/I 为 0.51，城市地区为 0.47，农村地区为 0.54。怀化市麻阳县 M/I 最高，为 0.70，其次为邵阳市新宁县，为 0.68。长沙市岳麓区 M/I 最低为 0.39，其次为长沙市雨花区、湘潭市雨湖区，均低于 0.41（表 2-2，图 2-1）。

表 2-2　湖南省肿瘤登记地区 2019 年各登记点发病率和死亡率

登记点	M/I	MV%	DCO%
全省	0.51	76.44	1.68
城市	0.47	77.23	1.63
常德市武陵区	0.57	74.03	3.37
湘潭市雨湖区	0.40	80.80	0.17
益阳市资阳区	0.42	77.89	0.84
岳阳市岳阳楼区	0.55	80.63	0.28
长沙市芙蓉区	0.44	78.62	3.23
长沙市开福区	0.56	75.75	2.09

续表2-2

登记点	M/I	MV%	DCO%
长沙市天心区	0.41	78.08	0.55
长沙市望城区	0.62	78.32	4.03
长沙市雨花区	0.40	80.78	0.34
长沙市岳麓区	0.39	70.41	2.75
株洲市芦淞区	0.45	76.57	0.22
株洲市石峰区	0.53	66.53	1.84
张家界市永定区	0.42	81.97	0.41
农村	0.54	76.04	1.70
常德市安乡县	0.51	71.09	5.24
常德市津市市	0.58	74.12	5.81
郴州市临武县	0.52	78.93	1.36
郴州市资兴市	0.52	72.77	7.50
衡阳市常宁市	0.59	74.58	6.19
衡阳市衡东县	0.50	75.14	0.09
怀化市洪江市	0.50	71.34	2.61
怀化市麻阳县	0.70	70.43	2.38
娄底市冷水江市	0.60	74.34	3.96
娄底市涟源市	0.54	79.21	0.17
娄底市双峰县	0.57	70.50	0.04
邵阳市邵东市	0.59	77.28	0.52
邵阳市新宁县	0.68	74.76	1.77
湘西州泸溪县	0.45	73.59	0.09
益阳市桃江县	0.60	79.54	1.99
永州市道县	0.61	71.20	1.69
永州市宁远县	0.57	79.79	0.27
永州市新田县	0.53	69.08	0.16
张家界市慈利县	0.53	75.20	0.78
长沙市浏阳市	0.54	77.46	0.31
长沙市宁乡市	0.44	78.81	2.23
长沙市长沙县	0.46	81.37	0.80
株洲市攸县	0.51	76.45	0.13

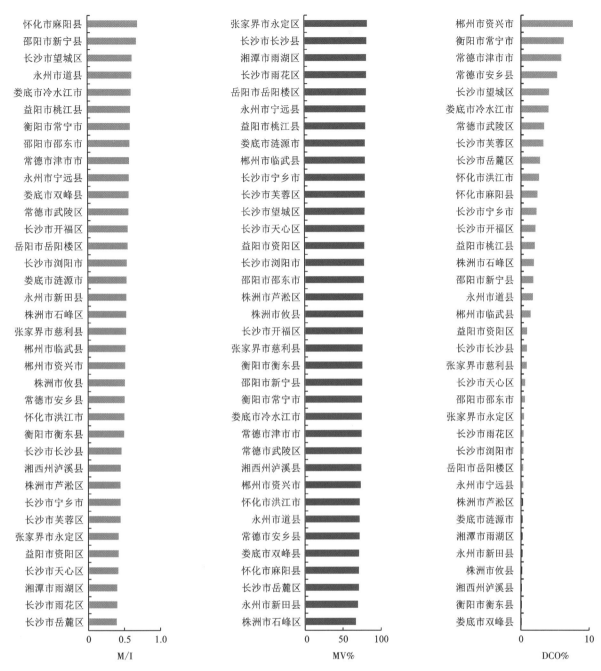

图 2-1 湖南省肿瘤登记地区 2019 年肿瘤登记数据质量控制指标

第三节 湖南省肿瘤登记地区 2019 年主要恶性肿瘤质控指标

湖南省常见恶性肿瘤中，肺癌的组织学诊断百分比为 52.86%，仅有死亡医学证明书病例为 2.32%，死亡发病比为 0.71；乳腺癌组织学诊断百分比为 99.46%，仅有死亡医学证明书病例为 0.31%，死亡发病比为 0.21；子宫颈癌组织学诊断百分比为 99.32%，仅有死亡医学证明书病例为 0.50%，死亡发病比为 0.28；肝癌组织学诊断百分比为 37.80%，仅有死亡医学证明书病例为 3.15%，死亡发病比为 0.85（表 2-3）。

表 2-3 湖南省肿瘤登记地区 2019 年恶性肿瘤质量评价

序号	部位	全省			城市			农村		
		M/I	MV%	DCO%	M/I	MV%	DCO%	M/I	MV%	DCO%
1	口腔和咽喉	0.39	97.79	0.94	0.38	97.77	0.99	0.39	97.80	0.91
2	鼻咽癌	0.41	98.49	0.57	0.37	98.92	0.22	0.43	98.36	0.68
3	食管	0.76	94.80	1.52	0.76	95.11	1.75	0.76	94.62	1.39
4	胃	0.69	93.22	1.60	0.63	92.80	1.72	0.71	93.37	1.56
5	结直肠肛门	0.45	95.66	0.84	0.41	93.94	0.94	0.47	96.70	0.78
6	肝脏	0.85	37.80	3.15	0.86	38.89	3.01	0.84	37.44	3.20
7	胆囊及其他	0.71	64.90	2.85	0.67	70.10	1.51	0.72	62.30	3.53
8	胰腺	0.83	44.69	3.17	0.85	44.33	3.35	0.83	44.90	3.06
9	喉	0.59	94.49	3.57	0.51	96.33	2.75	0.63	93.48	4.01
10	气管, 支气管, 肺	0.71	52.86	2.32	0.65	52.28	2.30	0.74	53.13	2.33
11	其他的胸腔器官	0.43	45.28	3.54	0.44	43.88	1.02	0.42	46.15	5.13
12	骨	0.61	53.27	5.28	0.47	48.70	2.61	0.66	55.12	6.36
13	皮肤的黑色素瘤	0.44	100.00	0.00	0.47	100.00	0.00	0.43	100.00	0.00
14	乳房	0.21	99.46	0.31	0.20	99.74	0.26	0.21	99.27	0.35
15	子宫颈	0.28	99.32	0.50	0.27	98.72	0.99	0.29	99.54	0.32
16	子宫体及子宫部位不明	0.25	84.30	0.88	0.26	88.38	0.91	0.25	82.74	0.87
17	卵巢	0.44	97.59	0.70	0.42	97.09	1.29	0.45	97.81	0.44
18	前列腺	0.39	92.77	1.34	0.39	92.10	0.54	0.38	93.31	1.97
19	睾丸	0.29	94.92	1.69	0.22	83.33	5.56	0.32	100.00	0.00
20	肾及泌尿系统不明	0.31	86.14	1.10	0.29	85.68	1.43	0.33	86.39	0.92
21	膀胱	0.39	94.87	1.26	0.33	94.35	0.71	0.43	95.22	1.63
22	脑, 神经系统	0.40	72.56	2.04	0.32	74.08	1.07	0.43	71.85	2.49
23	甲状腺	0.05	99.32	0.09	0.04	99.48	0.00	0.05	99.22	0.15
24	淋巴瘤	0.48	98.61	1.35	0.43	98.72	1.28	0.51	98.55	1.38
25	白血病	0.54	97.34	2.52	0.50	97.04	2.82	0.56	97.48	2.38
26	不明及其他恶性肿瘤	0.40	52.05	2.67	0.40	44.34	4.19	0.40	56.74	1.75
27	所有部位合计 (ALL)	0.51	76.44	1.68	0.47	77.23	1.63	0.54	76.04	1.70

(许可葵 李 灿)

第三章

湖南省肿瘤登记地区 **2019** 年恶性肿瘤的发病与死亡

第一节　湖南省肿瘤登记地区 2019 年覆盖人口

2022 年湖南省肿瘤防治研究办公室收集了湖南省 58 个肿瘤登记处 2019 年恶性肿瘤登记资料,其中 36 个肿瘤登记处的资料通过质量审核,经过整理分析后,在一定程度上可以反映我省恶性肿瘤的发病与死亡状况及疾病负担。随着各地市肿瘤登记中心的成立及相关工作的开展,我省肿瘤登记数据的代表性和准确性将得到进一步的提高。

湖南省肿瘤登记地区 2019 年覆盖人口 23 441 120 人,占全省 2019 年年中人口数的 32.01%。其中男性 12 032 348,女性 11 408 772 人,性别比为 1.05。其中 0~14 岁人口占 18.70%,15~44 岁人口占 38.99%,45~64 岁人口占 28.70%,65 岁及以上人口占 13.61%。其中城市人口 6 441 517 人(其中男性 3 239 482 人,女性 3 202 035 人),占全省登记地区人口数的 27.48%;农村人口 16 999 603 人(其中男性 8 792 866 人,女性 8 206 737 人),占全省登记地区人口数的 72.52%(表 3-1,图 3-1、图 3-2、图 3-3)。

表 3-1　2019 年湖南省肿瘤登记地区覆盖人口

年龄组（岁）	全省			城市			农村		
	合计	男性	女性	合计	男性	女性	合计	男性	女性
合计	23 441 120	12 032 348	11 408 772	6 441 517	3 239 482	3 202 035	16 999 603	8 792 866	8 206 737
<1	199 555	106 634	92 921	49 718	26 324	23 394	149 837	80 310	69 527
1~4	1 120 161	597 925	522 236	302 678	159 335	143 343	817 483	438 590	378 893
5~9	1 559 751	838 602	721 149	369 229	194 843	174 386	1 190 522	643 759	546 763
10~14	1 504 536	811 401	693 135	294 719	156 417	138 302	1 209 817	654 984	554 833
15~19	1 440 957	779 814	661 143	491 529	253 309	238 220	949 428	526 505	422 923
20~24	1 287 170	673 785	613 385	505 612	250 008	255 604	781 558	423 777	357 781
25~29	1 323 855	682 626	641 229	421 318	209 978	211 340	902 537	472 648	429 889
30~34	1 968 314	992 438	975 876	651 685	319 879	331 806	1 316 629	672 559	644 070
35~39	1 606 387	820 028	786 359	499 125	249 843	249 282	1 107 262	570 185	537 077
40~44	1 514 122	773 425	740 697	424 668	215 260	209 408	1 089 454	558 165	531 289
45~49	1 869 160	958 483	910 677	490 934	251 018	239 916	1 378 226	707 465	670 761
50~54	1 990 992	999 129	991 863	511 055	254 831	256 224	1 479 937	744 298	735 639

续表3-1

年龄组	全省			城市			农村		
（岁）	合计	男性	女性	合计	男性	女性	合计	男性	女性
55~59	1 672 690	843 623	829 067	433 108	215 180	217 928	1239 582	628 443	611 139
60~64	1 194 311	606 407	587 904	280 156	139 447	140 709	914 155	466 960	447 195
65~69	1172 458	586 309	586 149	273 748	134 146	139 602	898 710	452 163	446 547
70~74	838 159	420 617	417 542	188 484	92 749	95 735	649 675	327 868	321 807
75~79	543 909	263 035	280 874	112 801	54 009	58 792	431 108	209 026	222 082
80~84	375 820	172 039	203 781	82 736	37 855	44 881	293 084	134 184	158 900
85 岁以上	258 813	106 028	152 785	58 214	25 051	33 163	200 599	80 977	119 622

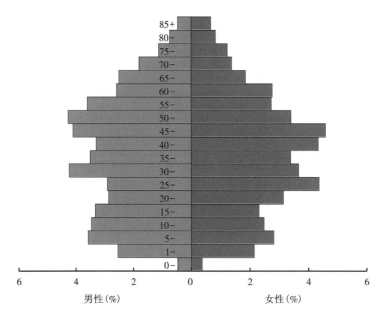

图 3-1　湖南省肿瘤登记地区 2019 年人口金字塔

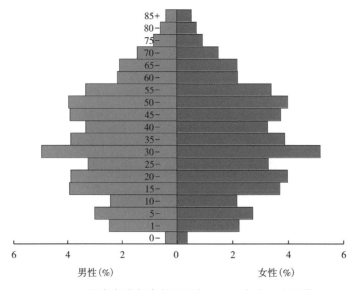

图 3-2　湖南省城市肿瘤登记地区 2019 年人口金字塔

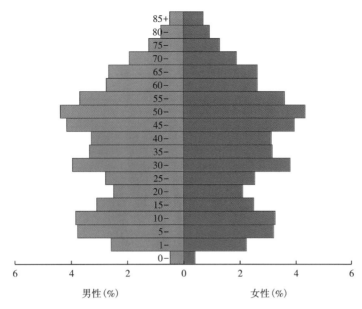

图 3-3 湖南省农村肿瘤登记地区 2019 年人口金字塔

第二节 湖南省肿瘤登记地区 2019 年恶性肿瘤的发病与死亡

一、恶性肿瘤发病情况

湖南省肿瘤登记地区 2019 年新发恶性肿瘤病例数达 76 771 例（男性 42 018 例，女性 34 753 例），其中城市地区 25 609 例，占新发病例数的 33.36%，农村地区 51 162 例，占 66.64%。

湖南省肿瘤登记地区发病率 327.51/10 万（男性 349.21/10 万，女性 304.61/10 万），中标率 211.19/10 万，世标率 205.83/10 万，累积率（0~64 岁）为 12.99%，累积率（0~74 岁）为 23.19%。根据登记地区发病率及年龄、性别人口构成，估计湖南省 2019 年共发生恶性肿瘤 245 123 例。

城市肿瘤登记地区发病率 397.56/10 万（男性 420.87/10 万，女性 373.98/10 万），中标率 277.55/10 万，世标率 273.56/10 万，累积率（0~64 岁）为 15.87%，累积率（0~74 岁）为 30.41%。估计湖南省城市地区 2019 年新发恶性肿瘤 101 106 例。

农村肿瘤登记地区发病率 300.96/10 万（男性 322.81/10 万，女性 277.55/10 万），中标率 191.66/10 万，世标率 185.67/10 万，累积率（0~64 岁）为 12.08%，累积率（0~74 岁）为 20.98%。估计湖南省农村地区 2019 年新发恶性肿瘤 144 017 例。

城市与农村相比，城市粗发病率、中标率、世标率、累积率和截缩率均高于农村（表 3-2）。

二、恶性肿瘤年龄别发病率

湖南省肿瘤登记地区 2019 年恶性肿瘤年龄别发病率，0~34 岁年龄段发病率处于较低水平，35 岁以后发病率快速升高，80~84 岁年龄组出现高峰，85 岁以上发病率有所下降，男女的年龄别发病率变化趋势基本一致。农村地区的女性年龄别发病率相对较低（表 3-3，图 3-4 至图 3-7）。

表 3-2　2019 年湖南省全部恶性肿瘤发病主要指标（1/10 万）

地区	性别	全省估计发病数	登记地区发病数	发病率（1/10 万）	中国人口标化率	世界人口标化率	累积率（%）0~64 岁	0~74 岁	截缩率
全省	合计	245 123	76 771	327.51	211.19	205.83	12.99	23.19	362.94
	男性	135 418	42 018	349.21	222.73	220.60	12.71	25.61	349.12
	女性	109 705	34 753	304.61	201.29	192.63	13.30	20.77	377.55
城市	合计	101 106	25 609	397.56	277.55	273.56	15.87	30.41	444.03
	男性	55 372	13634	420.87	296.27	296.01	15.53	33.39	424.82
	女性	45 734	11975	373.98	261.58	253.90	16.24	27.57	464.52
农村	合计	144 017	51 162	300.96	191.66	185.67	12.08	20.98	336.24
	男性	80 046	28 384	322.81	201.38	198.38	11.83	23.30	325.23
	女性	63 971	22 778	277.55	183.40	174.27	12.35	18.65	347.92

表 3-3　2019 年湖南省肿瘤登记地区年龄别发病率（1/10 万）

年龄组（岁）	全省 合计	男性	女性	城市 合计	男性	女性	农村 合计	男性	女性
合计	327.51	349.21	304.61	397.56	420.87	373.98	300.96	322.81	277.55
<1	27.68	25.92	29.71	34.19	41.79	25.65	25.56	20.80	31.05
1~4	17.52	18.98	15.85	24.78	28.87	20.23	14.85	15.41	14.19
5~9	10.78	11.10	10.41	12.73	11.29	14.34	10.17	11.04	9.15
10~14	11.20	13.02	9.06	13.91	17.90	9.40	10.54	11.86	8.98
15~19	15.26	13.72	17.07	9.77	9.47	10.07	18.07	15.74	20.96
20~24	22.56	19.13	26.31	16.42	17.60	15.26	26.52	20.04	34.16
25~29	56.87	42.19	72.46	47.00	37.62	56.31	61.54	44.25	80.49
30~34	72.46	54.13	91.10	67.67	48.46	86.19	74.84	56.83	93.63
35~39	115.10	82.90	148.74	112.60	78.85	146.42	116.22	84.65	149.81
40~44	196.11	143.26	251.40	219.47	153.30	287.48	187.03	139.41	237.21
45~49	309.86	242.73	380.47	339.15	254.96	427.23	299.35	238.35	363.62
50~54	448.86	415.17	482.78	504.06	466.58	541.32	429.59	397.38	462.18
55~59	511.60	527.88	495.04	672.81	652.48	692.89	455.91	485.69	425.34
60~64	808.48	955.47	656.61	1131.51	1325.95	938.82	709.08	844.51	567.35
65~69	957.89	1199.28	716.68	1330.42	1652.68	1020.76	843.84	1064.00	621.21
70~74	1 080.59	1381.71	777.39	1577.85	1920.24	1246.15	936.12	1229.11	637.77
75~79	1 317.06	1704.25	954.83	2281.89	2847.67	1762.14	1062.42	1406.06	739.39
80~84	1 421.33	1833.73	1074.23	2596.21	3270.37	2027.58	1085.91	1422.97	802.39
85 岁以上	1 237.42	1687.31	925.71	2580.14	3361.14	1990.17	835.19	1151.85	621.45

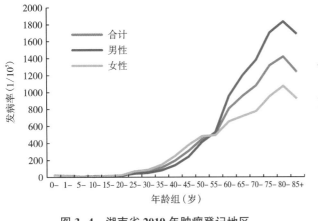

图 3-4　湖南省 2019 年肿瘤登记地区
恶性肿瘤年龄别发病率

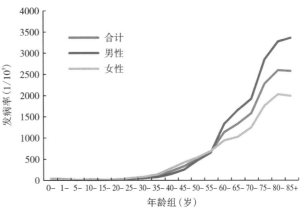

图 3-5　湖南省 2019 年城市肿瘤登记地区
恶性肿瘤年龄别发病率

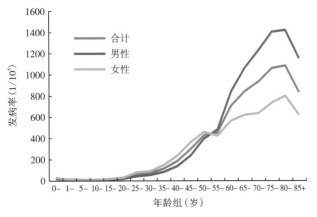

图 3-6　湖南省 2019 年农村肿瘤登记地区
恶性肿瘤年龄别发病率

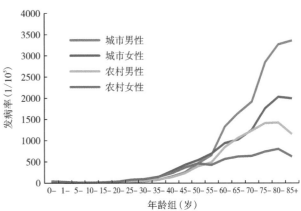

图 3-7　湖南省 2019 年城市和农村地区
恶性肿年龄别发病率

三、恶性肿瘤死亡情况

湖南省肿瘤登记地区 2019 年报告死亡病例数达 39 501 例(男性 25 646 例，女性 13 855 例)，其中城市地区 11 910 例，占死亡例数的 30.15%，农村地区 27 591 例，占 69.85%。根据登记地区死亡率及年龄、性别人口构成，估计湖南省 2019 年恶性肿瘤死亡病例 125 010 例。

湖南省肿瘤登记地区死亡率 168.51/10 万(男性 213.14/10 万，女性 121.44/10 万)，中标率 98.67/10 万，世标率 97.90/10 万，累积率(0~64 岁)为 5.12%，累积率(0~74 岁)为 11.22%。

城市肿瘤登记地区死亡率 184.89/10 万(男性 232.48/10 万，女性 136.76/10 万)，中标率 121.16/10 万，世标率 121.03/10 万，累积率(0~64 岁)为 5.62%，累积率(0~74 岁)为 13.14%。

农村肿瘤登记地区死亡率 162.30/10 万(男性 206.02/10 万，女性 115.47/10 万)，中标率 92.37/10 万，世标率 91.27/10 万，累积率(0~64 岁)为 4.97%，累积率(0~74 岁)为 10.65%。

城市与农村相比，城市男女合计、男性和女性的粗死亡率、中标率、世标率、累积率(0~64 岁)、累积率(0~74 岁)和截缩率均高于农村(表 3-4)。

表 3-4　2019 年湖南省全部恶性肿瘤死亡主要指标(1/10 万)

地区	性别	全省估计死亡数	登记地区死亡数	死亡率(1/10 万)	中国人口标化率	世界人口标化率	累积率(%)		截缩率
							0~64 岁	0~74 岁	
全省	合计	125 010	39 501	168.51	98.67	97.90	5.12	11.22	142.71
	男性	81 673	25 646	213.14	129.32	128.69	6.54	14.95	181.54
	女性	43 337	13 855	121.44	68.70	67.87	3.65	7.45	102.81
城市	合计	47 310	11 910	184.89	121.16	121.03	5.62	13.14	156.00
	男性	30 586	7531	232.48	158.40	158.56	7.22	17.52	199.27
	女性	16 724	4379	136.76	85.97	85.60	4.03	8.87	113.00
农村	合计	77 700	27 591	162.30	92.37	91.27	4.97	10.65	138.59
	男性	51 087	18 115	206.02	121.26	120.17	6.35	14.21	176.31
	女性	26 613	9476	115.47	63.74	62.70	3.52	7.01	99.44

四、恶性肿瘤年龄别死亡率

湖南省肿瘤登记地区 2019 年恶性肿瘤年龄别死亡率在 0~44 岁年龄段处于较低水平,在 45~49 岁组开始逐渐升高,55~59 岁组死亡率开始迅速升高,85 岁以上年龄组达至最高。城市地区死亡率 85 岁以上年龄组达至最高,农村地区 80~84 岁年龄组达至最高,农村女性年龄别死亡率相对较低(表 3-5,图 3-8 至图 3-11)。

表 3-5　2019 年湖南省肿瘤登记地区年龄别死亡率(1/10 万)

年龄组(岁)	全省			城市			农村		
	合计	男性	女性	合计	男性	女性	合计	男性	女性
合计	168.51	213.14	121.44	184.89	232.48	136.76	162.30	206.02	115.47
<1	4.94	2.78	7.43	6.03	7.60	4.27	4.59	1.22	8.47
1~4	3.91	2.33	5.73	6.61	3.77	9.77	2.92	1.81	4.21
5~9	2.69	2.03	3.47	2.71	2.05	3.44	2.69	2.02	3.48
10~14	3.18	4.05	2.16	3.39	5.75	0.72	3.13	3.65	2.51
15~19	4.81	5.21	4.34	3.46	2.37	4.62	5.50	6.56	4.19
20~24	5.35	6.23	4.39	4.15	6.00	2.35	6.12	6.37	5.83
25~29	10.98	14.36	7.39	8.78	11.43	6.15	12.02	15.68	8.00
30~34	16.26	18.45	14.04	12.28	11.88	12.66	18.23	21.57	14.75
35~39	25.46	29.56	21.18	21.24	22.81	19.66	27.34	32.48	21.87
40~44	50.79	56.04	45.29	51.81	58.07	45.37	50.39	55.26	45.26
45~49	98.44	112.50	83.66	94.92	103.18	86.28	99.71	115.83	82.72
50~54	171.85	206.58	136.88	169.65	206.02	133.48	172.62	206.77	138.08
55~59	220.97	289.45	151.35	257.44	322.99	192.72	208.38	278.10	136.77
60~64	408.19	562.11	249.15	487.59	687.72	289.25	383.76	524.49	236.47
65~69	533.22	738.65	327.96	632.70	881.13	393.98	502.77	696.14	307.23
70~74	688.23	941.54	433.16	872.22	1 178.45	575.55	634.77	874.40	390.75
75~79	928.70	1 266.89	612.31	1 379.42	1 847.84	949.11	809.74	1 115.39	522.43
80~84	1 061.10	1 414.36	763.77	1 740.48	2 308.81	1 261.11	867.14	1 158.62	621.97
85 岁以上	1 107.93	1 519.93	822.49	2 061.36	2 634.63	1 628.32	822.32	1 163.34	592.14

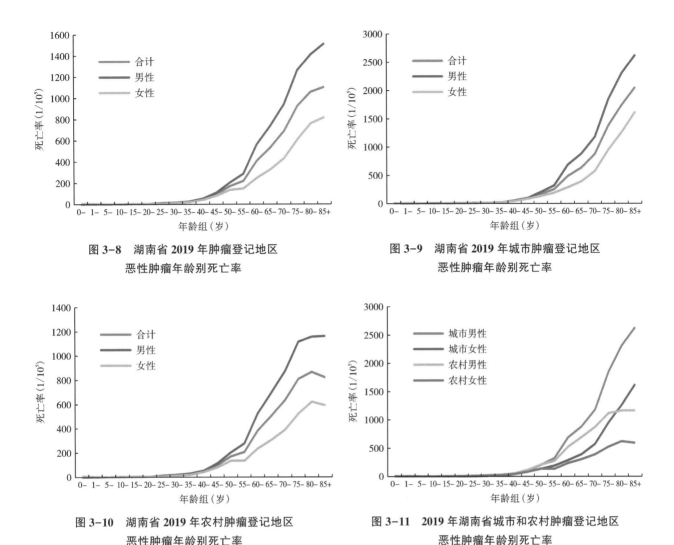

图 3-8　湖南省 2019 年肿瘤登记地区
恶性肿瘤年龄别死亡率

图 3-9　湖南省 2019 年城市肿瘤登记地区
恶性肿瘤年龄别死亡率

图 3-10　湖南省 2019 年农村肿瘤登记地区
恶性肿瘤年龄别死亡率

图 3-11　2019 年湖南省城市和农村肿瘤登记地区
恶性肿瘤年龄别死亡率

五、湖南省肿瘤登记地区 2019 年各年龄段恶性肿瘤发病与死亡顺位

湖南省肿瘤登记地区 2019 年恶性肿瘤发病所占比例及位次在各年龄段中差别显著。0~14 岁年龄段即儿童少年时期，这个年龄段发病主要以白血病为主，其次为脑等中枢神经系统肿瘤、淋巴瘤、肝癌、骨和关节软骨恶性肿瘤等。15~44 岁年龄段发病顺位依次为女性乳腺癌、甲状腺癌、子宫颈癌、肺癌和肝癌等。45~64 岁年龄段发病顺位第一位是女性乳腺癌，其次为肺癌、子宫颈癌、结直肠肛门癌和肝癌等。65 岁及以上年龄段即老年时期，发病顺位第一位是肺癌，其次为结直肠肛门癌、肝癌、前列腺癌、女性乳腺癌等（表 3-6，图 3-12）。

湖南省肿瘤登记地区 2019 年恶性肿瘤死亡顺位在各年龄段中差别也十分显著。0~14 岁年龄段死亡率最高的是白血病，约占所有恶性肿瘤死亡的 35.42%，其次是脑等中枢神经系统肿瘤、肝癌、淋巴瘤和肺癌等。15~44 岁年龄段恶性肿瘤死亡顺位依次为肝癌、女性乳腺癌、肺癌、白血病和子宫颈癌等。45~64 岁年龄段肺癌所占构成比最高，其次为肝癌、女性乳腺癌、子宫颈癌和结直肠肛门癌等。65 岁及以上年龄段肺癌死亡率最高，为构成比的第 1 位，其次是肝癌、结直肠肛门癌、胃癌和前列腺癌等（表 3-7，图 3-13）。

表 3-6　2019 年湖南省肿瘤登记地区各年龄段恶性肿瘤发病顺位

顺位	0~14岁			15~44岁			45~64岁			65岁+		
	部位	发病率(1/10^5)	构成比(%)	部位	发病率(1/10^5)	构成比(%)	部位	发病率(1/10^5)	构成比(%)	部位	发病率(1/10^5)	构成比(%)
1	白血病(C91-C95, D45-D47)	4.48	33.39	乳房(C50)	21.46	12.63	乳房(C50)	103.17	10.39	气管，支气管，肺(C33-C34)	338.02	29.96
2	脑，神经系统(C70-C72, D32-D33, D42-D43)	2.57	19.15	甲状腺(C73)	16.04	19.52	气管，支气管，肺(C33-C34)	99.80	20.37	结直肠肛门(C18-C21)	146.60	12.99
3	淋巴瘤(C81-C85, C88, C90, C96)	1.52	11.36	子宫颈(C53)	14.72	8.66	子宫颈(C53)	69.11	6.96	肝脏(C22)	94.02	8.33
4	肝脏(C22)	0.59	4.41	气管，支气管，肺(C33-C34)	5.59	6.80	结直肠肛门(C18-C21)	47.07	9.61	前列腺(C61)	93.72	4.03
5	骨(C40-C41)	0.59	4.41	肝脏(C22)	5.42	6.60	肝脏(C22)	42.34	8.64	乳房(C50)	72.06	3.29

表 3-7　2019 年湖南省肿瘤登记地区各年龄段恶性肿瘤死亡顺位

顺位	0~14岁			15~44岁			45~64岁			65岁+		
	部位	死亡率(1/10^5)	构成比(%)	部位	死亡率(1/10^5)	构成比(%)	部位	死亡率(1/10^5)	构成比(%)	部位	死亡率(1/10^5)	构成比(%)
1	白血病(C91-C95, D45-D47)	1.16	35.42	肝脏(C22)	4.03	20.65	气管，支气管，肺(C33-C34)	60.12	29.21	气管，支气管，肺(C33-C34)	266.55	35.57
2	脑，神经系统(C70-C72, D32-D33, D42-D43)	1.00	30.56	乳房(C50)	2.73	6.77	肝脏(C22)	34.00	16.52	肝脏(C22)	85.32	11.39
3	肝脏(C22)	0.20	6.25	气管，支气管，肺(C33-C34)	2.42	12.42	乳房(C50)	19.53	4.68	结直肠肛门(C18-C21)	79.17	10.56
4	淋巴瘤(C81-C85, C88, C90, C96)	0.16	4.86	白血病(C91-C95, D45-D47)	1.77	9.07	子宫颈(C53)	16.03	3.84	胃(C16)	50.46	6.73
5	气管，支气管，肺(C33-C34)	0.11	3.47	子宫颈(C53)	1.67	4.14	结直肠肛门(C18-C21)	15.35	7.46	前列腺(C61)	37.89	2.45

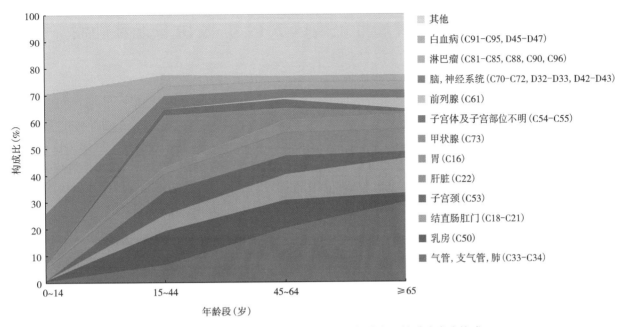

图 3-12　湖南省肿瘤登记地区 2019 年各年龄段恶性肿瘤发病构成

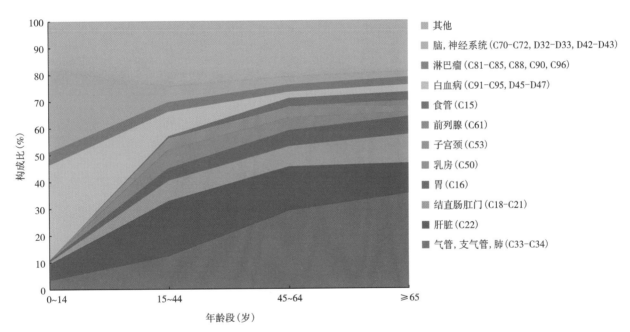

图 3-13　湖南省肿瘤登记地区 2019 年各年龄段恶性肿瘤死亡构成

第三节　湖南省肿瘤登记地区 2019 年前 10 位恶性肿瘤

一、前 10 位恶性肿瘤发病情况

湖南省肿瘤登记地区 2019 年恶性肿瘤发病第 1 位的是肺癌，其次是女性乳腺癌、结直肠肛门癌、子宫颈癌和肝癌等，前 10 位恶性肿瘤占全部恶性肿瘤发病的 71.64%。男性恶性肿瘤发病第 1 位的是肺癌，其次为结直肠肛门癌、肝癌、胃癌和口腔癌等，男性前 10 位恶性肿瘤占男性全部恶性肿瘤发病的 79.58%。女性恶性肿瘤发病第 1 位的是乳腺癌，其次是肺癌、子宫颈癌、结直肠肛门癌和甲状腺癌等，女性前 10 位恶性肿瘤占女性全部恶性肿瘤发病的 78.96%（表 3-8，图 3-14，图 3-15）。

表 3-8　湖南省肿瘤登记地区 2019 年前 10 位恶性肿瘤主要发病指标

顺位	合计				男性					女性				
	部位	全省估计发病数	发病率 $(1/10^5)$	构成比 (%)	中标率 $(1/10^5)$	部位	全省估计发病数	发病率 $(1/10^5)$	构成比 (%)	中标率 $(1/10^5)$	部位	全省估计发病数	发病率 $(1/10^5)$	构成比 (%)	中标率 $(1/10^5)$
1	气管，支气管，肺 (C33-C34)	56 247	76.49	23.36	44.44	气管，支气管，肺 (C33-C34)	40 672	107.16	30.69	64.09	乳房(C50)	17 149	48.61	15.96	34.55
2	乳房(C50)	17 149	48.61	7.48	34.55	结直肠肛门 (C18-C21)	15 298	40.31	11.54	24.74	气管，支气管，肺 (C33-C34)	15 575	44.15	14.49	25.06
3	结直肠肛门 (C18-C21)	25 836	35.23	10.76	21.04	肝脏(C22)	14 806	39.01	11.17	25.51	子宫颈(C53)	11 821	33.51	11.00	23.46
4	子宫颈(C53)	11 821	33.51	4.98	23.46	胃(C16)	7 258	19.12	5.48	11.77	结直肠肛门 (C18-C21)	10538	29.87	9.81	17.43
5	肝脏(C22)	19 914	27.07	8.27	17.02	口腔和咽喉(除外鼻咽癌)(C00-C10, C12-C14)	5 523	14.55	4.17	10.20	甲状腺(C73)	7 910	22.42	7.36	20.36
6	胃(C16)	11 364	15.48	4.73	9.28	前列腺(C61)	5 192	13.68	3.92	7.43	肝脏(C22)	5 108	14.48	4.75	8.46
7	甲状腺(C73)	10 528	14.45	4.41	13.28	淋巴瘤(C81-C85, C88, C90, C96)	4 394	11.58	3.32	7.91	子宫体及子宫部位不明(C54-C55)	4 904	13.90	4.56	9.08
8	子宫体及子宫部位不明(C54-C55)	4 904	13.90	2.07	9.08	鼻咽癌(C11)	4 309	11.35	3.25	8.13	脑，神经系统 (C70-C72, D32-D33, D42-D43)	4 663	13.22	4.34	8.82
9	前列腺(C61)	5 192	13.68	2.14	7.43	食管(C15)	4 195	11.05	3.17	6.67	胃(C16)	4 106	11.64	3.82	6.81
10	脑，神经系统 (C70-C72, D32-D33, D42-D43)	8 262	11.30	3.45	7.93	白血病(C91-C95, D45-D47)	3 823	10.07	2.88	7.52	卵巢(C56)	3 074	8.71	2.86	6.40
合计	所有部位	245 123	327.51	100.00	211.19	所有部位	135 418	349.21	100.00	222.73	所有部位	109 705	304.61	100.00	201.29

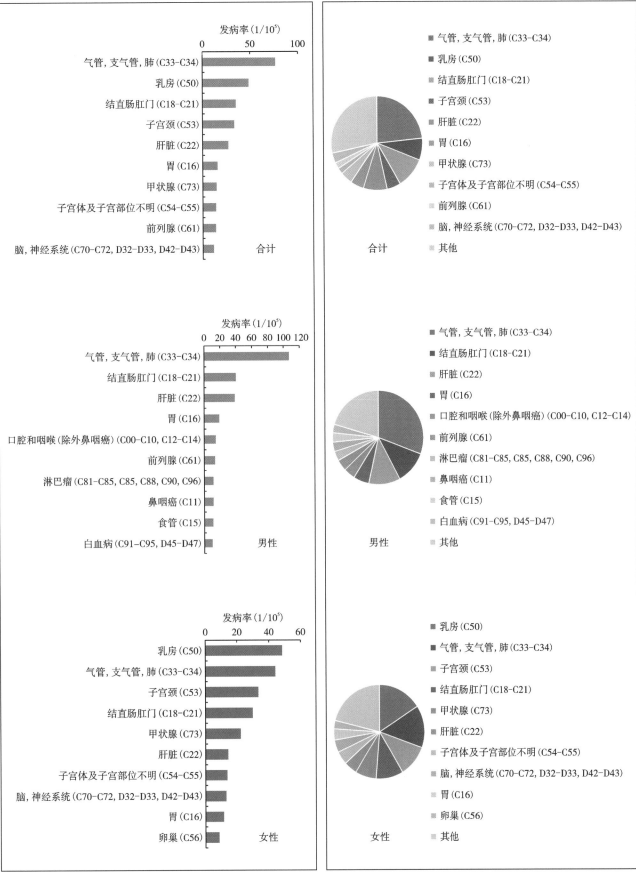

图 3-14 湖南省肿瘤登记地区前
10 位恶性肿瘤发病率(1/10 万)

图 3-15 湖南省肿瘤登记地区前
10 位恶性肿瘤发病构成(%)

二、前 10 位恶性肿瘤死亡情况

湖南省肿瘤登记地区 2019 年恶性肿瘤死亡第 1 位的是肺癌，其次是肝癌、结直肠肛门癌、胃癌、乳腺癌等，前 10 位恶性肿瘤占全部恶性肿瘤死亡的 77.62%。男性恶性肿瘤死亡第 1 位的是肺癌，其次为肝癌、结直肠肛门癌、胃癌和食管癌等，男性前 10 位恶性肿瘤占男性全部恶性肿瘤死亡的 84.93%。女性恶性肿瘤死亡第 1 位的也是肺癌，其次是结直肠肛门癌、肝癌、乳腺癌和子宫颈癌等，女性前 10 位恶性肿瘤占女性全部恶性肿瘤死亡的 78.52%（表 3-9，图 3-16、图 3-17）。

表 3-9　湖南省肿瘤登记地区 2019 年前 10 位恶性肿瘤主要死亡指标

顺位	合计部位	全省估计死亡数	死亡率(1/10⁵)	构成比(%)	中标率(1/10⁵)	男性部位	全省估计死亡数	死亡率(1/10⁵)	构成比(%)	中标率(1/10⁵)	女性部位	全省估计死亡数	死亡率(1/10⁵)	构成比(%)	中标率(1/10⁵)
1	气管,支气管,肺(C33-C34)	39 910	54.23	32.18	30.48	气管,支气管,肺(C33-C34)	30 442	80.21	37.63	47.08	气管,支气管,肺(C33-C34)	9 468	26.84	22.10	14.18
2	肝脏(C22)	16 837	22.89	13.58	14.05	肝脏(C22)	12 595	33.19	15.57	21.33	结直肠肛门(C18-C21)	4 456	12.63	10.40	6.73
3	结直肠肛门(C18-C21)	11 503	15.68	9.30	8.79	结直肠肛门(C18-C21)	7 047	18.57	8.71	10.92	肝脏(C22)	4 242	12.03	9.90	6.76
4	胃(C16)	7 870	10.72	6.36	6.10	胃(C16)	5 053	13.31	6.25	7.92	乳房(C50)	3 547	10.05	8.28	6.45
5	乳房(C50)	3 547	10.05	2.99	6.45	食管(C15)	3 224	8.49	3.99	5.01	子宫颈(C53)	3 318	9.40	7.74	5.70
6	子宫颈(C53)	3 318	9.40	2.72	5.70	淋巴瘤(C81-C85,C88,C90,C96)	2 290	6.03	2.83	3.79	胃(C16)	2 817	7.99	6.58	4.31
7	前列腺(C61)	2 000	5.27	1.61	2.70	口腔和咽喉(除外鼻咽癌)(C00-C10,C12-C14)	2 164	5.70	2.67	3.73	白血病(C91-C95,D45-D47)	1 580	4.48	3.69	3.05
8	食管(C15)	3 777	5.12	3.04	2.86	白血病(C91-C95,D45-D47)	2 031	5.35	2.51	3.74	脑,神经系统(C70-C72,D32-D33,D42-D43)	1 509	4.28	3.52	2.69
9	白血病(C91-C95,D45-D47)	3 611	4.93	2.92	3.38	前列腺(C61)	2 000	5.27	2.47	2.70	卵巢(C56)	1 361	3.86	3.18	2.38
10	淋巴瘤(C81-C85,C88,C90,C96)	3 601	4.91	2.91	2.95	鼻咽癌(C11)	1 858	4.90	2.30	3.25	胆囊及其他(C23-C24)	1 342	3.80	3.13	2.03
合计	所有部位	125 010	168.51	100.00	98.67	所有部位	81 673	213.14	100.00	129.32	所有部位	43 337	121.44	100.00	68.70

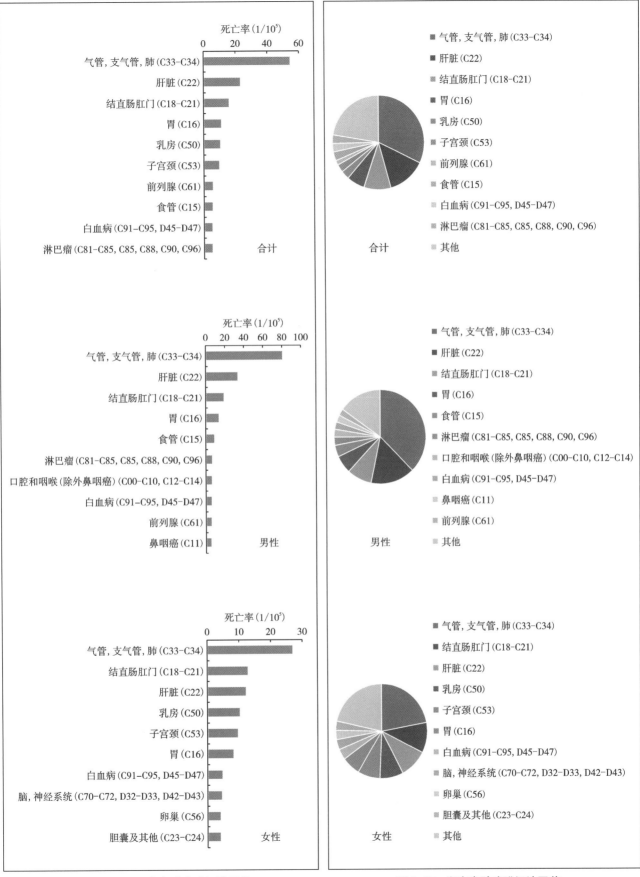

图 3-16　湖南省肿瘤登记地区前
10 位恶性肿瘤死亡率（1/10 万）

图 3-17　湖南省肿瘤登记地区前
10 位恶性肿瘤死亡构成（%）

三、城市地区前 10 位恶性肿瘤发病情况

湖南省城市肿瘤登记地区 2019 年恶性肿瘤发病第 1 位的是肺癌，其次是女性乳腺癌、结直肠肛门癌、子宫颈癌、肝癌等，前 10 位恶性肿瘤占全部恶性肿瘤发病的 70.40%。城市地区男性恶性肿瘤发病第 1 位的是肺癌，其次为结直肠肛门癌、肝癌、前列腺癌和口腔癌等，前 10 位恶性肿瘤占城市地区男性全部恶性肿瘤发病的 78.34%。城市地区女性恶性肿瘤发病第 1 位的是乳腺癌，其次是肺癌、结直肠肛门癌、子宫颈癌、甲状腺癌等，前 10 位恶性肿瘤占城市地区女性全部恶性肿瘤发病的 79.21%（表 3-10，图 3-18，图 3-19）。

表 3-10 湖南省城市肿瘤登记地区 2019 年前 10 位恶性肿瘤主要发病指标

顺位	合计				男性					女性				
	部位	全省估计发病数	发病率(1/10⁵)	构成比(%)	中标率(1/10⁵)	部位	全省估计发病数	发病率(1/10⁵)	构成比(%)	中标率(1/10⁵)	部位	全省估计发病数	发病率(1/10⁵)	构成比(%)	中标率(1/10⁵)
1	气管,支气管,肺(C33-C34)	22 660	88.26	22.20	58.58	气管,支气管,肺(C33-C34)	15 896	120.82	28.71	82.76	乳房(C50)	8 646	70.71	18.91	51.47
2	乳房(C50)	8 646	70.71	9.09	51.47	结直肠肛门(C18-C21)	7 347	55.84	13.27	37.98	气管,支气管,肺(C33-C34)	6 764	55.31	14.79	35.54
3	结直肠肛门(C18-C21)	12 281	48.14	12.11	31.73	肝脏(C22)	4 638	35.25	8.38	25.00	结直肠肛门(C18-C21)	4 934	40.35	10.79	25.82
4	子宫颈(C53)	3 876	31.70	3.96	23.57	前列腺(C61)	2 981	22.66	5.38	14.46	子宫颈(C53)	3 876	31.70	8.48	23.57
5	肝脏(C22)	6 376	24.79	6.24	16.91	口腔和咽喉(除外鼻咽癌)(C00-C10,C12-C14)	2 680	20.37	4.84	14.99	甲状腺(C73)	3 808	31.14	8.33	26.98
6	前列腺(C61)	2 981	22.66	2.87	14.46	胃(C16)	2 282	17.35	4.12	11.97	脑,神经系统(C70-C72,D32-D33,D42-D43)	1 959	16.02	4.28	11.22
7	甲状腺(C73)	5 213	20.85	5.24	18.27	食管(C15)	2 010	15.28	3.63	10.61	肝脏(C22)	1 738	14.21	3.80	9.00
8	胃(C16)	3 687	14.44	3.63	9.67	淋巴瘤(C81-C85,C88,C90,C96)	1 974	15.00	3.56	10.90	子宫体及子宫部位不明(C54-C55)	1 677	13.71	3.67	9.34
9	子宫体及子宫部位不明(C54-C55)	1 677	13.71	1.71	9.34	膀胱(C67)	1 799	13.68	3.25	9.10	淋巴瘤(C81-C85,C88,C90,C96)	1 417	11.59	3.10	8.11
10	淋巴瘤(C81-C85,C88,C90,C96)	3 391	13.30	3.35	9.47	白血病(C91-C95,D45-D47)	1 771	13.46	3.20	10.43	胃(C16)	1 405	11.49	3.07	7.49
合计	所有部位	101 106	397.56	100.00	277.55	所有部位	55 372	420.87	100.00	296.27	所有部位	45 734	373.98	100.00	261.58

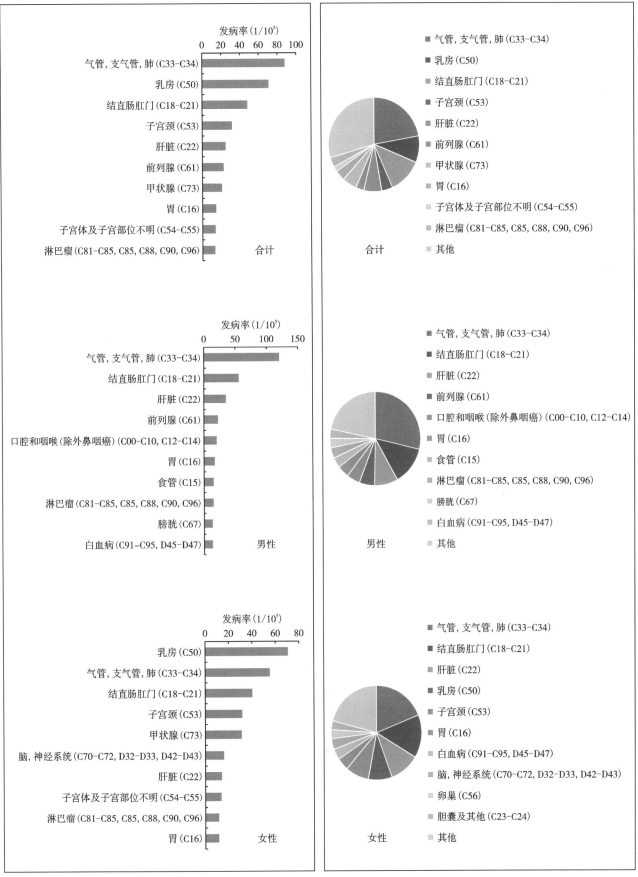

图 3-18 湖南省城市肿瘤登记地区前
10 位恶性肿瘤发病率 (1/10 万)

图 3-19 湖南省城市肿瘤登记地区前
10 位恶性肿瘤发病构成 (%)

四、城市地区前 10 位恶性肿瘤死亡情况

湖南省城市肿瘤登记地区 2019 年恶性肿瘤死亡第 1 位的是肺癌，其次是肝癌、结直肠肛门癌、女性乳腺癌、胃癌等，前 10 位恶性肿瘤占城市地区全部恶性肿瘤死亡的 76.22%。城市地区男性恶性肿瘤死亡第 1 位的是肺癌，其次为肝癌、结直肠肛门癌、食管癌和胃癌等，前 10 位恶性肿瘤占城市地区男性全部恶性肿瘤死亡的 84.23%。城市地区女性恶性肿瘤死亡第 1 位的也是肺癌，其次是结直肠肛门癌、乳腺癌、肝癌和子宫颈癌等，前 10 位恶性肿瘤占城市地区女性全部恶性肿瘤死亡的 77.10%（表 3-11，图 3-20，图 3-21）。

表 3-11　湖南省城市肿瘤登记地区 2019 年前 10 位恶性肿瘤主要死亡指标

顺位	合计					男性					女性				
	部位	全省估计死亡数	死亡率 (1/10^5)	构成比 (%)	中标率 (1/10^5)		部位	全省估计死亡数	死亡率 (1/10^5)	构成比 (%)	中标率 (1/10^5)	部位	全省估计死亡数	死亡率 (1/10^5)	构成比 (%)	中标率 (1/10^5)
1	气管,支气管,肺(C33-C34)	14 722	57.14	30.91	37.16	气管,支气管,肺(C33-C34)	11 128	84.58	36.38	57.50	气管,支气管,肺(C33-C34)	3 594	29.39	21.49	17.80
2	肝脏(C22)	5 473	21.28	11.51	14.24	肝脏(C22)	3 984	30.28	13.03	21.23	结直肠肛门(C18-C21)	1 990	16.27	11.90	9.70
3	结直肠肛门(C18-C21)	5 016	19.65	10.63	12.34	结直肠肛门(C18-C21)	3 026	23.00	9.89	15.17	乳房(C50)	1 707	13.96	10.21	9.76
4	乳房(C50)	1 707	13.96	3.85	9.76	食管(C15)	1 503	11.42	4.91	7.67	肝脏(C22)	1 489	12.18	8.91	7.43
5	胃(C16)	2 332	9.13	4.94	5.84	胃(C16)	1 454	11.05	4.75	7.36	子宫颈(C53)	1 027	8.40	6.14	5.72
6	前列腺(C61)	1 149	8.74	2.38	5.25	前列腺(C61)	1 149	8.74	3.76	5.25	胃(C16)	878	7.18	5.25	4.44
7	子宫颈(C53)	1 027	8.40	2.26	5.72	口腔和咽喉(除外鼻咽癌)(C00-C10, C12-C14)	1 003	7.62	3.28	5.41	白血病(C91-C95, D45-D47)	569	4.65	3.40	3.34
8	食管(C15)	1 753	6.78	3.67	4.34	淋巴瘤(C81-C85, C88, C90, C96)	930	7.07	3.04	4.86	胰腺(C25)	561	4.59	3.36	2.77
9	淋巴瘤(C81-C85, C88, C90, C96)	1 457	5.70	3.08	3.75	白血病(C91-C95, D45-D47)	849	6.45	2.78	4.78	胆囊及其他(C23-C24)	550	4.50	3.29	2.70
10	白血病(C91-C95, D45-D47)	1 418	5.56	3.01	4.03	胰腺(C25)	735	5.59	2.40	3.75	淋巴瘤(C81-C85, C88, C90, C96)	527	4.31	3.15	2.68
合计	所有部位	47 310	184.89	100.00	121.16	所有部位	30 586	232.48	100.00	158.40	所有部位	16 724	136.76	100.00	85.97

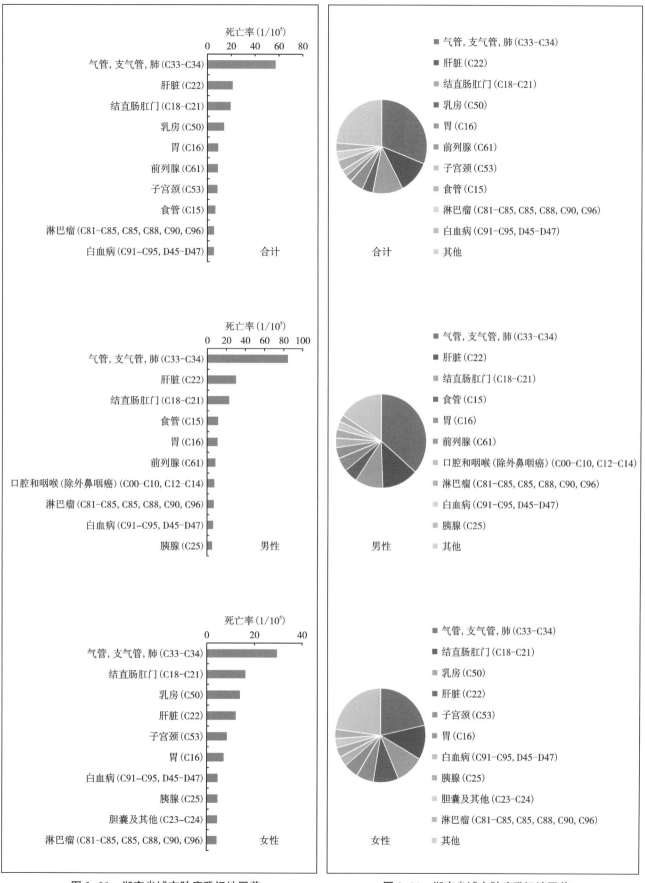

图 3-20　湖南省城市肿瘤登记地区前
10 位恶性肿瘤死亡率(1/10 万)

图 3-21　湖南省城市肿瘤登记地区前
10 位恶性肿瘤死亡构成(%)

五、农村地区前 10 位恶性肿瘤发病情况

湖南省农村肿瘤登记地区 2019 年恶性肿瘤发病第 1 位的是肺癌,其次是女性乳腺癌、子宫颈癌、结直肠肛门癌、肝癌等,前 10 位恶性肿瘤占全部恶性肿瘤发病的 72.29%。男性恶性肿瘤发病第 1 位的是肺癌,其次为肝癌、结直肠肛门癌、胃癌和口腔癌等,男性前 10 位恶性肿瘤占男性全部恶性肿瘤发病的 80.75%。女性恶性肿瘤发病第 1 位的是乳腺癌,其次是肺癌、子宫颈癌、结直肠肛门癌、甲状腺癌等,女性前 10 位恶性肿瘤占女性全部恶性肿瘤发病的 79.10%(表 3-12,图 3-22,图 3-23)。

表 3-12　湖南省农村肿瘤登记地区 2019 年前 10 位恶性肿瘤主要发病指标

顺位	合计				男性					女性				
	部位	全省估计发病数	发病率 $(1/10^5)$	构成比 (%)	中标率 $(1/10^5)$	部位	全省估计发病数	发病率 $(1/10^5)$	构成比 (%)	中标率 $(1/10^5)$	部位	全省估计发病数	发病率 $(1/10^5)$	构成比 (%)	中标率 $(1/10^5)$
1	气管,支气管,肺(C33-C34)	34 497	72.04	23.94	40.28	气管,支气管,肺(C33-C34)	25 325	102.13	31.64	58.75	乳房(C50)	9 217	39.99	14.41	29.20
2	乳房(C50)	9 217	39.99	6.67	29.20	肝脏(C22)	10 017	40.40	12.51	25.87	气管,支气管,肺(C33-C34)	9 172	39.80	14.34	21.85
3	子宫颈(C53)	7 886	34.22	5.49	23.45	结直肠肛门(C18-C21)	8 576	34.59	10.71	20.87	子宫颈(C53)	7 886	34.22	12.33	23.45
4	结直肠肛门(C18-C21)	14 519	30.34	10.08	17.90	胃(C16)	4 904	19.78	6.13	11.80	结直肠肛门(C18-C21)	5 943	25.78	9.29	14.97
5	肝脏(C22)	13 379	27.94	9.28	17.20	口腔和咽喉(除外鼻咽癌)(C00-C10, C12-C14)	3 077	12.41	3.84	8.70	甲状腺(C73)	4 384	19.02	6.85	18.00
6	胃(C16)	7 600	15.88	5.28	9.22	鼻咽癌(C11)	2 958	11.93	3.70	8.45	肝脏(C22)	3 362	14.59	5.26	8.36
7	子宫体及子宫部位不明(C54-C55)	3 221	13.98	2.24	9.11	前列腺(C61)	2 572	10.37	3.21	5.40	子宫体及子宫部位不明(C54-C55)	3 221	13.98	5.04	9.11
8	甲状腺(C73)	5 749	12.03	4.00	11.47	淋巴瘤(C81-C85, C88, C90, C96)	2 558	10.32	3.20	7.01	脑,神经系统(C70-C72, D32-D33, D42-D43)	2 794	12.12	4.37	8.21
9	脑,神经系统(C70-C72, D32-D33, D42-D43)	5 087	10.64	3.53	7.52	食管(C15)	2 355	9.50	2.94	5.47	胃(C16)	2 696	11.70	4.21	6.63
10	前列腺(C61)	2 572	10.37	1.78	5.40	脑,神经系统(C70-C72, D32-D33, D42-D43)	2 293	9.25	2.86	6.84	卵巢(C56)	1 924	8.35	3.01	6.26
合计	所有部位	144 017	300.96	100.00	191.66	所有部位	80 046	322.81	100.00	201.38	所有部位	63 971	277.55	100.00	183.40

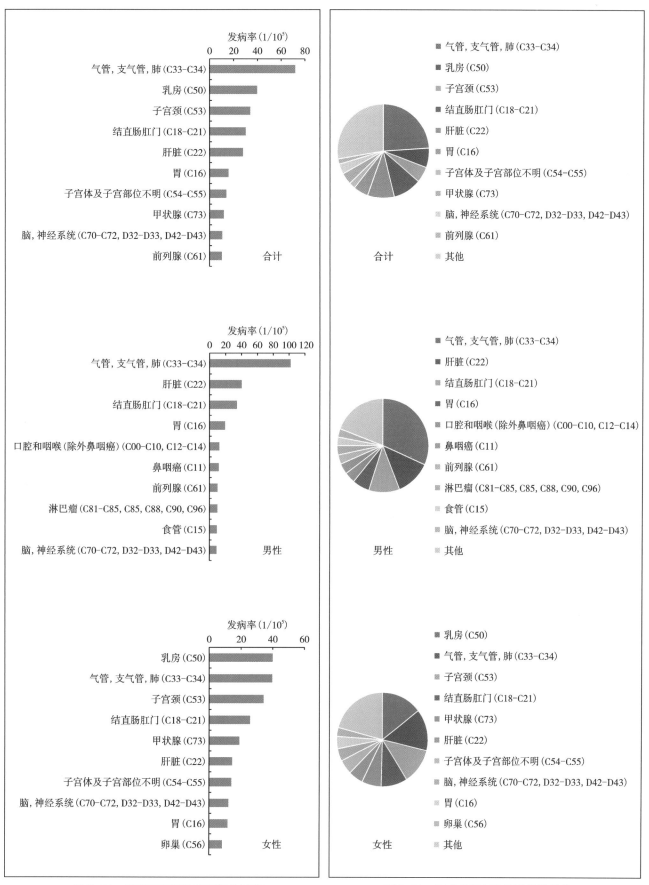

图 3-22　湖南省农村肿瘤登记地区前
10 位恶性肿瘤发病率（1/10 万）

图 3-23　湖南省农村肿瘤登记地区前
10 位恶性肿瘤发病构成（%）

六、农村地区前 10 位恶性肿瘤死亡情况

湖南省农村肿瘤登记地区 2019 年恶性肿瘤死亡第 1 位的是肺癌，其次是肝癌、结直肠肛门癌、胃癌、子宫颈癌等，前 10 位恶性肿瘤占农村地区全部恶性肿瘤死亡的 79.77%。男性恶性肿瘤死亡第 1 位的是肺癌，其次为肝癌、结直肠肛门癌、胃癌、食管癌等，男性前 10 位恶性肿瘤占农村地区男性全部恶性肿瘤死亡的 85.88%。女性恶性肿瘤死亡第 1 位的也是肺癌，其次是肝癌、结直肠肛门癌、子宫颈癌、乳腺癌等，女性前 10 位恶性肿瘤占城市地区女性全部恶性肿瘤死亡的 79.42%（表 3-13，图 3-24、图 3-25）。

表 3-13　湖南省农村肿瘤登记地区 2019 年前 10 位恶性肿瘤主要死亡指标

顺位	部位	合计				部位	男性				部位	女性			
		全省估计死亡数	死亡率 $(1/10^5)$	构成比 (%)	中标率 $(1/10^5)$		全省估计死亡数	死亡率 $(1/10^5)$	构成比 (%)	中标率 $(1/10^5)$		全省估计死亡数	死亡率 $(1/10^5)$	构成比 (%)	中标率 $(1/10^5)$
1	气管,支气管,肺 (C33-C34)	22 698	53.13	32.74	28.59	气管,支气管,肺 (C33-C34)	17 412	78.60	38.15	44.16	气管,支气管,肺 (C33-C34)	5 286	25.84	22.38	13.14
2	肝脏(C22)	11 102	23.49	14.48	14.10	肝脏(C22)	8 240	34.26	16.63	21.49	肝脏(C22)	2 862	11.97	10.36	6.62
3	结直肠肛门 (C18-C21)	5 652	14.17	8.73	7.79	结直肠肛门 (C18-C21)	3 749	16.93	8.22	9.72	结直肠肛门 (C18-C21)	2 413	11.21	9.71	5.90
4	胃(C16)	5 242	11.32	6.98	6.21	胃(C16)	3 439	14.15	6.87	8.13	子宫颈(C53)	2 213	9.80	8.48	5.71
5	子宫颈(C53)	2 213	9.80	2.91	5.71	食管(C15)	1 676	7.42	3.60	4.20	乳房(C50)	1 828	8.53	7.39	5.37
6	乳房(C50)	1 828	8.53	2.62	5.37	淋巴瘤(C81-C85, C88, C90, C96)	1 414	5.65	2.74	3.50	胃(C16)	1 803	8.30	7.19	4.29
7	白血病(C91-C95, D45-D47)	1 941	4.69	2.89	3.23	鼻咽癌(C11)	1 207	5.21	2.53	3.37	白血病(C91-C95, D45-D47)	958	4.41	3.82	2.99
8	淋巴瘤(C81-C85, C88, C90, C96)	2 217	4.61	2.84	2.74	口腔和咽喉(除外鼻咽癌)(C00-C10, C12-C14)	1 111	4.99	2.42	3.22	脑,神经系统 (C70-C72, D32-D33, D42-D43)	835	4.35	3.77	2.71
9	脑,神经系统 (C70-C72, D32-D33, D42-D43)	1 808	4.57	2.82	3.03	白血病(C91-C95, D45-D47)	983	4.95	2.40	3.48	卵巢(C56)	803	3.77	3.26	2.28
10	食管(C15)	1 991	4.49	2.77	2.41	脑,神经系统 (C70-C72, D32-D33, D42-D43)	973	4.78	2.32	3.35	胆囊及其他 (C23-C24)	726	3.53	3.06	1.84
合计	所有部位	77 700	162.30	100.00	92.37	所有部位	51 087	206.02	100.00	121.26	所有部位	26 613	115.47	100.00	63.74

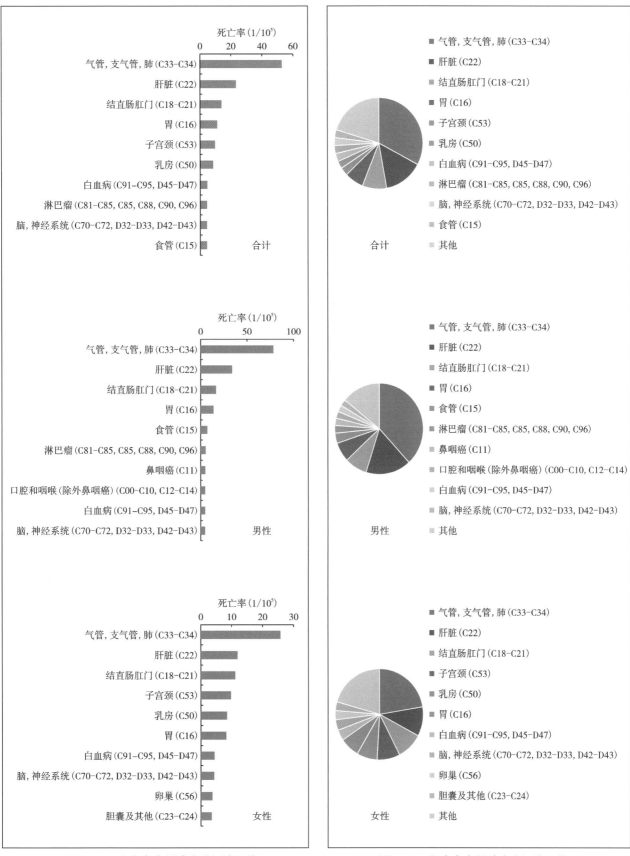

图 3-24　湖南省农村肿瘤登记地区前
10 位恶性肿瘤死亡率（1/10 万）

图 3-25　湖南省农村肿瘤登记地区前
10 位恶性肿瘤死亡构成（%）

（李　灿　邹艳花）

第四章

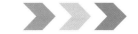

各部位恶性肿瘤的发病与死亡

第一节 口腔和咽喉(除外鼻咽)(C00-C10,C12-C14)

湖南省肿瘤登记地区 2019 年口腔和咽喉恶性肿瘤的发病率为 9.07/10 万,中国人口标化率为 6.21/10 万,世界人口标化率为 5.98/10 万,全省估计新发病例 6 956 例,其中男性 5 757 例,女性 1 199 例,男性发病率为 14.55/10 万,女性发病率为 3.28/10 万,男性发病率是女性的 4.44 倍。城市地区居民口腔和咽喉恶性肿瘤发病率为 12.53/10 万,农村地区发病率为 7.75/10 万,城市高于农村。同期全省肿瘤登记地区口腔和咽喉恶性肿瘤的死亡率为 3.51/10 万,城市地区居民死亡率为 4.72/10 万,农村地区居民死亡率为 3.05/10 万,城市地区死亡率高于农村地区。

男性口腔和咽喉恶性肿瘤年龄组发病率在 0~30 岁之前处于较低水平,30 岁以后随着年龄增长,逐渐升高,在 60~64 岁年龄组出现高峰,65 岁逐步下降。男性口腔和咽喉恶性肿瘤年龄别死亡率同样在 0~30 岁之前处于较低水平,30 岁以后亦随着年龄增长逐渐升高,80 岁之后逐渐下降。女性口腔和咽喉恶性肿瘤的发病和死亡,随年龄增高而升高(表 4-1,图 4-1a 至图 4-1f)。

表 4-1 湖南省肿瘤登记地区 2019 年口腔和咽喉(除外鼻咽)癌发病与死亡

地区	性别	全省估计发病数	肿瘤登记地区病例数	粗率(1/10⁵)	构成比(%)	中标率(1/10⁵)	世标率(1/10⁵)	0~74 岁累积率(%)
发病								
全省	合计	6 956	2 125	9.07	2.77	6.21	5.98	0.66
	男性	5 757	1 751	14.55	4.17	10.20	9.85	1.11
	女性	1 199	374	3.28	1.08	2.12	2.01	0.21
城市	合计	3 241	807	12.53	3.15	9.03	8.91	1.03
	男性	2 680	660	20.37	4.84	14.99	14.79	1.72
	女性	561	147	4.59	1.23	3.11	3.07	0.34
农村	合计	3 715	1 318	7.75	2.58	5.32	5.05	0.55
	男性	3 077	1 091	12.41	3.84	8.70	8.30	0.92
	女性	638	227	2.77	1.00	1.82	1.68	0.17

续表4-1

地区	性别	全省估计 发病数	肿瘤登记 地区病例数	粗率 (1/10⁵)	构成比 (%)	中标率 (1/10⁵)	世标率 (1/10⁵)	0~74岁 累积率(%)
死亡								
全省	合计	2 681	822	3.51	2.08	2.19	2.16	0.25
	男性	2 241	686	5.70	2.67	3.73	3.67	0.43
	女性	440	136	1.19	0.98	0.63	0.62	0.07
城市	合计	1 221	304	4.72	2.55	3.23	3.23	0.36
	男性	1 003	247	7.62	3.28	5.41	5.45	0.64
	女性	218	57	1.78	1.30	1.06	1.04	0.09
农村	合计	1 460	518	3.05	1.88	1.87	1.82	0.22
	男性	1 238	439	4.99	2.42	3.22	3.13	0.37
	女性	222	79	0.96	0.83	0.49	0.49	0.06

　　湖南省肿瘤登记地区2019年36个登记点的男性居民口腔和咽喉恶性肿瘤中标发病率中,长沙市天心区最高(21.96/10万),其次为长沙市望城区(20.00/10万)、湘潭市雨湖区(19.68/10万)、长沙市长沙县(19.36/10万)、长沙市雨花区(16.45/10万)等。女性居民口腔和咽喉恶性肿瘤中标发病率整体比男性低很多,36个登记点中长沙市雨花区(5.16/10万)最高,其次是长沙市开福区(5.09/10万)、长沙市长沙县(4.33/10万)、常德市津市市(4.14/10万)、湘潭市雨湖区(3.62/10万)等。36个登记点的男性居民口腔和咽喉恶性肿瘤中标死亡率中,株洲市石峰区(11.25/10万)最高,其次为长沙市开福区(9.22/10万)、长沙市长沙县(7.43/10万)、常德市武陵区(6.77/10万)、长沙市岳麓区(6.66/10万)等。女性居民口腔和咽喉恶性肿瘤中标死亡率整体低于男性,36个登记点中长沙市开福区(2.32/10万)最高,其次是衡阳市常宁市(1.88/10万)、长沙市望城区(1.84/10万)、株洲市芦淞区(1.79/10万)、长沙市芙蓉区(1.68/10万)等(图4-1g)。

　　在2009—2019年期间,湖南省肿瘤登记地区男性人群口腔和咽喉癌发病死亡,整体呈上升趋势。最初几年的波动性变化,可能原因是开始几年纳入年报的登记点数量较少。女性居民的发病和死亡水平,均显示比较平稳(图4-1h)。

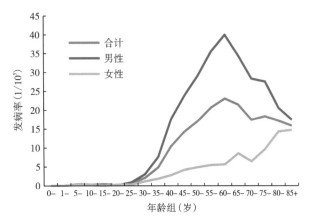

图 4-1a　湖南省 2019 年肿瘤登记地区口腔和
咽喉（除外鼻咽癌）年龄组别发病率

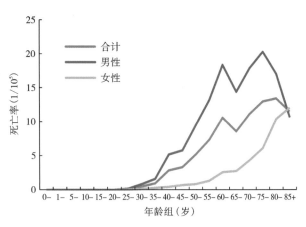

图 4-1d　湖南省 2019 年肿瘤登记地区口腔和
咽喉（除外鼻咽癌）年龄组别死亡率

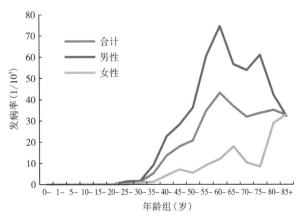

图 4-1b　湖南省 2019 年城市肿瘤登记地区口腔和
咽喉（除外鼻咽癌）年龄组别发病率

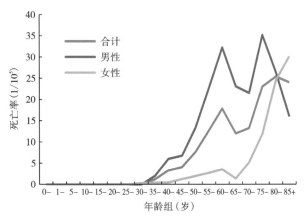

图 4-1e　湖南省 2019 年城市肿瘤登记地区口腔和
咽喉（除外鼻咽癌）年龄组别死亡率

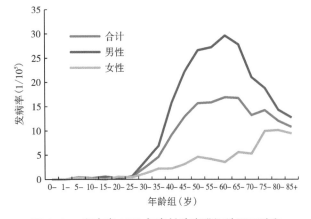

图 4-1c　湖南省 2019 年农村肿瘤登记地区口腔和
咽喉（除外鼻咽癌）年龄组别发病率

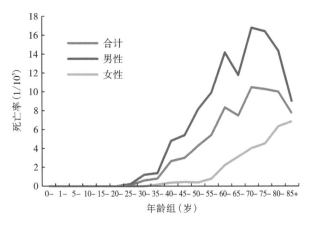

图 4-1f　湖南省 2019 年农村肿瘤登记地区口腔和
咽喉（除外鼻咽癌）年龄组别死亡率

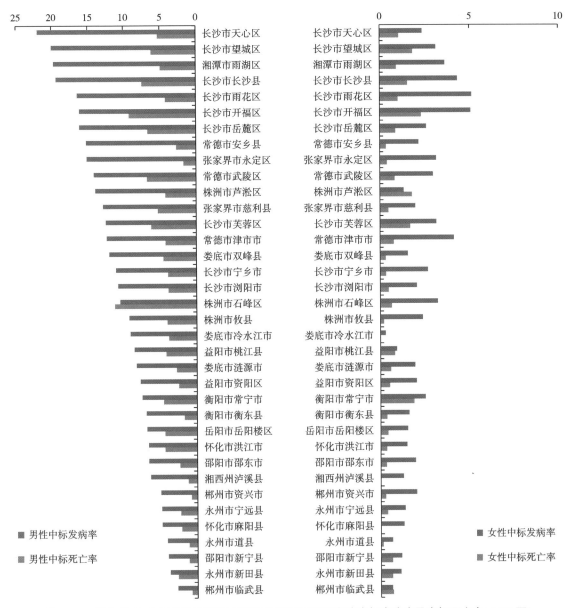

图 4-1g　湖南省 2019 年各肿瘤登记点不同性别口腔和咽喉癌中标发病率及中标死亡率(1/10 万)

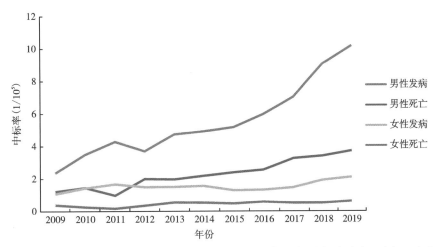

图 4-1h　2009—2019 年湖南省肿瘤登记地区口腔和咽喉(除外鼻咽癌)中标发病率及中标死亡率(1/10 万)

（肖海帆　李　灿）

第二节 鼻咽(C11)

湖南省肿瘤登记地区 2019 年鼻咽恶性肿瘤的发病率为 8.22/10 万，中国人口标化率为 5.81/10 万，世界人口标化率为 5.51/10 万，全省估计新发病例 5 966 例，其中男性 4 245 例，女性 1 721 例，男性发病率为 11.35/10 万，女性发病率为 4.91/10 万，男性发病率是女性的 2.31 倍。城市地区居民鼻咽癌发病率为 7.19/10 万，农村地区发病率为 8.61/10 万，城市低于农村。同期全省肿瘤登记地区鼻咽癌的死亡率为 3.41/10 万，城市地区居民死亡率为 2.64/10 万，农村地区居民死亡率为 3.70/10 万，城市地区死亡率低于农村地区。

鼻咽癌年龄别发病率在 0~25 岁之前处于较低水平，25 岁以后随着年龄增长，逐渐升高，50~54 岁组和 65~69 岁年龄组出现双高峰，城市地区人群在 80 岁以后有发病升高现象。城市地区鼻咽癌年龄别死亡率在 0~40 岁之前处于较低水平，40 岁以后随着年龄增长，逐渐升高，80~84 岁年龄组最高，随后有所降低，农村地区人群鼻咽癌死亡高峰在 85 岁以上年龄组（表 4-2，图 4-2a 至图 4-2f）。

表 4-2 湖南省肿瘤登记地区 2019 年鼻咽癌发病与死亡

地区	性别	全省估计发病数	肿瘤登记地区病例数	粗率(1/10⁵)	构成比(%)	中标率(1/10⁵)	世标率(1/10⁵)	0~74岁累积率(%)
发病								
全省	合计	5 966	1 926	8.22	2.51	5.81	5.51	0.60
	男性	4 245	1 366	11.35	3.25	8.13	7.71	0.85
	女性	1 721	560	4.91	1.61	3.46	3.27	0.35
城市	合计	1 845	463	7.19	1.81	5.32	5.15	0.59
	男性	1 287	317	9.79	2.33	7.32	7.05	0.81
	女性	558	146	4.56	1.22	3.36	3.29	0.37
农村	合计	4 121	1 463	8.61	2.86	6.03	5.67	0.61
	男性	2 958	1 049	11.93	3.70	8.45	7.96	0.87
	女性	1 163	414	5.04	1.82	3.54	3.31	0.35
死亡								
全省	合计	2 453	799	3.41	2.02	2.16	2.12	0.25
	男性	1 824	589	4.90	2.30	3.25	3.19	0.37
	女性	629	210	1.84	1.52	1.05	1.04	0.13
城市	合计	681	170	2.64	1.43	1.84	1.78	0.21
	男性	532	131	4.04	1.74	2.95	2.85	0.34
	女性	149	39	1.22	0.89	0.75	0.74	0.08
农村	合计	1 772	629	3.70	2.28	2.28	2.25	0.27
	男性	1 292	458	5.21	2.53	3.37	3.32	0.39
	女性	480	171	2.08	1.80	1.17	1.16	0.14

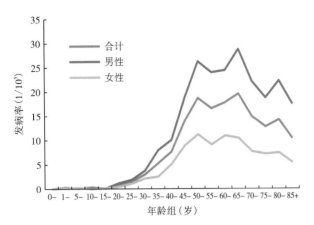

图 4-2a 湖南省 2019 年肿瘤登记地区
鼻咽癌年龄组别发病率

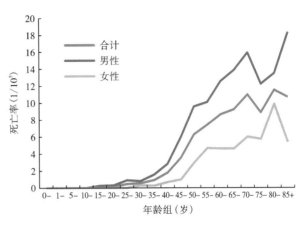

图 4-2d 湖南省 2019 年肿瘤登记地区
鼻咽癌年龄组别死亡率

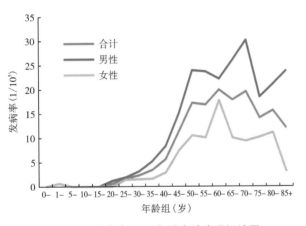

图 4-2b 湖南省 2019 年城市肿瘤登记地区
鼻咽癌年龄组别发病率

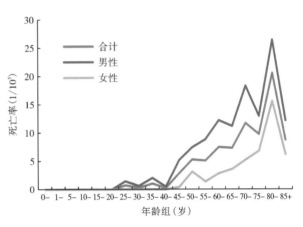

图 4-2e 湖南省 2019 年城市肿瘤登记地区
鼻咽癌年龄组别死亡率

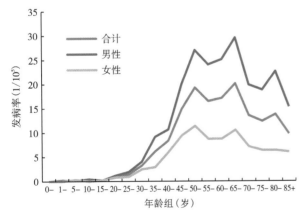

图 4-2c 湖南省 2019 年农村肿瘤登记地区
鼻咽癌年龄组别发病率

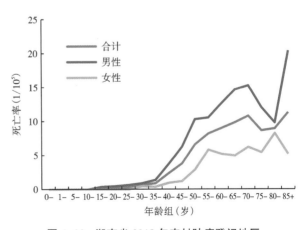

图 4-2f 湖南省 2018 年农村肿瘤登记地区
鼻咽癌年龄组别死亡率

　　湖南省肿瘤登记地区 2019 年 36 个登记点的男性居民鼻咽癌中标发病率中,湘西州泸溪县(26.65/10 万)最高、其次为永州市宁远县(17.98/10 万)、永州市新田县(16.89/10 万)、张家界市永定区(14.33/10 万)、郴州市临武县(13.82/10 万)等,女性居民鼻咽癌的中标发病率最高是湘西州泸溪县(11.72/10 万)最高,其次是永州市新田县(7.48/10 万)、张家界市永定区(6.79/10 万)、永州市宁远县(6.21/10 万)、永州市道县(5.14/10 万)等。36 个登记点的男性居民鼻咽癌中标死亡率中,湘西州泸溪县(10.37/10 万)最高、其次为永州市新田县(6.41/10 万)、衡阳市常宁市(5.34/10 万)、永州市宁远县(5.31/10 万)、怀化市麻阳县(5.19/10 万)等,女性居民鼻咽癌的中标死亡率也是永州市新田县(4.19/10 万)最高,其次是株洲市攸县(2.88/10 万)、永州市道县(2.58/10 万)、郴州市临武县(2.23/10 万)、湘西州泸溪县(2.04/10 万)等(图 4-2g)。

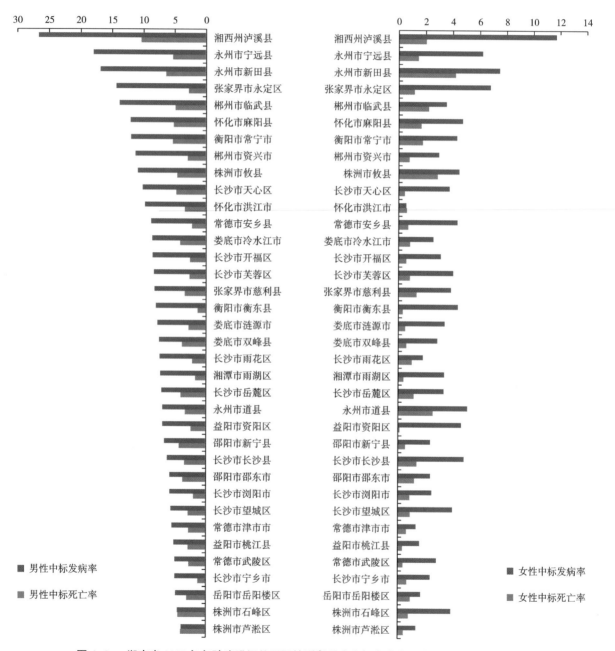

图 4-2g　湖南省 2019 年各肿瘤登记处不同性别鼻咽癌中标发病率及中标死亡率(1/10 万)

在2009—2019年期间，湖南省肿瘤登记地区鼻咽癌发病死亡起初几年呈现波动性变化，可能原因是开始几年纳入年报的登记点较少，2009年只有岳阳市岳阳楼区、衡阳市衡东县2个登记点，2010—2012年，纳入数据的登记点每年6个，随后每年登记点数量逐年增加，数据代表性不断增强。2016年以后，湖南省肿瘤登记地区男性和女性鼻咽癌发病呈现波动上升趋势，死亡呈现下降趋势(图4-2h)。

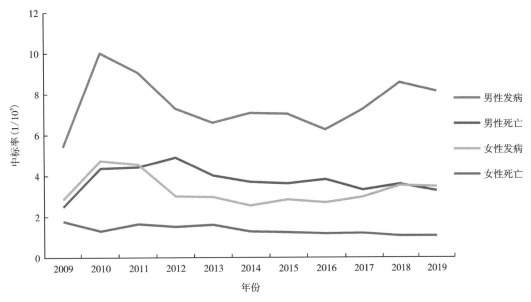

图4-2h　2009—2019年湖南省肿瘤登记地区鼻咽癌中标发病率及中标死亡率(1/10万)

（肖海帆　李　灿）

第三节　食管（C15）

　　湖南省肿瘤登记地区 2019 年食管癌的发病率为 6.73/10 万，中国人口标化率为 3.90/10 万，世界人口标化率为 3.97/10 万，全省估计新发病例 5 138 例，其中男性 4 365 例，女性 773 例，男性发病率为 11.05/10 万，女性发病率为 2.16/10 万，男性发病率是女性的 5 倍多。城市地区居民食管癌发病率为 8.90/10 万，农村地区发病率为 5.91/10 万，城市高于农村。同期全省肿瘤登记地区食管癌的死亡率为 5.12/10 万，城市地区居民死亡率为 6.78/10 万，农村地区居民死亡率为 4.49/10 万，城市地区死亡率高于农村地区。

　　食管癌年龄别发病率在 0~45 岁之前处于极低水平，45 岁以后随着年龄增长，逐渐升高，75~79 岁年龄组达致最高峰。城市和农村地区年龄别发病趋势基本一致。食管癌年龄别死亡率在 0~45 岁之前亦处于极低水平，45 岁以后随着年龄增长，逐渐升高，85 岁以上年龄组达最高峰；男性年龄别死亡与总体趋势类似，在 75~79 岁组达高峰，女性在 50 岁以后随着年龄增长，逐渐升高，85 岁以上年龄组达致最高峰。城市和农村地区年龄别死亡趋势基本一致。（表 4-3，图 4-3a 至图 4-3f）。

表 4-3　湖南省肿瘤登记地区 2019 年食管癌发病与死亡

地区	性别	全省估计发病数	肿瘤登记地区病例数	粗率（1/10^5）	构成比（%）	中标率（1/10^5）	世标率（1/10^5）	0~74 岁累积率（%）
发病								
全省	合计	5 138	1 577	6.73	2.05	3.90	3.97	0.50
	男性	4 365	1 330	11.05	3.17	6.67	6.80	0.87
	女性	773	247	2.16	0.71	1.14	1.14	0.13
城市	合计	2 308	573	8.90	2.24	5.98	6.10	0.75
	男性	2 010	495	15.28	3.63	10.61	10.81	1.35
	女性	298	78	2.44	0.65	1.48	1.52	0.17
农村	合计	2 830	1 004	5.91	1.96	3.26	3.30	0.43
	男性	2 355	835	9.50	2.94	5.47	5.56	0.73
	女性	475	169	2.06	0.74	1.04	1.03	0.12
死亡								
全省	合计	3913	1201	5.12	3.04	2.86	2.93	0.36
	男性	3 342	1 022	8.49	3.99	5.01	5.13	0.66
	女性	571	179	1.57	1.29	0.73	0.74	0.07
城市	合计	1 759	437	6.78	3.67	4.34	4.47	0.52
	男性	1 503	370	11.42	4.91	7.67	7.89	0.96
	女性	256	67	2.09	1.53	1.13	1.17	0.09
农村	合计	2 154	764	4.49	2.77	2.41	2.45	0.31
	男性	1 839	652	7.42	3.60	4.20	4.28	0.56
	女性	315	112	1.36	1.18	0.61	0.62	0.06

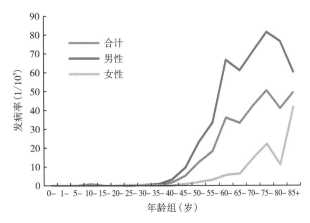

图 4-3a 湖南省 2019 年肿瘤登记地区
食管癌年龄组别发病率

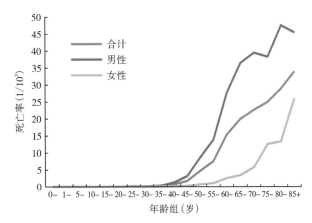

图 4-3d 湖南省 2019 年肿瘤登记地区
食管癌年龄组别死亡率

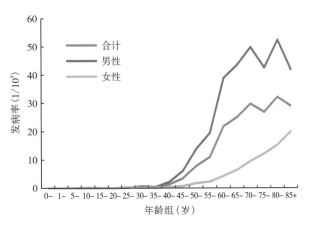

图 4-3b 湖南省 2019 年城市肿瘤登记地区
食管癌年龄组别发病率

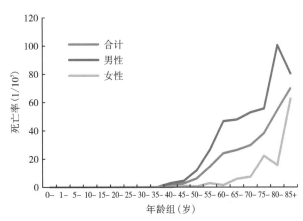

图 4-3e 湖南省 2019 年城市肿瘤登记地区
食管癌年龄组别死亡率

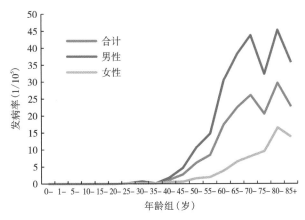

图 4-3c 湖南省 2019 年农村肿瘤登记地区
食管癌年龄组别发病率

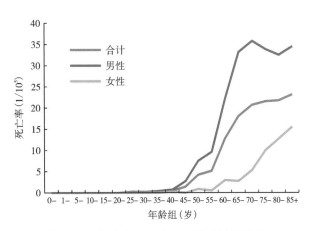

图 4-3f 湖南省 2019 年农村肿瘤登记地区
食管癌年龄组别死亡率

　　湖南省肿瘤登记地区 2019 年 36 个登记点的男性居民食管癌中标发病率中, 长沙市长沙县 (21.25/10 万) 最高, 其次为长沙市岳麓区 (16.93/10 万)、湘潭市雨湖区 (16.55/10 万)、长沙市天心区 (15.64/10 万)、长沙市望城区 (15.60/10 万) 等, 女性居民的发病中标率长沙市望城区 (2.72/10 万) 最高, 其次是长沙市雨花区 (2.54/10 万)、湘潭市雨湖区 (2.49/10 万)、张家界市慈利县 (2.47/10 万)、长沙市长沙县 (2.40/10 万) 等。36 个登记点的男性居民食管癌中标死亡率中, 长沙市长沙县 (17.14/10 万) 最高、其次为长沙市岳麓区 (12.01/10 万)、长沙市芙蓉区 (11.95/10 万)、长沙市望城区 (11.85/10 万)、长沙市天心区 (11.14/10 万) 等, 女性居民的死亡中标率是长沙市望城区 (3.63/10 万) 最高, 其次是张家界市慈利县 (2.04/10 万)、湘潭市雨湖区 (1.71/10 万)、长沙市长沙县 (1.67/10 万)、株洲市石峰区 (1.44/10 万) 等 (图 4-3g)。

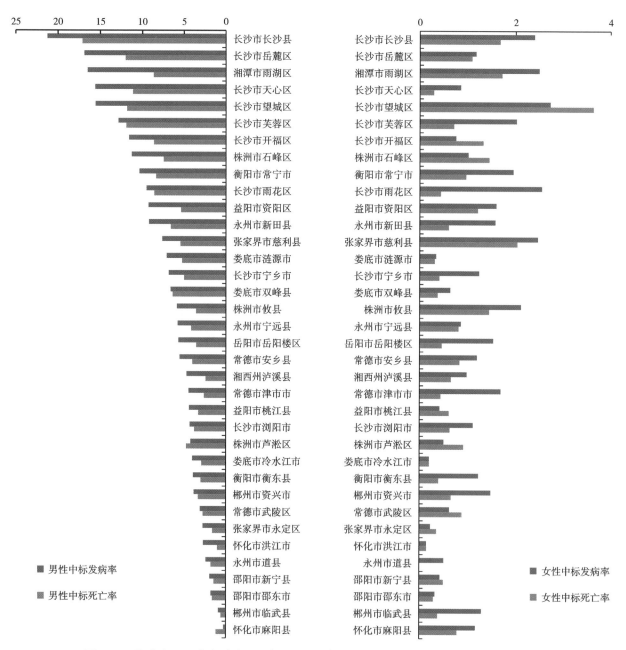

图 4-3g　湖南省 2019 年各肿瘤登记点不同性别食管癌中标发病率及中标死亡率 (1/10 万)

在 2009—2019 年期间，湖南省肿瘤登记地区男性居民的食管癌发病率有上升趋势，而死亡率呈下降趋势。起初几年的波动性变化，可能原因是每年纳入年报的登记点数量较少，2009 年只有 2 个登记点，2010—2012 年纳入 6 个登记点的数据，随后每年登记点数量逐年增加，数据代表性不断增强 (图 4-3h)。

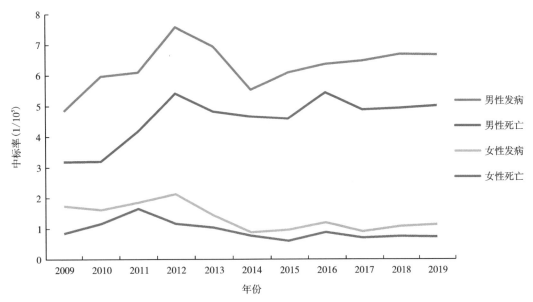

图 4-3h　2009—2019 年湖南省肿瘤登记地区食管癌中标发病率及中标死亡率 (1/10 万)

（肖海帆　李　灿）

第四节　胃(C16)

湖南省肿瘤登记地区 2019 年胃癌的发病率为 15.48/10 万，中国人口标化率为 9.28/10 万，世界人口标化率为 9.21/10 万，全省估计新发病例 11 287 例，其中男性 7 186 例，女性 4 101 例，男性发病率为 19.12/10 万，女性发病率为 11.64/10 万，男性为女性的 1.64 倍。城市地区发病率为 14.44/10 万，估计新发病例 3 687 例，农村地区发病率为 15.88/10 万，估计新发病例 7 600 例，农村地区发病率是城市地区的 1.10 倍。全省胃癌的死亡率为 10.72/10 万，全省估计死亡病例 7 753 例，其中男性 4 962 例，女性 2 791 例，男性死亡率为 13.31/10 万，女性死亡率为 7.99/10 万，男性为女性的 1.67 倍，年龄标化后为 1.84 倍。城市地区死亡率为 9.13/10 万，农村地区死亡率为 11.32/10 万，农村地区是城市地区的 1.24 倍，年龄标化后为 1.06 倍。

胃癌年龄别发病率在 0~39 岁年龄段处于较低水平，40 岁以后逐渐升高，在 85 岁以上年龄组达到最高峰。男性和女性发病趋势大体相同，男性和女性发病率高峰均在 85 岁以上年龄组。城市和农村地区整体发病率呈现随着年龄增大而逐渐上升的趋势，发病率高峰均在 85 岁以上年龄组。胃癌的年龄别死亡率在 0~44 岁年龄段处于较低水平，45 岁以后开始上升，在 85 岁以上年龄组达到最高峰。男性死亡率高峰在 80~84 岁年龄组，女性死亡率高峰在 85 岁以上年龄组。城市和农村地区整体死亡率呈现随着年龄增大而逐渐上升的趋势，死亡率高峰均在 85 岁以上年龄组(表 4-4，图 4-4a 至图 4-4f)。

表 4-4　湖南省肿瘤登记地区 2019 年胃癌发病与死亡

地区	性别	全省估计发病数	肿瘤登记地区病例数	粗率(1/10⁵)	构成比(%)	中标率(1/10⁵)	世标率(1/10⁵)	0~74岁累积率(%)
发病								
全省	合计	11 287	3 629	15.48	4.73	9.28	9.21	1.08
	男性	7 186	2 301	19.12	5.48	11.77	11.80	1.42
	女性	4 101	1 328	11.64	3.82	6.81	6.66	0.74
城市	合计	3 687	930	14.44	3.63	9.67	9.61	1.07
	男性	2 282	562	17.35	4.12	11.97	11.97	1.34
	女性	1 405	368	11.49	3.07	7.49	7.38	0.80
农村	合计	7 600	2 699	15.88	5.28	9.22	9.14	1.09
	男性	4 904	1 739	19.78	6.13	11.80	11.82	1.45
	女性	2 696	960	11.70	4.21	6.63	6.46	0.73
发病								
全省	合计	7 753	2 513	10.72	6.36	6.10	6.06	0.69
	男性	4 962	1 602	13.31	6.25	7.92	7.86	0.91
	女性	2 791	911	7.99	6.58	4.31	4.28	0.46
城市	合计	2 332	588	9.13	4.94	5.84	5.79	0.59
	男性	1 454	358	11.05	4.75	7.36	7.27	0.72
	女性	878	230	7.18	5.25	4.44	4.43	0.47
农村	合计	5 421	1 925	11.32	6.98	6.21	6.16	0.72
	男性	3 508	1 244	14.15	6.87	8.13	8.07	0.97
	女性	1 913	681	8.30	7.19	4.29	4.25	0.45

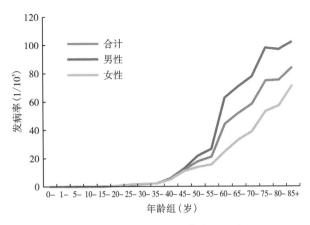

**图 4-4a　湖南省 2019 年肿瘤登记地区
胃癌年龄组别发病率**

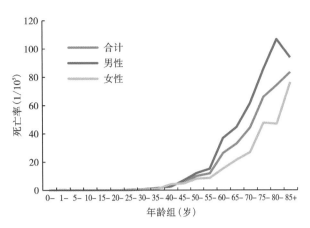

**图 4-4d　湖南省 2019 年肿瘤登记地区
胃癌年龄组别死亡率**

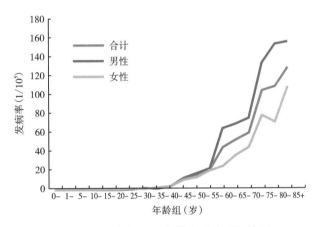

**图 4-4b　湖南省 2019 年城市肿瘤登记地区
胃癌年龄组别发病率**

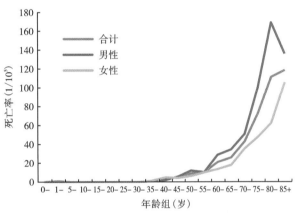

**图 4-4e　湖南省 2019 年城市肿瘤登记地区
胃癌年龄组别死亡率**

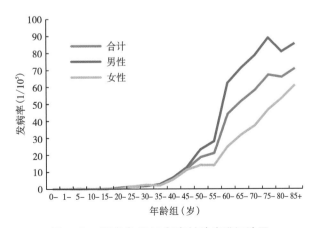

**图 4-4c　湖南省 2019 年农村肿瘤登记地区
胃癌年龄组别发病率**

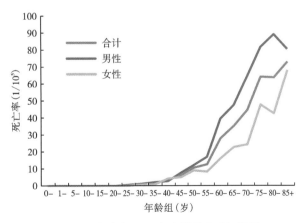

**图 4-4f　湖南省 2019 年农村肿瘤登记地区
胃癌年龄组别死亡率**

湖南省肿瘤登记地区 2019 年 36 个登记点的男性居民胃癌中标发病率中,衡阳市常宁市(33.68/10 万)最高、其次为湘西州泸溪县(21.34/10 万)、永州市新田县(19.71/10 万)、郴州市资兴市(19.26/10 万)、郴州市临武县(18.75/10 万)等,女性居民的中标发病率是衡阳市常宁市(17.24/10 万)最高,其次是郴州市临武县(13.51/10 万)、湘西州泸溪县(11.39/10 万)、株洲市攸县(11.31/10 万)、长沙市芙蓉区(10.31/10 万)等。男性居民胃癌中标死亡率中,衡阳市常宁市(22.87/10 万)最高、其次为郴州市临武县(15.68/10 万)、永州市宁远县(14.72/10 万)、株洲市攸县(14.65/10 万)、永州市新田县(13.96/10 万)等,女性居民的中标死亡率是衡阳市常宁市(13.70/10 万)最高,其次是长沙市望城区(7.57/10 万)、株洲市攸县(7.34/10 万)、郴州市临武县(7.01/10 万)、长沙市芙蓉区(6.86/10 万)等(图 4-4g)。

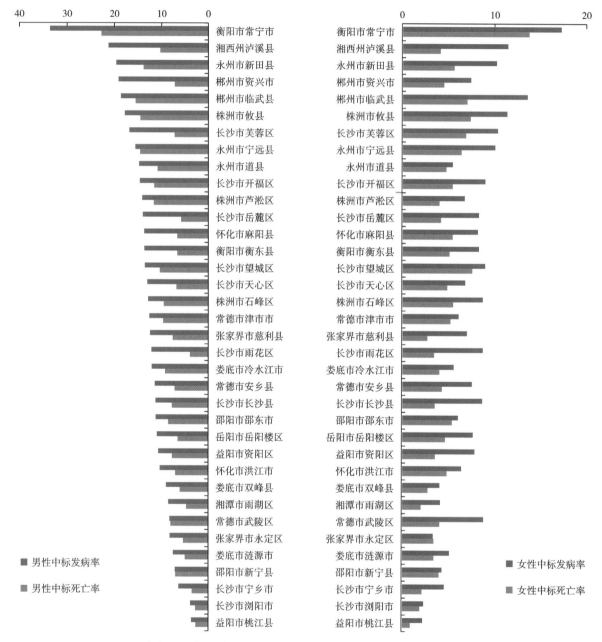

图 4-4g　湖南省 2019 年各肿瘤登记点不同性别胃癌中标发病率及中标死亡率(1/10 万)

在2009—2019年期间，湖南省肿瘤登记地区居民胃癌发病率及死亡率起初几年呈现波动性变化，可能原因是纳入年报的登记点数量较少，2009年只有2个登记点，2010—2012年纳入6个登记点的数据，随后每年登记点数量逐年增加，数据代表性不断增强。总体来看，男性胃癌发病率及死亡率呈现波动下降趋势，女性的胃癌发病率及死亡率均显示比较平稳，波动度不大(图4-4h)。

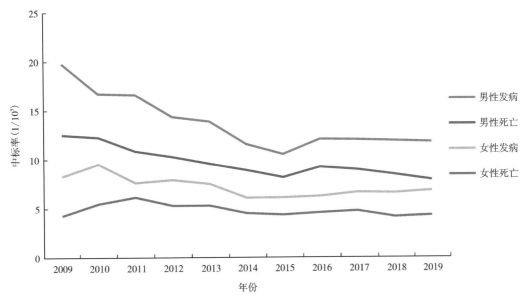

图4-4h　2009—2019年湖南省肿瘤登记地区胃癌中标发病率及中标死亡率(1/10万)

（李　灿　石朝晖）

第五节　结直肠及肛门（C18-C21）

湖南省肿瘤登记地区 2019 年结直肠肛门癌的发病率为 35. 23/10 万，中国人口标化率为 21.04/ 10 万，世界人口标化率为 20.72/10 万，全省估计新发病例 26 800 例，其中男性 15 923 例，女性 10 877 例，男性发病率为 40.31/10 万，女性发病率为 29.87/10 万，男性为女性的 1.35 倍。城市地区发病率为 48.14/10 万，估计新发病例 12 281 例，农村地区发病率为 30.34/10 万，估计新发病例 14 519 例，城市地区发病率是农村地区的 1.59 倍。全省结直肠肛门癌的死亡率为 15.68/10 万，全省估计死亡病例 11 799 例，其中男性 7 225 例，女性 4 574 例，男性死亡率为 18.57/10 万，女性死亡率为 12.63/10 万，男性为女性的 1.47 倍。城市死亡率为 19.65/10 万，农村死亡率为 14.17/10 万，城市是农村的 1.39 倍，年龄标化后为 1.58 倍。

结直肠肛门癌年龄别发病率在 0~39 岁年龄段处于较低水平，40 岁以后升高，在 80~84 岁年龄组出现高峰。男性和女性发病趋势大体相同，发病率最高峰均在 80~84 岁年龄组；城市地区和农村地区整体发病率趋势为先上升后下降，发病率最高峰均在 80~84 岁年龄组。结直肠肛门癌的年龄别死亡率在 0~44 岁年龄段处于较低水平，55 岁以后迅速上升，在 80~84 岁年龄组达到高峰。男性死亡率高峰在 85 岁以上年龄组，女性死亡率高峰在 80~84 岁年龄组。城市地区整体死亡率为上升趋势，死亡率高峰在 85 岁以上年龄组；农村地区整体死亡率趋势为先上升后下降，死亡率高峰在 80~84 岁年龄组（表 4-5，图 4-5a 至图 4-5f）。

表 4-5　湖南省肿瘤登记地区 2019 年结直肠肛门癌发病与死亡

地区	性别	全省估计发病数	肿瘤登记地区病例数	粗率(1/10^5)	构成比(%)	中标率(1/10^5)	世标率(1/10^5)	0~74 岁累积率(%)
发病								
全省	合计	26 800	8 258	35.23	10.76	21.04	20.72	2.45
	男性	15 923	4 850	40.31	11.54	24.74	24.56	2.94
	女性	10 877	3 408	29.87	9.81	17.43	16.98	1.95
城市	合计	12 281	3 101	48.14	12.11	31.73	31.56	3.65
	男性	7 347	1 809	55.84	13.27	37.98	38.07	4.46
	女性	4 934	1 292	40.35	10.79	25.82	25.43	2.87
农村	合计	14 519	5 157	30.34	10.08	17.90	17.50	2.08
	男性	8 576	3 041	34.59	10.71	20.87	20.56	2.49
	女性	5 943	2 116	25.78	9.29	14.97	14.47	1.67
死亡								
全省	合计	11 799	3 675	15.68	9.30	8.79	8.66	0.96
	男性	7 225	2 234	18.57	8.71	10.92	10.83	1.21
	女性	4 574	1 441	12.63	10.40	6.73	6.56	0.71
城市	合计	5 016	1 266	19.65	10.63	12.34	12.19	1.26
	男性	3 026	745	23.00	9.89	15.17	15.07	1.57
	女性	1 990	521	16.27	11.90	9.70	9.51	0.95
农村	合计	6 783	2 409	14.17	8.73	7.79	7.65	0.87
	男性	4 199	1 489	16.93	8.22	9.72	9.62	1.10
	女性	2 584	920	11.21	9.71	5.90	5.73	0.63

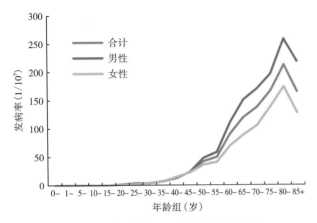

图 4-5a　湖南省 2019 年肿瘤登记地区
结直肠肛门癌年龄组别发病率

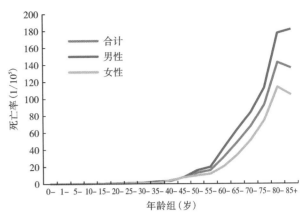

图 4-5d　湖南省 2019 年肿瘤登记地区结
直肠肛门癌年龄组别死亡率

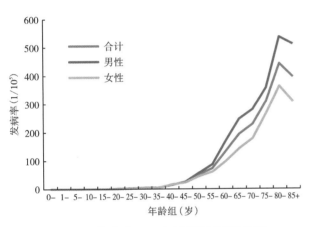

图 4-5b　湖南省 2019 年城市肿瘤登记地区
结直肠肛门癌年龄组别发病率

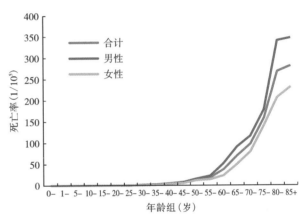

图 4-5e　湖南省 2019 年城市肿瘤登记地区
结直肠肛门癌年龄组别死亡率

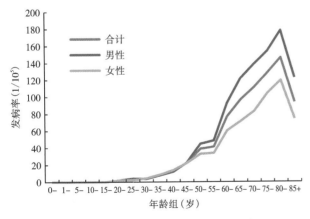

图 4-5c　湖南省 2019 年农村肿瘤登记地区
结直肠肛门癌年龄组别发病率

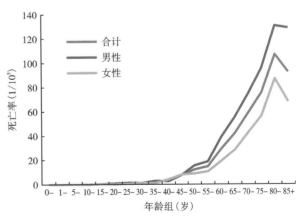

图 4-5f　湖南省 2019 年农村肿瘤登记地区
结直肠肛门癌年龄组别死亡率

　　湖南省肿瘤登记地区 2019 年 36 个登记点的男性居民结直肠肛门癌中标发病率中，长沙市天心区 (55.50/10 万)最高，其次为长沙市芙蓉区(55.23/10 万)、长沙市岳麓区(50.70/10 万)、湘潭市雨湖区 (48.04/10 万)、株洲市芦淞区(45.21/10 万)等，女性居民的中标发病率长沙市雨花区(35.14/10 万)最高，其次是长沙市天心区(34.56/10 万)、长沙市岳麓区(32.84/10 万)、长沙市芙蓉区(32.74/10 万)、湘潭市雨湖区(27.91/10 万)等。男性居民结直肠肛门癌中标死亡率中，长沙市天心区(23.75/10 万)最高、其次为长沙市长沙县(19.72/10 万)、长沙市雨花区(19.48/10 万)、长沙市开福区(18.62/10 万)、长沙市芙蓉区(17.42/10 万)等，女性居民的中标死亡率长沙市芙蓉区(14.24/10 万)最高，其次是长沙市天心区(13.75/10 万)、长沙市雨花区(12.90/10 万)、长沙市长沙县(12.24/10 万)、株洲市石峰区 (11.44/10 万)等(图 4-5g)。

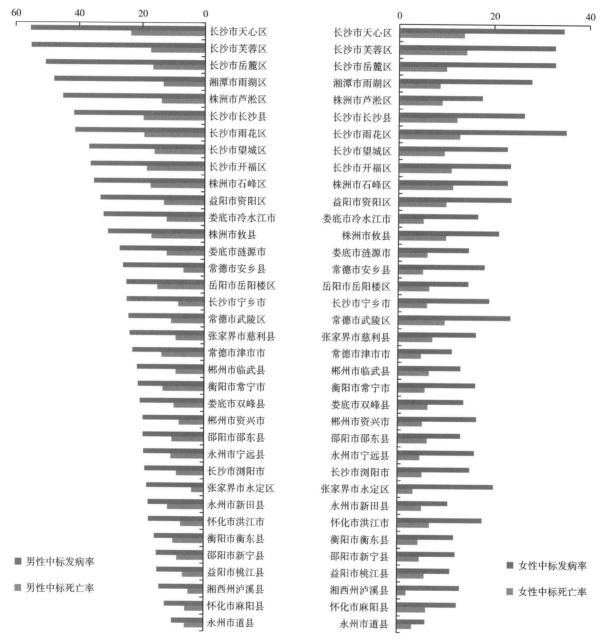

图 4-5g　湖南省 2019 年各肿瘤登记点不同性别结直肠肛门癌中标发病率及中标死亡率(1/10 万)

在2009—2019年期间,湖南省肿瘤登记地区居民结直肠肛门癌起初几年呈波动性变化,可能原因是每年纳入年报的登记点数量较少,2009年只有岳阳市岳阳楼区和衡阳市衡东县2个登记点,2010—2012年纳入数据的登记点数量为每年6个,随后每年登记点数量逐年增加,数据代表性不断增强。2013年以后,结直肠肛门癌发病率及死亡率整体呈现上升趋势,特别是男性发病率和女性发病率上升趋势较为明显(图4-5h)。

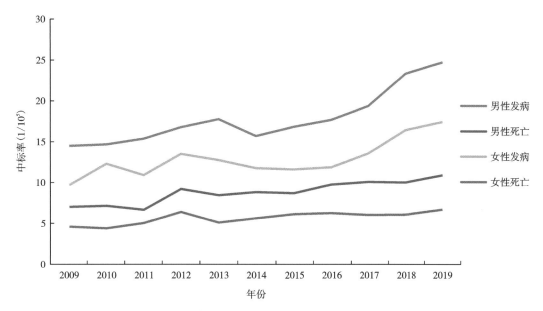

图4-5h 2009—2019年湖南省肿瘤登记地区结直肠肛门癌中标发病率及中标死亡率(1/10万)

(李 灿 石朝晖)

第六节　肝脏(C22)

湖南省肿瘤登记地区 2019 年肝癌的发病率为 27.07/10 万，中国人口标化率为 17.02/10 万，世界人口标化率为 16.73/10 万，全省估计新发病例 19 755 例，其中男性 14 655 例，女性 5 100 例，男性发病率为 39.01/10 万，女性发病率为 14.48/10 万，男性发病率是女性的 2.69 倍。城市地区居民肝癌发病率为 24.79/10 万，农村地区发病率为 27.94/10 万，城市地区肝癌发病率低于农村地区。同期全省肿瘤登记地区肝癌的死亡率为 22.89/10 万，男性死亡率为 33.19/10 万，女性死亡率为 12.03/10 万，男性死亡率是女性的 2.76 倍。城市地区居民死亡率为 21.28/10 万，农村地区居民死亡率为 23.49/10 万，农村地区是城市地区的 1.10 倍。

肝癌年龄别发病率在 0~39 岁之前处于较低水平，40 岁以后随着年龄增长，逐渐升高，80~84 岁年龄组达致最高峰；男性年龄别发病与总体趋势类似，女性在 40 岁以后随着年龄增长保持持续升高趋势。城市地区肝癌整体发病率随着年龄的增大有逐渐升高的趋势。农村地区肝癌整体发病率呈现先上升后下降的趋势。肝癌年龄别死亡率在 0~44 岁处于较低水平，45 岁以后随着年龄增长，逐渐升高，85 岁以上年龄组达致最高峰；男性和女性年龄别死亡率与总体趋势类似。城市地区肝癌整体死亡率随着年龄的增大逐渐升高。农村地区肝癌整体死亡率呈现先上升后下降的趋势(表 4-6，图 4-6a 至图 4-6f)。

表 4-6　湖南省肿瘤登记地区 2019 年肝癌发病与死亡

地区	性别	全省估计发病数	肿瘤登记地区病例数	粗率(1/10⁵)	构成比(%)	中标率(1/10⁵)	世标率(1/10⁵)	0~74 岁累积率(%)
发病								
全省	合计	19 755	6 346	27.07	8.27	17.02	16.73	1.93
	男性	14 655	4 694	39.01	11.17	25.51	25.06	2.89
	女性	5 100	1 652	14.48	4.75	8.46	8.36	0.96
城市	合计	6 376	1 597	24.79	6.24	16.91	16.96	1.84
	男性	4 638	1 142	35.25	8.38	25.00	25.12	2.74
	女性	1 738	455	14.21	3.80	9.00	8.98	0.96
农村	合计	13 379	4 749	27.94	9.28	17.20	16.78	1.97
	男性	10 017	3 552	40.40	12.51	25.87	25.19	2.95
	女性	3 362	1 197	14.59	5.26	8.36	8.22	0.96
死亡								
全省	合计	16 725	5 365	22.89	13.58	14.05	13.82	1.57
	男性	12 478	3 993	33.19	15.57	21.33	20.92	2.37
	女性	4 247	1 372	12.03	9.90	6.76	6.73	0.76
城市	合计	5 473	1 371	21.28	11.51	14.24	14.27	1.52
	男性	3 984	981	30.28	13.03	21.23	21.20	2.28
	女性	1 489	390	12.18	8.91	7.43	7.56	0.77
农村	合计	11 252	3 994	23.49	14.48	14.10	13.77	1.59
	男性	8 494	3 012	34.26	16.63	21.49	20.93	2.41
	女性	2 758	982	11.97	10.36	6.62	6.52	0.75

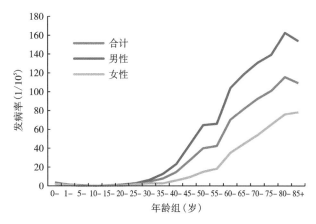

图 4-6a　湖南省 2019 年肿瘤登记地区
肝癌年龄组别发病率

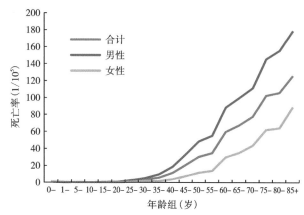

图 4-6d　湖南省 2019 年肿瘤登记地区
肝癌年龄组别死亡率

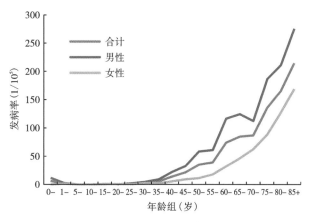

图 4-6b　湖南省 2019 年城市肿瘤登记地区
肝癌年龄组别发病率

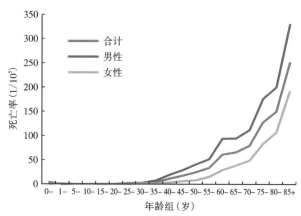

图 4-6e　湖南省 2019 年城市肿瘤登记地区
肝癌年龄组别死亡率

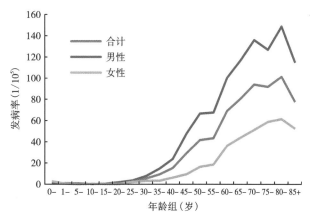

图 4-6c　湖南省 2019 年农村肿瘤登记地区
肝癌年龄组别发病率

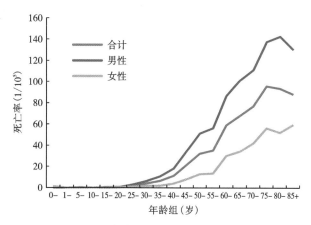

图 4-6f　湖南省 2019 年农村肿瘤登记地区
肝癌年龄组别死亡率

　　湖南省肿瘤登记地区 2019 年 36 个登记点的男性居民肝癌中标发病率中，衡阳市常宁市（49.64/10 万）最高、其次为永州市新田县（45.67/10 万）、株洲市攸县（40.62/10 万）、长沙市开福区（40.43/10 万）、永州市道县（32.37/10 万）等，女性居民的中标发病率怀化市麻阳县（21.33/10 万）最高，其次是衡阳市常宁市（14.98/10 万）、张家界市慈利县（14.26/10 万）、株洲市攸县（14.01/10 万）、长沙市开福区（13.46/10 万）等。36 个登记点的男性居民肝癌中标死亡率中，衡阳市常宁市（37.55/10 万）最高、其次为怀化市麻阳县（34.71/10 万）、长沙市开福区（33.50/10 万）、永州市新田县（30.72/10 万）、株洲市攸县（29.68/10 万）等，女性居民的中标死亡率是怀化市麻阳县（25.05/10 万）最高，其次是长沙市开福区（13.33/10 万）、长沙市望城区（12.48/10 万）、郴州市临武县（10.56/10 万）、衡阳市常宁市（10.51/10 万）等（图 4-6g）。

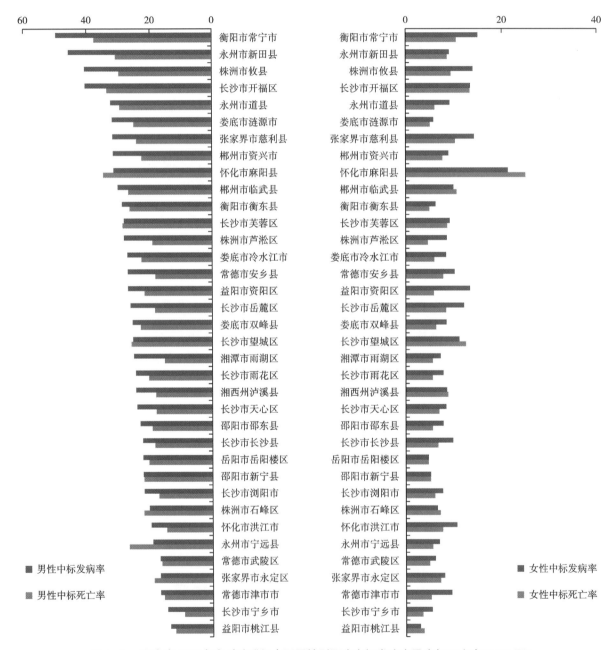

图 4-6g　湖南省 2019 年各肿瘤登记点不同性别肝癌中标发病率及中标死亡率（1/10 万）

　　在 2009—2019 年期间，湖南省肿瘤登记地区肝癌起初几年的波动性较大，可能原因是每年纳入年报的登记点数量较少，2009 年只有 2 个登记点，2010—2012 年纳入 6 个登记点的数据，随后每年登记点数量逐年增加，数据代表性不断增强。2013 年以后，男性和女性居民的肝癌发病率及死亡率均比较平稳，变化不大。（图 4-6h）。

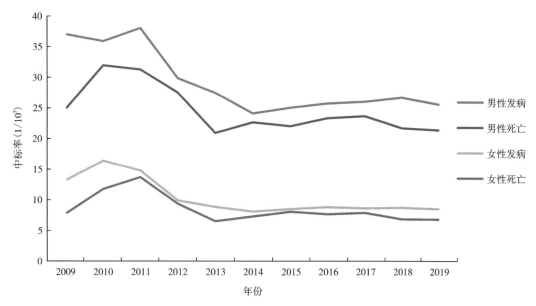

图 4-6h　2009—2019 年湖南省肿瘤登记地区肝癌中标发病率及中标死亡率（1/10 万）

（李　灿　石朝晖）

第七节 胆囊及胆道其他(C23-C24)

湖南省肿瘤登记地区 2019 年胆囊癌的发病率为 5.08/10 万,中国人口标化率为 2.96/10 万,世界人口标化率为 2.96/10 万,全省估计新发病例 3 795 例,其中男性 1 753 例,女性 2 042 例,男性发病率为 4.52/10 万,女性发病率为 5.67/10 万,女性发病略高于男性。城市发病率为 6.18/10 万,估计新发病例 1 563 例,农村地区发病率为 4.66/10 万,估计新发病例 2 232 例,农村高于城市。同期全省胆囊癌的死亡率为 3.58/10 万,城市死亡率为 4.16/10 万,农村地区居民死亡率为 3.36/10 万,城市死亡率略高于农村。

胆囊癌年龄别发病率在 0~49 岁年龄段处于较低水平,45~49 岁年龄组以后升高,在 75~79 岁年龄组达到高峰。男性和女性发病率趋势大体相同,男性发病率高峰在 75 岁以上年龄组,女性在 75~79 岁年龄组;城市地区整体发病率趋势为先上升后下降,发病率高峰为 75~79 岁年龄组;农村地区整体发病率趋势为先上升后稍微下降又上升,发病的高峰期在 75~79 岁。胆囊癌的年龄别死亡率在 0~45 岁年龄段处于较低水平,50~54 岁年龄组以后迅速上升,在 85 岁以上年龄组达到高峰。男性死亡率趋势为先上升后下降,死亡率高峰为 75~79 岁年龄组,女性死亡率呈现波动式上升趋势,女性死亡率高峰在 85 岁以上年龄组。城市地区整体死亡率趋势随年龄增加逐渐升高,死亡率高峰均在 85 岁以上年龄组。农村地区整体死亡率趋势为先上升后下降再上升又下降的波动趋势,死亡率高峰均在 75~79 岁年龄组(表 4-7,图 4-7a 至图 4-7f)

表 4-7 湖南省肿瘤登记地区 2019 年胆囊癌发病与死亡

地区	性别	全省估计发病数	肿瘤登记地区病例数	粗率(1/10⁵)	构成比(%)	中标率(1/10⁵)	世标率(1/10⁵)	0~74 岁累积率(%)
发病								
全省	合计	3 795	1 191	5.08	1.55	2.96	2.96	0.36
	男性	1 753	544	4.52	1.29	2.76	2.75	0.34
	女性	2 042	647	5.67	1.86	3.16	3.17	0.38
城市	合计	1 563	398	6.18	1.55	4.13	4.13	0.49
	男性	715	176	5.43	1.29	3.76	3.76	0.47
	女性	848	222	6.93	1.85	4.47	4.47	0.51
农村	合计	2 232	793	4.66	1.55	2.62	2.62	0.32
	男性	1 038	368	4.19	1.30	2.46	2.44	0.30
	女性	1 194	425	5.18	1.87	2.79	2.80	0.34
死亡								
全省	合计	2 663	8	3.58	2.13	2.02	2.02	0.23
	男性	1 299	5	3.37	1.58	2.02	2.02	0.23
	女性	1 364	3	3.80	3.13	2.03	2.02	0.23
城市	合计	1 054	0	4.16	2.25	2.64	2.63	0.27
	男性	504	0	3.83	1.65	2.57	2.56	0.27
	女性	550	0	4.50	3.29	2.70	2.69	0.27
农村	合计	1 609	8	3.36	2.07	1.85	1.84	0.22
	男性	795	5	3.21	1.56	1.86	1.85	0.22
	女性	814	3	3.53	3.06	1.84	1.83	0.22

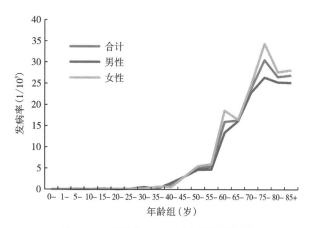

图 4-7a　湖南省 2019 年肿瘤登记地区胆囊癌年龄组别发病率

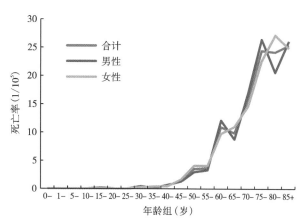

图 4-7d　湖南省 2019 年肿瘤登记地区胆囊癌年龄组别死亡率

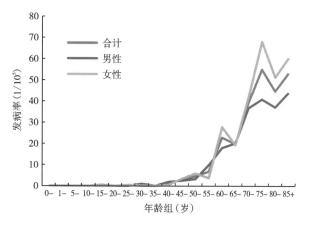

图 4-7b　湖南省 2019 年城市肿瘤登记地区胆囊癌年龄组别发病率

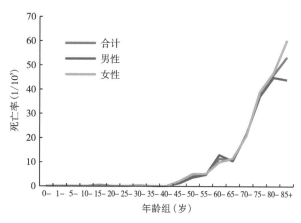

图 4-7e　湖南省 2019 年城市肿瘤登记地区胆囊癌年龄组别死亡率

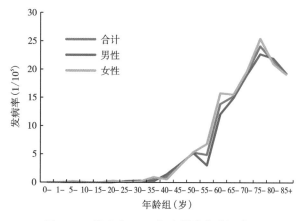

图 4-7c　湖南省 2019 年农村肿瘤登记地区胆囊癌年龄组别发病率

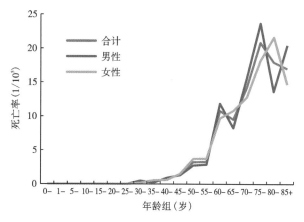

图 4-7f　湖南省 2019 年农村肿瘤登记地区胆囊癌年龄组别死亡率

　　湖南省肿瘤登记地区 2019 年 36 个登记点的男性居民胆囊癌中标发病率中，衡阳市常宁市(6.52/10 万)最高、其次为长沙市雨花区(5.33/10 万)、株洲石峰区(5.32/10 万)、长沙芙蓉区(5.00/10 万)、怀化市洪江市(4.88/10 万)等，女性居民的中标发病率长沙市芙蓉区(7.06/10 万)最高，其次是株洲市石峰区(6.34/10 万)、长沙市望城区(6.22/10 万)、怀化市洪江市(5.56/10 万)、长沙市长沙县(5.44/10 万)等。36 个登记点的男性居民胆囊癌中标死亡率中，衡阳市常宁市(5.36/10 万)最高、其次为怀化麻阳县(4.28/10 万)、张家界市永定区(4.24/10 万)、长沙市开福区(3.82/10 万)、岳阳市岳阳楼区(3.58/10 万)等，女性居民的中标死亡率是怀化市麻阳县(4.94/10 万)最高，其次是株洲市石峰区(4.36/10 万)、长沙市芙蓉区(4.24/10 万)、岳阳市岳阳楼区(3.38/10 万)、常德市津市市(3.30/10 万)等(图 4-6g)。

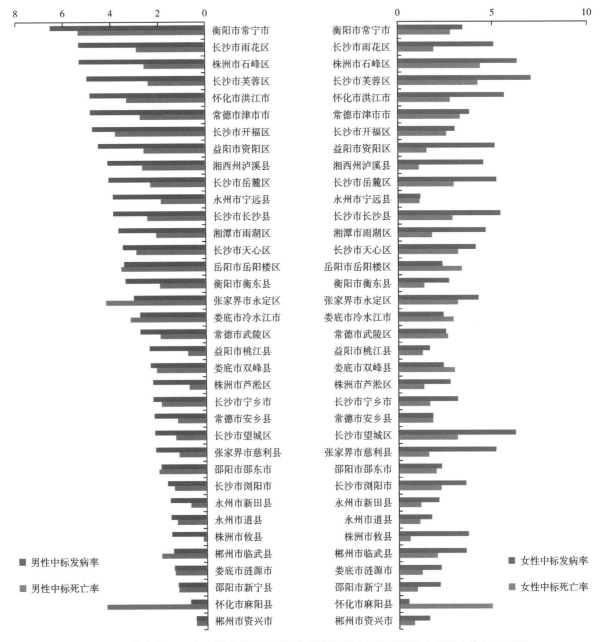

图 4-7g　湖南省 2019 年各肿瘤登记点不同性别胆囊癌中标发病率及中标死亡率(1/10 万)

在 2009—2019 年期间，湖南省肿瘤登记地区男性居民的胆囊癌发病率呈现波动式上升趋势，男性居民胆囊癌死亡率有上升趋势，女性居民发病和死亡水平呈波动式上升趋势。波动度较大的原因可能是每年纳入年报的登记点数量不同，2009 年只有岳阳市岳阳楼区、衡阳市衡东县两个登记点，2010—2012 年纳入数据的登记点有 6 个，随后每年登记点数量逐年增加，数据代表性不断增强(图 4-7h)。

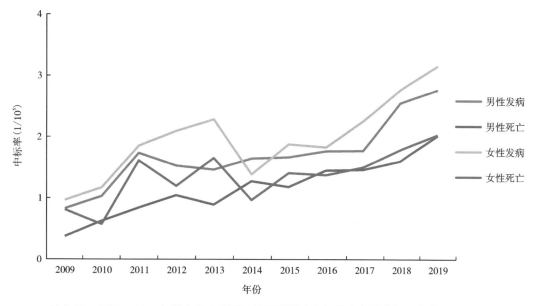

图 4-7h　2009—2019 年湖南省肿瘤登记地区胆囊癌中标发病率及中标死亡率(1/10 万)

（石朝晖　胡莹云）

第八节　胰腺（C25）

　　湖南省肿瘤登记地区 2019 年胰腺癌的发病率为 4.58/10 万，中国人口标化率为 2.65/10 万，世界人口标化率为 2.64/10 万，全省估计新发病例 9 427 例，其中男性 6 229 例，女性 3 198 例，男性发病率为 5.06/10 万，女性发病率为 4.08/10 万，男性为女性的 1.24 倍。城市地区居民胰腺癌发病率为 6.02/10 万，农村地区发病率为 4.04/10 万，城市是农村的 1.49 倍。同期全省肿瘤登记地区胰腺恶性肿瘤的死亡率为 3.82/10 万，城市地区居民死亡率为 5.09/10 万，农村地区居民死亡率为 3.34/10 万，城市地区死亡率是农村的 1.52 倍。

　　胰腺癌发病率在 0~39 岁年龄段处于较低水平，40 岁以后随着年龄增长，逐渐升高，85 岁年龄组达致最高峰。男性和女性发病率趋势大体相同，最高峰所在年龄均为 85 岁以上年龄组。胰腺癌死亡率在 0~39 岁年龄段处于较低水平，40 岁以后随着年龄增长，逐渐升高，80~84 岁年龄组达致最高峰，男性和女性死亡率高峰年龄组均为 80~84 岁年龄组，整体各年龄别死亡率男性高于女性。城市地区和农村地区死亡率高峰所在年龄分别为 85 岁以上年龄组和 75~79 岁年龄组（表 4-8，图 4-8a 至图 4-8f）。

表 4-8　湖南省肿瘤登记地区 2019 年胰腺癌发病与死亡

地区	性别	全省估计发病数	肿瘤登记地区病例数	粗率（1/10⁵）	构成比（%）	中标率（1/10⁵）	世标率（1/10⁵）	0~74 岁累积率（%）
发病								
全省	合计	9 427	1 074	4.58	1.40	2.65	2.64	0.32
	男性	6 229	609	5.06	1.45	3.05	3.05	0.36
	女性	3 198	465	4.08	1.34	2.25	2.24	0.27
城市	合计	2 829	388	6.02	1.52	3.88	3.89	0.45
	男性	1 897	217	6.70	1.59	4.50	4.55	0.53
	女性	932	171	5.34	1.43	3.28	3.25	0.37
农村	合计	6 598	686	4.04	1.34	2.29	2.27	0.27
	男性	4 332	392	4.46	1.38	2.63	2.61	0.31
	女性	2 266	294	3.58	1.29	1.95	1.94	0.23
死亡								
全省	合计	7 753	895	3.82	2.27	2.16	2.15	0.25
	男性	5 223	524	4.35	2.04	2.59	2.60	0.30
	女性	2 530	371	3.25	2.68	1.75	1.72	0.20
城市	合计	2 176	328	5.09	2.75	3.26	3.25	0.35
	男性	1 474	181	5.59	2.40	3.75	3.84	0.43
	女性	702	147	4.59	3.36	2.77	2.70	0.27
农村	合计	5 577	567	3.34	2.06	1.84	1.82	0.22
	男性	3 749	343	3.90	1.89	2.25	2.23	0.26
	女性	1 828	224	2.73	2.36	1.43	1.42	0.17

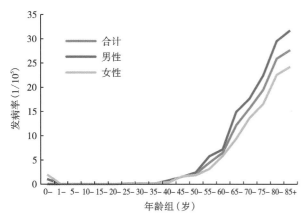

图 4-9a　湖南省 2019 年肿瘤登记地区
胰腺癌年龄组别发病率

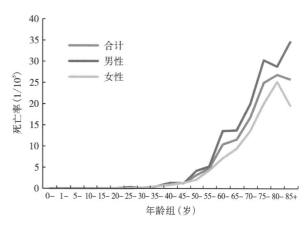

图 4-8d　湖南省 2019 年肿瘤登记地区
胰腺癌年龄组别死亡率

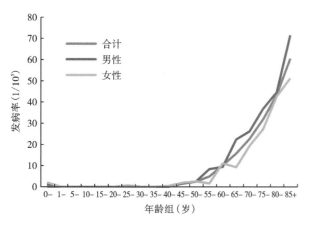

图 4-8b　湖南省 2019 年城市肿瘤登记地区
胰腺癌年龄组别发病率

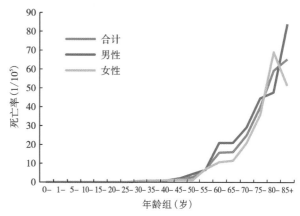

图 4-8e　湖南省 2019 年城市肿瘤登记地区
胰腺癌年龄组别死亡率

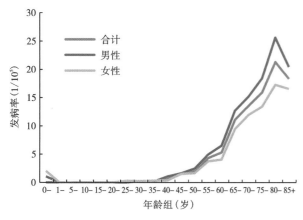

图 4-8c　湖南省 2019 年农村肿瘤登记地区
胰腺癌年龄组别发病率

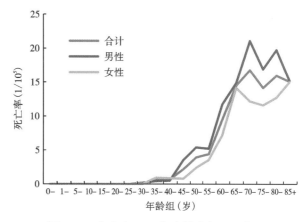

图 4-8f　湖南省 2019 年农村肿瘤登记地区
胰腺癌年龄组别死亡率

湖南省肿瘤登记地区 2019 年 36 个登记点的男性居民胰腺癌中标发病率中, 株洲石峰区(8.24/10 万) 最高, 其次为长沙市芙蓉区(7.75/10 万)、长沙市长沙县(6.03/10 万)、长沙市开福区(5.92/10 万)、长沙市天心区(5.71/10 万)、常德市津市市(5.50/10 万)等, 女性居民的中标发病率是长沙市望城区(5.06/10 万)最高, 其次是常德市津市市(5.03/10 万)、长沙市开福区(4.76/10 万)、长沙市雨花区(4.24/10 万)、常德市武陵区(4.03/10 万)等。36 个登记点的男性居民胰腺癌中标死亡率中, 长沙市芙蓉区(7.45/10 万)最高, 其次为长沙市望城区(5.74/10 万)、长沙市岳麓区(5.61/10 万)、长沙市开福区(4.91/10 万)、长沙市长沙县(4.58/10 万)等, 女性居民的中标死亡率是湘潭市雨湖区(4.19/10 万)最高, 其次是常德市津市市(4.15/10 万)、长沙市雨花区(3.98/10 万)、长沙市芙蓉区(3.72/10 万)、长沙市望城区(3.67/10 万)等(图4-8g)。

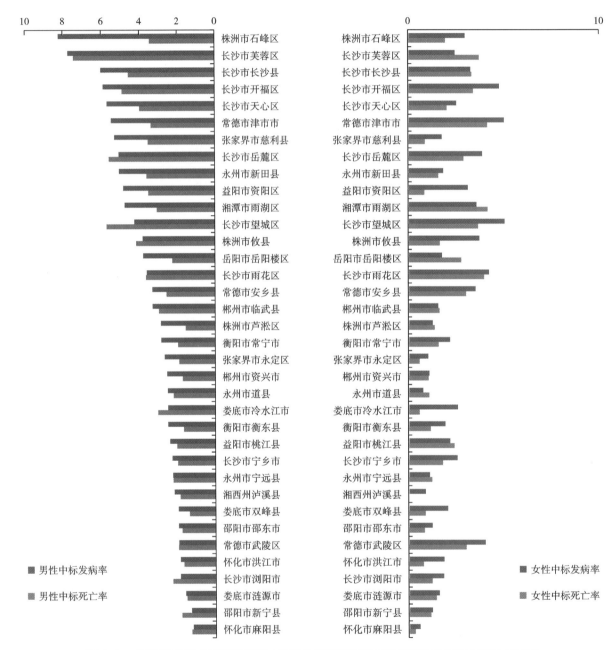

图 4-8g 湖南省 2019 年各肿瘤登记点不同性别胰腺癌中标发病率及中标死亡率(1/10 万)

在 2009—2019 年期间，湖南省肿瘤登记地区胰腺癌发病死亡在 2014 年之前发病趋势波动度较大，可能原因是每年纳入年报的登记点数量不同，2009 年只有岳阳市岳阳楼区、衡阳市衡东县 2 个登记点，2010—2012 年纳入数据的登记点有 6 个，随后每年登记点数量逐年增加，数据代表性不断增强。2014 年以后男性女性发病均呈上升趋势，2015 年以后男性女性死亡均呈上升趋势(图 4-8h)。

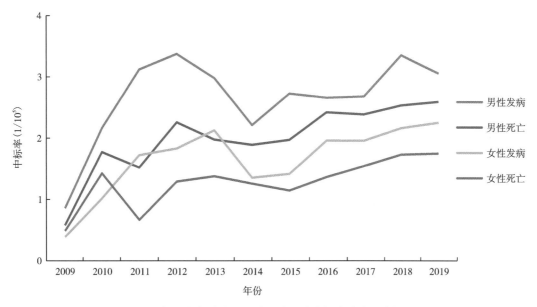

图 4-8h 2009—2019 年湖南省肿瘤登记地区胰腺癌中标发病率及中标死亡率(1/10 万)

(石朝晖 胡莹云)

第九节 喉（C32）

　　湖南省肿瘤登记地区 2019 年喉癌的发病率为 2.63/10 万，中国人口标化率为 1.55/10 万，世界人口标化率为 1.56/10 万，全省估计新发病例 19 332 例，其中男性 11 564 例，女性 7 768 例，男性发病率为 4.59/10 万，女性发病率为 0.57/10 万，男性为女性的 8.05 倍。城市地区居民喉癌发病率为 3.38/10 万，农村地区发病率为 2.35/10 万，城市是农村的 1.43 倍。同期全省肿瘤登记地区喉癌死亡率为 1.54/10 万，城市地区居民死亡率为 1.72/10 万，农村地区居民死亡率为 1.48/10 万，城市地区死亡率是农村的 1.16 倍。

　　喉癌发病率在 0~34 岁年龄段处于较低水平，40 岁以后随着年龄增长呈升高趋势，85 岁以上年龄组达致最高峰。男性年龄别发病率在 85 岁以上年龄组达到最高峰，女性年龄别发病率呈上升趋势，85 岁以上年龄组达到最高峰。城市地区和农村地区发病率趋势大体相同，城市地区在 65~69 岁年龄组发病上升，65~69 岁年龄组达到高峰，农村地区在 55~59 岁年龄组随年龄的增长呈升高趋势，85 岁以上年龄组达到最高峰。喉癌年龄别死亡率在 0~39 岁之前处于较低水平，50~54 岁年龄组随着年龄增长呈升高趋势，85 岁以上年龄组达到最高峰。男性年龄别死亡率呈上升趋势，在 85 岁以上年龄组达到最高峰，女性年龄别死亡率呈平稳趋势，85 岁以上年龄组达到最高峰。城市地区死亡率 85 岁以上年龄组达到最高峰，农村地区死亡率 80~84 岁年龄组达到最高峰（表 4-9，图 4-9a 至图 4-9f）。

表 4-9　湖南省肿瘤登记地区 2019 年喉癌发病与死亡

地区	性别	全省估计发病数	肿瘤登记地区病例数	粗率 (1/10⁵)	构成比 (%)	中标率 (1/10⁵)	世标率 (1/10⁵)	0~74 岁累积率(%)
发病								
全省	合计	19 332	617	2.63	0.80	1.55	1.56	0.19
	男性	11 564	552	4.59	1.31	2.79	2.82	0.35
	女性	7 768	65	0.57	0.19	0.33	0.31	0.04
城市	合计	8 428	218	3.38	0.85	2.31	2.37	0.30
	男性	5 059	204	6.30	1.50	4.44	4.54	0.57
	女性	3 369	14	0.44	0.12	0.25	0.27	0.03
农村	合计	10 904	399	2.35	0.78	1.32	1.31	0.16
	男性	6 505	348	3.96	1.23	2.28	2.29	0.28
	女性	4 399	51	0.62	0.22	0.36	0.34	0.04
死亡								
全省	合计	10 131	362	1.54	0.92	0.86	0.87	0.10
	男性	6 287	316	2.63	1.23	1.53	1.54	0.19
	女性	3 844	46	0.40	0.33	0.21	0.21	0.02
城市	合计	4 479	111	1.72	0.93	1.11	1.19	0.15
	男性	2 848	93	2.87	1.23	1.93	2.05	0.27
	女性	1 631	18	0.56	0.41	0.33	0.37	0.04
农村	合计	5 652	251	1.48	0.91	0.79	0.77	0.09
	男性	3 439	223	2.54	1.23	1.42	1.39	0.16
	女性	2 213	28	0.34	0.30	0.17	0.16	0.02

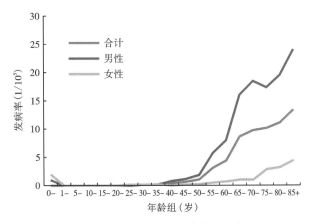

**图 4-9a　湖南省 2019 年肿瘤登记地区
喉癌年龄组别发病率**

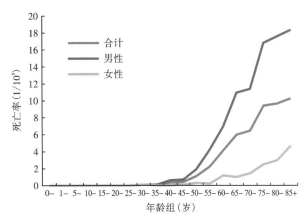

**图 4-9d　湖南省 2019 年肿瘤登记地区
喉癌年龄组别死亡率**

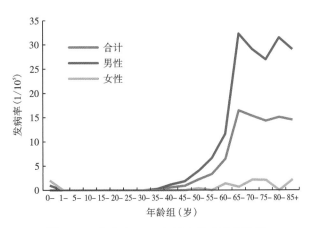

**图 4-9b　湖南省 2019 年城市肿瘤登记地区
喉癌年龄组别发病率**

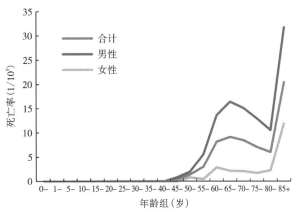

**图 4-9e　湖南省 2019 年城市肿瘤登记地区
喉癌年龄组别死亡率**

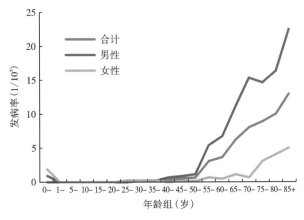

**图 4-9c　湖南省 2019 年农村肿瘤登记地区
喉癌年龄组别发病率**

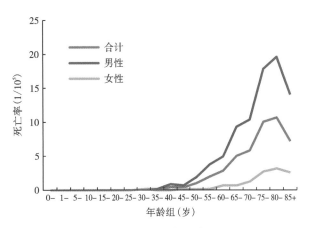

**图 4-9f　湖南省 2019 年农村肿瘤登记地区
喉癌年龄组别死亡率**

  湖南省肿瘤登记地区 2019 年 36 个登记点的男性居民喉癌中标发病率中,湘潭市雨湖区(8.08/10 万)最高,其次为长沙市天心区(6.50/10 万)、长沙市岳麓区(5.98/10 万)、长沙市望城区(5.62/10 万)、长沙市开福区(5.14/10 万)等,女性居民的中标发病率是张家界慈利县(2.32/10 万)最高,其次是(1.27/10 万)、株洲市芦淞区(1.27/10 万)、怀化市洪江市(1.23/10 万)、衡阳市常宁市(0.88/10 万)等。36 个登记点的男性居民喉癌中标死亡率中,长沙市岳麓区(3.52/10 万)最高,其次为长沙市望城区(3.17/10 万)、长沙市长沙县(3.00/10 万)、湘潭市雨湖区(2.73/10 万)、长沙市芙蓉区(2.61/10 万)等,女性居民的中标死亡率是衡阳市常宁市(1.07/10 万)最高,其次是长沙市天心区(0.82/10 万)、长沙市望城区(0.78/10 万)、长沙市岳麓区(0.51/10 万)、株洲市芦淞区(0.50/10 万)等(图 4-9g)。

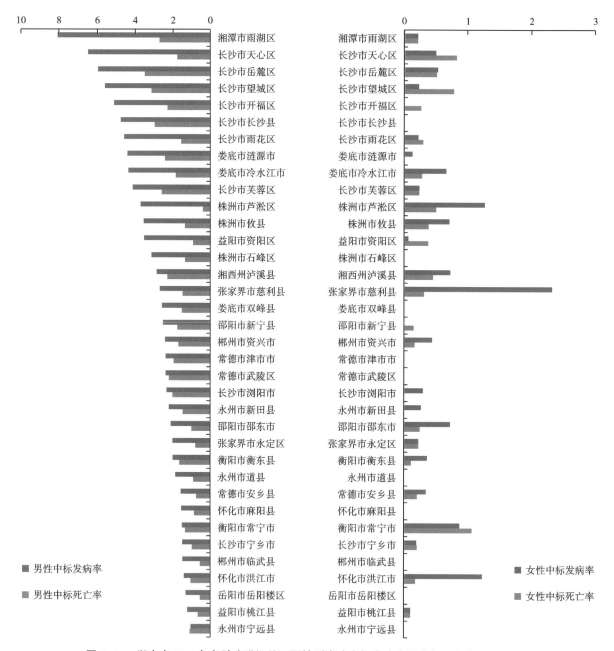

图 4-9g 湖南省 2019 年各肿瘤登记处不同性别喉癌中标发病率及中标死亡率(1/10 万)

在 2009—2019 年期间,湖南省肿瘤登记地区男性居民的喉癌发病率及死亡率呈波动性上升趋势。女性居民发病率和死亡率呈现小幅波动下降趋势。起初几年的波动性变化,可能原因是每年纳入年报的登记点数量不同,2009 年数据只有很少的登记点,2010—2012 年纳入数据的登记点每年 6 个,随后每年登记点数量逐年增加,数据代表性不断增强(图 4-9h)

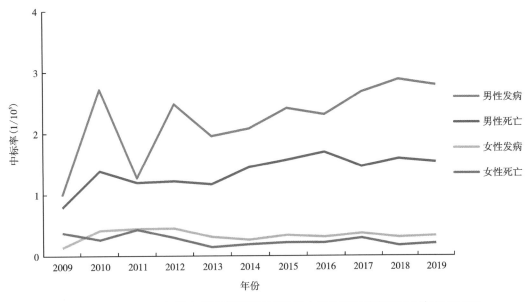

图 4-9h　2009—2019 年湖南省肿瘤登记地区喉癌中标发病率及中标死亡率(1/10 万)

(石朝晖　胡莹云)

第十节　肺（C33-C34）

　　湖南省肿瘤登记地区 2019 年肺癌的发病率为 76.49/10 万，中国人口标化率为 44.44/10 万，世界人口标化率为 44.51/10 万，全省估计新发病例 57 157 例，其中男性 41 221 例，女性 15 936 例，男性发病率为 107.16/10 万，女性发病率为 44.15/10 万，男性发病率是女性的 2.43 倍。城市地区居民肺癌发病率为 88.26/10 万，估计新发病例 22 660 例，农村地区发病率为 72.04/10 万，估计新发病例 34 497 例，城市发病率高于农村。全省肺癌的死亡率为 54.23/10 万，城市地区居民死亡率为 57.14/10 万，农村地区居民死亡率为 53.13/10 万，城市是农村的 1.08 倍。

　　肺癌年龄别发病率在 0~24 岁之前处于较低水平，25~29 岁年龄组以后逐步上升，男性年龄别发病与总体趋势类似，女性在 45 岁以后随年龄增长呈持续升高趋势，男性在 75~79 岁年龄组达高峰，女性在 80~84 岁年龄组达峰值。城市地区、农村地区均在 75~79 岁年龄组达到最高峰。肺癌年龄别死亡率在 0~30 岁处于较低水平，31 岁后随年龄增长逐渐升高，在 80~84 岁年龄组达最高峰（表 4-10，图 4-10a 至图 4-10f）。

表 4-10　湖南省肿瘤登记地区 2019 年肺癌发病与死亡

地区	性别	全省估计发病数	肿瘤登记地区病例数	粗率(1/10⁵)	构成比(%)	中标率(1/10⁵)	世标率(1/10⁵)	0~74岁累积率(%)
发病								
全省	合计	57 157	17 931	76.49	23.36	44.44	44.51	5.52
	男性	41 221	12 894	107.16	30.69	64.09	64.54	8.13
	女性	15 936	5 037	44.15	14.49	25.06	24.73	2.87
城市	合计	22 660	5 685	88.26	22.20	58.58	58.80	7.06
	男性	15 896	3 914	120.82	28.71	82.76	83.43	10.18
	女性	6 764	1 771	55.31	14.79	35.54	35.29	4.02
农村	合计	34 497	12 246	72.04	23.94	40.28	40.27	5.05
	男性	25 325	8 980	102.13	31.64	58.75	59.05	7.53
	女性	9 172	3 266	39.80	14.34	21.85	21.49	2.51
死亡								
全省	合计	40 169	12 713	54.23	32.18	30.48	30.52	3.75
	男性	30 618	9 651	80.21	37.63	47.08	47.33	5.88
	女性	9 551	3 062	26.84	22.10	14.18	14.01	1.60
城市	合计	14 722	3 681	57.14	30.91	37.16	37.22	4.42
	男性	11 128	2 740	84.58	36.38	57.50	57.68	6.99
	女性	3 594	941	29.39	21.49	17.80	17.73	1.91
农村	合计	25 447	9 032	53.13	32.74	28.59	28.59	3.56
	男性	19 490	6 911	78.60	38.15	44.16	44.38	5.56
	女性	5 957	2 121	25.84	22.38	13.14	12.92	1.50

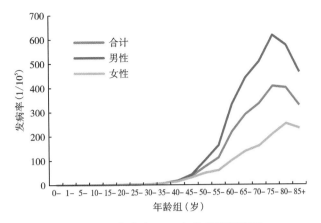

图 4-10a　湖南省 2019 年肿瘤登记地区
肺癌年龄组别发病率

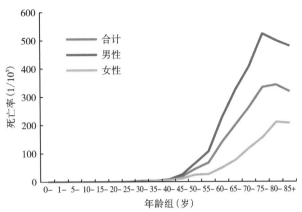

图 4-10d　湖南省 2019 年肿瘤登记地区
肺癌年龄组别死亡率

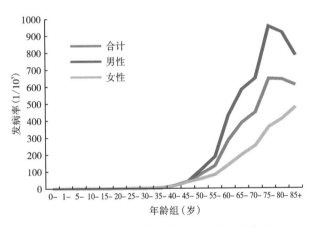

图 4-10b　湖南省 2019 年城市肿瘤登记地区
肺癌年龄组别发病率

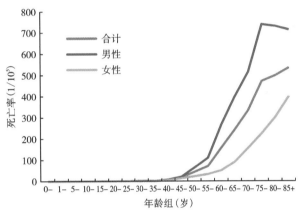

图 4-10e　湖南省 2019 年城市肿瘤登记地区
肺癌年龄组别死亡率

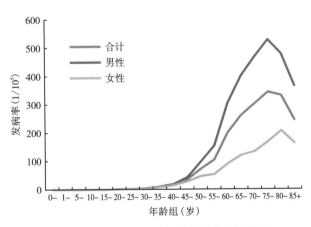

图 4-10c　湖南省 2019 年农村肿瘤登记地区
肺癌年龄组别发病率

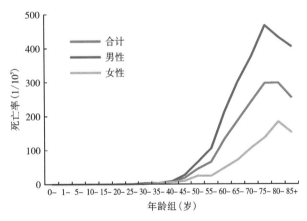

图 4-10f　湖南省 2019 年农村肿瘤登记地区
肺癌年龄组别死亡率

2019 年湖南省 36 个登记点中，男性居民肺癌中标发病率最高的是长沙市长沙县（118.03/10 万）最高、其次为长沙市开福区（110.17/10 万）、长沙市雨花区（105.91/10 万）、长沙市岳麓区（104.27/10 万）、长沙市天心区（100.07/10 万）等，女性居民的发病中标率长沙市芙蓉区（52.28/10 万）最高，其次是长沙市开福区（49.20/10 万）、长沙市岳麓区（46.02/10 万）、长沙市天心区（45.68/10 万）、长沙市长沙县（43.81/10 万）等。男性居民肺癌的死亡中标率最高的是长沙市长沙县（83.43/10 万）、其次为长沙市望城区（79.52/10 万）、长沙市开福区（72.92/10 万）、株洲市攸县（67.40/10 万）、长沙市天心区（64.97/10 万）等，女性居民肺癌的死亡中标率中，最高的是长沙市开福区（28.93/10 万），其次是长沙市望城区（27.83/10 万）、张家界市慈利县（22.39/10 万）、长沙市长沙县（21.55/10 万）、长沙市芙蓉区（21.48/10 万）等（图 4-10g）。

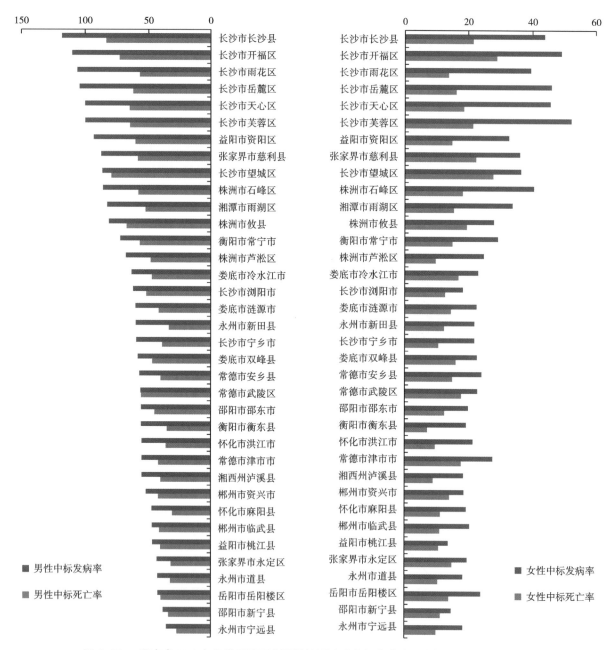

图 4-10g　湖南省 2019 年各肿瘤登记点不同性别肺癌中标发病率及中标死亡率（1/10 万）

在 2009—2019 年期间，湖南省肿瘤登记地区男性居民的肺癌发生率在 2019 年达到峰值，近年来呈现平稳上升趋势，男性肺癌死亡率呈平稳上升态势，女性居民的肺癌发病率在 2019 年达到峰值，近年来呈现平稳上升趋势，女性肺癌死亡率波动不大，整体呈现平稳趋势(图 4-10h)。

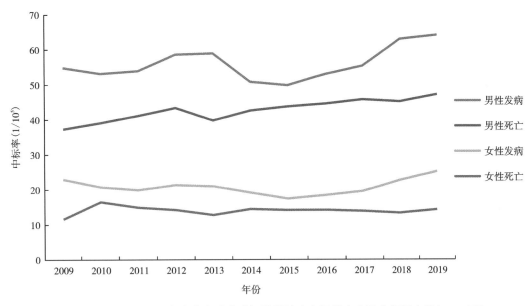

图 4-10h　2009—2019 年湖南省肿瘤登记地区肺癌中标发病率及中标死亡率(1/10 万)

(胡莹云　邹艳花)

第十一节 骨(C40-C41)

湖南省肿瘤登记地区 2019 年骨恶性肿瘤的发病率为 1.70/10 万，中国人口标化率为 1.24/10 万，世界人口标化率为 1.21/10 万，全省估计新发病例 1 252 例，其中男性 764 例，女性 488 例，男性发病率为 2.00/10 万，女性发病率为 1.38/10 万，男性发病率高于女性。城市发病率为 1.79/10 万，估计新发病例 455 例，农村发病率为 1.66/10 万，估计新发病例 797 例，城市发病率略高于农村。同期全省骨恶性肿瘤的死亡率为 1.03/10 万，城市死亡率为 0.84/10 万，农村死亡率为 1.10/10 万，农村死亡率略高于城市。

骨恶性肿瘤年龄别发病率在 0~40 岁年龄段处于较低水平，45~50 岁年龄组以后升高，在 85 岁以上年龄组达到高峰。男性和女性发病率趋势大体相同，男性、女性发病率高峰均在 85 岁以上年龄组，城市地区、农村地区整体发病率趋势为波动性上升，发病率高峰均为 85 岁以上年龄组。骨恶性肿瘤的年龄别死亡率在 0~45 岁年龄段处于较低水平，55~60 岁年龄组以后迅速上升，在 85 岁以上年龄组达到高峰。男性、女性年龄别死亡率呈波动性上升，城市和农村地区整体死亡率趋势为先上升后下降再上升的波动趋势，死亡率高峰均在 85 岁以上年龄组；(表 4-11，图 4-11a 至图 4-11f)。

表 4-11 湖南省肿瘤登记地区 2019 年骨恶性肿瘤发病与死亡

地区	性别	全省估计发病数	肿瘤登记地区病例数	粗率(1/10⁵)	构成比(%)	中标率(1/10⁵)	世标率(1/10⁵)	0~74岁累积率(%)
发病								
全省	合计	1252	398	1.70	0.52	1.24	1.21	0.11
	男性	764	241	2.00	0.57	1.52	1.49	0.14
	女性	488	157	1.38	0.45	0.94	0.92	0.08
城市	合计	455	115	1.79	0.45	1.28	1.27	0.13
	男性	276	68	2.10	0.50	1.63	1.66	0.17
	女性	179	47	1.47	0.39	0.91	0.87	0.08
农村	合计	797	283	1.66	0.55	1.26	1.22	0.11
	男性	488	173	1.97	0.61	1.50	1.45	0.13
	女性	309	110	1.34	0.48	1.00	0.98	0.09
死亡								
全省	合计	740	241	1.03	0.61	0.74	0.71	0.07
	男性	463	151	1.25	0.59	0.95	0.92	0.09
	女性	277	90	0.79	0.65	0.51	0.49	0.05
城市	合计	214	54	0.84	0.45	0.62	0.60	0.06
	男性	122	30	0.93	0.40	0.77	0.74	0.07
	女性	92	24	0.75	0.55	0.48	0.45	0.05
农村	合计	526	187	1.10	0.68	0.79	0.76	0.07
	男性	341	121	1.38	0.67	1.01	0.98	0.09
	女性	185	66	0.80	0.70	0.55	0.53	0.05

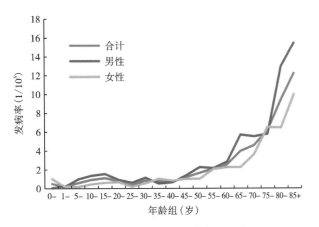

图 4-11a　湖南省 2019 年肿瘤登记地区
骨恶性肿瘤年龄组别发病率

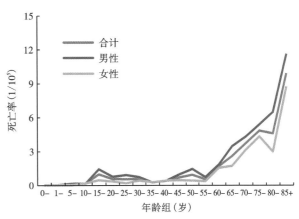

图 4-11d　湖南省 2019 年肿瘤登记地区
骨恶性肿瘤年龄组别死亡率

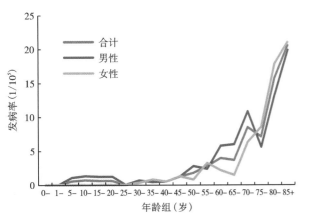

图 4-11b　湖南省 2019 年城市肿瘤登记地区
骨恶性肿瘤年龄组别发病率

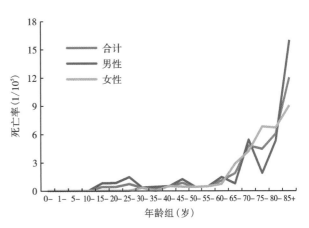

图 4-11e　湖南省 2019 年城市肿瘤登记地区
骨恶性肿瘤年龄组别死亡率

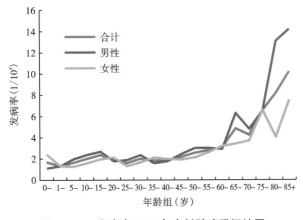

图 4-11c　湖南省 2019 年农村肿瘤登记地区
骨恶性肿瘤年龄组别发病率

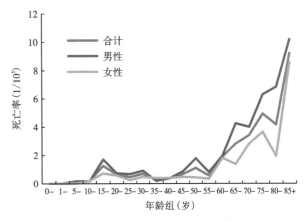

图 4-11f　湖南省 2019 年农村肿瘤登记地区
骨恶性肿瘤年龄组别死亡率

湖南省肿瘤登记地区 2019 年 36 个登记点的男性居民骨恶性肿瘤中标发病率中，衡阳市常宁市（3.03/10 万）最高、其次为常德市武陵区（2.99/10 万）、益阳市资阳区（2.97/10 万）、永州市新田县（2.84/10 万）、郴州市临武县（2.82/10 万）等，女性居民骨恶性肿瘤中标发病率中，湘西州泸溪县（2.79/10 万）最高、其次为益阳市资阳区（2.74/10 万）、郴州市临武县（2.35/10 万）、邵阳市新宁县（2.31/10 万）、张家界市慈利县（2.23/10 万）等，男性居民的死亡中标率是永州市新田县（2.34/10 万）最高，其次是常德市武陵区（1.93/10 万）、长沙市长沙县（1.89/10 万）、邵阳市邵东市（1.88/10 万）、长沙市望城区（1.78/10 万）等。女性居民的死亡中标率是张家界市慈利县（2.39/10 万）最高，其次是邵阳市新宁县（1.75/10 万）长沙市开福区（1.15/10 万）、永州市新田县（1.13/10 万）、湘西州泸溪县（1.05/10 万）等（图 4-11g）。

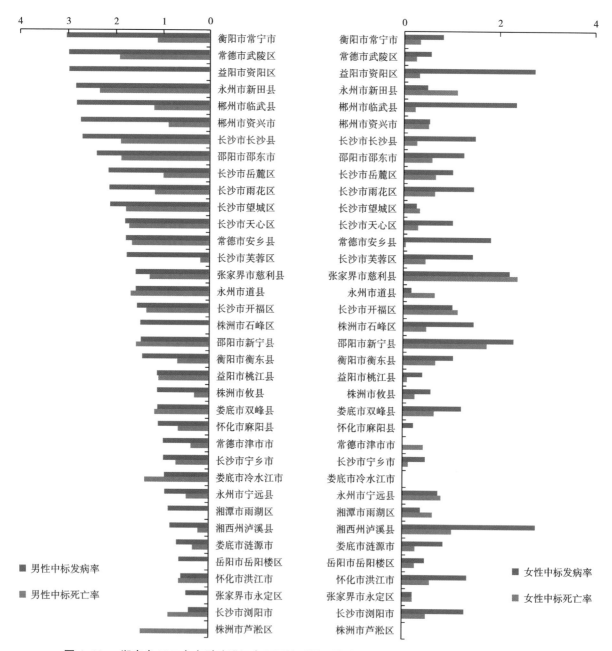

图 4-11g　湖南省 2019 年各肿瘤登记点不同性别骨恶性肿瘤中标发病率及中标死亡率(1/10 万)

　　在 2009—2019 年期间，湖南省肿瘤登记地区男性居民的骨恶性肿瘤发病率与死亡率均呈现波动发展趋势，女性居民的骨恶性肿瘤发病率在今年达到最高峰，呈现波动增长的趋势，死亡率近年来呈现缓慢上升的趋势。起初几年波动度较大的原因可能是每年纳入年报的登记点数量不同，2009 年只有岳阳市岳阳楼区、衡阳市衡东县两个登记点，2010—2012 年纳入数据的登记点有 6 个，随后每年纳入年报数据的登记点的数量逐渐增加，数据代表性不断增强(图 4-11h)。

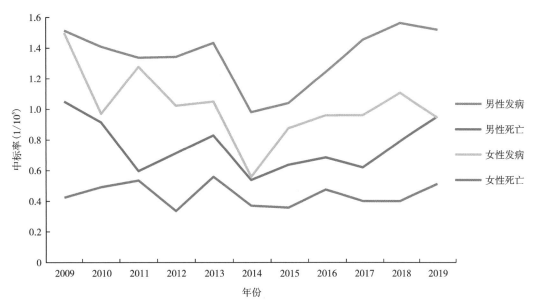

图 4-11h　2009—2019 年湖南省肿瘤登记地区骨恶性肿瘤中标发病率及中标死亡率(1/10 万)

（胡莹云　邹艳花）

第十二节　乳房（C50）

　　湖南省肿瘤登记地区 2019 年女性乳腺癌的发病率为 48.61/10 万，中国人口标化率为 34.55/10 万，世界人口标化率为 32.47/10 万，全省估计新发病例 17 863 例。城市发病率为 70.71/10 万，农村发病率为 39.99/10 万，城市是农村的 1.77 倍，远高于农村地区。同期全省肿瘤登记地区女性乳腺癌的死亡率为 10.05/10 万，城市地区居民死亡率为 13.96/10 万，农村地区居民死亡率为 8.53/10 万，城市地区死亡率是农村的 1.64 倍。

　　乳腺癌发病率在 0~19 岁年龄段处于较低水平，25~29 岁年龄组后迅速上升，发病率在 60~64 岁年龄组达到峰值。城市地区和农村地区年龄别发病率趋势与全省基本相同，城市地区发病率在 75~79 岁年龄组出现第二个高峰。女性乳腺癌年龄别死亡率在 0~19 岁年龄别处于较低水平，25~29 岁年龄组后迅速上升，死亡率在 80~84 岁年龄组达到最高水平（表 4-12，图 4-12a 和图 4-12b）。

表 4-12　湖南省肿瘤登记地区 2019 年女性乳腺癌发病与死亡

地区	性别	全省估计发病数	肿瘤登记地区病例数	粗率(1/10⁵)	构成比(%)	中标率(1/10⁵)	世标率(1/10⁵)	0~74岁累积率(%)
发病								
	合计	17 863	5 546	48.61	15.96	34.55	32.47	3.45
	城市	8 646	2 264	70.71	18.91	51.47	49.74	5.50
	农村	9 217	3 282	39.99	14.41	29.20	26.97	2.79
死亡								
	合计	3 673	1 147	10.05	8.28	6.45	6.23	0.69
	城市	1 707	447	13.96	10.21	9.76	9.47	1.02
	农村	1 966	700	8.53	7.39	5.37	5.18	0.58

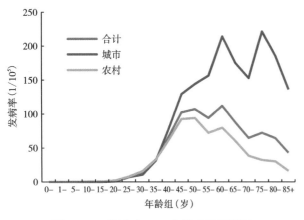

图 4-12a　湖南省 2019 年肿瘤登记地区
乳腺癌年龄组别发病率

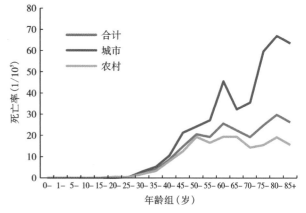

图 4-12b　湖南省 2019 年肿瘤登记地区
乳腺癌年龄组别死亡率

在全省 36 个肿瘤登记点中，湘潭市雨湖区的中标发病率最高(74.09/10 万)，其次为长沙市天心区(68.09/10 万)、长沙市芙蓉区(64.95/10 万)、长沙市长沙县(64.27/10 万)、长沙市雨花区(58.71/10 万)，中标死亡率最高的是湘潭市雨湖区(13.46/10 万)，其次是长沙市开福区(13.21/10 万)、长沙市芙蓉区(13.17/10 万)、长沙市天心区(12.62/10 万)、长沙市望城区(12.48/10 万)等(图 4-12c)。

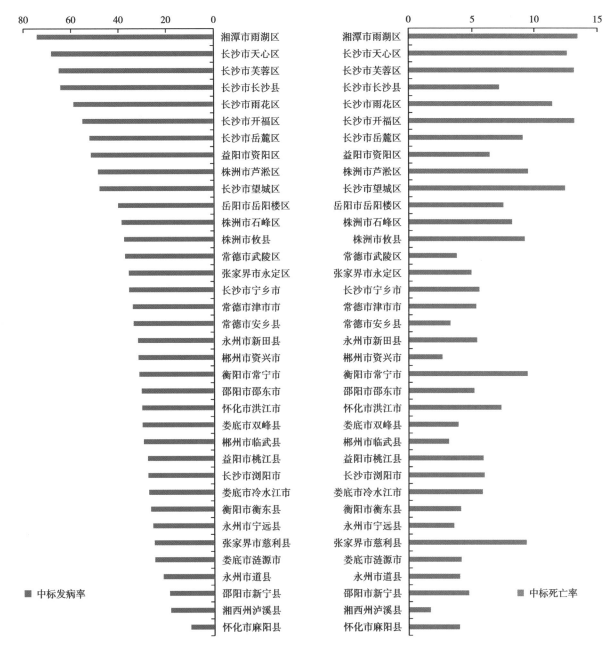

图 4-12c　湖南省 2019 年各肿瘤登记点女性乳腺癌中标发病率和中标死亡率(1/10 万)

　　在 2009—2012 年期间, 湖南省肿瘤登记地区女性乳腺癌发病率呈 V 型分布, 在 2011 年出现最低值, 2012 年后呈平稳状态, 2016 年开始呈上升趋势, 并在 2018 年达峰值。死亡率 在 2009 年达到峰值, 2010 年最低, 2010 年之后呈平稳状态并缓慢上升, 起初几年的幅度变化, 可能原因是每年纳入了年报的登记点数量较少, 2009 年只有 2 个登记点, 2010—2012 年纳入了 6 个登记点的数据, 随后每年纳入年报数据的登记点的数量逐渐增加, 数据代表性不断增强(图 4-12d)。

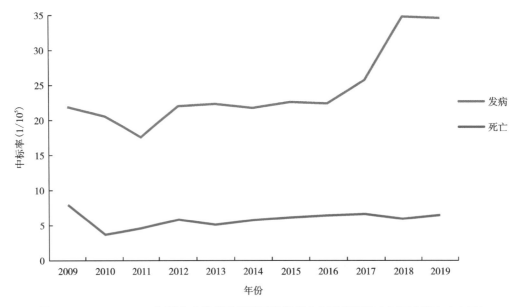

图 4-12d　2009—2019 年湖南省肿瘤登记地区乳腺癌中标发病率及中标死亡率(1/10 万)

(胡莹云　邹艳花)

第十三节　子宫体及子宫部位不明（C54-C55）

　　湖南省肿瘤登记地区 2019 年子宫体及子宫部位不明癌发病率为 13.90/10 万，中国人口标化率为 9.08/10 万，世界人口标化率为 8.76/10 万，全省估计新发病例 4 898 例。城市发病率为 13.71/10 万，城市新发病例估计为 1 677 例，农村发病率为 13.98/10 万，农村新发病例估计为 3 221 例，农村发病率略高于城市。全省子宫体及子宫部位不明癌的死亡率为 3.47/10 万，其中城市死亡率为 3.53/10 万，农村死亡率为 3.45/10 万，城市和农村发病率标化后相差无几，死亡率标化后城市高于农村，城市为农村的 1.24 倍（表 4-13）。

　　子宫体及子宫部位不明癌年龄别发病率在 0~24 岁年龄段处于较低水平，30~34 岁年龄组后迅速上升，发病率在 50~54 岁年龄组达到高峰。农村地区年龄别发病率趋势与全省基本相同，而城市地区则波动幅度较大，并均在 70~74 岁年龄组回落到较低水平，又有反弹趋势升高，城市地区在 80~84 岁年龄组达到发病率最高峰水平；子宫体及子宫部位不明癌年龄别死亡率在 0~34 岁年龄段处于较低水平，40~44 岁年龄组后迅速上升，死亡率在 80~84 岁年龄组达到最高水平。城市地区和农村地区死亡率趋势整体上与全省基本相同。但城市地区发病率和死亡率在高年龄组显著高于全省和农村地区（图 4-13a 和图 4-13b）。

表 4-13　湖南省肿瘤登记地区 2019 年子宫及子宫部位不明癌发病与死亡

地区	全省估计发病数	肿瘤登记地区病例数	粗率（1/10⁵）	构成比（%）	中标率（1/10⁵）	世标率（1/10⁵）	0~74 岁累积率（%）
发病							
全省	4 898	1 586	13.90	2.07	9.08	8.76	0.96
城市	1 677	439	13.71	1.71	9.34	9.33	1.05
农村	3 221	1 147	13.98	2.24	9.11	8.66	0.94
死亡							
全省	1227	396	3.47	1.00	1.96	1.95	0.22
城市	432	113	3.53	0.95	2.30	2.29	0.25
农村	795	283	3.45	1.03	1.85	1.84	0.21

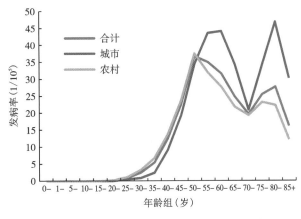

图 4-13a　湖南省 2019 年肿瘤登记地区子宫体及子宫部位不明恶性肿瘤年龄组别发病率

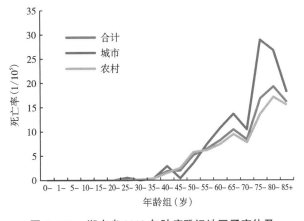

图 4-13b　湖南省 2019 年肿瘤登记地区子宫体及子宫部位不明恶性肿瘤年龄组别死亡率

在全省 36 个肿瘤登记点中,衡阳市常宁市的中标发病率最高(18.98/10 万),其次为长沙市长沙县(17.63/10 万)、湘西州泸溪县(15.12/10 万)、长沙市天心区(13.65/10 万)和长沙市芙蓉区(12.65/10 万)。中标死亡率最高的是衡阳市常宁市(5.25/10 万),其次是长沙市开福区(5.17/10 万)、邵阳市新宁县(4.06/10 万)、长沙市长沙县(3.26/10 万)和株洲市石峰区(3.24/10 万)(图 4-13c)。

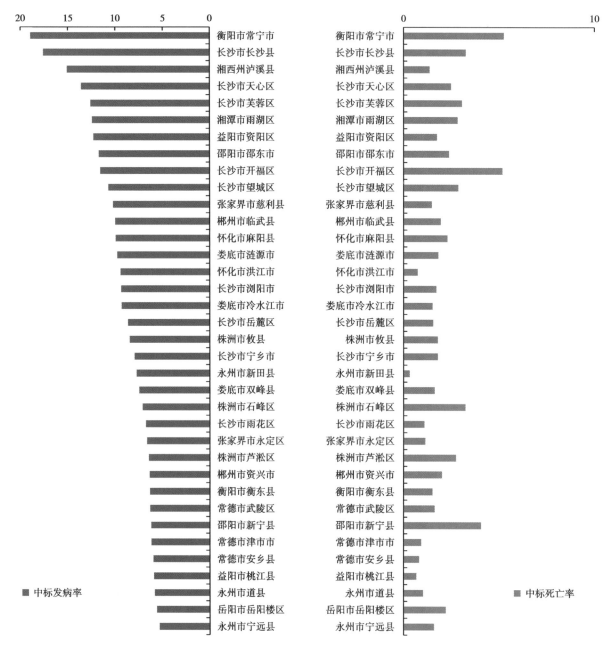

图 4-13c　湖南省 2019 年各肿瘤登记点子宫体及子宫部位不明癌中标发病率和中标死亡率(1/10 万)

　　2009—2019 年，湖南省肿瘤登记地区子宫体及子宫部位不明癌发病率整体呈上升趋势，2009—2013 年，呈倒 V 型分布，在 2011 年出现最高值；2009 年中标发病率为 6.33/10 万，2019 年中标发病率为 9.08/10 万，显著高于 2009 年中标发病率；2009—2019 年，死亡率在 2009 年最高，2010 年之后呈逐步下降。2009 年中标死亡率为 6.15/10 万，2019 年中标死亡率为 1.96/10 万，显著低于 2009 年中标死亡率，2009 年死亡发病比快接近于 1，可能和刚开始进行肿瘤登记工作，登记点仅仅两个，工作经验不足，医疗机构发病报告存在漏报、死亡、补发病报告流程不够完整有关(图 4-13d)。

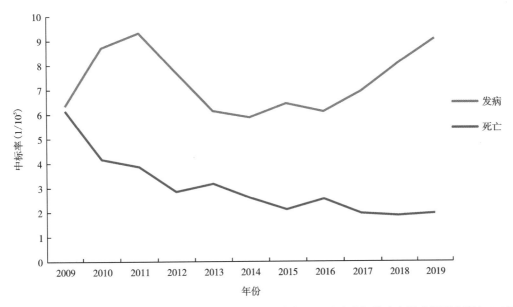

图 4-13d　2009—2019 年湖南省肿瘤登记地区子宫体及子宫部位不明癌中标发病率及中标死亡率(1/10 万)

(邹艳花　曹世钰)

第十四节　子宫颈(C53)

　　湖南省肿瘤登记地区 2019 年子宫颈癌粗发病率为 33.51/10 万, 中国人口标化发病率为 23.46/10 万, 世界人口标化发病率为 22.00/10 万, 全省估计新发病例 11 762 例。城市粗发病率为 31.70/10 万, 城市估计新发病例为 3 876 例, 农村粗发病率 34.22/10 万, 农村新发病例 7 886 例, 农村发病率略高于城市, 年龄标化后相差无几。全省子宫颈癌的粗死亡率为 9.40/10 万, 其中城市粗死亡率为 8.40/10 万, 农村粗死亡率为 9.80/10 万, 年龄标化后城乡地区几乎接近(表 4-14)。

　　子宫颈癌年龄别发病率在 0~19 岁年龄段处于较低水平, 25~29 岁年龄组后迅速上升, 农村地区在 50~54 岁年龄组达到高峰, 城市地区在 55~59 岁年龄组达到高峰, 农村年龄别发病率趋势与全省基本相同, 城市地区在 70~74 岁年龄组有反弹高峰, 与 55~59 岁年龄组持平; 子宫颈癌年龄别死亡率在 0~24 岁年龄段处于较低水平, 30~34 岁年龄组后迅速上升, 城市地区死亡率在 85 岁以上年龄组达到最高水平, 农村地区死亡率趋势与全省基本相同, 最高水平在 75~79 岁年龄组(图 4-14a 和图 4-14b)。

表 4-14　湖南省肿瘤登记地区 2019 年子宫颈癌发病与死亡

地区	全省估计发病数	肿瘤登记地区病例数	粗率(1/10^5)	构成比(%)	中标率(1/10^5)	世标率(1/10^5)	0~74 岁累积率(%)
发病							
全省	11 762	3 823	33.51	4.98	23.46	22.00	2.41
城市	3 876	1 015	31.70	3.96	23.57	22.25	2.51
农村	7 886	2 808	34.22	5.49	23.45	21.94	2.38
死亡							
全省	3 285	1 073	9.40	2.72	5.70	5.55	0.63
城市	1 027	269	8.40	2.26	5.72	5.69	0.66
农村	2 258	804	9.80	2.91	5.71	5.52	0.63

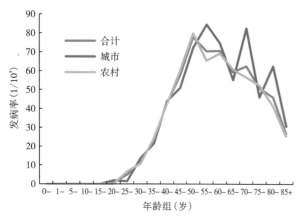

图 4-14a　湖南省 2019 年肿瘤登记地区
子宫颈癌年龄组别发病率

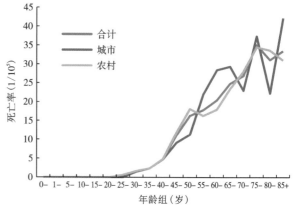

图 4-14b　湖南省 2019 年肿瘤登记地区
子宫颈癌年龄组别死亡率

在全省 36 个肿瘤登记中，张家界市永定区的中标发病率最高（58.33/10 万），其次株洲市攸县（46.14/10 万）、郴州市临武县（45.61/10 万）、长沙市长沙县（37.27/10 万）和益阳市资阳区（31.72/10 万）。死亡率最高的是张家界市永定区（8.65/10 万），其次是株洲市攸县（8.62/10 万）、张家界市慈利县（8.49/10 万）、长沙市浏阳市（7.74/10 万）和株洲市芦淞区（7.72/10 万）（图 4-14c）。

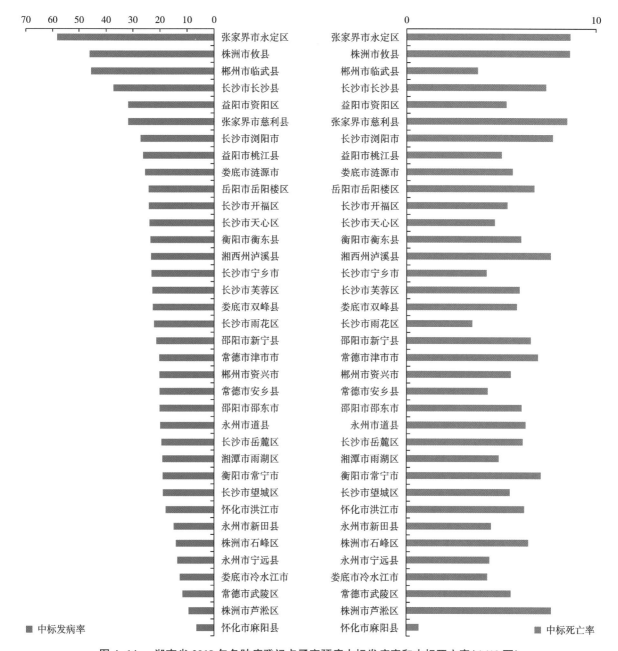

图 4-14c　湖南省 2019 年各肿瘤登记点子宫颈癌中标发病率和中标死亡率（1/10 万）

  湖南省肿瘤登记地区子宫颈癌中标发病率 2009 年—2013 年呈倒 V 型分布，2010 年出现峰值（22.60/10 万）之后稳步上升，2019 年达到最高峰（23.46/10 万），略高于 2018 年中标发病率（22.74/10 万）；2009 年—2019 年，整体死亡率整体趋于平坦，2009 年中标死亡率为 5.82/10 万，2019 年中标死亡率为 5.70/10 万，峰值出现在 2017 年（6.49/10 万）（图 4-14d）。

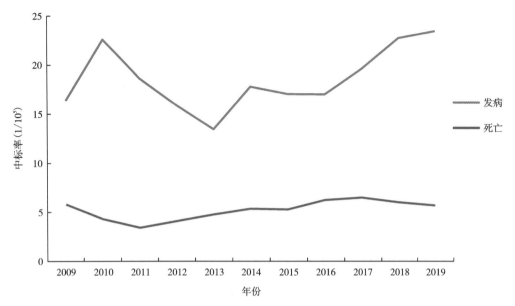

图 4-14d 2009—2019 年湖南省肿瘤登记地区子宫颈癌中标发病率及死亡中标率(1/10 万)

（邹艳花 曹世钰）

第十五节　卵巢（C56）

湖南省肿瘤登记地区 2019 年卵巢癌粗发病率为 8.71/10 万，中国人口标化率为 6.40/10 万，世界人口标化率为 6.05/10 万，全省估计新发病例 3 104 例。城市发病率为 9.65/10 万，城市估计新发病例为 1 180 例，农村发病率 8.35/10 万，农村估计新发病例 1 924 例，城市高于农村。全省卵巢癌的死亡率为 3.86/10 万，其中城市死亡率为 4.09/10 万，农村死亡率为 3.77/10 万，城市高于农村（表 4-15）。

卵巢癌年龄别发病率在 0~9 岁年龄段处于较低水平，10~14 岁年龄组后逐步上升，发病率 60~64 岁年龄组达到高峰。城市地区和农村地区年龄别发病率趋势与全省基本相同，其中城市地区波动幅度较大。卵巢癌年龄别死亡率在 0~29 岁年龄段处于较低水平，30~34 岁年龄组后逐步上升，农村和全省在 70~74 岁年龄组达到最高水平，城市地区在 80~84 岁年龄组达到最高水平（图 4-15a 和图 4-15b）。

表 4-15　湖南省肿瘤登记地区 2019 年卵巢癌发病与死亡

地区	全省估计发病数	肿瘤登记地区病例数	粗率（1/10⁵）	构成比（%）	中标率（1/10⁵）	世标率（1/10⁵）	0~74 岁累积率（%）
发病							
全省	3 104	994	8.71	1.29	6.40	6.05	0.65
城市	1 180	309	9.65	1.21	7.24	6.98	0.80
农村	1 924	685	8.35	1.34	6.26	5.88	0.61
死亡							
全省	1 368	440	3.86	1.11	2.38	2.35	0.28
城市	500	131	4.09	1.10	2.75	2.72	0.31
农村	868	309	3.77	1.12	2.28	2.25	0.28

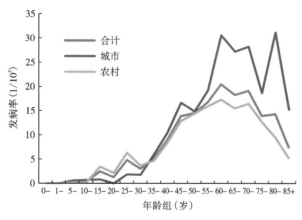

图 4-15a　湖南省 2019 年肿瘤登记地区
卵巢癌年龄组别发病率

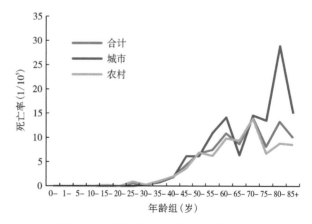

图 4-15b　湖南省 2019 年肿瘤登记地区
卵巢癌年龄组别死亡率

在全省 36 个肿瘤登记中, 常德市安乡县的中标发病率最高(13.08/10 万), 其次分别为湘潭市雨湖区(10.04/10 万)、长沙市望城区(9.18/10 万)、株洲市攸县(9.12/10 万)和长沙市岳麓区(9.01/10 万)。死亡率最高的是株洲市石峰区(6.19/10 万), 其次是长沙市长沙县(4.88/10 万)、衡阳市常宁市(4.47/10 万)、长沙市芙蓉区(4.34/10 万)和常德市武陵区(4.24/10 万)(图 4-15c)。

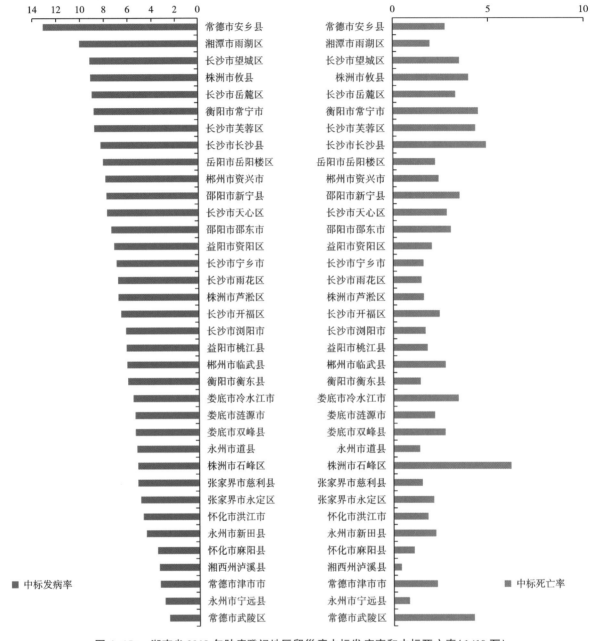

图 4-15c　湖南省 2019 年肿瘤登记地区卵巢癌中标发病率和中标死亡率(1/10 万)

　　湖南省肿瘤登记地区卵巢癌中标发病率在 2009—2013 年呈倒 u 型分布, 2010 年出现峰值 (5.66/10 万) 之后稳步上升, 2018 年达到最高峰 (6.67/10 万), 略高于 2019 年中标发病率 (6.40/10 万) ; 2009—2019 年, 整体死亡率呈平坦趋势, 2009 年中标死亡率为 2.26/10 万, 2019 年中标死亡率为 2.38/10 万, 波动不大 (图 4-15d) 。

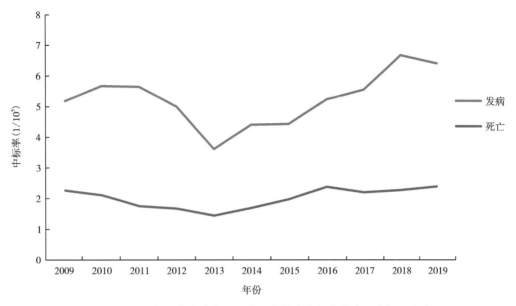

图 4-15d　2009—2019 年湖南省肿瘤登记地区卵巢癌中标发病率及中标死亡率 (1/10 万)

（邹艳花　曹世钰）

第十六节　前列腺(C61)

湖南省肿瘤登记地区 2019 年前列腺癌发病率为 13.68/10 万，中标发病率为 7.43/10 万，世标发病率为 7.33/10 万，全省估计新发病例 5 553 例。城市发病率为 22.66/10 万，农村发病率 10.37/10 万，城市地区发病率远远高于农村地区，为农村地区的 2.19 倍，年龄标化后为 2.68 倍。全省前列腺癌的死亡率为 5.27/10 万，其中城市死亡率为 8.74/10 万，农村死亡率为 3.99/10 万，城市是农村的 2.19 倍，年龄标化后为 2.66 倍。

前列腺年龄别发病率在 0~59 岁处于较低水平，60 岁年龄组以后逐步上升，发病率在 85 岁以上年龄组达到高峰。城市地区和农村地区年龄别发病率趋势与全省基本相同，但 70~74 岁年龄组以后城市地区较农村地区上升更为迅速。前列腺癌年龄别死亡率在 0~59 岁处于较低水平，60~64 岁年龄组以后逐步上升，65~69 岁年龄组以后上升明显，死亡率在 85 岁以上年龄组达到最高水平(表 4-16，图 4-16a、图 4-16b)。

表 4-16　湖南省肿瘤登记地区 2019 年前列腺癌发病死亡

地区	全省估计发病数	肿瘤登记地区病例数	粗率 (1/10^5)	构成比 (%)	中标率 (1/10^5)	世标率 (1/10^5)	0~74 岁累积率 (%)
发病							
合计	5 553	1 646	13.68	2.14	7.43	7.33	0.72
城市	2 981	734	22.66	2.87	14.46	14.24	1.23
农村	2 572	912	10.37	1.78	5.40	5.30	0.58
死亡							
合计	2 139	634	5.27	1.61	2.70	2.74	0.20
城市	1 149	283	8.74	2.38	5.25	5.24	0.30
农村	990	351	3.99	1.27	1.97	2.00	0.17

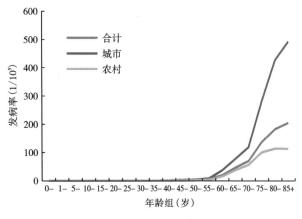

图 4-16a　湖南省 2019 年肿瘤登记地区
前列腺癌年龄组别发病率

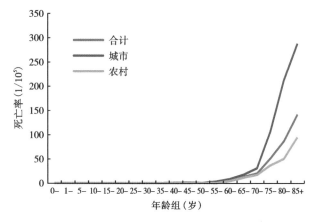

图 4-16b　湖南省 2019 年肿瘤登记地区
前列腺癌年龄组别死亡率

　　湖南省肿瘤登记地区 2019 年 36 个登记点的前列腺恶性肿瘤中标发病率中，长沙市芙蓉区（29.04/10 万）最高、其次为长沙市天心区（22.12/10 万）、长沙市岳麓区（21.43/10 万）、湘潭市雨湖区（21.09/10 万）、株洲市石峰区（17.79/10 万）等。36 个登记点的前列腺恶性肿瘤中标死亡率中，长沙市芙蓉区（9.12/10 万）最高、其次为株洲市石峰区（8.88/10 万）、长沙市天心区（7.50/10 万）、长沙市开福区（6.82/10 万）、长沙市岳麓区（6.29/10 万）等（图 4-16c）。

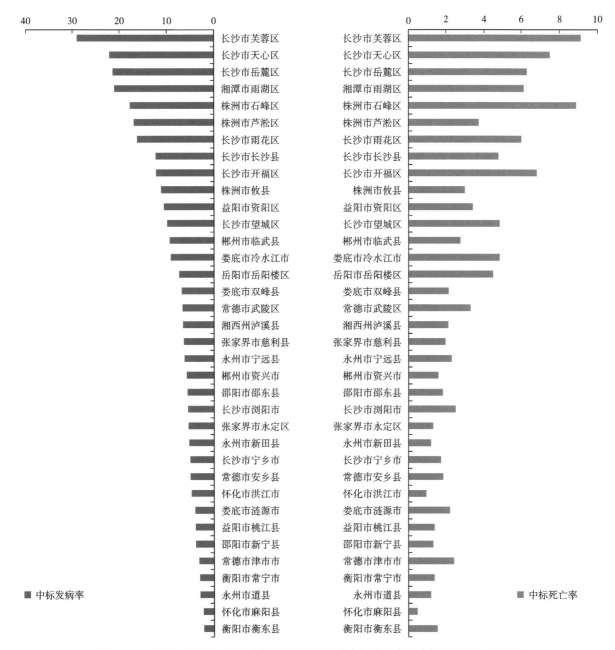

图 4-16c　湖南省 2019 年肿瘤登记地区前列腺癌中标发病率和中标死亡率（1/10 万）

在 2009—2019 年期间, 湖南省肿瘤登记地区前列腺癌发病与死亡整体呈上升趋势, 起初几年趋势略有波动, 可能与每年纳入年报的登记点数量不同有关。2009 年只有岳阳市岳阳楼区、衡阳市衡东县 2 个登记点, 2010—2012 年纳入的登记点有 6 个, 以后逐年增长, 数据代表性不断增强(图 4-16d)。

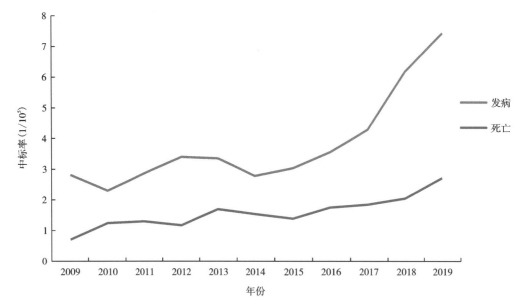

图 4-16d 2009—2019 年湖南省肿瘤登记地区前列腺癌中标发病率及中标死亡率(1/10 万)

(曹世钰 肖海帆)

第十七节 肾及泌尿系统不明(C64-C66,C68)

湖南省肿瘤登记地区 2019 年肾及泌尿系统不明恶性肿瘤的发病率为 5.05/10 万,中国人口标化率为 3.27/10 万,世界人口标化率为 3.21/10 万,全省估计新发病例 3 815 例,其中男性 2 402 例,女性 1 413 例,男性发病率为 6.13/10 万,女性发病率为 3.90/10 万,男性发病率是女性的 1.5 倍左右。城市地区居民肾及泌尿系统不明恶性肿瘤发病率为 6.50/10 万,农村地区发病率为 4.49/10 万,城市高于农村。同期全省肿瘤登记地区肾及泌尿系统不明恶性肿瘤的死亡率为 1.57/10 万,城市地区居民死亡率为 1.86/10 万,农村地区居民死亡率为 1.46/10 万,城市地区死亡率高于农村地区。

肾及泌尿系统不明恶性肿瘤发病率在 0~24 岁处于较低水平,30~34 岁年龄组以后逐步上升,尤其 45~49 岁年龄组以后上升明显,75~79 岁年龄组达到高峰。男性和女性发病率趋势大体相同;城市地区和农村地区发病率趋势略有不同,城市地区在 45~49 岁年龄组以后上升更为明显,且男性在 85 岁以上年龄组达到最高峰,农村发病率趋势同全省基本相同。肾及泌尿系统不明恶性肿瘤死亡率在 0~39 岁处于较低水平,45~49 岁年龄组以后逐步上升,80~84 岁年龄组达到高峰。男性和女性趋势略有不同,男性在 65~69 岁年龄组到 75~79 岁年龄组呈直线上升,80~84 岁年龄组达到高峰,而女性 75~79 岁年龄组略有下降,最高峰年龄组为 85 岁以上年龄组;城市地区和农村地区死亡率趋势略有不同,城市总体一直呈上升趋势,男性在 80~84 岁年龄组达到最高峰,女性最高峰在 85 岁以上年龄组。农村男女死亡率趋势大体相同,最高峰年龄组分别为 85 岁以上年龄组和 75~79 岁年龄组(表 4-17,图 4-17a 至图 4-17f)。

表 4-17 湖南省肿瘤登记地区 2019 年肾及泌尿系统不明恶性肿瘤发病死亡

地区	性别	全省估计发病数	肿瘤登记地区病例数	粗率(1/10⁵)	构成比(%)	中标率(1/10⁵)	世标率(1/10⁵)	0~74岁累积率(%)
发病								
全省	合计	3 815	1 183	5.05	1.54	3.27	3.21	0.37
	男性	2 402	738	6.13	1.76	4.09	3.98	0.46
	女性	1 413	445	3.90	1.28	2.45	2.45	0.28
城市	合计	1 663	419	6.50	1.64	4.52	4.50	0.53
	男性	1 048	258	7.96	1.89	5.71	5.63	0.69
	女性	615	161	5.03	1.34	3.38	3.42	0.39
农村	合计	2 152	764	4.49	1.49	2.91	2.84	0.32
	男性	1 354	480	5.46	1.69	3.62	3.50	0.40
	女性	798	284	3.46	1.25	2.20	2.17	0.25
死亡								
全省	合计	1 176	369	1.57	0.93	0.94	0.93	0.10
	男性	702	219	1.82	0.85	1.13	1.10	0.12
	女性	474	150	1.31	1.08	0.75	0.76	0.08
城市	合计	475	120	1.86	1.01	1.21	1.20	0.12
	男性	276	68	2.10	0.90	1.44	1.38	0.15
	女性	199	52	1.62	1.19	0.98	1.03	0.09
农村	合计	701	249	1.46	0.90	0.87	0.85	0.10
	男性	426	151	1.72	0.83	1.05	1.02	0.12
	女性	275	98	1.19	1.03	0.69	0.69	0.07

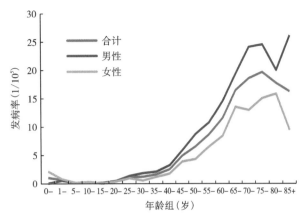

图 4-17a　湖南省 2019 年肿瘤登记地区肾及泌尿系统
不明恶性肿瘤年龄组别发病率

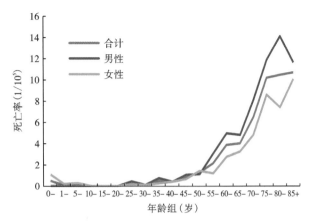

图 4-17d　湖南省 2019 年肿瘤登记地区肾及泌尿系统
不明恶性肿瘤年龄组别死亡率

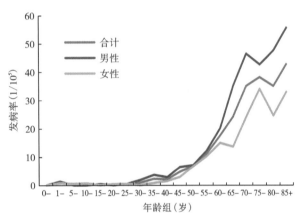

图 4-17b　湖南省 2019 年城市肿瘤登记地区肾及泌尿系统
不明恶性肿瘤年龄组别发病率

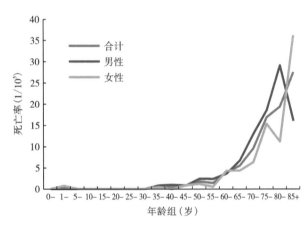

图 4-17e　湖南省 2019 年城市肿瘤登记地区肾及泌尿系统
不明恶性肿瘤年龄组别死亡率

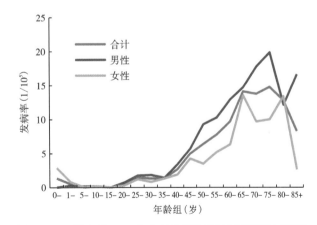

图 4-17c　湖南省 2019 年农村肿瘤登记地区肾及泌尿系统
不明恶性肿瘤年龄组别发病率

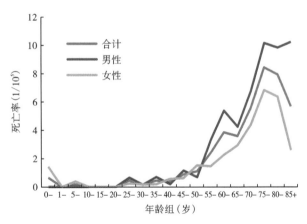

图 4-17f　湖南省 2019 年农村肿瘤登记地区肾及泌尿系统
不明恶性肿瘤年龄组别死亡率

　　湖南省肿瘤登记地区 2019 年 36 个登记点的男性居民肾及泌尿系统不明恶性肿瘤中标发病率中，株洲市攸县(11.61/10 万)最高、其次为株洲市石峰区(9.12/10 万)、长沙市芙蓉区(8.67/10 万)、长沙市天心区(8.07/10 万)、株洲市芦淞区(8.06/10 万)等。女性居民肾及泌尿系统不明恶性肿瘤发病中标率整体比男性低很多，36 个登记点中长沙市芙蓉区(6.67/10 万)最高，其次是长沙市岳麓区(6.51/10 万)、株洲市芦淞区(6.35/10 万)、株洲市攸县(5.69/10 万)、常德市津市市(4.61/10 万)等。36 个登记点的男性居民肾及泌尿系统不明恶性肿瘤中标死亡率中，长沙市天心区(3.20/10 万)最高、其次为岳阳市岳阳楼区(2.93/10 万)、长沙市长沙县(2.37/10 万)、长沙市芙蓉区(2.28/10 万)、株洲市攸县(1.97/10 万)等。女性居民肾及泌尿系统不明恶性肿瘤死亡中标率整体低于男性，36 个登记点中常德市安乡县(1.88/10 万)最高，其次是邵阳市新宁县(1.64/10 万)、常德市武陵区(1.56/10 万)、长沙市开福区(1.53/10 万)、株洲市芦淞区(1.36/10 万)等(图 4-17g)。

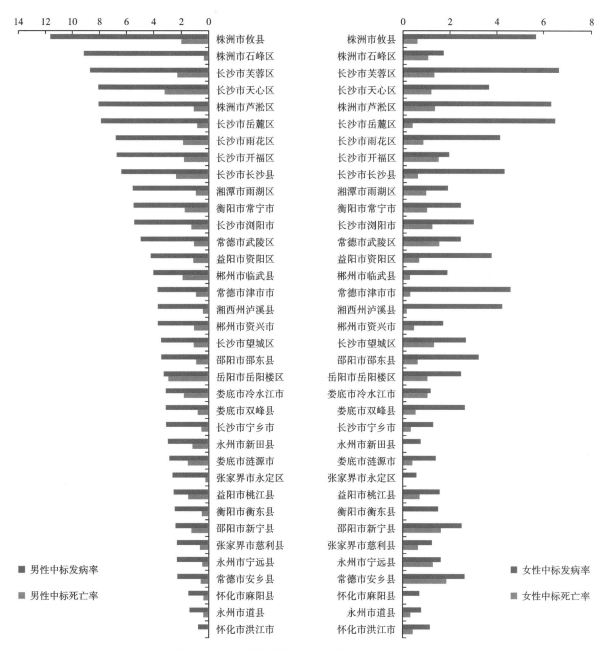

图 4-17g　湖南省 2019 年各肿瘤登记点肾及泌尿系统不明恶性肿瘤中标发病率及中标死亡率(1/10 万)

在 2009—2019 年期间,湖南省肿瘤登记地区肾及泌尿系统不明恶性肿瘤的发病在 2014 年之前趋势波动幅度较大,2014 年以后整体呈上升趋势,可能原因是每年纳入数据的登记点数量不同。2014 年之后登记点数量逐年增加,代表性逐步增强;死亡情况整体较平稳,略有上升(图 4-17h)。

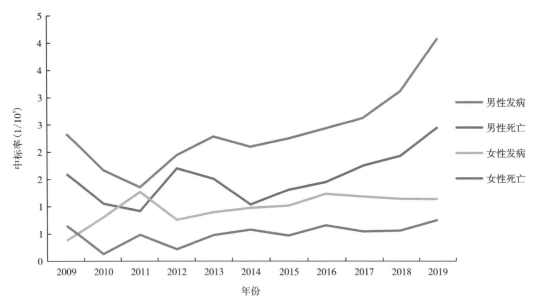

图 4-17h　2009—2019 年湖南省肿瘤登记地区肾及泌尿系统不明恶性肿瘤中标发病率及中标死亡率(1/10 万)

(曹世钰　肖海帆)

第十八节 膀胱(C67)

湖南省肿瘤登记地区 2019 年膀胱恶性肿瘤的发病率为 6.07/10 万,中国人口标化率为 3.43/10 万,世界人口标化率为 3.37/10 万,全省估计新发病例 4 686 例,其中男性 3 722 例,女性 964 例,男性发病率为 9.35/10 万,女性发病率为 2.62/10 万,男性发病率是女性的 4 倍左右。城市地区居民膀胱恶性肿瘤发病率为 8.79/10 万,农村地区发病率为 5.05/10 万,城市高于农村。同期全省肿瘤登记地区膀胱恶性肿瘤的死亡率为 2.35/10 万,城市地区居民死亡率为 2.86/10 万,农村地区居民死亡率为 2.16/10 万,城市地区死亡率高于农村地区。

男性膀胱恶性肿瘤年龄别发病率在 50 岁之前处于较低水平,50 岁以后随着年龄增长,逐渐升高。农村地区男性膀胱恶性肿瘤年龄别发病率 80 岁以后有所下降。男性膀胱恶性肿瘤年龄别死亡率在 55 岁之前处于较低水平,55 岁以后随着年龄增长,逐渐升高。女性膀胱恶性肿瘤发病率和死亡率,随年龄增高而升高(表 4-18,图 4-18a 至图 4-18f)。

表 4-18 湖南省肿瘤登记地区 2019 年膀胱癌发病死亡

地区	性别	全省估计发病数	肿瘤登记地区病例数	粗率(1/10⁵)	构成比(%)	中标率(1/10⁵)	世标率(1/10⁵)	0~74 岁累积率(%)
发病								
全省	合计	4 686	1 424	6.07	1.85	3.43	3.37	0.39
	男性	3 722	1 125	9.35	2.68	5.50	5.44	0.61
	女性	964	299	2.62	0.86	1.43	1.38	0.16
城市	合计	2 269	566	8.79	2.21	5.63	5.57	0.62
	男性	1 799	443	13.68	3.25	9.10	9.04	0.98
	女性	470	123	3.84	1.03	2.40	2.34	0.26
农村	合计	2 417	858	5.05	1.68	2.78	2.73	0.32
	男性	1 923	682	7.76	2.40	4.46	4.38	0.51
	女性	494	176	2.14	0.77	1.14	1.10	0.13
死亡								
全省	合计	1 774	552	2.35	1.40	1.21	1.19	0.12
	男性	1 411	439	3.65	1.71	2.01	1.97	0.19
	女性	363	113	0.99	0.82	0.47	0.47	0.05
城市	合计	737	184	2.86	1.54	1.75	1.74	0.17
	男性	565	139	4.29	1.85	2.79	2.78	0.26
	女性	172	45	1.41	1.03	0.78	0.79	0.07
农村	合计	1 037	368	2.16	1.33	1.06	1.03	0.11
	男性	846	300	3.41	1.66	1.78	1.73	0.17
	女性	191	68	0.83	0.72	0.38	0.38	0.04

在 2009—2019 年期间，湖南省肿瘤登记地区男性膀胱恶性肿瘤发病水平从 2012 年起逐步上升，女性膀胱恶性肿瘤发病水平从 2017 年起也有缓慢上升趋势。死亡水平整体波动度不大(图 4-18h)。

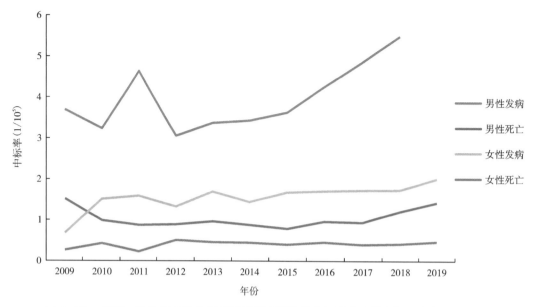

图 4-18h　2009—2019 年湖南省肿瘤登记地区膀胱癌中标发病率及中标死亡率(1/10 万)

(曹世钰　肖海帆)

第十九节　脑等中枢神经系统（C70-C72，D32-D33，D42-D43）

湖南省肿瘤登记地区 2019 年脑等中枢神经系统恶性肿瘤（下文简称脑瘤）的发病率为 11.30/10 万，中国人口标化率为 7.93/10 万，世界人口标化率为 7.80/10 万，全省估计新发病例 8 378 例，其中男性 3 625 例，女性 4 753 例，男性发病率为 9.48/10 万，女性发病率为 13.22/10 万，女性发病率明显高于男性。城市地区居民脑瘤发病率为 13.06/10 万，农村地区发病率为 10.64/10 万，城市高于农村。同期全省肿瘤登记地区脑瘤的死亡率为 4.48/10 万，城市地区居民死亡率为 4.22/10 万，农村地区死亡率为 4.57/10 万，农村地区死亡率略高于城市地区。

男性脑瘤年龄别发病率在 30 岁之前处于较低水平，30 岁以后随着年龄增长，逐渐升高，75~85 岁年龄组达到高峰值，在农村地区高峰出现在 75 岁年龄组，75 岁以后明显下降，85 岁又有所上升，在城市地区高峰出现在 85 岁以上年龄组。男性脑瘤年龄别死亡率同样在 30 岁之前处于较低水平，30 岁以后亦随着年龄增长，逐渐升高，75~80 岁有所下降，80~84 岁年龄组达到高峰值。女性脑瘤年龄别发病率和死亡率，在城市地区和农村地区趋势均一致，均在 80 岁年龄组达到高峰值，之后有所下降（表 4-19，图 4-19a 至图 4-19f）。

表 4-19　湖南省肿瘤登记地区 2019 年脑瘤发病与死亡

地区	性别	全省估计发病数	肿瘤登记地区病例数	粗率（1/10^5）	构成比（%）	中标率（1/10^5）	世标率（1/10^5）	0~74 岁累积率（%）
发病								
全省	合计	8 378	2 649	11.30	3.45	7.93	7.80	0.80
	男性	3 625	1 141	9.48	2.72	7.03	6.89	0.69
	女性	4 753	1 508	13.22	4.34	8.82	8.72	0.91
城市	合计	3 291	841	13.06	3.28	9.61	9.57	0.99
	男性	1 332	328	10.13	2.41	7.92	7.93	0.78
	女性	1 959	513	16.02	4.28	11.22	11.14	1.18
农村	合计	5 087	1 808	10.64	3.53	7.52	7.35	0.75
	男性	2 293	813	9.25	2.86	6.84	6.64	0.67
	女性	2 794	995	12.12	4.37	8.21	8.07	0.83
死亡								
全省	合计	3 260	1 049	4.48	2.66	2.99	2.98	0.31
	男性	1 757	561	4.66	2.19	3.29	3.23	0.34
	女性	1 503	488	4.28	3.52	2.69	2.75	0.27
城市	合计	1 073	272	4.22	2.28	3.00	3.12	0.31
	男性	573	141	4.35	1.87	3.27	3.38	0.34
	女性	500	131	4.09	2.99	2.73	2.85	0.28
农村	合计	2 187	777	4.57	2.82	3.03	2.97	0.31
	男性	1 184	420	4.78	2.32	3.35	3.22	0.34
	女性	1 003	357	4.35	3.77	2.71	2.73	0.27

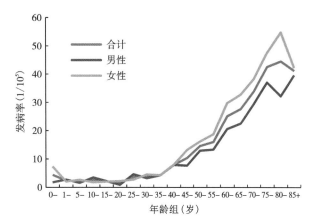

**图 4-19a 湖南省 2019 年肿瘤登记地区
脑部肿瘤年龄组别发病率**

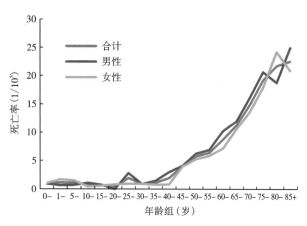

**图 4-19d 湖南省 2019 年肿瘤登记地区
脑部肿瘤年龄组别死亡率**

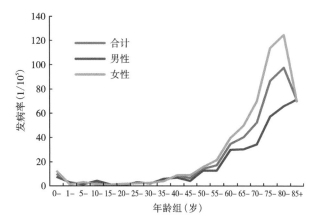

**图 4-19b 湖南省 2019 年城市肿瘤登记地区
脑部肿瘤年龄组别发病率**

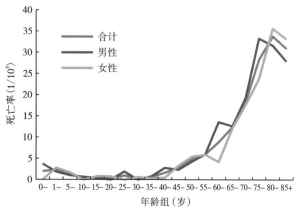

**图 4-19e 湖南省 2019 年城市肿瘤登记地区
脑部肿瘤年龄组别死亡率**

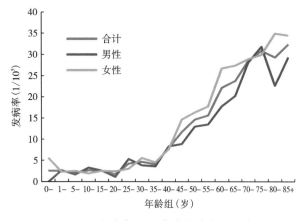

**图 4-19c 湖南省 2019 年农村肿瘤登记地区
脑部肿瘤年龄组别发病率**

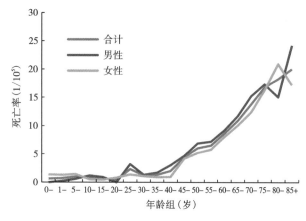

**图 4-19f 湖南省 2019 年农村肿瘤登记地区
脑部肿瘤年龄组别死亡率**

　　湖南省肿瘤登记地区 2019 年 36 个登记点的男性居民脑瘤中标发病率中，长沙市岳麓区（14.25/10 万）最高，其次为衡阳市常宁市（12.23/10 万）、长沙市长沙县（12.06/10 万）、长沙市天心区（10.99/10 万）、益阳市资阳区（10.94/10 万）等。女性居民脑瘤中标发病率整体高于男性，36 个登记点中长沙市岳麓区（17.72/10 万）最高，其次是长沙市天心区（17.55/10 万）、益阳市资阳区（16.40/10 万）、长沙市长沙县（16.26/10 万）、长沙市望城区（15.25/10 万）等。36 个登记点的男性居民脑瘤中标死亡率中，邵阳市新宁县（5.87/10 万）最高，其次为衡阳市常宁市（5.67/10 万）、长沙市望城区（4.87/10 万）、常德市安乡县（4.62/10 万）、湘西州泸溪县（4.17/10 万）等。女性居民脑瘤中标死亡率整体稍低于男性，36 个登记点中长沙市长沙县（6.52/10 万）最高，其次是娄底市冷水江市（6.07/10 万）、株洲市攸县（5.17/10 万）、衡阳市常宁市（4.84/10 万）、长沙市望城区（4.76/10 万）等（图 4-19g）。

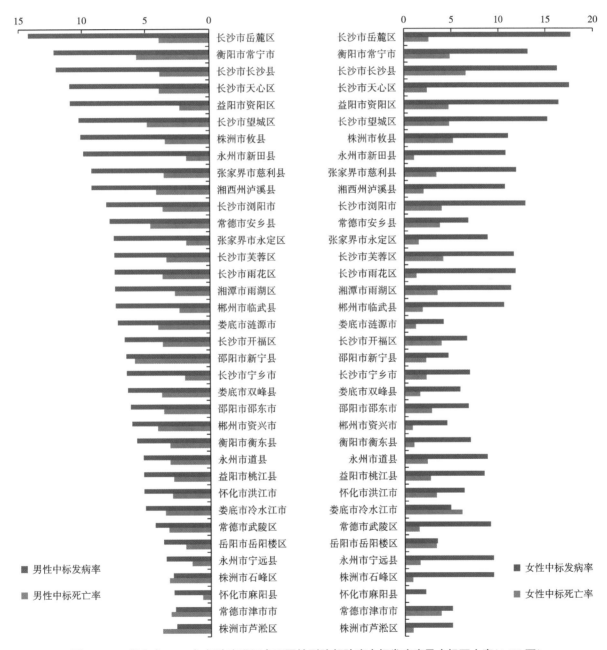

图 4-19g　湖南省 2019 年各肿瘤登记点不同性别脑部肿瘤中标发病率及中标死亡率（1/10 万）

在 2009—2019 年期间, 湖南省肿瘤登记地区男性和女性人群脑瘤发病水平在 2017 年前比较平稳, 2017 年后显著上升, 死亡水平整体显示比较平稳, 波动度不大。起初几年的波动性变化, 可能原因是每年纳入年报的登记点数量不同, 2009 年数据只有衡阳市衡东县 1 个登记点, 2010—2012 年纳入数据的登记点每年 6 个, 随后每年登记点数量逐年增加, 数据代表性不断增强(图 4-19h)。

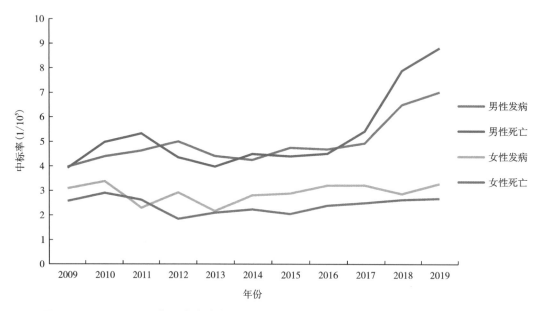

图 4-19h　2009—2019 年湖南省肿瘤登记地区脑部肿瘤中标发病率及中标死亡率(1/10 万)

(颜仕鹏　许可葵)

第二十节 甲状腺(C73)

湖南省肿瘤登记地区 2019 年甲状腺恶性肿瘤的发病率为 14.45/10 万,中国人口标化率为 13.28/10 万,世界人口标化率为 11.38/10 万,全省估计新发病例 10 962 例,其中男性 2 770 例,女性 8 192 例,男性发病率为 6.90/10 万,女性发病率为 22.42/10 万,女性发病率大约是男性的 3 倍。城市地区居民甲状腺恶性肿瘤发病率为 20.85/10 万,农村地区发病率为 12.03/10 万,城市高于农村。同期全省肿瘤登记地区甲状腺恶性肿瘤的死亡率为 0.71/10 万,城市地区居民死亡率为 0.88/10 万,农村地区居民死亡率为 0.64/10 万,城市地区死亡率高于农村地区。

女性甲状腺恶性肿瘤年龄别发病率在 5 岁之前处于较低水平,10 岁以后随着年龄增长,逐渐升高,城市地区和农村地区分别在 45 岁年龄组和 25 岁年龄组出现第一个高峰,在 55 岁年龄组和 50 岁年龄组出现第二个高峰。女性甲状腺恶性肿瘤年龄别死亡率整体上随着年龄增长,逐渐升高,城市地区在 80~84 岁年龄组出现高峰,85 岁后下降,农村地区在 85 岁以上年龄组出现高峰。男性甲状腺恶性肿瘤年龄别发病率在 25~70 岁呈现较高水平。男性甲状腺恶性肿瘤年龄别死亡率在 40~85 岁年龄组之间波动较大,城市地区和农村地区均在 60~64 岁和 80~84 岁年龄组各出现一个高峰(表 4-20,图 4-20a 至图 4-20f)。

表 4-20 湖南省肿瘤登记地区 2019 年甲状腺癌发病与死亡

地区	性别	全省估计发病数	肿瘤登记地区病例数	粗率(1/10⁵)	构成比(%)	中标率(1/10⁵)	世标率(1/10⁵)	0~74 岁累积率(%)
发病								
全省	合计	10 962	3 388	14.45	4.41	13.28	11.38	1.03
	男性	2 770	830	6.90	1.98	6.46	5.51	0.51
	女性	8 192	2 558	22.42	7.36	20.36	17.48	1.57
城市	合计	5 213	1 343	20.85	5.24	18.27	15.88	1.51
	男性	1 405	346	10.68	2.54	9.56	8.30	0.81
	女性	3 808	997	31.14	8.33	26.98	23.46	2.21
农村	合计	5 749	2 045	12.03	4.00	11.47	9.80	0.87
	男性	1 365	484	5.50	1.71	5.32	4.50	0.41
	女性	4 384	1 561	19.02	6.85	18.00	15.42	1.35
死亡								
全省	合计	528	166	0.71	0.42	0.44	0.43	0.05
	男性	158	51	0.42	0.20	0.28	0.27	0.03
	女性	370	115	1.01	0.83	0.60	0.58	0.06
城市	合计	221	57	0.88	0.48	0.59	0.57	0.06
	男性	45	11	0.34	0.15	0.24	0.23	0.02
	女性	176	46	1.44	1.05	0.93	0.90	0.09
农村	合计	307	109	0.64	0.40	0.40	0.39	0.04
	男性	113	40	0.45	0.22	0.29	0.29	0.03
	女性	194	69	0.84	0.73	0.50	0.49	0.05

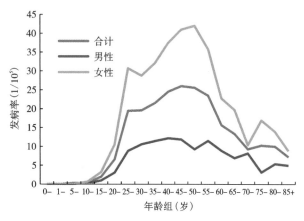

图 4-20a 湖南省 2019 年肿瘤登记地区
甲状腺癌年龄组别发病率

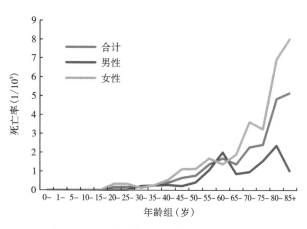

图 4-20d 湖南省 2019 年肿瘤登记地区
甲状腺癌年龄组别死亡率

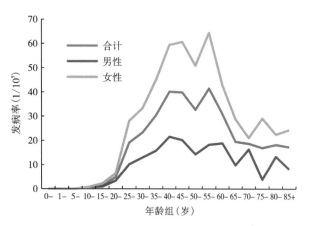

图 4-20b 湖南省 2019 年城市肿瘤登记地区
甲状腺癌年龄组别发病率

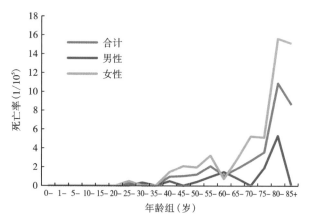

图 4-20e 湖南省 2019 年城市肿瘤登记地区
甲状腺癌年龄组别死亡率

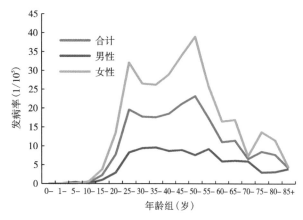

图 4-20c 湖南省 2019 年农村肿瘤登记地区
甲状腺癌年龄组别发病率

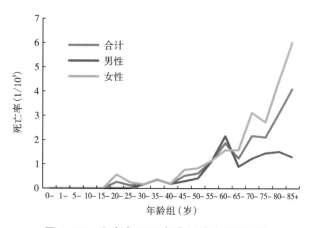

图 4-20f 湖南省 2019 年农村肿瘤登记地区
甲状腺癌年龄组别死亡率

　　湖南省肿瘤登记地区 2019 年 36 个登记点的男性居民甲状腺恶性肿瘤中标发病率中，长沙市芙蓉区（22.86/10 万）最高，其次为长沙市天心区（11.49/10 万）、长沙市雨花区（10.92/10 万）、岳阳市岳阳楼区（10.26/10 万）、长沙市望城区（9.98/10 万）等。女性居民甲状腺恶性肿瘤中标发病率整体比男性高很多，36 个登记点中长沙市芙蓉区（51.78/10 万）最高，其次是长沙市天心区（35.32/10 万）、常德市武陵区（33.17/10 万）、长沙市长沙县（32.43/10 万）、郴州市临武县（29.28/10 万）等。36 个登记点的男性居民甲状腺恶性肿瘤中标死亡率中，衡阳市常宁市（0.88/10 万）最高，其次为长沙市天心区（0.87/10 万）、郴州市临武县（0.72/10 万）、株洲市攸县（0.69/10 万）、永州市宁远县（0.51/10 万）等。女性居民甲状腺恶性肿瘤中标死亡率整体高于男性，36 个登记点中湘潭市雨湖区（3.20/10 万）最高，其次是郴州市临武县（2.19/10 万）、长沙市雨花区（1.97/10 万）、长沙市望城区（1.14/10 万）、永州市道县（1.08/10 万）等（图 4-20g）。

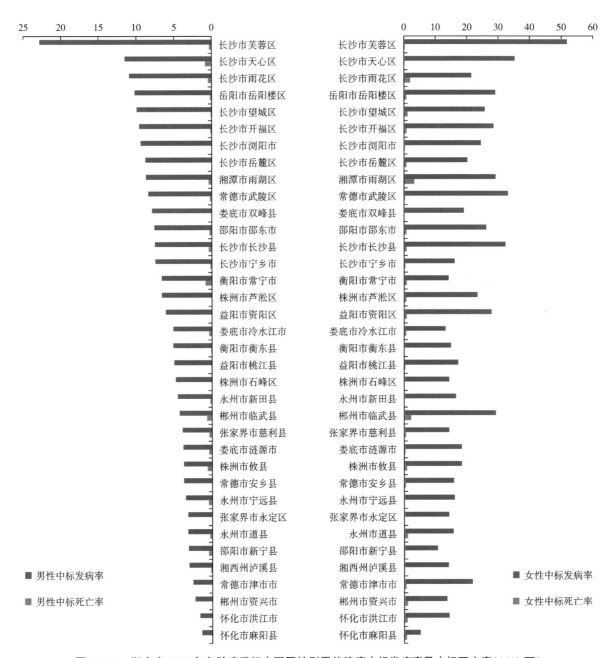

图 4-20g　湖南省 2019 年各肿瘤登记点不同性别甲状腺癌中标发病率及中标死亡率（1/10 万）

在 2009—2019 年期间，湖南省肿瘤登记地区女性人群甲状腺恶性肿瘤发病，从 2013 年起呈上升趋势，2016 年上升趋势进一步加快，死亡水平平稳无变化。男性人群甲状腺恶性肿瘤发病水平，从 2014 年起呈上升趋势，上升速度较女性缓慢，死亡水平平稳无变化。起初几年的波动性变化，可能原因是每年纳入年报的登记点数量不同，2009 年数据只有衡阳市衡东县、岳阳市岳阳楼区 2 个登记点，2010—2012 年纳入数据的登记点每年 6 个，随后每年登记点数量逐年增加，数据代表性不断增强(图 4-20h)。

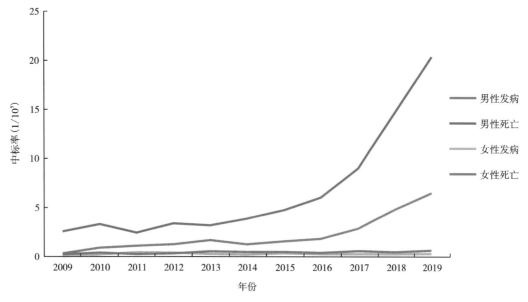

图 4-20h 2009—2019 年湖南省肿瘤登记地区甲状腺癌中标发病率及中标死亡率(1/10 万)

(颜仕鹏 许可葵)

第二十一节　恶性淋巴瘤(C81-C85，C88，C90，C96)

湖南省肿瘤登记地区 2019 年恶性淋巴瘤的发病率为 10.14/10 万，中国人口标化率为 6.75/10 万，世界人口标化率为 6.71/10 万，全省估计新发病例 7 673 例，其中男性 4 532 例，女性 3 141 例，男性发病率为 11.58/10 万，女性发病率为 8.63/10 万，男性发病率高于女性。城市地区居民恶性淋巴瘤发病率为 13.30/10 万，农村地区发病率为 8.95/10 万，城市发病率高于农村。同期全省肿瘤登记地区恶性淋巴瘤的死亡率为 4.91/10 万，城市地区居民死亡率为 5.70/10 万，农村地区居民死亡率为 4.61/10 万，城市地区死亡率高于农村地区。

恶性淋巴瘤年龄别发病率在 1 岁以下儿童中很低，在 1~4 岁组有个小高峰，5~24 岁年龄组处于较低水平，25 岁以后随着年龄增长，逐渐升高，75~79 岁年龄组达到最高峰，80 岁以后稍有下降。城市地区和农村地区人群恶性淋巴瘤年龄别发病率趋势都大致如此，但是城市地区 35 岁以上居民比同年龄组农村地区居民恶性淋巴瘤发病率要高很多。恶性淋巴瘤年龄别死亡率在 0~34 岁之前处于较低水平，35 岁以后随着年龄增长，逐渐升高，80~84 岁年龄组最高，随后稍有降低，城市地区 50 岁以上居民比同年龄组农村地区居民恶性淋巴瘤死亡率要高很多(表 4-21，图 4-21a 至图 4-21f)。

表 4-21　湖南省肿瘤登记地区 2019 年恶性淋巴瘤发病死亡

地区	性别	全省估计发病数	肿瘤登记地区病例数	粗率(1/10⁵)	构成比(%)	中标率(1/10⁵)	世标率(1/10⁵)	0~74 岁累积率(%)
发病								
全省	合计	7 673	2 378	10.14	3.10	6.75	6.71	0.74
	男性	4 532	1 393	11.58	3.32	7.91	7.94	0.86
	女性	3 141	985	8.63	2.83	5.59	5.47	0.61
城市	合计	3 391	857	13.30	3.35	9.47	9.32	0.98
	男性	1 974	486	15.00	3.56	10.90	10.95	1.14
	女性	1 417	371	11.59	3.10	8.11	7.77	0.82
农村	合计	4 282	1 521	8.95	2.97	5.96	5.93	0.66
	男性	2 558	907	10.32	3.20	7.01	7.02	0.78
	女性	1 724	614	7.48	2.70	4.88	4.81	0.54
死亡								
全省	合计	3 662	1 150	4.91	2.91	2.95	2.89	0.32
	男性	2 332	726	6.03	2.83	3.79	3.71	0.41
	女性	1 330	424	3.72	3.06	2.13	2.08	0.23
城市	合计	1 457	367	5.70	3.08	3.75	3.66	0.36
	男性	930	229	7.07	3.04	4.86	4.76	0.48
	女性	527	138	4.31	3.15	2.68	2.61	0.25
农村	合计	2 205	783	4.61	2.84	2.74	2.68	0.30
	男性	1 402	497	5.65	2.74	3.50	3.42	0.39
	女性	803	286	3.48	3.02	1.98	1.93	0.22

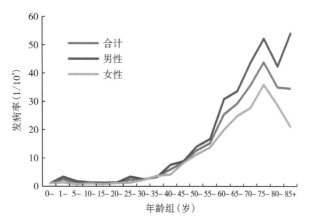

图 4-21a　湖南省 2019 年肿瘤登记地区
恶性淋巴瘤年龄组别发病率

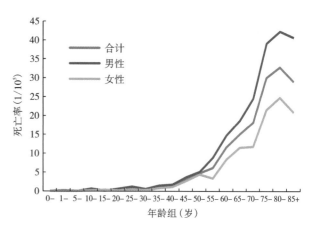

图 4-21d　湖南省 2019 年肿瘤登记地区
恶性淋巴瘤年龄组别死亡率

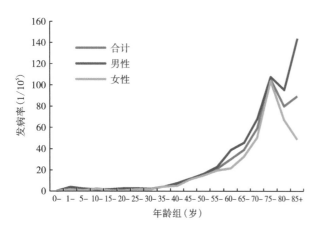

图 4-21b　湖南省 2019 年城市肿瘤登记地区
恶性淋巴瘤年龄组别发病率

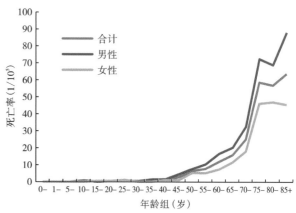

图 4-21e　湖南省 2019 年城市肿瘤登记地区
恶性淋巴瘤年龄组别死亡率

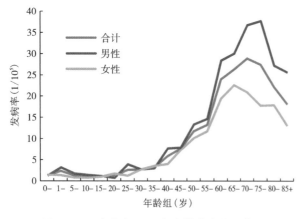

图 4-21c　湖南省 2019 年农村肿瘤登记地区
恶性淋巴瘤年龄组别发病率

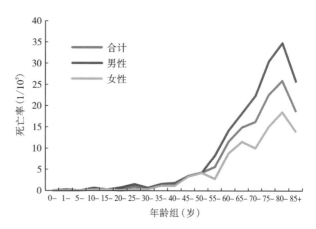

图 4-21f　湖南省 2019 年农村肿瘤登记地区
恶性淋巴瘤年龄组别死亡率

　　湖南省肿瘤登记地区 2019 年 36 个登记点的男性居民恶性淋巴瘤中标发病率中，长沙市芙蓉区（17.23/10 万）最高、其次为湘潭市雨湖区（14.26/10 万）、株洲市石峰区（14.04/10 万）、长沙市雨花区（113.48/10 万）、益阳市资阳区（13.06/10 万）等，女性居民恶性淋巴瘤的发病中标率是长沙市芙蓉区（14.90/10 万）最高，其次是株洲市石峰区（12.82/10 万）、永州市道县长沙市岳麓区（11.07/10 万）、长沙市天心区（10.19/10 万）、长沙市长沙县（9.29/10 万）等。36 个登记点的男性居民恶性淋巴瘤中标死亡率中，株洲市石峰区（8.77/10 万）最高、其次为娄底市冷水江市（7.19/10 万）、长沙市雨花区（7.05/10 万）、张家界市慈利县（5.52/10 万）、岳阳市岳阳楼区（5.44/10 万）等，女性居民恶性淋巴瘤的死亡中标率是长沙市芙蓉区（6.40/10 万）最高，其次是永州市新田县、长沙市天心区（4.33/10 万）、娄底市冷水江市（4.24/10 万）、株洲市石峰区（3.54/10 万）、株洲市攸县（3.24/10 万）等（图 4-21g）。

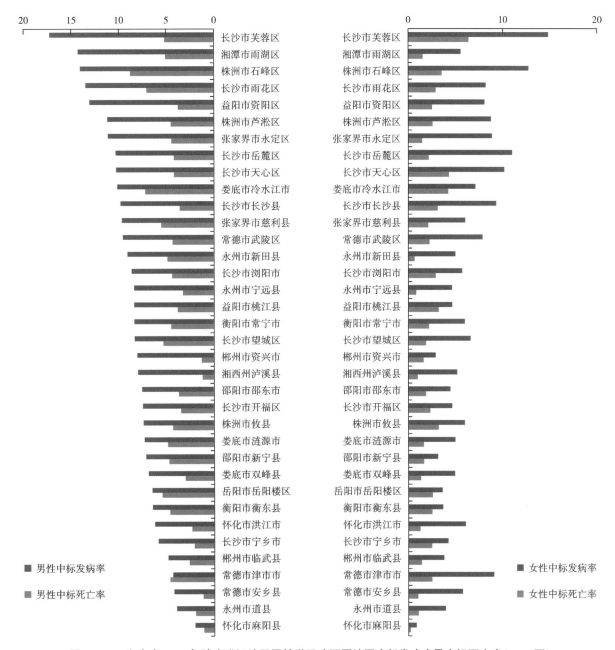

图 4-21g　湖南省 2019 年肿瘤登记地区恶性淋巴瘤不同地区中标发病率及中标死亡率（1/10 万）

在 2009—2019 年期间，湖南省肿瘤登记恶性淋巴瘤发病死亡，整体呈上升趋势，起初几年的波动性变化，可能原因是每年纳入年报的登记点数量不同，2009 年数据只有很少的登记点，2010—2012 年纳入数据的登记点每年 6 个，随后每年登记点数量逐年增加，数据代表性不断增强(图 4-21h)。

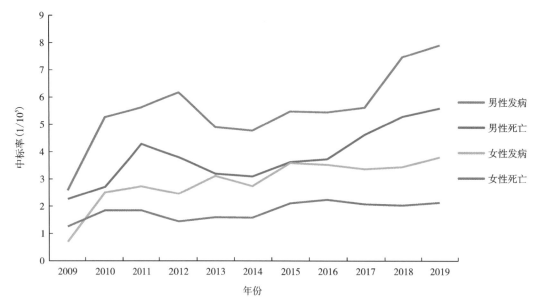

图 4-21h　2009—2019 年湖南省肿瘤登记地区恶性淋巴瘤中标发病率及中标死亡率(1/10 万)

（许可葵　颜仕鹏）

第二十二节　白血病（C91-C95，D45-D47）

湖南省肿瘤登记地区 2019 年白血病的发病率为 9.12/10 万，中国人口标化率为 6.72/10 万，世界人口标化率为 6.93/10 万，全省估计新发病例 6 839 例，其中男性 3 959 例，女性 2 880 例，男性发病率为 10.07/10 万，女性发病率为 8.13/10 万，男性发病率高于女性。城市地区居民白血病发病率为 11.01/10 万，农村地区发病率为 8.41/10 万，城市发病率高于农村。同期全省肿瘤登记地区白血病的死亡率为 4.93/10 万，城市地区居民死亡率为 5.56/10 万，农村地区居民死亡率为 4.69/10 万，城市地区死亡率高于农村地区。

白血病年龄别发病率，在 14 岁以下儿童中 1 岁以下年龄组发病率最高，其次是 1~4 岁组，5~39 岁年龄组处于较低水平，40 岁以后随着年龄增长，发病率逐渐升高，75~79 岁年龄组达到最高峰，80 岁以后稍有下降。城市地区和农村地区人群白血病年龄别发病率趋势都大致如此，但是城市地区 55 岁以上居民比同年龄组农村地区居民白血病发病率要高很多。白血病年龄别死亡率，14 岁以下儿童中 1 岁以下年龄组死亡率最高，其次是 1~4 岁组，在 20 岁之后随着年龄增长，死亡率逐渐升高，80~84 岁年龄组最高，随后稍有降低，城市地区 65 岁以上居民比同年龄组农村地区居民白血病死亡率要高很多（表 4-22，图 4-22a 至图 4-22f）。

表 4-22　湖南省肿瘤登记地区 2019 年白血病发病死亡

地区	性别	全省估计发病数	肿瘤登记地区病例数	粗率（1/10⁵）	构成比（%）	中标率（1/10⁵）	世标率（1/10⁵）	0~74 岁累积率（%）
发病								
全省	合计	6 839	2 139	9.12	2.79	6.72	6.93	0.63
	男性	3 959	1 212	10.07	2.88	7.52	7.66	0.70
	女性	2 880	927	8.13	2.67	5.93	6.21	0.57
城市	合计	2 814	709	11.01	2.77	8.33	8.75	0.80
	男性	1 771	436	13.46	3.20	10.43	10.82	0.99
	女性	1 043	273	8.53	2.28	6.30	6.76	0.60
农村	合计	4 025	1 430	8.41	2.80	6.33	6.44	0.59
	男性	2 188	776	8.83	2.73	6.70	6.73	0.61
	女性	1 837	654	7.97	2.87	5.97	6.16	0.56
死亡								
全省	合计	3 662	1 155	4.93	2.92	3.38	3.34	0.34
	男性	2 332	644	5.35	2.51	3.74	3.60	0.37
	女性	1 330	511	4.48	3.69	3.05	3.11	0.31
城市	合计	1 457	358	5.56	3.01	4.03	4.02	0.40
	男性	930	209	6.45	2.78	4.78	4.64	0.45
	女性	527	149	4.65	3.40	3.34	3.49	0.35
农村	合计	2 205	797	4.69	2.89	3.23	3.17	0.32
	男性	1 402	435	4.95	2.40	3.48	3.34	0.34
	女性	803	362	4.41	3.82	2.99	3.01	0.30

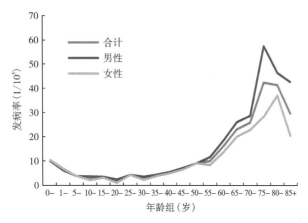

图 4-22a　湖南省 2019 年肿瘤登记地区
白血病年龄组别发病率

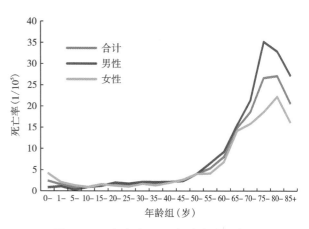

图 4-22d　湖南省 2019 年肿瘤登记地区
白血病年龄组别死亡率

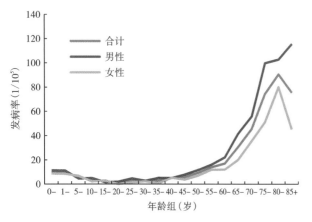

图 4-22b　湖南省 2019 年城市肿瘤登记地区
白血病年龄组别发病率

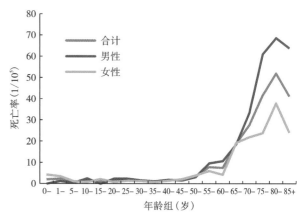

图 4-22e　湖南省 2019 年城市肿瘤登记地区
白血病年龄组别死亡率

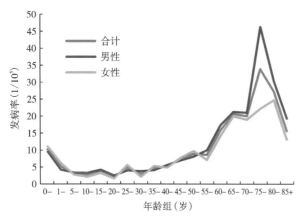

图 4-22c　湖南省 2019 年农村肿瘤登记地区
白血病年龄组别发病率

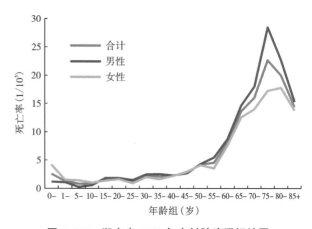

图 4-22f　湖南省 2019 年农村肿瘤登记地区
白血病年龄组别死亡率

湖南省肿瘤登记地区 2019 年 36 个登记点的男性居民白血病中标发病率中，长沙市芙蓉区（15.09/10 万）最高、其次为长沙市岳麓区（14.88/10 万）、郴州市临武县（12.26/10 万）、湘潭市雨湖区（11.81/10 万）、长沙市望城区（11.80/10 万）等，女性居民白血病的发病中标率最高是长沙市芙蓉区（12.02/10 万）最高，其次是长沙市天心区（10.77/10 万）、湘西州泸溪县（10.08/10 万）、衡阳市常宁市（9.23/10 万）、邵阳市邵东市（8.96/10 万）等。36 个登记点的男性居民白血病中标死亡率中，株洲市芦淞区（8.25/10 万）最高、其次为长沙市芙蓉区（8.17/10 万）、株洲市攸县（6.72/10 万）、长沙市天心区（6.30/10 万）、长沙市望城区（6.24/10 万）等，女性居民白血病的死亡中标率是长沙市芙蓉区（6.75/10 万）最高，其次是怀化市洪江市（5.82/10 万）、株洲市芦淞区（5.27/10 万）、长沙市长沙县（4.93/10 万）、衡阳市常宁市（4.68/10 万）等（图 4-22g）。

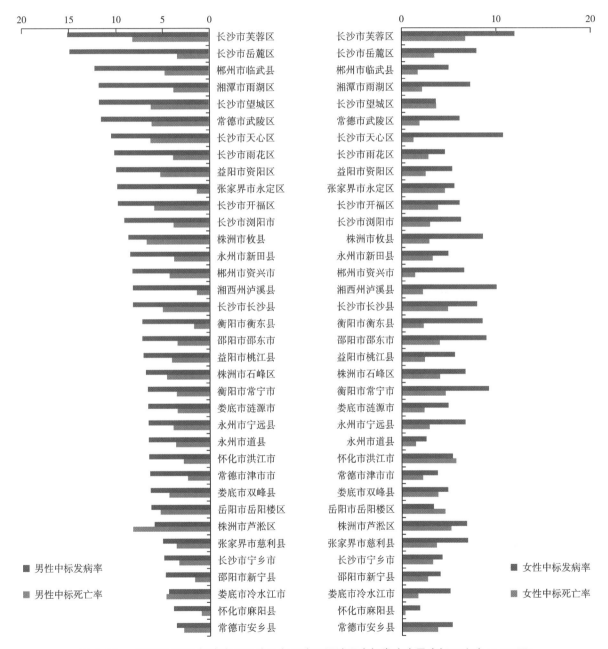

图 4-22g　湖南省 2019 年肿瘤登记地区白血病不同地区中标发病率及中标死亡率（1/10 万）

在 2009—2019 年期间,湖南省肿瘤登记地区白血病发病死亡,整体呈上升趋势,起初几年的波动性变化,可能原因是每年纳入年报的登记点数量不同,2009 年只有很少的登记点,2010—2012 年纳入数据的登记点每年 6 个,随后每年登记点数量逐年增加,数据代表性不断增强(图 4-22h)。

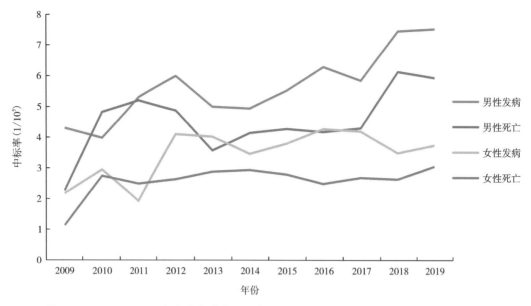

图 4-22h 2009—2019 年湖南省肿瘤登记地区白血病中标发病率及中标死亡率(1/10 万)

(许可葵 颜仕鹏)

第五章

2022 湖南省肿瘤登记年报 18 张表

　　这一章的 18 张数据表分别详细记录了 2019 年湖南省肿瘤登记地区分城市农村和城市农村合计、分男女及男女合计、分 19 个年龄组的 59 个细分解剖部位恶性肿瘤发病(死亡)具体数据,包括具体发病(死亡)病例数、分年龄组的粗发病(死亡)率、总的粗发病(死亡)率、59 个细分解剖部位发病(死亡)病例构成比、2000 年中国人口标化率、1985 年世界人口标化率、0~64 岁累积率、0~74 岁累积率、35~64 岁截缩率等指标,具体表格如下。

　　一、湖南省肿瘤登记地区 2019 年男女合计恶性肿瘤发病主要指标(表 5-1)。

　　二、湖南省肿瘤登记地区 2019 年男性恶性肿瘤发病主要指标(表 5-2)。

　　三、湖南省肿瘤登记地区 2019 年女性恶性肿瘤发病主要指标(表 5-3)。

　　四、湖南省城市肿瘤登记地区 2019 年男女合计恶性肿瘤发病主要指标(表 5-4)。

　　五、湖南省城市肿瘤登记地区 2019 年男性恶性肿瘤发病主要指标(表 5-5)。

　　六、湖南省城市肿瘤登记地区 2019 年女性恶性肿瘤发病主要指标(表 5-6)。

　　七、湖南省农村肿瘤登记地区 2019 年男女合计恶性肿瘤发病主要指标(表 5-7)。

　　八、湖南省农村肿瘤登记地区 2019 年男性恶性肿瘤发病主要指标(表 5-8)。

　　九、湖南省农村肿瘤登记地区 2019 年女性恶性肿瘤发病主要指标(表 5-9)。

　　十、湖南省肿瘤登记地区 2019 年男女合计恶性肿瘤死亡主要指标(表 5-10)。

　　十一、湖南省肿瘤登记地区 2019 年男性恶性肿瘤死亡主要指标(表 5-11)。

　　十二、湖南省肿瘤登记地区 2019 年女性恶性肿瘤死亡主要指标(表 5-12)。

　　十三、湖南省城市肿瘤登记地区 2019 年男女合计恶性肿瘤死亡主要指标(表 5-13)。

　　十四、湖南省城市肿瘤登记地区 2019 年男性恶性肿瘤死亡主要指标(表 5-14)。

　　十五、湖南省城市肿瘤登记地区 2019 年女性恶性肿瘤死亡主要指标(表 5-15)。

　　十六、湖南省农村肿瘤登记地区 2019 年男女合计恶性肿瘤死亡主要指标(表 5-16)。

　　十七、湖南省农村肿瘤登记地区 2019 年男性恶性肿瘤死亡主要指标(表 5-17)。

　　十八、湖南省农村肿瘤登记地区 2019 年女性恶性肿瘤死亡主要指标(表 5-18)。

(李　灿　邹艳花)

表 5-1　湖南省肿瘤登记地区 2019 年男女合计恶性肿瘤发病主要指标（1/10 万）

部位	ICD10	病例数	粗率	年龄组（岁）								
				0~	1~4	5~9	10~14	15~19	20~24	25~29	30~34	35~39
唇	C00	59	0.25	0.00	0.00	0.00	0.07	0.07	0.00	0.00	0.00	0.12
舌	C01-C02	818	3.49	0.00	0.00	0.00	0.00	0.00	0.00	0.08	1.07	2.22
口	C03-C06	681	2.91	0.00	0.00	0.06	0.07	0.14	0.00	0.15	0.51	1.42
唾液腺	C07-C08	191	0.81	0.00	0.00	0.06	0.07	0.00	0.23	0.38	0.30	0.74
扁桃腺	C09	64	0.27	0.00	0.00	0.19	0.00	0.00	0.00	0.00	0.05	0.12
其他的口咽	C10	62	0.26	0.00	0.00	0.00	0.00	0.00	0.00	0.00	0.05	0.06
鼻咽	C11	1 926	8.22	0.00	0.27	0.19	0.20	0.14	0.85	1.52	2.95	5.30
喉咽	C12-C13	187	0.80	0.00	0.00	0.00	0.00	0.00	0.00	0.00	0.05	0.06
咽,部位不明	C14	63	0.27	0.00	0.00	0.00	0.00	0.00	0.00	0.00	0.05	0.06
食管	C15	1 577	6.73	0.00	0.00	0.00	0.07	0.00	0.00	0.23	0.36	0.25
胃	C16	3 629	15.48	0.00	0.00	0.06	0.00	0.00	0.14	0.39	1.30	1.83	2.22
小肠	C17	320	1.37	0.49	0.00	0.00	0.00	0.07	0.08	0.00	0.10	0.49
结肠	C18	4 207	17.95	0.00	0.00	0.00	0.00	0.00	0.54	1.60	2.44	4.07
直肠	C19-C20	3 987	17.01	0.00	0.00	0.00	0.00	0.00	0.78	1.14	1.52	2.71
肛门	C21	64	0.27	0.00	0.00	0.00	0.00	0.08	0.00	0.05	0.18
肝脏	C22	6 346	27.07	2.97	1.07	0.32	0.20	0.48	0.93	2.29	4.73	8.01
胆囊及其他	C23-C24	1 191	5.08	0.00	0.00	0.06	0.00	0.07	0.08	0.15	0.30	0.37
胰腺	C25	1 074	4.58	0.00	0.00	0.00	0.00	0.00	0.16	0.15	0.15	0.55
鼻,鼻窦及其他	C30-C31	125	0.53	0.00	0.00	0.13	0.07	0.00	0.23	0.08	0.10	0.25
喉	C32	617	2.63	0.00	0.00	0.00	0.00	0.00	0.08	0.15	0.20	0.43
气管,支气管,肺	C33-C34	17 931	76.49	0.00	0.09	0.06	0.13	0.00	1.63	2.82	3.25	8.32
其他的胸腔器官	C37-C38	254	1.08	1.48	0.00	0.00	0.07	0.21	0.08	0.30	0.41	0.55
骨	C40-C41	398	1.70	0.49	0.18	0.58	0.93	1.10	0.78	0.38	0.81	0.74
皮肤的黑色素瘤	C43	208	0.89	0.00	0.00	0.00	0.00	0.14	0.00	0.30	0.25	0.37
其他的皮肤	C44	698	2.98	0.00	0.09	0.00	0.40	0.34	0.08	0.46	0.81	1.05
间皮瘤	C45	35	0.15	0.00	0.00	0.00	0.00	0.00	0.00	0.00	0.00	0.06
卡波氏肉瘤	C46	7	0.03	0.00	0.00	0.00	0.00	0.00	0.00	0.00	0.05	0.06
周围神经,结缔、软组织	C47,C49	320	1.37	0.49	0.44	0.51	0.27	0.62	0.54	0.99	0.86	0.80
乳房	C50	5 741	24.49	0.99	0.00	0.00	0.13	0.14	0.93	3.81	7.17	16.15
外阴	C51	65	0.28	0.00	0.00	0.00	0.00	0.00	0.00	0.00	0.10	0.18
阴道	C52	56	0.24	0.00	0.00	0.00	0.00	0.00	0.00	0.08	0.00	0.00
子宫颈	C53	3 823	16.31	0.00	0.00	0.00	0.00	0.00	0.39	2.36	5.79	11.34
子宫体	C54	1 226	5.23	0.00	0.00	0.00	0.00	0.00	0.08	0.30	0.86	1.48
子宫,部位不明	C55	360	1.54	0.00	0.00	0.00	0.00	0.00	0.15	0.36	1.17
卵巢	C56	994	4.24	0.00	0.00	0.13	0.13	1.17	0.62	2.36	1.52	2.53
其他的女性生殖器	C57	52	0.22	0.00	0.00	0.00	0.00	0.00	0.00	0.00	0.05	0.12
胎盘	C58	16	0.07	0.00	0.00	0.00	0.00	0.00	0.23	0.00	0.06
阴茎	C60	153	0.65	0.00	0.00	0.00	0.00	0.00	0.08	0.00	0.00	0.06
前列腺	C61	1 646	7.02	0.00	0.00	0.00	0.00	0.07	0.00	0.15	0.00	0.00
睾丸	C62	59	0.25	0.99	0.27	0.06	0.00	0.27	0.08	0.15	0.36	0.31
其他的男性生殖器	C63	26	0.11	0.00	0.09	0.00	0.00	0.00	0.00	0.05	0.00
肾	C64	908	3.87	0.99	0.62	0.13	0.13	0.07	0.31	1.07	0.97	1.54
肾盂	C65	125	0.53	0.00	0.00	0.00	0.00	0.00	0.08	0.00	0.00	0.06
输尿管	C66	116	0.49	0.00	0.00	0.00	0.00	0.00	0.00	0.15	0.00	0.00
膀胱	C67	1 424	6.07	0.00	0.00	0.00	0.07	0.07	0.08	0.23	0.66	0.99
其他的泌尿器官	C68	34	0.15	0.00	0.00	0.00	0.07	0.00	0.00	0.08	0.05	0.00
眼	C69	35	0.15	1.48	0.71	0.00	0.00	0.00	0.08	0.00	0.00	0.06
脑,神经系统	C70-C72,D32-D33,D43-D44	2 649	11.30	4.45	2.49	2.18	2.78	2.20	1.63	3.81	3.96	4.38
甲状腺	C73	3 388	14.45	0.00	0.00	0.13	0.33	1.92	6.51	19.36	19.51	21.45
肾上腺	C74	94	0.40	0.49	0.36	0.06	0.07	0.07	0.16	0.15	0.30	0.18
其他的内分泌腺	C75	50	0.21	0.00	0.00	0.00	0.07	0.21	0.08	0.08	0.20	0.12
霍奇金病	C81	109	0.46	0.00	0.00	0.00	0.00	0.40	0.14	0.39	0.38	0.25	0.43
非霍奇金淋巴瘤	C82-C85,C96	1 640	7.00	0.99	2.40	1.28	0.73	0.89	0.78	1.91	2.03	2.84
免疫增生性疾病	C88	2	0.01	0.00	0.00	0.00	0.00	0.00	0.00	0.00	0.00	0.00
多发性骨髓瘤	C90	627	2.67	0.00	0.00	0.00	0.07	0.00	0.08	0.00	0.05	0.18
淋巴样白血病	C91	443	1.89	2.47	3.47	2.63	1.26	0.89	0.23	1.22	0.66	0.86
髓样白血病	C92-C94,D45-D47	1 129	4.82	3.95	0.89	0.51	1.06	1.17	1.24	2.21	1.63	1.97
白血病,未特指	C95	567	2.42	3.95	2.13	0.58	0.66	1.24	0.23	0.84	0.61	1.36
其他的或未指明部位	O&U	2 175	9.28	0.99	1.87	0.77	0.73	1.10	1.09	1.30	1.88	3.64
所有部位合计	ALL	76 771	327.51	27.68	17.52	10.78	11.20	15.26	22.56	56.87	72.46	115.10
所有部位除外 C44	ALLbC44	76 073	324.53	27.68	17.43	10.78	10.80	14.92	22.48	56.41	71.65	114.05

40~44	45~49	50~54	55~59	60~64	65~69	70~74	75~79	80~84	85+	构成（%）	中国人口标化率	世界人口标化率	累积率 0~64	累积率 0~74	35~64岁截缩率
0.13	0.05	0.20	0.06	0.67	1.28	0.84	1.67	1.07	1.58	0.08	0.16	0.16	0.01	0.02	0.19
5.07	6.19	7.65	7.65	8.31	8.13	5.49	5.18	4.03	1.98	1.07	2.46	2.34	0.19	0.26	5.90
3.49	5.59	5.62	6.88	6.89	6.16	4.66	5.92	4.83	5.94	0.89	2.00	1.92	0.15	0.21	4.72
0.92	0.70	1.47	1.90	2.02	1.80	1.07	1.85	1.61	1.98	0.25	0.60	0.56	0.04	0.06	1.20
0.07	0.22	0.51	0.59	0.42	0.60	1.31	1.11	0.27	1.19	0.08	0.17	0.18	0.01	0.02	0.29
0.26	0.38	0.20	0.59	0.92	1.11	0.48	0.37	0.81	0.79	0.08	0.17	0.17	0.01	0.02	0.36
7.64	13.99	18.73	16.60	17.81	19.61	14.93	12.77	14.23	10.30	2.51	5.81	5.51	0.43	0.60	12.67
0.40	0.75	1.11	2.73	2.94	1.71	2.63	1.48	2.68	0.79	0.24	0.49	0.49	0.04	0.06	1.14
0.13	0.38	0.25	0.30	0.92	0.68	0.96	0.74	1.88	1.58	0.08	0.17	0.16	0.01	0.02	0.31
1.32	3.39	7.85	10.97	21.84	25.00	29.74	26.84	32.21	28.91	2.05	3.90	3.97	0.23	0.50	6.46
5.53	11.83	17.77	21.10	44.18	51.88	58.53	74.97	75.43	84.34	4.73	9.28	9.21	0.53	1.08	15.08
0.59	1.13	1.87	2.13	4.45	4.37	4.90	5.74	5.10	3.56	0.42	0.85	0.85	0.06	0.10	1.58
7.44	12.05	20.86	25.73	42.75	58.56	68.92	85.71	112.20	91.47	5.48	10.75	10.52	0.59	1.22	16.76
5.99	10.71	20.81	23.41	47.12	59.93	67.25	79.78	96.90	69.69	5.19	10.14	10.05	0.57	1.21	16.21
0.07	0.11	0.15	0.41	0.17	0.94	1.43	0.93	2.95	1.98	0.08	0.16	0.15	0.01	0.02	0.17
14.82	26.95	39.95	42.38	70.30	81.68	92.45	101.07	115.69	109.29	8.27	17.02	16.73	1.06	1.93	30.62
1.05	3.07	5.06	5.33	15.96	16.27	23.77	30.54	26.57	26.93	1.55	2.96	2.96	0.16	0.36	4.43
1.58	2.15	4.46	6.52	12.18	15.67	19.47	25.92	27.65	24.55	1.40	2.65	2.64	0.14	0.32	3.96
0.20	0.91	0.61	0.65	0.92	1.54	1.67	2.04	1.88	2.77	0.16	0.37	0.35	0.02	0.04	0.56
0.66	1.08	3.14	4.39	8.65	9.76	10.15	11.11	13.42	9.90	0.80	1.55	1.56	0.09	0.19	2.61
16.80	37.28	75.90	112.21	219.46	290.93	334.92	406.50	400.49	327.47	23.36	44.44	44.51	2.39	5.52	67.12
0.79	0.91	1.67	2.37	2.69	2.83	2.39	2.59	3.22	3.96	0.33	0.75	0.75	0.05	0.08	1.36
0.72	1.18	1.62	2.07	2.52	3.94	4.54	6.11	9.39	12.28	0.52	1.24	1.21	0.07	0.11	1.37
0.33	0.70	1.01	1.36	2.44	2.57	3.11	3.70	4.56	3.17	0.27	0.58	0.55	0.03	0.06	0.92
1.25	1.72	2.23	2.55	6.30	7.11	12.54	16.84	22.82	27.32	0.91	1.83	1.76	0.07	0.18	2.28
0.07	0.22	0.05	0.30	0.67	0.68	0.36	0.37	0.27	0.40	0.05	0.10	0.10	0.01	0.01	0.20
0.00	0.00	0.10	0.06	0.00	0.00	0.12	0.00	0.27	0.00	0.01	0.02	0.02	0.00	0.00	0.04
1.52	1.56	1.57	1.24	3.70	3.68	2.51	3.70	2.15	1.19	0.42	1.11	1.08	0.07	0.10	1.64
33.00	50.46	54.33	47.95	57.62	46.15	34.16	41.46	38.39	28.11	7.48	17.61	16.59	1.36	1.76	41.67
0.33	0.22	0.20	0.36	0.67	0.60	0.96	1.67	1.88	0.79	0.08	0.18	0.17	0.01	0.02	0.31
0.07	0.38	0.20	0.47	0.42	1.03	1.07	0.93	1.07	0.00	0.07	0.15	0.15	0.01	0.02	0.23
20.95	28.03	38.78	34.91	34.69	29.71	31.17	26.29	24.96	15.44	4.98	11.60	10.89	0.89	1.19	26.91
4.22	8.82	15.70	14.46	12.35	8.99	6.69	9.07	8.32	3.96	1.60	3.46	3.37	0.29	0.37	8.80
1.84	2.15	2.58	2.85	3.19	3.42	3.11	4.07	6.71	5.54	0.47	1.04	0.98	0.07	0.10	2.20
4.41	6.78	7.24	8.36	10.08	9.16	9.56	7.22	7.78	4.36	1.29	3.15	2.98	0.22	0.32	6.20
0.20	0.38	0.61	0.30	0.34	0.94	0.12	0.56	0.27	0.79	0.07	0.15	0.14	0.01	0.02	0.31
0.20	0.22	0.10	0.12	0.00	0.00	0.00	0.00	0.00	0.00	0.02	0.07	0.06	0.00	0.00	0.12
0.20	0.75	0.96	0.83	1.18	2.57	2.27	3.52	3.22	2.77	0.20	0.39	0.38	0.02	0.04	0.61
0.20	0.59	1.06	2.67	10.16	23.12	34.76	66.45	83.48	83.55	2.14	3.59	3.52	0.07	0.36	1.98
0.33	0.16	0.30	0.47	0.25	0.17	0.24	0.19	1.07	0.00	0.08	0.23	0.23	0.01	0.02	0.30
0.00	0.11	0.05	0.18	0.25	0.17	0.60	0.37	1.34	0.40	0.03	0.07	0.07	0.00	0.01	0.08
2.24	3.77	5.62	7.05	9.24	12.07	12.18	13.33	11.81	11.48	1.18	2.56	2.52	0.16	0.29	4.47
0.13	0.59	0.41	0.65	1.09	2.05	3.22	2.41	2.15	2.38	0.16	0.32	0.32	0.02	0.04	0.44
0.07	0.32	0.30	0.77	1.09	1.63	2.51	3.15	3.22	1.98	0.16	0.29	0.28	0.01	0.03	0.36
1.05	2.04	4.15	7.88	14.61	18.84	26.76	37.58	52.34	41.18	1.85	3.43	3.37	0.15	0.39	4.36
0.07	0.22	0.15	0.12	0.08	0.68	0.60	0.74	0.54	0.40	0.04	0.10	0.09	0.00	0.01	0.11
0.00	0.11	0.10	0.12	0.42	0.26	0.36	0.56	0.54	0.00	0.05	0.12	0.17	0.01	0.01	0.12
8.04	10.44	14.63	16.06	25.20	27.74	33.92	42.58	44.56	41.18	3.45	7.93	7.80	0.49	0.80	12.11
24.51	25.98	25.52	23.47	15.62	13.27	9.20	10.18	9.93	7.13	4.41	13.28	11.38	0.92	1.03	23.08
0.07	0.54	0.76	0.59	0.76	0.94	0.72	0.56	1.61	0.79	0.12	0.30	0.31	0.02	0.03	0.45
0.07	0.16	0.41	0.53	0.59	0.43	0.12	0.19	0.54	0.40	0.07	0.17	0.16	0.01	0.02	0.28
0.59	0.48	0.66	0.65	1.09	1.11	0.60	0.37	0.81	0.40	0.14	0.40	0.37	0.03	0.04	0.62
4.41	6.35	8.86	11.20	17.30	17.38	23.53	28.14	23.89	19.80	2.14	4.78	4.76	0.30	0.51	7.74
0.00	0.00	0.00	0.00	0.00	0.17	0.00	0.00	0.00	0.00	0.00	0.01	0.01	0.00	0.00	0.00
0.92	1.67	3.09	3.32	6.97	10.53	11.47	15.18	10.20	14.26	0.82	1.57	1.57	0.08	0.19	2.36
0.99	1.18	1.67	2.19	3.11	3.25	3.94	7.40	5.37	1.98	0.58	1.58	1.77	0.10	0.14	1.54
2.90	4.09	5.37	5.45	9.07	12.50	14.69	24.06	24.43	17.82	1.47	3.40	3.31	0.18	0.33	4.47
1.38	1.67	2.03	2.37	3.95	7.28	7.17	10.92	11.54	9.50	0.74	1.75	1.85	0.10	0.17	1.99
3.89	6.03	10.58	12.74	19.91	23.29	33.80	42.39	54.76	65.73	2.83	5.84	5.80	0.33	0.61	8.54
196.11	309.86	448.86	511.60	808.48	957.89	1 080.59	1 317.06	1 421.33	1 237.42	100.00	211.19	205.92	12.96	23.19	362.94
194.85	308.14	446.63	509.05	802.18	950.78	1 068.05	1 300.21	1 398.51	1 210.10	99.09	209.37	204.07	12.91	23.00	360.66

表 5-2　湖南省肿瘤登记地区 2019 年男性恶性肿瘤发病主要指标(1/10 万)

部位	ICD10	病例数	粗率	0~	1~4	5~9	10~14	15~19	20~24	25~29	30~34	35~39
唇	C00	39	0.32	0.00	0.00	0.00	0.00	0.13	0.00	0.00	0.00	0.24
舌	C01-C02	705	5.86	0.00	0.00	0.00	0.00	0.00	0.00	0.15	1.81	3.62
口	C03-C06	571	4.75	0.00	0.00	0.00	0.12	0.25	0.00	0.30	0.91	2.17
唾液腺	C07-C08	111	0.92	0.00	0.00	0.12	0.12	0.00	0.15	0.44	0.10	1.09
扁桃腺	C09	44	0.37	0.00	0.00	0.24	0.00	0.00	0.00	0.00	0.00	0.24
其他的口咽	C10	58	0.48	0.00	0.00	0.00	0.00	0.00	0.00	0.00	0.10	0.12
鼻咽	C11	1 366	11.35	0.00	0.33	0.12	0.37	0.13	1.19	1.92	3.73	7.96
喉咽	C12-C13	174	1.45	0.00	0.00	0.00	0.00	0.00	0.00	0.00	0.00	0.12
咽,部位不明	C14	49	0.41	0.00	0.00	0.00	0.00	0.00	0.00	0.00	0.10	0.00
食管	C15	1 330	11.05	0.00	0.00	0.00	0.00	0.12	0.00	0.15	0.60	0.36
胃	C16	2 301	19.12	0.00	0.00	0.00	0.00	0.00	0.44	1.18	1.71	2.29
小肠	C17	185	1.54	0.00	0.00	0.00	0.00	0.00	0.15	0.00	0.10	0.48
结肠	C18	2 427	20.17	0.00	0.00	0.00	0.00	0.00	0.59	2.07	2.42	4.22
直肠	C19-C20	2 392	19.88	0.00	0.00	0.00	0.00	0.00	0.89	1.33	1.51	2.53
肛门	C21	31	0.26	0.00	0.00	0.00	0.00	0.00	0.15	0.00	0.00	0.00
肝脏	C22	4 694	39.01	3.70	1.33	0.60	0.12	0.64	1.33	2.96	6.55	12.91
胆囊及其他	C23-C24	544	4.52	0.00	0.00	0.00	0.00	0.13	0.00	0.15	0.50	0.12
胰腺	C25	609	5.06	0.00	0.00	0.00	0.00	0.00	0.15	0.15	0.10	0.72
鼻,鼻窦及其他	C30-C31	71	0.59	0.00	0.00	0.12	0.00	0.00	0.30	0.15	0.00	0.00
喉	C32	552	4.59	0.00	0.00	0.00	0.00	0.00	0.00	0.15	0.20	0.84
气管,支气管,肺	C33-C34	12 894	107.16	0.00	0.17	0.12	0.12	0.12	1.78	2.37	3.73	8.45
其他的胸腔器官	C37-C38	157	1.30	0.93	0.17	0.12	0.12	0.38	0.00	0.44	0.50	0.36
骨	C40-C41	241	2.00	0.00	0.17	0.95	1.35	1.52	0.89	0.59	1.11	0.48
皮肤的黑色素瘤	C43	116	0.96	0.00	0.00	0.00	0.00	0.00	0.00	0.30	0.30	0.48
其他的皮肤	C44	395	3.28	0.00	0.17	0.00	0.49	0.25	0.15	0.74	1.21	0.97
间皮瘤	C45	19	0.16	0.00	0.00	0.00	0.00	0.00	0.00	0.00	0.00	0.00
卡波氏肉瘤	C46	5	0.04	0.00	0.00	0.00	0.00	0.00	0.00	0.00	0.10	0.00
周围神经,结缔、软组织	C47,C49	165	1.37	0.00	0.17	0.48	0.25	0.51	0.89	1.18	0.81	0.84
乳房	C50	195	1.62	1.85	0.00	0.00	0.00	0.00	0.15	0.15	0.40	0.48
外阴	C51	0	0.00	0.00	0.00	0.00	0.00	0.00	0.00	0.00	0.00	0.00
阴道	C52	0	0.00	0.00	0.00	0.00	0.00	0.00	0.00	0.00	0.00	0.00
子宫颈	C53	0	0.00	0.00	0.00	0.00	0.00	0.00	0.00	0.00	0.00	0.00
子宫体	C54	0	0.00	0.00	0.00	0.00	0.00	0.00	0.00	0.00	0.00	0.00
子宫,部位不明	C55	0	0.00	0.00	0.00	0.00	0.00	0.00	0.00	0.00	0.00	0.00
卵巢	C56	0	0.00	0.00	0.00	0.00	0.00	0.00	0.00	0.00	0.00	0.00
其他的女性生殖器	C57	0	0.00	0.00	0.00	0.00	0.00	0.00	0.00	0.00	0.00	0.00
胎盘	C58	0	0.00	0.00	0.00	0.00	0.00	0.00	0.00	0.00	0.00	0.00
阴茎	C60	153	1.27	0.00	0.00	0.00	0.00	0.00	0.00	0.15	0.00	0.12
前列腺	C61	1 646	13.68	0.00	0.00	0.00	0.00	0.13	0.00	0.30	0.00	0.12
睾丸	C62	59	0.49	1.85	0.50	0.12	0.00	0.51	0.15	0.30	0.71	0.60
其他的男性生殖器	C63	26	0.22	0.00	0.17	0.00	0.00	0.00	0.00	0.10	0.00	0.00
肾	C64	570	4.74	0.00	0.50	0.12	0.00	0.13	0.30	1.33	1.51	2.05
肾盂	C65	81	0.67	0.00	0.00	0.00	0.00	0.00	0.15	0.00	0.00	0.00
输尿管	C66	64	0.53	0.00	0.00	0.00	0.00	0.00	0.00	0.20	0.00	0.00
膀胱	C67	1 125	9.35	0.00	0.00	0.00	0.12	0.13	0.00	0.44	1.01	1.21
其他的泌尿器官	C68	23	0.19	0.00	0.00	0.00	0.12	0.00	0.00	0.00	0.10	0.00
眼	C69	21	0.17	2.78	0.50	0.00	0.00	0.00	0.15	0.00	0.00	0.12
脑,神经系统	C70-C72,D32-D33,D43-D44	1 141	9.48	1.85	2.83	1.67	3.56	2.29	1.04	4.74	3.33	4.34
甲状腺	C73	830	6.90	0.00	0.00	0.24	0.12	0.89	2.97	8.73	10.48	11.34
肾上腺	C74	48	0.40	0.93	0.50	0.12	0.00	0.13	0.15	0.15	0.20	0.24
其他的内分泌腺	C75	26	0.22	0.00	0.00	0.12	0.00	0.13	0.15	0.00	0.10	0.00
霍奇金病	C81	63	0.52	0.00	0.00	0.12	0.00	0.13	0.44	0.59	0.30	0.60
非霍奇金淋巴瘤	C82-C85,C96	960	7.98	0.93	3.33	1.79	1.11	1.14	0.89	2.66	2.02	2.41
免疫增生性疾病	C88	2	0.02	0.00	0.00	0.00	0.00	0.00	0.00	0.00	0.00	0.00
多发性骨髓瘤	C90	368	3.06	0.00	0.00	0.00	0.12	0.00	0.00	0.15	0.10	0.24
淋巴样白血病	C91	263	2.19	1.85	3.50	2.51	1.84	1.02	0.30	1.18	1.11	0.72
髓样白血病	C92-C94,D45-D47	637	5.29	3.70	0.83	0.36	1.11	0.89	1.93	2.22	1.92	2.53
白血病,未特指	C95	312	2.59	4.63	1.83	0.84	0.74	1.52	0.15	0.89	0.50	1.21
其他的或未指明部位	O&U	1 160	9.64	0.93	2.00	0.48	0.61	0.76	1.19	1.48	1.81	3.02
所有部位合计	ALL	42 018	349.21	25.92	18.98	11.10	13.02	13.72	19.13	42.19	54.13	82.90
所有部位除外 C44	ALLbC44	41 623	345.93	25.92	18.82	11.10	12.53	13.47	18.99	41.45	52.92	81.93

40~44	45~49	50~54	55~59	60~64	65~69	70~74	75~79	80~84	85+	构成（%）	中国人口标化率	世界人口标化率	累积率 0~64	累积率 0~74	35~64岁截缩率
0.13	0.00	0.40	0.12	1.16	1.71	0.95	1.91	1.17	1.93	0.09	0.21	0.21	0.01	0.02	0.30
9.02	10.39	13.42	13.40	14.87	13.53	9.52	7.66	5.87	0.97	1.68	4.22	4.01	0.33	0.45	10.27
6.44	9.97	10.19	11.87	11.73	9.42	7.38	7.28	4.11	8.71	1.36	3.37	3.25	0.27	0.35	8.29
0.64	0.73	1.61	2.59	2.48	2.23	0.71	3.83	1.76	0.97	0.26	0.68	0.64	0.05	0.07	1.39
0.13	0.21	0.30	0.71	0.83	1.03	2.14	2.30	0.59	0.97	0.10	0.24	0.24	0.01	0.03	0.36
0.39	0.73	0.40	1.18	1.82	2.23	0.95	0.38	0.59	1.93	0.14	0.32	0.32	0.02	0.04	0.69
10.05	18.78	26.24	23.98	24.46	28.78	22.14	18.77	22.32	17.41	3.25	8.13	7.71	0.60	0.85	17.61
0.77	1.26	2.22	5.17	5.62	2.91	5.24	2.68	5.29	0.00	0.41	0.90	0.92	0.08	0.12	2.17
0.26	0.52	0.50	0.59	1.49	1.37	1.43	1.53	1.17	1.93	0.12	0.26	0.26	0.02	0.03	0.50
2.19	5.98	13.93	19.52	38.84	43.51	49.76	42.51	52.27	41.60	3.17	6.67	6.80	0.41	0.87	11.43
5.93	12.59	21.70	26.57	62.81	70.75	77.85	98.04	96.91	102.55	5.48	11.77	11.80	0.68	1.42	19.06
0.52	1.15	2.62	2.59	5.12	5.31	5.95	6.51	5.29	2.90	0.44	0.98	0.97	0.06	0.12	1.83
7.09	12.07	24.02	29.39	53.55	69.55	81.66	98.43	133.92	129.64	5.78	12.44	12.30	0.68	1.43	19.10
5.28	11.12	23.61	28.45	56.52	79.83	85.94	96.89	122.76	84.17	5.69	12.15	12.10	0.66	1.49	18.44
0.13	0.10	0.10	0.35	0.00	1.20	2.38	0.77	1.17	2.90	0.07	0.15	0.16	0.00	0.02	0.11
23.32	43.66	64.59	65.96	104.12	118.71	130.70	139.40	162.70	153.83	11.17	25.51	25.06	1.64	2.89	47.82
1.55	3.04	4.64	4.70	13.39	16.10	22.85	26.43	25.26	25.15	1.29	2.76	2.75	0.14	0.34	3.99
1.55	2.41	5.75	7.17	14.87	17.64	22.38	29.49	31.72	28.06	1.45	3.05	3.05	0.16	0.36	4.68
0.13	0.84	1.01	0.71	0.99	1.88	2.14	2.68	2.35	4.84	0.17	0.38	0.39	0.02	0.04	0.57
1.16	1.89	5.75	7.99	16.03	18.50	17.38	19.53	24.08	19.35	1.31	2.79	2.82	0.17	0.35	4.78
18.42	43.03	102.13	163.07	333.03	442.64	507.55	616.98	576.79	464.40	30.69	64.09	64.54	3.38	8.13	94.01
0.64	1.15	1.92	3.17	3.47	3.77	3.57	3.06	3.52	4.84	0.37	0.91	0.91	0.06	0.10	1.58
0.64	1.36	2.22	2.12	2.81	5.65	5.48	5.74	12.92	15.48	0.57	1.52	1.49	0.08	0.14	1.48
0.39	0.63	1.11	1.18	2.97	3.60	3.33	4.60	4.70	3.87	0.28	0.64	0.62	0.04	0.07	1.00
1.42	1.89	2.62	2.82	8.43	7.54	14.52	19.91	25.84	29.99	0.94	2.14	2.06	0.11	0.22	2.70
0.13	0.10	0.10	0.35	0.66	1.03	0.24	0.38	0.00	0.97	0.05	0.10	0.10	0.01	0.01	0.19
0.00	0.00	0.20	0.00	0.00	0.00	0.24	0.00	0.59	0.00	0.01	0.03	0.02	0.00	0.00	0.03
1.29	1.26	2.02	1.29	3.97	3.77	2.38	2.68	4.11	1.93	0.39	1.12	1.08	0.07	0.11	1.66
0.90	1.36	2.22	2.70	5.12	4.63	4.05	8.81	7.64	6.77	0.46	1.06	1.06	0.07	0.11	1.90
0.00	0.00	0.00	0.00	0.00	1.03	0.00	0.00	0.00	0.00						
0.00	0.00	0.00	0.00	0.00	0.00	0.00	0.00	0.00	0.00						
0.00	0.00	0.00	0.00	0.00	0.00	0.00	0.00	0.00	0.00						
0.00	0.00	0.00	0.00	0.00	0.00	0.00	0.00	0.00	0.00						
0.00	0.00	0.00	0.00	0.00	0.00	0.00	0.00	0.00	0.00						
0.39	1.47	1.92	1.65	2.31	5.14	4.52	7.28	7.05	6.77	0.36	0.79	0.77	0.04	0.09	1.20
0.39	1.15	2.12	5.29	20.00	46.25	69.28	137.49	182.67	204.14	3.92	7.43	7.33	0.15	0.72	3.90
0.64	0.31	0.61	0.94	0.50	0.34	0.48	0.38	2.35	0.00	0.14	0.44	0.44	0.03	0.03	0.59
0.00	0.21	0.10	0.35	0.50	0.34	1.19	0.77	2.94	0.97	0.06	0.13	0.13	0.01	0.01	0.17
2.83	4.09	7.47	8.94	11.73	15.42	15.95	14.94	14.10	19.35	1.36	3.20	3.13	0.20	0.36	5.61
0.13	0.94	0.61	0.59	1.49	2.23	4.52	3.45	3.52	2.90	0.19	0.42	0.41	0.02	0.05	0.57
0.13	0.52	0.40	0.94	1.16	1.54	2.38	4.98	1.17	2.90	0.15	0.33	0.32	0.01	0.04	0.46
1.42	2.83	7.17	11.64	24.13	30.15	42.38	62.04	87.52	78.37	2.68	5.50	5.44	0.25	0.61	6.83
0.13	0.31	0.20	0.24	0.17	0.17	1.19	1.15	1.17	0.97	0.05	0.13	0.12	0.01	0.01	0.17
0.00	0.00	0.10	0.24	0.83	0.17	0.24	0.38	1.17	0.00	0.05	0.14	0.20	0.01	0.01	0.18
7.99	7.77	13.02	13.40	20.66	22.61	29.52	37.15	32.30	39.67	2.72	7.03	6.89	0.43	0.69	10.38
12.11	11.75	9.18	11.40	8.76	6.85	8.09	3.06	5.29	4.84	1.98	6.46	5.51	0.44	0.51	10.90
0.00	0.42	0.71	0.35	0.99	1.20	0.71	0.77	1.76	0.00	0.11	0.31	0.34	0.02	0.03	0.42
0.13	0.10	0.40	0.94	0.83	0.34	0.24	0.00	0.00	0.00	0.06	0.16	0.16	0.01	0.02	0.34
0.90	0.31	0.61	0.59	1.32	1.54	0.95	0.38	1.76	0.00	0.15	0.45	0.42	0.03	0.04	0.70
5.67	6.72	9.59	12.81	20.66	19.53	30.23	32.55	27.02	31.93	2.28	5.59	5.65	0.35	0.60	8.73
0.00	0.00	0.00	0.00	0.00	0.34	0.00	0.00	0.00	0.00	0.01	0.01	0.01	0.00	0.00	0.00
1.03	1.78	3.83	3.29	8.76	12.16	12.38	19.15	13.51	22.25	0.88	1.86	1.87	0.10	0.22	2.77
1.29	1.05	1.92	2.23	4.13	3.25	5.48	11.11	7.05	2.90	0.63	1.82	1.98	0.11	0.16	1.72
3.09	4.51	5.45	6.70	9.75	15.25	15.24	30.26	25.84	27.09	1.52	3.81	3.70	0.21	0.36	4.96
1.16	1.68	1.72	2.70	4.63	7.54	8.09	16.09	13.51	12.58	0.74	1.89	1.99	0.10	0.18	2.01
3.35	6.51	10.50	12.93	20.99	28.09	37.85	51.70	64.61	71.59	2.76	6.20	6.16	0.33	0.66	8.56
143.26	242.73	415.17	527.88	955.47	1 199.28	1 381.71	1 704.25	1 833.73	1 687.31	100.00	222.73	220.60	12.71	25.61	349.12
141.84	240.84	412.55	525.06	947.04	1 191.74	1 367.19	1 684.33	1 807.89	1 657.31	99.06	220.59	218.54	12.60	25.39	346.41

表 5-3　湖南省肿瘤登记地区 2019 年女性恶性肿瘤发病主要指标(1/10 万)

部位	ICD10	病例数	粗率	年龄组(岁)								
				0~	1~4	5~9	10~14	15~19	20~24	25~29	30~34	35~39
唇	C00	20	0.18	0.00	0.00	0.00	0.14	0.00	0.00	0.00	0.00	0.00
舌	C01-C02	113	0.99	0.00	0.00	0.00	0.00	0.00	0.00	0.00	0.31	0.76
口	C03-C06	110	0.96	0.00	0.00	0.14	0.00	0.00	0.00	0.00	0.10	0.63
唾液腺	C07-C08	80	0.70	0.00	0.00	0.00	0.00	0.00	0.32	0.31	0.51	0.38
扁桃腺	C09	20	0.18	0.00	0.00	0.14	0.00	0.00	0.00	0.00	0.10	0.00
其他的口咽	C10	4	0.04	0.00	0.00	0.00	0.00	0.00	0.00	0.00	0.00	0.00
鼻咽	C11	560	4.91	0.00	0.19	0.28	0.00	0.15	0.49	1.10	2.15	2.52
喉咽	C12-C13	13	0.11	0.00	0.00	0.00	0.00	0.00	0.00	0.00	0.10	0.00
咽,部位不明	C14	14	0.12	0.00	0.00	0.00	0.00	0.00	0.00	0.00	0.00	0.13
食管	C15	247	2.16	0.00	0.00	0.00	0.00	0.00	0.00	0.31	0.10	0.13
胃	C16	1 328	11.64	0.00	0.00	0.14	0.00	0.30	0.32	1.41	1.95	2.14
小肠	C17	135	1.18	1.06	0.00	0.00	0.00	0.15	0.00	0.00	0.10	0.50
结肠	C18	1 780	15.60	0.00	0.00	0.00	0.00	0.00	0.49	1.10	2.46	3.91
直肠	C19-C20	1 595	13.98	0.00	0.00	0.00	0.00	0.00	0.65	0.94	1.54	2.90
肛门	C21	33	0.29	0.00	0.00	0.00	0.00	0.00	0.00	0.00	0.10	0.38
肝脏	C22	1 652	14.48	2.12	0.76	0.00	0.29	0.30	0.49	1.57	2.87	2.90
胆囊及其他	C23-C24	647	5.67	0.00	0.00	0.14	0.00	0.00	0.16	0.16	0.10	0.63
胰腺	C25	465	4.08	0.00	0.00	0.00	0.00	0.00	0.16	0.16	0.20	0.38
鼻,鼻窦及其他	C30-C31	54	0.47	0.00	0.00	0.14	0.14	0.15	0.16	0.00	0.20	0.50
喉	C32	65	0.57	0.00	0.00	0.00	0.00	0.00	0.16	0.16	0.20	0.00
气管,支气管,肺	C33-C34	5 037	44.15	0.00	0.00	0.00	0.14	0.00	1.46	3.30	2.77	8.19
其他的胸腔器官	C37-C38	97	0.85	2.12	0.00	0.00	0.00	0.00	0.16	0.16	0.31	0.76
骨	C40-C41	157	1.38	1.06	0.19	0.14	0.43	0.60	0.65	0.16	0.51	1.01
皮肤的黑色素瘤	C43	92	0.81	0.00	0.00	0.00	0.00	0.30	0.00	0.31	0.20	0.25
其他的皮肤	C44	303	2.66	0.00	0.00	0.00	0.29	0.45	0.00	0.16	0.41	1.13
间皮瘤	C45	16	0.14	0.00	0.00	0.00	0.00	0.00	0.00	0.00	0.00	0.13
卡波氏肉瘤	C46	2	0.02	0.00	0.00	0.00	0.00	0.00	0.00	0.00	0.00	0.13
周围神经,结缔、软组织	C47,C49	155	1.36	1.06	0.76	0.55	0.29	0.75	0.16	0.79	0.92	0.76
乳房	C50	5 546	48.61	0.00	0.00	0.00	0.29	0.30	1.79	7.70	14.04	32.52
外阴	C51	65	0.57	0.00	0.00	0.00	0.00	0.00	0.00	0.00	0.20	0.38
阴道	C52	56	0.49	0.00	0.00	0.00	0.00	0.00	0.00	0.16	0.00	0.00
子宫颈	C53	3 823	33.51	0.00	0.00	0.00	0.00	0.00	0.81	4.87	11.68	23.19
子宫体	C54	1 226	10.75	0.00	0.00	0.00	0.00	0.00	0.16	0.63	1.74	3.03
子宫,部位不明	C55	360	3.16	0.00	0.00	0.00	0.00	0.00	0.00	0.31	0.72	2.40
卵巢	C56	994	8.71	0.00	0.00	0.28	0.29	2.55	1.30	4.87	3.07	5.17
其他的女性生殖器	C57	52	0.46	0.00	0.00	0.00	0.00	0.00	0.00	0.00	0.10	0.25
胎盘	C58	16	0.14	0.00	0.00	0.00	0.00	0.15	0.00	0.47	0.00	0.13
阴茎	C60	0	0.00									
前列腺	C61	0	0.00									
睾丸	C62	0	0.00									
其他的男性生殖器	C63	0	0.00									
肾	C64	338	2.96	2.12	0.76	0.14	0.29	0.00	0.32	0.79	0.41	1.01
肾盂	C65	44	0.39	0.00	0.00	0.00	0.00	0.00	0.00	0.00	0.00	0.13
输尿管	C66	52	0.46	0.00	0.00	0.00	0.00	0.00	0.00	0.00	0.10	0.00
膀胱	C67	299	2.62	0.00	0.00	0.00	0.00	0.00	0.00	0.16	0.31	0.76
其他的泌尿器官	C68	11	0.10	0.00	0.00	0.00	0.00	0.00	0.00	0.16	0.00	0.00
眼	C69	14	0.12	0.00	0.95	0.00	0.00	0.00	0.00	0.00	0.00	0.00
脑,神经系统	C70-C72,D32-D33,D43-D44	1 508	13.22	7.43	2.10	2.77	1.87	2.10	2.27	2.83	4.61	4.41
甲状腺	C73	2 558	22.42	0.00	0.00	0.00	0.58	3.15	10.39	30.65	28.69	32.02
肾上腺	C74	46	0.40	0.00	0.19	0.00	0.00	0.00	0.16	0.16	0.41	0.13
其他的内分泌腺	C75	24	0.21	0.00	0.00	0.00	0.00	0.30	0.00	0.16	0.31	0.25
霍奇金病	C81	46	0.40	0.00	0.00	0.00	0.72	0.15	0.32	0.16	0.20	0.25
非霍奇金淋巴瘤	C82-C85,C96	680	5.96	1.06	1.34	0.69	0.29	0.60	0.65	1.10	2.05	3.28
免疫增生性疾病	C88	0	0.00	0.00	0.00	0.00	0.00	0.00	0.00	0.00	0.00	0.00
多发性骨髓瘤	C90	259	2.27	0.00	0.00	0.00	0.00	0.00	0.16	0.00	0.00	0.13
淋巴样白血病	C91	180	1.58	3.18	3.44	2.77	0.58	0.75	0.16	1.26	0.20	1.01
髓样白血病	C92-C94,D45-D47	492	4.31	4.24	0.95	0.69	1.01	1.50	0.49	2.20	1.33	1.39
白血病,未特指	C95	255	2.24	3.18	2.48	0.28	0.58	0.90	0.32	0.79	0.72	1.51
其他的或未指明部位	O&U	1 015	8.90	1.06	1.72	1.11	0.86	1.50	0.97	1.10	1.95	4.29
所有部位合计	ALL	34 753	304.61	29.71	15.85	10.41	9.06	17.07	26.31	72.46	91.10	148.74
所有部位除外 C44	ALLbC44	34 450	301.96	29.71	15.85	10.41	8.77	16.63	26.31	72.30	90.69	147.61

40~44	45~49	50~54	55~59	60~64	65~69	70~74	75~79	80~84	85+	构成(%)	中国人口标化率	世界人口标化率	累积率 0~64	累积率 0~74	35~64岁截缩率
0.13	0.11	0.00	0.00	0.17	0.86	0.72	1.43	0.99	1.34	0.06	0.10	0.10	0.00	0.01	0.07
0.94	1.77	1.83	1.79	1.54	2.74	1.44	2.87	2.47	2.68	0.33	0.66	0.62	0.04	0.07	1.40
0.40	0.99	1.02	1.79	1.88	2.91	1.92	4.66	5.44	4.02	0.32	0.58	0.56	0.03	0.06	1.03
1.21	0.66	1.32	1.20	1.54	1.37	1.44	0.00	1.48	2.68	0.23	0.51	0.48	0.04	0.05	1.00
0.00	0.22	0.71	0.48	0.00	0.17	0.48	0.00	0.00	1.34	0.06	0.11	0.11	0.01	0.01	0.22
0.13	0.00	0.00	0.00	0.00	0.00	0.00	0.36	0.99	0.00	0.01	0.02	0.02	0.00	0.00	0.03
5.12	8.94	11.18	9.09	10.93	10.44	7.67	7.17	7.42	5.36	1.61	3.46	3.27	0.26	0.35	7.60
0.00	0.22	0.00	0.24	0.17	0.51	0.00	0.36	0.49	1.34	0.04	0.07	0.06	0.00	0.01	0.10
0.00	0.22	0.00	0.00	0.34	0.00	0.48	0.00	2.47	1.34	0.04	0.07	0.06	0.00	0.01	0.11
0.40	0.66	1.73	2.27	4.27	6.50	9.59	12.18	15.32	20.11	0.71	1.14	1.14	0.05	0.13	1.35
5.12	11.04	13.82	15.54	24.93	33.04	39.07	53.38	57.34	71.72	3.82	6.81	6.66	0.38	0.74	10.99
0.67	1.10	1.12	1.67	3.76	3.42	3.84	5.02	4.94	4.02	0.39	0.73	0.73	0.05	0.08	1.32
7.82	12.03	17.68	22.00	31.59	47.58	56.09	73.81	93.93	65.02	5.12	9.10	8.81	0.50	1.01	14.36
6.74	10.26	17.99	18.29	37.40	40.05	48.42	63.77	75.14	59.66	4.59	8.16	8.02	0.48	0.93	13.94
0.00	0.11	0.20	0.48	0.34	0.68	0.48	1.07	4.45	1.34	0.09	0.17	0.15	0.01	0.01	0.23
5.93	9.38	15.14	18.41	35.35	44.67	53.94	65.21	76.13	78.43	4.75	8.46	8.36	0.47	0.96	12.90
0.54	3.09	5.49	5.98	18.61	16.43	24.69	34.40	27.68	28.15	1.86	3.16	3.17	0.17	0.38	4.88
1.62	1.88	3.15	5.86	9.39	13.69	16.54	22.57	24.22	22.12	1.34	2.25	2.24	0.11	0.27	3.23
0.27	0.99	0.20	0.60	0.85	1.20	1.20	1.43	1.48	1.34	0.16	0.35	0.33	0.02	0.03	0.56
0.13	0.22	0.51	0.72	1.02	1.03	2.88	3.22	4.45	3.35	0.19	0.33	0.31	0.02	0.04	0.38
15.10	31.24	49.49	60.49	102.12	139.33	161.09	209.60	252.12	232.60	14.49	25.06	24.73	1.37	2.87	39.52
0.94	0.66	1.42	1.55	1.88	1.88	1.20	2.15	2.97	3.35	0.28	0.58	0.58	0.04	0.06	1.13
0.81	0.99	1.02	2.03	2.22	2.23	3.60	6.45	6.43	10.05	0.45	0.94	0.92	0.05	0.08	1.26
0.27	0.77	0.91	1.55	1.88	1.54	2.88	2.87	4.45	2.68	0.26	0.51	0.49	0.03	0.05	0.84
1.08	1.55	1.83	2.27	4.10	6.68	10.55	13.97	20.27	25.47	0.87	1.51	1.45	0.07	0.15	1.84
0.00	0.33	0.00	0.24	0.68	0.34	0.48	0.36	0.49	0.00	0.05	0.09	0.09	0.01	0.01	0.21
0.00	0.00	0.00	0.12	0.00	0.00	0.00	0.00	0.00	2.68	0.01	0.02	0.01	0.00	0.00	0.04
1.75	1.88	1.12	1.20	3.42	3.59	2.64	4.66	0.49	0.67	0.45	1.10	1.10	0.07	0.10	1.62
66.59	102.10	106.80	93.96	111.85	87.64	64.48	72.02	64.27	42.90	15.96	34.55	32.47	2.69	3.45	82.73
0.67	0.44	0.41	0.72	1.37	1.20	1.92	3.22	3.46	1.34	0.19	0.36	0.34	0.02	0.04	0.62
0.13	0.77	0.41	0.96	0.85	2.05	2.16	1.79	1.98	0.00	0.16	0.30	0.29	0.02	0.04	0.47
42.87	57.51	77.84	70.41	70.53	59.40	62.56	50.88	45.97	26.14	11.00	23.46	22.00	1.80	2.41	54.66
8.63	18.10	31.50	29.17	25.10	17.97	13.42	17.56	15.32	6.70	3.53	6.99	6.79	0.59	0.75	17.84
3.77	4.42	5.18	5.74	6.49	6.85	6.23	7.88	12.36	9.38	1.04	2.09	1.97	0.15	0.21	4.46
9.03	13.91	14.53	16.86	20.49	18.31	19.18	13.97	14.34	7.37	2.86	6.40	6.05	0.46	0.65	12.60
0.40	0.77	1.22	0.60	0.68	1.88	0.24	1.07	0.49	1.34	0.15	0.30	0.29	0.02	0.03	0.64
0.40	0.44	0.20	0.24	0.00	0.00	0.00	0.00	0.00	0.00	0.05	0.14	0.13	0.01	0.01	0.25
0.00	0.00	0.00	0.00	0.00	0.00	0.00	0.00	0.00	0.00	0.00	0.00	0.00	0.00	0.00	0.00
0.00	0.00	0.00	0.00	0.00	0.00	0.00	0.00	0.00	0.00	0.00	0.00	0.00	0.00	0.00	0.00
1.62	3.42	3.76	5.14	6.66	8.73	8.39	11.82	9.89	6.03	0.97	1.93	1.93	0.12	0.21	3.30
0.13	0.22	0.20	0.72	0.68	1.88	1.92	1.43	0.99	2.01	0.13	0.22	0.22	0.01	0.03	0.31
0.00	0.11	0.20	0.60	1.02	1.71	2.64	1.43	4.94	1.34	0.15	0.24	0.24	0.01	0.03	0.26
0.67	1.21	1.12	4.06	4.78	7.53	11.03	14.69	22.74	15.42	0.86	1.43	1.38	0.07	0.16	1.83
0.00	0.11	0.10	0.00	0.00	1.20	0.00	0.36	0.00	0.00	0.03	0.07	0.06	0.00	0.01	0.04
0.00	0.22	0.10	0.00	0.34	0.00	0.48	0.72	0.00	0.00	0.04	0.09	0.14	0.01	0.01	0.06
8.09	13.25	16.26	18.77	29.88	32.86	38.35	47.65	54.87	42.23	4.34	8.82	8.72	0.55	0.91	13.88
37.47	40.95	41.97	35.74	22.71	19.68	10.31	16.84	13.84	8.71	7.36	20.36	17.48	1.42	1.57	35.69
0.13	0.66	0.81	0.84	0.51	0.68	0.72	0.36	1.48	1.34	0.13	0.29	0.27	0.02	0.03	0.48
0.00	0.22	0.41	0.12	0.34	0.51	0.00	0.36	0.99	0.67	0.07	0.17	0.15	0.01	0.01	0.22
0.27	0.66	0.71	0.72	0.85	0.68	0.24	0.36	0.00	0.67	0.13	0.35	0.33	0.03	0.03	0.55
3.10	5.96	8.13	9.56	13.83	15.23	16.78	24.01	21.26	11.40	1.96	3.95	3.84	0.25	0.41	6.72
0.00	0.00	0.00	0.00	0.00	0.00	0.00	0.00	0.00	0.00	0.00	0.00	0.00	0.00	0.00	0.00
0.81	1.55	2.34	3.35	5.12	8.90	10.55	11.47	7.42	8.71	0.75	1.29	1.29	0.07	0.16	1.95
0.67	1.32	1.42	2.15	2.05	3.25	2.40	3.94	3.95	1.34	0.52	1.33	1.56	0.09	0.12	1.35
2.70	3.64	5.28	4.18	8.37	9.76	14.14	18.27	23.23	11.40	1.42	2.99	2.94	0.17	0.29	3.97
1.62	1.66	2.34	2.03	3.24	7.02	6.23	6.09	9.89	7.37	0.73	1.62	1.70	0.09	0.16	1.98
4.45	5.52	10.67	12.55	18.78	18.49	29.72	33.68	46.47	61.67	2.92	5.51	5.47	0.33	0.57	8.52
251.40	380.47	482.78	495.04	656.61	716.68	777.39	954.83	1074.23	925.71	100.00	201.29	192.63	13.30	20.77	377.55
250.32	378.92	480.95	492.77	652.51	710.01	766.84	940.85	1053.96	900.24	99.13	199.78	191.18	13.23	20.62	375.71

表 5-4　湖南省城市肿瘤登记地区 **2019** 年男女合计恶性肿瘤发病主要指标(1/10 万)

部位	ICD10	病例数	粗率	年龄组(岁)								
				0~	1~4	5~9	10~14	15~19	20~24	25~29	30~34	35~39
唇	C00	18	0.28	0.00	0.00	0.00	0.00	0.00	0.00	0.00	0.00	0.20
舌	C01-C02	315	4.89	0.00	0.00	0.00	0.00	0.00	0.00	0.00	0.61	2.00
口	C03-C06	278	4.32	0.00	0.00	0.00	0.00	0.00	0.00	0.24	0.31	2.00
唾液腺	C07-C08	55	0.85	0.00	0.00	0.00	0.00	0.00	0.00	0.47	0.15	0.60
扁桃腺	C09	22	0.34	0.00	0.00	0.00	0.00	0.00	0.00	0.00	0.00	0.00
其他的口咽	C10	27	0.42	0.00	0.00	0.00	0.00	0.00	0.00	0.00	0.15	0.20
鼻咽	C11	463	7.19	0.00	0.66	0.00	0.00	0.00	0.59	1.66	2.30	3.41
喉咽	C12-C13	71	1.10	0.00	0.00	0.00	0.00	0.00	0.00	0.00	0.00	0.20
咽,部位不明	C14	21	0.33	0.00	0.00	0.00	0.00	0.00	0.00	0.00	0.00	0.00
食管	C15	573	8.90	0.00	0.00	0.00	0.34	0.00	0.00	0.24	0.15	0.40
胃	C16	930	14.44	0.00	0.00	0.00	0.20	0.20	0.00	0.95	1.23	1.80
小肠	C17	111	1.72	2.01	0.00	0.00	0.00	0.00	0.00	0.00	0.15	0.60
结肠	C18	1 805	28.02	0.00	0.00	0.00	0.00	0.00	0.40	1.42	2.92	2.80
直肠	C19-C20	1 267	19.67	0.00	0.00	0.00	0.00	0.00	0.20	0.71	1.23	1.80
肛门	C21	29	0.45	0.00	0.00	0.00	0.00	0.00	0.00	0.00	0.00	0.00
肝脏	C22	1 597	24.79	6.03	1.98	0.00	0.00	0.61	0.59	1.19	3.38	5.41
胆囊及其他	C23-C24	398	6.18	0.00	0.00	0.00	0.00	0.00	0.20	0.24	0.46	0.20
胰腺	C25	388	6.02	0.00	0.00	0.00	0.00	0.00	0.20	0.00	0.00	0.20
鼻,鼻窦及其他	C30-C31	39	0.61	0.00	0.27	0.00	0.00	0.00	0.20	0.00	0.15	0.00
喉	C32	218	3.38	0.00	0.00	0.00	0.00	0.00	0.00	0.00	0.15	0.60
气管,支气管,肺	C33-C34	5 685	88.26	0.00	0.33	0.27	0.34	0.00	1.58	2.61	2.92	5.41
其他的胸腔器官	C37-C38	98	1.52	2.01	0.33	0.00	0.34	0.41	0.00	0.47	0.15	0.40
骨	C40-C41	115	1.79	0.00	0.00	0.54	0.68	0.61	0.59	0.00	0.46	0.60
皮肤的黑色素瘤	C43	58	0.90	0.00	0.00	0.00	0.00	0.00	0.00	0.47	0.31	0.20
其他的皮肤	C44	198	3.07	0.00	0.33	0.00	0.34	0.00	0.00	0.47	0.77	1.00
间皮瘤	C45	12	0.19	0.00	0.00	0.00	0.00	0.00	0.00	0.00	0.00	0.20
卡波氏肉瘤	C46	4	0.06	0.00	0.00	0.00	0.00	0.00	0.00	0.00	0.15	0.00
周围神经,结缔、软组织	C47,C49	89	1.38	0.00	0.33	0.00	0.00	0.00	0.20	0.71	0.77	0.80
乳房	C50	2 329	36.16	0.00	0.00	0.00	0.00	0.00	0.59	3.80	5.52	15.63
外阴	C51	18	0.28	0.00	0.00	0.00	0.00	0.00	0.00	0.00	0.15	0.00
阴道	C52	16	0.25	0.00	0.00	0.00	0.00	0.00	0.00	0.00	0.00	0.20
子宫颈	C53	1 015	15.76	0.00	0.00	0.00	0.00	0.00	0.99	0.71	6.91	10.62
子宫体	C54	377	5.85	0.00	0.00	0.00	0.00	0.00	0.00	0.24	0.31	1.00
子宫,部位不明	C55	62	0.96	0.00	0.00	0.00	0.00	0.00	0.00	0.00	0.15	0.20
卵巢	C56	309	4.80	0.00	0.00	0.00	0.27	0.34	0.41	0.00	0.95	0.92	3.01
其他的女性生殖器	C57	21	0.33	0.00	0.00	0.00	0.00	0.00	0.00	0.00	0.00	0.20
胎盘	C58	7	0.11	0.00	0.00	0.00	0.00	0.00	0.00	0.00	0.71	0.00
阴茎	C60	42	0.65	0.00	0.00	0.00	0.00	0.00	0.00	0.00	0.00	0.00
前列腺	C61	734	11.39	0.00	0.00	0.00	0.00	0.00	0.00	0.24	0.00	0.00
睾丸	C62	18	0.28	2.01	0.33	0.27	0.00	0.00	0.00	0.24	0.15	0.40
其他的男性生殖器	C63	14	0.22	0.00	0.00	0.00	0.00	0.00	0.00	0.00	0.15	0.00
肾	C64	339	5.26	0.00	0.99	0.27	0.34	0.00	0.20	0.47	0.77	2.20
肾盂	C65	41	0.64	0.00	0.00	0.00	0.00	0.00	0.00	0.00	0.00	0.00
输尿管	C66	33	0.51	0.00	0.00	0.00	0.00	0.00	0.00	0.00	0.00	0.00
膀胱	C67	566	8.79	0.00	0.00	0.00	0.00	0.00	0.00	0.00	0.77	1.20
其他的泌尿器官	C68	6	0.09	0.00	0.00	0.00	0.00	0.00	0.00	0.00	0.15	0.00
眼	C69	10	0.16	0.00	0.99	0.00	0.00	0.00	0.20	0.00	0.00	0.00
脑,神经系统	C70-C72,D32-D33,D43-D44	841	13.06	10.06	2.31	2.44	3.05	1.42	1.38	2.85	2.46	5.01
甲状腺	C73	1 343	20.85	0.00	0.00	0.00	0.68	1.42	4.75	18.99	23.17	30.25
肾上腺	C74	41	0.64	2.01	0.66	0.00	0.34	0.00	0.40	0.00	0.15	0.20
其他的内分泌腺	C75	13	0.20	0.00	0.00	0.00	0.00	0.00	0.00	0.00	0.31	0.00
霍奇金病	C81	35	0.54	0.00	0.00	0.00	1.02	0.41	0.00	0.79	0.00	0.00
非霍奇金淋巴瘤	C82-C85,C96	607	9.42	0.00	2.64	1.35	0.34	0.00	0.61	1.90	1.69	3.81
免疫增生性疾病	C88	1	0.02	0.00	0.00	0.00	0.00	0.00	0.00	0.00	0.00	0.00
多发性骨髓瘤	C90	214	3.32	0.00	0.00	0.00	0.00	0.34	0.00	0.00	0.00	0.00
淋巴样白血病	C91	130	2.02	4.02	4.63	4.60	2.04	0.81	0.20	1.19	0.15	0.00
髓样白血病	C92-C94,D45-D47	441	6.85	4.02	1.98	0.54	1.02	0.61	0.79	1.42	2.15	2.20
白血病,未特指	C95	138	2.14	2.01	3.30	0.54	0.68	0.68	0.81	0.47	0.31	0.60
其他的或未指明部位	O&U	964	14.97	0.00	2.97	1.35	1.70	0.61	0.59	0.95	2.46	4.41
所有部位合计	ALL	25 609	397.56	34.19	24.78	12.73	13.91	9.77	16.42	47.00	67.67	112.60
所有部位除外 C44	ALLbC44	25 411	394.49	34.19	24.45	12.73	13.57	9.56	16.42	46.52	66.90	111.60

40~44	45~49	50~54	55~59	60~64	65~69	70~74	75~79	80~84	85+	构成（%）	中国人口标化率	世界人口标化率	累积率 0~64	累积率 0~74	35~64岁截缩率
0.24	0.00	0.39	0.00	1.07	2.56	0.53	1.77	1.21	0.00	0.07	0.20	0.20	0.01	0.02	0.29
5.65	9.17	9.00	11.78	16.06	15.71	10.61	11.52	12.09	6.87	1.23	3.58	3.50	0.27	0.40	8.30
5.18	6.93	7.83	12.70	13.56	10.96	9.55	9.75	9.67	15.46	1.09	3.11	3.07	0.24	0.35	7.38
0.94	0.20	0.78	2.77	3.57	2.56	0.53	4.43	3.63	3.44	0.21	0.63	0.61	0.05	0.06	1.28
0.00	0.41	0.39	1.15	0.36	0.37	3.71	2.66	1.21	0.00	0.09	0.23	0.22	0.01	0.03	0.34
0.71	0.61	0.59	0.46	1.43	1.10	1.59	0.89	1.21	3.44	0.11	0.31	0.30	0.02	0.03	0.63
5.65	11.41	17.22	16.85	19.99	17.90	19.63	14.18	15.71	12.02	1.81	5.32	5.15	0.40	0.59	11.49
0.71	0.41	1.37	5.08	6.42	2.56	3.18	1.77	3.63	0.00	0.28	0.75	0.78	0.07	0.10	1.96
0.24	0.20	0.39	0.69	0.71	1.10	2.12	0.89	2.42	3.44	0.08	0.21	0.22	0.01	0.03	0.33
1.65	5.30	12.52	18.24	36.05	33.24	42.44	50.53	41.09	49.82	2.24	5.98	6.10	0.37	0.75	10.45
3.77	11.41	15.26	21.24	44.62	52.60	59.95	104.61	108.78	128.83	3.63	9.67	9.61	0.50	1.07	14.25
0.94	1.22	2.15	2.31	7.14	6.21	7.43	5.32	14.50	10.31	0.43	1.19	1.22	0.07	0.14	2.10
10.13	14.05	27.98	42.02	68.89	108.13	136.35	193.26	265.91	245.65	7.05	18.46	18.24	0.85	2.08	24.05
4.71	9.78	22.50	30.94	64.25	83.29	88.60	113.47	169.21	147.73	4.95	12.98	13.05	0.68	1.54	19.06
0.24	0.20	0.00	0.46	0.36	2.19	3.71	3.55	7.25	1.72	0.11	0.29	0.28	0.01	0.04	0.19
13.66	21.18	34.83	39.25	73.89	84.75	87.01	135.64	165.59	214.72	6.24	16.91	16.96	0.98	1.84	28.01
1.18	2.85	4.50	6.70	22.84	19.73	39.26	54.96	44.72	53.25	1.55	4.13	4.13	0.19	0.49	5.32
1.65	2.44	4.89	10.16	15.71	22.65	31.83	43.44	60.43	56.69	1.52	3.88	3.89	0.18	0.45	4.96
0.24	1.43	0.59	0.69	1.78	1.83	1.06	4.43	2.42	3.44	0.15	0.45	0.44	0.03	0.04	0.77
0.94	2.24	3.33	6.46	16.42	15.34	14.32	15.07	14.50	17.18	0.85	2.31	2.37	0.15	0.30	4.22
16.95	41.76	86.68	134.61	283.77	387.22	447.25	646.27	643.01	609.82	22.20	58.58	58.80	2.89	7.06	80.38
1.18	0.41	1.76	3.00	5.00	6.58	4.24	6.21	6.04	12.02	0.38	1.10	1.16	0.07	0.12	1.70
0.47	1.22	1.76	2.77	3.93	3.65	8.49	7.09	15.71	20.61	0.45	1.28	1.27	0.07	0.13	1.59
0.47	0.41	0.78	0.92	3.21	2.56	4.77	4.43	7.25	8.59	0.23	0.64	0.62	0.03	0.07	0.87
1.18	2.04	2.74	3.00	8.57	7.67	11.67	19.50	31.43	44.66	0.77	2.08	2.06	0.10	0.20	2.75
0.00	0.20	0.00	0.69	1.43	0.37	0.53	0.00	0.00	1.72	0.05	0.13	0.14	0.01	0.02	0.35
0.00	0.00	0.20	0.23	0.00	0.00	0.53	0.00	0.00	0.00	0.02	0.05	0.04	0.00	0.01	0.06
1.88	2.44	1.17	1.39	5.00	4.38	3.71	5.32	3.63	1.72	0.35	1.11	1.06	0.07	0.11	2.01
39.09	64.16	73.38	80.35	110.65	91.69	80.11	127.66	106.36	82.45	9.09	26.57	25.70	1.97	2.82	59.49
0.47	0.20	0.00	0.46	0.36	1.10	1.06	1.77	4.83	0.00	0.07	0.20	0.18	0.01	0.02	0.24
0.00	0.61	0.20	0.46	0.71	1.10	1.59	0.89	1.21	0.00	0.06	0.18	0.17	0.01	0.02	0.30
21.66	24.85	36.20	42.48	37.48	28.13	41.91	23.94	33.84	17.18	3.96	11.83	11.16	0.91	1.26	27.21
3.77	7.94	15.85	19.63	17.13	16.80	8.49	14.18	18.13	12.02	1.47	4.03	4.03	0.33	0.46	9.76
0.71	1.43	1.37	2.31	5.00	0.73	2.12	3.55	7.25	5.15	0.24	0.67	0.67	0.06	0.07	1.62
5.18	8.15	7.44	9.70	15.35	13.88	14.32	9.75	16.92	8.59	1.21	3.64	3.51	0.26	0.40	7.59
0.00	0.00	0.98	0.23	1.07	2.19	0.53	1.77	1.21	1.72	0.08	0.22	0.22	0.01	0.03	0.36
0.47	0.00	0.00	0.46	0.00	0.00	0.00	0.00	0.00	0.00	0.03	0.12	0.10	0.01	0.01	0.15
0.00	0.20	0.78	0.46	1.07	4.38	1.06	6.21	4.83	10.31	0.16	0.41	0.42	0.01	0.04	0.40
0.47	1.22	1.76	3.93	18.20	37.63	57.83	134.75	194.59	211.29	2.87	6.89	6.76	0.13	0.61	3.47
0.24	0.41	0.39	0.69	0.00	0.00	0.00	0.89	1.21	0.00	0.07	0.26	0.28	0.02	0.02	0.35
0.00	0.00	0.00	0.46	0.36	0.73	1.06	0.89	4.83	1.72	0.05	0.14	0.13	0.00	0.01	0.11
2.12	4.07	5.87	9.93	14.28	19.73	26.53	25.71	24.17	32.64	1.32	3.70	3.70	0.21	0.44	5.70
0.00	0.41	0.59	0.69	1.78	1.83	5.31	5.32	4.83	5.15	0.16	0.42	0.42	0.02	0.05	0.49
0.00	0.20	0.39	0.46	1.07	1.83	3.18	6.21	6.04	3.44	0.13	0.33	0.32	0.01	0.04	0.30
0.71	2.24	5.87	10.16	22.84	33.24	46.16	74.47	102.74	96.20	2.21	5.63	5.57	0.22	0.62	6.01
0.00	0.00	0.00	0.00	0.36	0.73	0.00	0.89	0.00	1.72	0.02	0.07	0.06	0.00	0.01	0.05
0.00	0.00	0.20	0.00	0.36	0.37	1.06	0.00	1.21	0.00	0.04	0.12	0.17	0.01	0.01	0.08
8.01	6.72	14.48	17.32	34.98	40.55	52.52	86.88	97.90	70.43	3.28	9.61	9.57	0.52	0.99	12.90
40.03	39.72	32.48	41.33	30.70	19.36	18.57	16.84	18.13	17.18	5.24	18.27	15.88	1.32	1.51	35.82
0.24	1.22	0.59	0.23	1.43	2.19	1.59	2.66	4.83	3.44	0.16	0.51	0.54	0.03	0.05	0.63
0.00	0.20	0.59	0.23	0.36	0.00	0.53	0.89	1.21	1.72	0.05	0.15	0.13	0.01	0.01	0.21
0.00	0.61	0.98	1.15	2.50	0.73	0.53	0.89	1.21	0.00	0.14	0.48	0.48	0.04	0.04	0.79
5.42	8.96	10.57	16.16	18.92	24.84	42.97	68.26	58.02	53.25	2.37	6.78	6.64	0.36	0.70	9.75
0.00	0.00	0.00	0.00	0.00	0.37	0.00	0.00	0.00	0.00	0.00	0.01	0.01	0.00	0.00	0.00
0.71	1.63	3.72	3.69	8.57	12.79	15.39	36.35	20.55	36.07	0.84	2.20	2.18	0.09	0.23	2.63
0.71	0.00	1.57	2.54	3.57	5.84	5.31	8.87	10.88	3.44	0.51	1.83	2.20	0.11	0.17	1.22
3.06	4.89	7.04	9.00	10.71	17.17	32.36	50.53	65.27	49.82	1.72	4.90	4.79	0.23	0.48	5.65
1.41	1.02	0.78	2.54	2.86	7.67	7.96	15.07	14.50	22.33	0.54	1.60	1.77	0.08	0.15	1.41
4.47	8.15	18.39	19.16	42.83	45.66	63.14	94.86	117.24	159.76	3.76	10.23	10.29	0.54	1.08	14.26
219.47	339.15	504.06	672.81	1 131.51	1 330.42	1 577.85	2 281.89	2 596.21	2 580.14	100.00	277.55	273.56	15.87	30.41	444.03
218.29	337.11	501.32	669.81	1 122.95	1 322.75	1 566.18	2 262.39	2 564.78	2 535.47	99.23	275.47	271.50	15.77	30.21	441.28

表 5-5　湖南省城市肿瘤登记地区 2019 年男性恶性肿瘤发病主要指标(1/10 万)

部位	ICD10	病例数	粗率	年龄组(岁)								
				0~	1~4	5~9	10~14	15~19	20~24	25~29	30~34	35~39
唇	C00	12	0.37	0.00	0.00	0.00	0.00	0.00	0.00	0.00	0.00	0.40
舌	C01-C02	250	7.72	0.00	0.00	0.00	0.00	0.00	0.00	0.00	0.63	3.20
口	C03-C06	234	7.22	0.00	0.00	0.00	0.00	0.00	0.00	0.48	0.63	3.60
唾液腺	C07-C08	35	1.08	0.00	0.00	0.00	0.00	0.00	0.00	0.95	0.00	1.20
扁桃腺	C09	17	0.52	0.00	0.00	0.00	0.00	0.00	0.00	0.00	0.00	0.00
其他的口咽	C10	25	0.77	0.00	0.00	0.00	0.00	0.00	0.00	0.00	0.31	0.40
鼻咽	C11	317	9.79	0.00	0.63	0.00	0.00	0.00	1.20	1.90	3.13	5.20
喉咽	C12-C13	71	2.19	0.00	0.00	0.00	0.00	0.00	0.00	0.00	0.00	0.40
咽,部位不明	C14	16	0.49	0.00	0.00	0.00	0.00	0.00	0.00	0.00	0.00	0.00
食管	C15	495	15.28	0.00	0.00	0.00	0.00	0.64	0.00	0.00	0.31	0.80
胃	C16	562	17.35	0.00	0.00	0.00	0.00	0.00	0.00	0.48	1.56	1.20
小肠	C17	63	1.94	0.00	0.00	0.00	0.00	0.00	0.00	0.00	0.00	0.40
结肠	C18	1 044	32.23	0.00	0.00	0.00	0.00	0.00	0.80	2.38	3.44	2.00
直肠	C19-C20	752	23.21	0.00	0.00	0.00	0.00	0.40	0.00	0.00	0.94	2.80
肛门	C21	13	0.40	0.00	0.00	0.00	0.00	0.00	0.00	0.00	0.00	0.00
肝脏	C22	1 142	35.25	11.40	2.51	0.00	0.79	0.40	1.90	4.38	8.81
胆囊及其他	C23-C24	176	5.43	0.00	0.00	0.00	0.00	0.39	0.00	0.00	0.94	0.00
胰腺	C25	217	6.70	0.00	0.00	0.00	0.00	0.00	0.00	0.00	0.00	0.00
鼻,鼻窦及其他	C30-C31	22	0.68	0.00	0.00	0.51	0.00	0.00	0.40	0.00	0.00	0.00
喉	C32	204	6.30	0.00	0.00	0.00	0.00	0.00	0.00	0.00	0.31	1.20
气管,支气管,肺	C33-C34	3 914	120.82	0.00	0.63	0.51	0.64	0.00	1.60	1.90	2.50	4.00
其他的胸腔器官	C37-C38	63	1.94	3.80	0.63	0.00	0.64	0.79	0.00	0.95	0.31	0.40
骨	C40-C41	68	2.10	0.00	0.00	1.03	1.28	1.18	1.20	0.00	0.63	0.40
皮肤的黑色素瘤	C43	27	0.83	0.00	0.00	0.00	0.00	0.00	0.00	0.48	0.00	0.40
其他的皮肤	C44	117	3.61	0.00	0.63	0.00	0.64	0.00	0.00	0.95	1.56	0.40
间皮瘤	C45	4	0.12	0.00	0.00	0.00	0.00	0.00	0.00	0.00	0.00	0.00
卡波氏肉瘤	C46	3	0.09	0.00	0.00	0.00	0.00	0.00	0.00	0.00	0.31	0.00
周围神经,结缔、软组织	C47,C49	47	1.45	0.00	0.00	0.00	0.00	0.00	0.40	0.95	0.94	1.20
乳房	C50	65	2.01	0.00	0.00	0.00	0.00	0.00	0.40	0.48	0.00	0.00
外阴	C51	0	0.00	0.00	0.00	0.00	0.00	0.00	0.00	0.00	0.00	0.00
阴道	C52	0	0.00	0.00	0.00	0.00	0.00	0.00	0.00	0.00	0.00	0.00
子宫颈	C53	0	0.00	0.00	0.00	0.00	0.00	0.00	0.00	0.00	0.00	0.00
子宫体	C54	0	0.00	0.00	0.00	0.00	0.00	0.00	0.00	0.00	0.00	0.00
子宫,部位不明	C55	0	0.00	0.00	0.00	0.00	0.00	0.00	0.00	0.00	0.00	0.00
卵巢	C56	0	0.00	0.00	0.00	0.00	0.00	0.00	0.00	0.00	0.00	0.00
其他的女性生殖器	C57	0	0.00	0.00	0.00	0.00	0.00	0.00	0.00	0.00	0.00	0.00
胎盘	C58	0	0.00	0.00	0.00	0.00	0.00	0.00	0.00	0.00	0.00	0.00
阴茎	C60	42	1.30	0.00	0.00	0.00	0.00	0.00	0.00	0.00	0.00	0.40
前列腺	C61	734	22.66	0.00	0.00	0.00	0.00	0.00	0.00	0.48	0.00	0.00
睾丸	C62	18	0.56	3.80	0.63	0.51	0.00	0.39	0.00	0.48	0.31	0.80
其他的男性生殖器	C63	14	0.43	0.00	0.00	0.00	0.00	0.00	0.00	0.00	0.31	0.00
肾	C64	209	6.45	0.00	1.26	0.00	0.00	0.39	0.00	0.48	1.56	3.60
肾盂	C65	26	0.80	0.00	0.00	0.00	0.00	0.00	0.00	0.00	0.00	0.00
输尿管	C66	18	0.56	0.00	0.00	0.00	0.00	0.00	0.00	0.00	0.00	0.00
膀胱	C67	443	13.68	0.00	0.00	0.00	0.00	0.00	0.00	0.00	0.94	1.20
其他的泌尿器官	C68	5	0.15	0.00	0.00	0.00	0.00	0.00	0.00	0.00	0.31	0.00
眼	C69	7	0.22	0.00	0.63	0.00	0.00	0.00	0.40	0.00	0.00	0.00
脑,神经系统	C70-C72,D32-D33,D43-D44	328	10.13	7.60	3.14	1.54	4.48	1.58	0.80	3.33	2.19	6.00
甲状腺	C73	346	10.68	0.00	0.00	0.00	0.64	0.79	3.20	10.00	12.82	15.61
肾上腺	C74	20	0.62	3.80	0.63	0.00	0.64	0.00	0.00	0.00	0.00	0.00
其他的内分泌腺	C75	4	0.12	0.00	0.00	0.00	0.00	0.00	0.40	0.00	0.00	0.00
霍奇金病	C81	17	0.52	0.00	0.00	0.00	0.64	0.39	1.20	0.00	0.00	0.00
非霍奇金淋巴瘤	C82-C85,C96	344	10.62	0.00	3.77	2.05	0.00	1.18	1.20	2.38	1.88	4.00
免疫增生性疾病	C88	1	0.03	0.00	0.00	0.00	0.00	0.00	0.00	0.00	0.00	0.00
多发性骨髓瘤	C90	124	3.83	0.00	0.00	0.00	0.64	0.00	0.00	0.00	0.00	0.00
淋巴样白血病	C91	84	2.59	3.80	5.65	3.59	2.56	0.79	0.40	1.90	0.31	0.40
髓样白血病	C92-C94,D45-D47	269	8.30	7.60	2.51	0.00	1.28	0.00	1.60	2.38	2.50	4.40
白血病,未特指	C95	83	2.56	0.00	3.14	1.03	1.28	0.79	0.00	0.48	0.00	0.40
其他的或未指明部位	O&U	523	16.14	0.00	2.51	0.51	1.92	0.00	0.80	1.90	2.50	3.60
所有部位合计	ALL	13 634	420.87	41.79	28.87	11.29	17.90	9.47	17.60	37.62	48.46	78.85
所有部位除外 C44	ALLbC44	13 517	417.26	41.79	28.24	11.29	17.26	9.47	17.60	36.67	46.89	78.45

40~44	45~49	50~54	55~59	60~64	65~69	70~74	75~79	80~84	85+	构成(%)	中国人口标化率	世界人口标化率	累积率 0~64	累积率 0~74	35~64岁截缩率
0.00	0.00	0.78	0.00	1.43	3.73	0.00	3.70	0.00	0.00	0.09	0.28	0.27	0.01	0.03	0.39
9.29	13.54	15.30	19.52	28.68	22.36	17.25	20.37	18.49	3.99	1.83	5.73	5.63	0.45	0.65	13.73
9.76	11.95	14.13	23.24	23.66	16.40	16.17	14.81	7.92	15.97	1.72	5.35	5.26	0.44	0.60	13.23
0.93	0.00	0.78	3.72	4.30	3.73	1.08	9.26	2.64	0.00	0.26	0.84	0.80	0.06	0.08	1.57
0.00	0.40	0.39	1.39	0.72	0.75	6.47	5.55	2.64	0.00	0.12	0.37	0.35	0.01	0.05	0.41
0.93	1.20	1.18	0.93	2.87	2.24	3.23	1.85	0.00	7.98	0.18	0.58	0.57	0.04	0.07	1.17
8.36	15.14	23.94	23.70	22.23	26.09	30.19	18.52	21.13	23.95	2.33	7.32	7.05	0.53	0.81	15.34
1.39	0.80	2.75	10.22	12.91	5.22	6.47	3.70	7.92	0.00	0.52	1.51	1.58	0.14	0.20	3.93
0.46	0.40	0.78	1.39	0.00	2.24	3.23	1.85	2.64	3.99	0.12	0.33	0.33	0.02	0.04	0.47
3.25	9.56	23.15	33.46	66.69	61.13	71.16	81.47	76.61	59.88	3.63	10.61	10.81	0.69	1.35	19.29
3.72	12.35	17.27	22.31	64.54	69.33	75.47	133.31	153.22	155.68	4.12	11.97	11.97	0.62	1.34	17.33
0.46	1.59	3.92	3.72	7.89	7.45	10.78	7.41	7.92	3.99	0.46	1.37	1.38	0.09	0.18	2.61
9.76	13.15	32.96	47.87	91.79	129.71	164.96	225.89	319.64	327.33	7.66	21.93	21.87	1.02	2.49	28.16
3.72	11.95	23.55	39.04	77.45	114.05	108.90	129.61	216.62	179.63	5.52	15.76	15.91	0.80	1.91	22.40
0.46	0.00	0.00	0.00	0.00	2.98	6.47	1.85	0.00	3.99	0.10	0.28	0.29	0.00	0.05	0.09
21.83	32.67	58.47	60.88	116.17	124.49	112.13	187.01	211.33	275.44	8.38	25.00	25.12	1.55	2.74	44.53
1.86	2.39	3.14	9.76	17.93	20.13	36.66	40.73	36.98	43.91	1.29	3.76	3.76	0.18	0.47	4.90
1.39	2.39	8.24	9.29	22.23	26.09	36.66	44.44	71.32	59.88	1.59	4.50	4.55	0.22	0.53	6.13
0.00	1.20	0.78	0.46	1.43	2.98	0.00	7.41	5.28	7.98	0.16	0.49	0.50	0.02	0.04	0.60
1.86	3.98	6.67	11.62	32.27	29.07	26.95	31.48	29.06	27.94	1.50	4.44	4.54	0.29	0.57	8.10
17.65	43.02	114.98	188.21	429.55	582.20	647.99	955.40	919.30	782.40	28.71	82.76	83.43	4.03	10.18	110.78
0.93	0.80	2.35	3.72	7.17	7.45	5.39	7.41	7.92	15.97	0.46	1.49	1.58	0.10	0.16	2.20
0.46	1.20	2.75	2.32	5.74	5.96	10.78	5.55	13.21	19.96	0.50	1.63	1.66	0.09	0.17	1.88
0.46	0.40	0.78	0.46	5.02	3.73	4.31	0.00	2.64	11.98	0.20	0.61	0.64	0.04	0.08	1.08
0.93	3.19	3.92	2.79	12.91	10.44	15.09	24.07	29.06	43.91	0.86	2.63	2.60	0.14	0.27	3.53
0.00	0.00	0.00	0.46	1.43	0.00	0.00	0.00	0.00	3.99	0.03	0.08	0.10	0.01	0.01	0.25
0.00	0.00	0.39	0.00	0.00	0.00	1.08	0.00	0.00	0.00	0.02	0.07	0.06	0.00	0.01	0.06
2.32	2.79	1.57	0.93	4.30	3.73	3.23	3.70	7.92	3.99	0.34	1.21	1.10	0.08	0.11	2.15
0.46	1.99	2.35	3.72	6.45	5.22	5.39	25.92	13.21	11.98	0.48	1.43	1.39	0.08	0.13	2.17
0.00	0.00	0.00	0.00	0.00	0.00	0.00	0.00	0.00	0.00	0.00	0.00	0.00	0.00	0.00	0.00
0.00	0.00	0.00	0.00	0.00	0.00	0.00	0.00	0.00	0.00	0.00	0.00	0.00	0.00	0.00	0.00
0.00	0.00	0.00	0.00	0.00	0.00	0.00	0.00	0.00	0.00	0.00	0.00	0.00	0.00	0.00	0.00
0.00	0.00	0.00	0.00	0.00	0.00	0.00	0.00	0.00	0.00	0.00	0.00	0.00	0.00	0.00	0.00
0.00	0.00	0.00	0.00	0.00	0.00	0.00	0.00	0.00	0.00	0.00	0.00	0.00	0.00	0.00	0.00
0.00	0.40	1.57	0.93	2.15	8.95	2.16	12.96	10.57	23.95	0.31	0.86	0.86	0.03	0.08	0.81
0.93	2.39	3.53	7.90	36.57	76.78	117.52	281.43	425.31	491.00	5.38	14.46	14.24	0.26	1.23	6.95
0.46	0.80	0.78	1.39	0.00	0.00	0.00	1.85	2.64	0.00	0.13	0.51	0.55	0.04	0.04	0.71
0.00	0.00	0.00	0.93	0.72	1.49	2.16	1.85	10.57	3.99	0.10	0.28	0.26	0.01	0.03	0.21
2.79	5.18	5.89	10.69	15.06	29.82	36.66	25.92	34.34	47.90	1.53	4.65	4.60	0.23	0.57	6.51
0.00	0.80	0.78	0.46	2.87	2.98	7.55	5.55	7.92	0.00	0.19	0.57	0.56	0.02	0.08	0.71
0.00	0.40	0.39	0.93	1.43	1.49	2.16	9.26	5.28	3.99	0.13	0.38	0.36	0.02	0.03	0.45
1.39	3.19	9.81	15.80	37.29	51.44	74.39	124.05	174.35	175.64	3.25	9.10	9.04	0.35	0.98	9.55
0.00	0.00	0.00	0.00	0.72	0.75	0.00	1.85	0.00	3.99	0.04	0.11	0.11	0.01	0.01	0.09
0.00	0.00	0.39	0.00	0.72	0.75	1.08	0.00	2.64	0.00	0.05	0.16	0.20	0.01	0.02	0.16
6.97	4.38	12.95	13.01	30.12	30.56	34.50	57.40	66.04	71.85	2.41	7.92	7.93	0.46	0.78	11.01
21.37	19.92	14.13	18.12	18.65	9.69	16.17	3.70	13.21	7.98	2.54	9.56	8.30	0.68	0.81	18.04
0.00	1.20	0.39	0.46	1.43	2.24	1.08	3.70	7.92	0.00	0.15	0.52	0.57	0.03	0.05	0.54
0.00	0.00	0.39	0.00	0.72	0.00	1.08	0.00	0.00	0.00	0.03	0.10	0.10	0.01	0.01	0.16
0.00	0.40	0.39	0.93	3.59	0.75	1.08	0.00	2.64	0.00	0.12	0.45	0.47	0.04	0.05	0.72
6.50	9.56	11.77	19.05	23.66	29.82	49.60	61.10	63.40	87.82	2.52	7.79	7.83	0.43	0.83	11.29
0.00	0.00	0.00	0.00	0.00	0.75	0.00	0.00	0.00	0.00	0.01	0.02	0.02	0.00	0.00	0.00
0.93	1.59	3.92	2.79	11.47	14.16	17.25	46.29	29.06	55.89	0.91	2.64	2.63	0.11	0.26	2.96
0.93	0.00	1.96	3.25	5.74	6.71	8.63	12.96	18.49	3.99	0.62	2.29	2.65	0.14	0.21	1.73
2.79	6.77	8.63	10.69	12.19	24.60	37.74	62.95	71.32	75.85	1.97	6.19	6.05	0.28	0.60	7.05
1.39	1.20	1.18	2.32	4.30	10.44	9.70	24.07	13.21	35.93	0.61	1.95	2.12	0.08	0.19	1.62
4.18	8.76	20.41	17.66	48.76	59.64	72.24	118.50	126.80	175.64	3.84	11.42	11.43	0.57	1.22	15.06
153.30	254.96	466.58	652.48	1 325.95	1 652.68	1 920.24	2 847.67	3 270.37	3 361.14	100.00	296.27	296.01	15.53	33.39	424.82
152.37	251.77	462.66	649.69	1 313.04	1 642.24	1 905.14	2 823.60	3 241.32	3 317.23	99.14	293.63	293.40	15.39	33.13	421.28

表 5-6　湖南省城市肿瘤登记地区 2019 年女性恶性肿瘤发病主要指标(1/10 万)

部位	ICD10	病例数	粗率	年龄组(岁)								
				0~	1~4	5~9	10~14	15~19	20~24	25~29	30~34	35~39
唇	C00	6	0.19	0.00	0.00	0.00	0.00	0.00	0.00	0.00	0.00	0.00
舌	C01-C02	65	2.03	0.00	0.00	0.00	0.00	0.00	0.00	0.00	0.60	0.80
口	C03-C06	44	1.37	0.00	0.00	0.00	0.00	0.00	0.00	0.00	0.00	0.40
唾液腺	C07-C08	20	0.62	0.00	0.00	0.00	0.00	0.00	0.00	0.00	0.30	0.00
扁桃腺	C09	5	0.16	0.00	0.00	0.00	0.00	0.00	0.00	0.00	0.00	0.00
其他的口咽	C10	2	0.06	0.00	0.00	0.00	0.00	0.00	0.00	0.00	0.00	0.00
鼻咽	C11	146	4.56	0.00	0.70	0.00	0.00	0.00	0.00	1.42	1.51	1.60
喉咽	C12-C13	0	0.00	0.00	0.00	0.00	0.00	0.00	0.00	0.00	0.00	0.00
咽,部位不明	C14	5	0.16	0.00	0.00	0.00	0.00	0.00	0.00	0.00	0.00	0.00
食管	C15	78	2.44	0.00	0.00	0.00	0.00	0.00	0.00	0.47	0.00	0.00
胃	C16	368	11.49	0.00	0.00	0.00	0.00	0.42	0.39	1.42	0.90	2.41
小肠	C17	48	1.50	4.27	0.00	0.00	0.00	0.00	0.00	0.00	0.30	0.80
结肠	C18	761	23.77	0.00	0.00	0.00	0.00	0.00	0.00	0.47	2.41	3.61
直肠	C19-C20	515	16.08	0.00	0.00	0.00	0.00	0.00	0.00	1.42	1.51	0.80
肛门	C21	16	0.50	0.00	0.00	0.00	0.00	0.00	0.00	0.00	0.00	0.00
肝脏	C22	455	14.21	0.00	1.40	0.00	0.00	0.42	0.78	0.47	2.41	2.01
胆囊及其他	C23-C24	222	6.93	0.00	0.00	0.00	0.00	0.00	0.00	0.47	0.00	0.00
胰腺	C25	171	5.34	0.00	0.00	0.00	0.00	0.00	0.00	0.00	0.00	0.40
鼻,鼻窦及其他	C30-C31	17	0.53	0.00	0.00	0.00	0.00	0.00	0.00	0.00	0.30	0.00
喉	C32	14	0.44	0.00	0.00	0.00	0.00	0.00	0.00	0.00	0.00	0.00
气管,支气管,肺	C33-C34	1771	55.31	0.00	0.00	0.00	0.00	0.00	1.56	3.31	3.32	6.82
其他的胸腔器官	C37-C38	35	1.09	0.00	0.00	0.00	0.00	0.00	0.00	0.00	0.00	0.40
骨	C40-C41	47	1.47	0.00	0.00	0.00	0.00	0.00	0.00	0.00	0.30	0.00
皮肤的黑色素瘤	C43	31	0.97	0.00	0.00	0.00	0.00	0.00	0.00	0.47	0.60	0.00
其他的皮肤	C44	81	2.53	0.00	0.00	0.00	0.00	0.42	0.00	0.00	0.00	1.60
间皮瘤	C45	8	0.25	0.00	0.00	0.00	0.00	0.00	0.00	0.00	0.00	0.40
卡波氏肉瘤	C46	1	0.03	0.00	0.00	0.00	0.00	0.00	0.00	0.00	0.00	0.00
周围神经,结缔、软组织	C47,C49	42	1.31	0.00	0.70	0.00	0.00	0.00	0.00	0.47	0.60	0.40
乳房	C50	2264	70.71	0.00	0.00	0.00	0.00	0.00	0.78	7.10	10.85	31.29
外阴	C51	18	0.56	0.00	0.00	0.00	0.00	0.00	0.00	0.00	0.30	0.00
阴道	C52	16	0.50	0.00	0.00	0.00	0.00	0.00	0.00	0.00	0.00	0.00
子宫颈	C53	1015	31.70	0.00	0.00	0.00	0.00	0.00	1.96	1.42	13.56	21.26
子宫体	C54	377	11.77	0.00	0.00	0.00	0.00	0.00	0.00	0.47	0.60	2.01
子宫,部位不明	C55	62	1.94	0.00	0.00	0.00	0.00	0.00	0.00	0.00	0.30	0.40
卵巢	C56	309	9.65	0.00	0.00	0.57	0.72	0.84	0.00	1.89	1.81	6.02
其他的女性生殖器	C57	21	0.66	0.00	0.00	0.00	0.00	0.00	0.00	0.00	0.00	0.40
胎盘	C58	7	0.22	0.00	0.00	0.00	0.00	0.00	0.00	1.42	0.00	0.00
阴茎	C60	0	0.00	0.00	0.00	0.00	0.00	0.00	0.00	0.00	0.00	0.00
前列腺	C61	0	0.00	0.00	0.00	0.00	0.00	0.00	0.00	0.00	0.00	0.00
睾丸	C62	0	0.00	0.00	0.00	0.00	0.00	0.00	0.00	0.00	0.00	0.00
其他的男性生殖器	C63	0	0.00	0.00	0.00	0.00	0.00	0.00	0.00	0.00	0.00	0.00
肾	C64	130	4.06	0.00	0.70	0.57	0.72	0.00	0.39	0.47	0.00	0.80
肾盂	C65	15	0.47	0.00	0.00	0.00	0.00	0.00	0.00	0.00	0.00	0.00
输尿管	C66	15	0.47	0.00	0.00	0.00	0.00	0.00	0.00	0.00	0.00	0.00
膀胱	C67	123	3.84	0.00	0.00	0.00	0.00	0.00	0.00	0.00	0.60	1.20
其他的泌尿器官	C68	1	0.03	0.00	0.00	0.00	0.00	0.00	0.00	0.00	0.00	0.00
眼	C69	3	0.09	0.00	1.40	0.00	0.00	0.00	0.00	0.00	0.00	0.00
脑,神经系统	C70-C72,D32-D33,D43-D44	513	16.02	12.82	1.40	3.44	1.45	1.26	1.96	2.37	2.71	4.01
甲状腺	C73	997	31.14	0.00	0.00	0.00	0.72	2.10	6.26	27.92	33.15	44.93
肾上腺	C74	21	0.66	0.00	0.70	0.00	0.00	0.00	0.39	0.00	0.30	0.40
其他的内分泌腺	C75	9	0.28	0.00	0.00	0.00	0.00	0.00	0.00	0.00	0.60	0.00
霍奇金病	C81	18	0.56	0.00	0.00	0.00	1.45	0.42	0.39	0.00	0.00	0.40
非霍奇金淋巴瘤	C82-C85,C96	263	8.21	0.00	1.40	0.57	0.72	0.00	0.00	1.42	1.51	3.61
免疫增生性疾病	C88	0	0.00	0.00	0.00	0.00	0.00	0.00	0.00	0.00	0.00	0.00
多发性骨髓瘤	C90	90	2.81	0.00	0.00	0.00	0.00	0.00	0.00	0.00	0.00	0.00
淋巴样白血病	C91	46	1.44	4.27	3.49	5.73	1.45	0.84	0.00	0.47	0.00	0.00
髓样白血病	C92-C94,D45-D47	172	5.37	0.00	1.40	1.15	0.72	1.26	0.00	0.47	1.81	0.00
白血病,未特指	C95	55	1.72	4.27	3.49	0.00	0.00	0.84	0.00	0.47	0.60	0.80
其他的或未指明部位	O&U	441	13.77	0.00	3.49	2.29	1.45	1.26	0.39	0.00	2.41	5.21
所有部位合计	ALL	11975	373.98	25.65	20.23	14.34	9.40	10.07	15.26	56.31	86.19	146.42
所有部位除外 C44	ALLbC44	11894	371.45	25.65	20.23	14.34	9.40	9.65	15.26	56.31	86.19	144.82

40~44	45~49	50~54	55~59	60~64	65~69	70~74	75~79	80~84	85+	构成（%）	中国人口标化率	世界人口标化率	累积率 0~64	0~74	35~64 岁截缩率
0.48	0.00	0.00	0.00	0.71	1.43	1.04	0.00	2.23	0.00	0.05	0.13	0.13	0.01	0.02	0.18
1.91	4.58	2.73	4.13	3.55	9.31	4.18	3.40	6.68	9.05	0.54	1.45	1.39	0.09	0.16	2.84
0.48	1.67	1.56	2.29	3.55	5.73	3.13	5.10	11.14	15.08	0.37	0.88	0.88	0.05	0.09	1.50
0.96	0.42	0.78	1.84	2.84	1.43	0.00	0.00	4.46	6.03	0.17	0.41	0.42	0.04	0.04	1.00
0.00	0.42	0.39	0.92	0.00	0.00	1.04	0.00	0.00	0.00	0.04	0.10	0.10	0.01	0.01	0.26
0.48	0.00	0.00	0.00	0.00	0.00	0.00	0.00	2.23	0.00	0.02	0.05	0.04	0.00	0.00	0.09
2.87	7.50	10.54	10.10	17.77	10.03	9.40	10.21	11.14	3.02	1.22	3.36	3.29	0.27	0.37	7.61
0.00	0.00	0.00	0.00	0.00	0.00	0.00	0.00	0.00	0.00	0.00	0.00	0.00	0.00	0.00	0.00
0.00	0.00	0.00	0.00	1.42	0.00	1.04	0.00	2.23	3.02	0.04	0.09	0.10	0.01	0.01	0.18
0.00	0.83	1.95	3.21	5.69	6.45	14.62	22.11	11.14	42.22	0.65	1.48	1.52	0.06	0.17	1.62
3.82	10.42	13.27	20.19	24.87	36.53	44.92	78.24	71.30	108.55	3.07	7.49	7.38	0.39	0.80	11.18
1.43	0.83	0.39	0.92	6.40	5.01	4.18	3.40	20.05	15.08	0.40	1.02	1.06	0.06	0.11	1.60
10.51	15.01	23.03	36.25	46.19	87.39	108.63	163.29	220.58	183.94	6.35	15.19	14.83	0.69	1.67	19.99
5.73	7.50	21.47	22.94	51.17	53.72	68.94	98.65	129.23	123.63	4.30	10.33	10.33	0.56	1.18	15.74
0.00	0.42	0.00	0.92	0.71	1.43	1.04	5.10	13.37	0.00	0.13	0.30	0.27	0.01	0.02	0.29
5.25	9.17	11.32	17.90	31.98	46.56	62.67	88.45	127.00	168.86	3.80	9.00	8.98	0.41	0.96	11.44
0.48	3.33	5.85	3.67	27.72	19.34	41.78	68.04	51.25	60.31	1.85	4.47	4.47	0.21	0.51	5.73
1.91	2.50	1.56	11.01	9.24	19.34	27.16	42.52	51.25	54.28	1.43	3.28	3.25	0.13	0.37	3.80
0.48	1.67	0.39	0.92	2.13	0.72	2.09	1.70	0.00	0.00	0.14	0.42	0.39	0.03	0.05	0.95
0.00	0.42	0.00	1.38	0.71	2.15	2.09	0.00	2.23	9.05	0.12	0.25	0.27	0.01	0.03	0.35
16.24	40.43	58.54	81.68	139.29	199.85	252.78	362.29	409.97	479.45	14.79	35.54	35.29	1.76	4.02	50.24
1.43	0.00	1.17	2.29	2.84	5.73	3.13	5.10	4.46	9.05	0.29	0.72	0.73	0.04	0.09	1.21
0.48	1.25	0.78	3.21	2.13	1.43	6.27	8.50	17.82	21.11	0.39	0.91	0.87	0.04	0.08	1.31
0.48	0.42	0.78	1.38	1.42	1.43	5.22	8.50	11.14	6.03	0.26	0.65	0.60	0.03	0.06	0.66
1.43	0.83	1.56	3.21	4.26	5.01	8.36	15.31	33.42	45.23	0.68	1.54	1.51	0.07	0.13	1.97
0.00	0.42	0.00	0.92	1.42	0.72	1.04	0.00	0.00	0.00	0.07	0.19	0.19	0.02	0.02	0.46
0.00	0.00	0.00	0.46	0.00	0.00	0.00	0.00	0.00	0.00	0.01	0.02	0.02	0.00	0.00	0.06
1.43	2.08	0.78	1.84	5.69	5.01	4.18	6.80	0.00	0.00	0.35	1.02	1.02	0.07	0.12	1.85
78.79	129.21	144.01	156.01	213.92	174.78	152.50	221.12	184.93	135.69	18.91	51.47	49.74	3.86	5.50	117.28
0.96	0.42	0.00	0.92	0.71	2.15	2.09	3.40	8.91	0.00	0.15	0.38	0.35	0.02	0.04	0.48
0.00	1.25	0.39	0.92	1.42	2.15	3.13	1.70	2.23	0.00	0.13	0.35	0.34	0.02	0.05	0.61
43.93	50.85	72.20	84.43	74.62	55.16	82.52	45.92	62.39	30.15	8.48	23.57	22.25	1.82	2.51	54.63
7.64	16.26	31.61	39.00	34.11	32.95	16.71	27.21	33.42	21.11	3.15	8.01	8.00	0.66	0.91	19.55
1.43	2.92	2.73	4.59	9.95	1.43	4.18	6.80	13.37	9.05	0.52	1.33	1.33	0.11	0.14	3.24
10.51	16.67	14.83	19.27	30.56	27.22	28.20	18.71	31.19	15.08	2.58	7.24	6.98	0.50	0.80	18.25
0.00	0.00	1.95	0.46	2.13	4.30	1.04	3.40	2.23	3.02	0.18	0.43	0.44	0.02	0.05	0.73
0.96	0.00	0.00	0.92	0.00	0.00	0.00	0.00	0.00	0.00	0.06	0.23	0.21	0.02	0.02	0.30
0.00	0.00	0.00	0.00	0.00	0.00	0.00	0.00	0.00	0.00	0.00	0.00	0.00	0.00	0.00	0.00
0.00	0.00	0.00	0.00	0.00	0.00	0.00	0.00	0.00	0.00	0.00	0.00	0.00	0.00	0.00	0.00
1.43	2.92	5.85	9.18	13.50	10.03	16.71	25.51	15.60	21.11	1.09	2.80	2.84	0.18	0.32	4.87
0.00	0.00	0.39	0.92	0.71	0.72	3.13	5.10	2.23	9.05	0.13	0.27	0.28	0.01	0.03	0.27
0.00	0.00	0.39	0.00	0.71	2.15	4.18	3.40	6.68	3.02	0.13	0.29	0.28	0.01	0.04	0.15
0.00	1.25	1.95	4.59	8.53	15.76	18.80	28.92	42.33	36.18	1.03	2.40	2.34	0.09	0.26	2.48
0.00	0.00	0.00	0.00	0.00	0.72	0.00	0.00	0.00	0.00	0.01	0.02	0.15	0.01	0.01	0.00
9.07	9.17	16.00	21.57	39.80	50.14	69.98	113.96	124.77	69.35	4.28	11.22	11.14	0.58	1.18	14.81
59.21	60.44	50.74	64.24	42.64	28.65	20.89	28.92	22.28	24.12	8.33	26.98	23.46	1.96	2.21	53.83
0.48	1.25	0.78	0.00	1.42	2.15	2.09	1.70	2.23	6.03	0.18	0.49	0.50	0.03	0.05	0.72
0.00	0.42	0.78	0.46	0.00	0.00	0.00	1.70	2.23	3.02	0.08	0.19	0.16	0.01	0.01	0.27
0.00	0.83	1.56	1.38	1.42	0.72	0.00	1.70	0.00	0.00	0.15	0.52	0.50	0.04	0.04	0.85
4.30	8.34	9.37	13.31	14.21	20.06	36.56	74.84	53.47	27.14	2.20	5.79	5.49	0.29	0.58	8.21
0.00	0.00	0.00	0.00	0.00	0.00	0.00	0.00	0.00	0.00	0.00	0.00	0.00	0.00	0.00	0.00
0.48	1.67	3.51	4.59	5.69	11.46	13.58	27.21	13.37	21.11	0.75	1.79	1.78	0.08	0.20	2.31
0.48	0.00	1.17	1.84	1.42	5.01	2.09	5.10	60.16	30.15	0.38	1.37	1.75	0.09	0.12	0.70
3.34	2.92	5.46	7.34	9.24	10.03	27.16	39.12	60.16	30.15	1.44	3.66	3.57	0.17	0.36	4.23
1.43	0.83	0.39	2.75	1.42	5.01	6.27	15.60	15.60	12.06	0.46	1.27	1.44	0.07	0.12	1.20
4.78	7.50	16.39	20.65	36.96	32.23	54.32	73.14	109.18	147.51	3.68	9.12	9.23	0.51	0.94	13.46
287.48	427.23	541.32	692.89	938.82	1 020.76	1 246.15	1 762.14	2 027.58	1 990.17	100.00	261.58	253.90	16.24	27.57	464.52
286.04	426.40	539.76	689.68	934.55	1 015.74	1 237.79	1 746.84	1 994.16	1 944.94	99.32	260.04	252.39	16.17	27.44	462.56

表 5-7　湖南省农村肿瘤登记地区 2019 年男女合计恶性肿瘤发病主要指标(1/10 万)

部位	ICD10	病例数	粗率	年龄组(岁)								
				0~	1~4	5~9	10~14	15~19	20~24	25~29	30~34	35~39
唇	C00	41	0.24	0.00	0.00	0.00	0.08	0.10	0.00	0.00	0.00	0.09
舌	C01-C02	503	2.96	0.00	0.00	0.00	0.00	0.00	0.00	0.11	1.29	2.32
口	C03-C06	403	2.37	0.00	0.00	0.08	0.08	0.21	0.00	0.11	0.61	1.16
唾液腺	C07-C08	136	0.80	0.00	0.00	0.08	0.00	0.00	0.38	0.34	0.38	0.80
扁桃腺	C09	42	0.25	0.00	0.00	0.25	0.00	0.00	0.00	0.00	0.08	0.18
其他的口咽	C10	35	0.21	0.00	0.00	0.00	0.00	0.00	0.00	0.00	0.00	0.00
鼻咽	C11	1 463	8.61	0.00	0.12	0.25	0.25	0.21	1.02	1.46	3.27	6.14
喉咽	C12-C13	116	0.68	0.00	0.00	0.00	0.00	0.00	0.00	0.00	0.08	0.00
咽,部位不明	C14	42	0.25	0.00	0.00	0.00	0.00	0.00	0.00	0.00	0.08	0.09
食管	C15	1 004	5.91	0.00	0.00	0.00	0.00	0.00	0.00	0.22	0.46	0.18
胃	C16	2 699	15.88	0.00	0.00	0.08	0.00	0.00	0.10	0.51	1.46	2.13	2.40
小肠	C17	209	1.23	0.00	0.00	0.00	0.00	0.00	0.10	0.13	0.00	0.08	0.45
结肠	C18	2 402	14.13	0.00	0.00	0.00	0.00	0.00	0.00	0.64	1.68	2.20	4.63
直肠	C19-C20	2 720	16.00	0.00	0.00	0.00	0.00	0.00	1.15	1.35	1.67	3.12
肛门	C21	35	0.21	0.00	0.00	0.00	0.00	0.00	0.13	0.00	0.08	0.27
肝脏	C22	4 749	27.94	1.97	0.73	0.42	0.25	0.42	1.15	2.81	5.39	9.17
胆囊及其他	C23-C24	793	4.66	0.00	0.00	0.00	0.00	0.00	0.13	0.11	0.23	0.53
胰腺	C25	686	4.04	0.00	0.00	0.00	0.00	0.00	0.13	0.22	0.23	0.71
鼻,鼻窦及其他	C30-C31	86	0.51	0.00	0.00	0.00	0.08	0.10	0.26	0.11	0.08	0.27
喉	C32	399	2.35	0.00	0.00	0.00	0.00	0.00	0.13	0.22	0.23	0.36
气管,支气管,肺	C33-C34	12 246	72.04	0.00	0.00	0.00	0.00	0.08	1.66	2.92	3.42	9.62
其他的胸腔器官	C37-C38	156	0.92	1.31	0.00	0.00	0.00	0.10	0.00	0.22	0.53	0.62
骨	C40-C41	283	1.66	0.66	0.24	0.59	0.99	1.35	0.89	0.56	0.99	0.80
皮肤的黑色素瘤	C43	150	0.88	0.00	0.00	0.00	0.00	0.21	0.00	0.22	0.23	0.45
其他的皮肤	C44	500	2.94	0.00	0.00	0.00	0.41	0.42	0.13	0.45	0.84	1.07
间皮瘤	C45	23	0.14	0.00	0.00	0.00	0.00	0.00	0.00	0.00	0.00	0.00
卡波氏肉瘤	C46	3	0.02	0.00	0.00	0.00	0.00	0.00	0.00	0.00	0.00	0.09
周围神经,结缔,软组织	C47,C49	231	1.36	0.66	0.49	0.67	0.33	0.93	0.77	1.12	0.91	0.80
乳房	C50	3 412	20.07	1.31	0.00	0.16	0.21	1.15	3.82	7.98	16.39
外阴	C51	47	0.28	0.00	0.00	0.00	0.00	0.00	0.00	0.00	0.08	0.27
阴道	C52	40	0.24	0.00	0.00	0.00	0.00	0.00	0.00	0.11	0.00	0.00
子宫颈	C53	2 808	16.52	0.00	0.00	0.00	0.00	0.00	0.00	3.14	5.24	11.67
子宫体	C54	849	4.99	0.00	0.00	0.00	0.00	0.00	0.13	0.34	1.14	1.69
子宫,部位不明	C55	298	1.75	0.00	0.00	0.00	0.00	0.00	0.00	0.22	0.46	1.60
卵巢	C56	685	4.03	0.00	0.00	0.00	0.08	0.08	1.56	1.02	3.03	1.82	2.32
其他的女性生殖器	C57	31	0.18	0.00	0.00	0.00	0.00	0.00	0.00	0.00	0.08	0.09
胎盘	C58	9	0.05	0.00	0.00	0.00	0.00	0.00	0.00	0.00	0.00	0.09
阴茎	C60	111	0.65	0.00	0.00	0.00	0.00	0.00	0.00	0.11	0.00	0.00
前列腺	C61	912	5.36	0.00	0.00	0.00	0.00	0.00	0.10	0.00	0.11	0.00
睾丸	C62	41	0.24	0.66	0.24	0.00	0.00	0.31	0.13	0.11	0.46	0.27
其他的男性生殖器	C63	12	0.07	0.00	0.12	0.00	0.00	0.00	0.00	0.00	0.00	0.00
肾	C64	569	3.35	1.31	0.49	0.08	0.08	0.00	0.38	1.35	1.06	1.25
肾盂	C65	84	0.49	0.00	0.00	0.00	0.00	0.00	0.13	0.00	0.00	0.09
输尿管	C66	83	0.49	0.00	0.00	0.00	0.00	0.00	0.00	0.00	0.23	0.00
膀胱	C67	858	5.05	0.00	0.00	0.00	0.00	0.10	0.00	0.34	0.61	0.89
其他的泌尿器官	C68	28	0.16	0.00	0.00	0.00	0.00	0.00	0.00	0.11	0.00	0.00
眼	C69	25	0.15	1.97	0.61	0.00	0.00	0.00	0.00	0.00	0.00	0.09
脑,神经系统	C70-C72,D32-D33,D43-D44	1 808	10.64	2.62	2.56	2.10	2.72	2.60	1.79	4.27	4.71	4.10
甲状腺	C73	2 045	12.03	0.00	0.00	0.17	0.25	2.18	7.65	19.54	17.70	17.54
肾上腺	C74	53	0.31	0.00	0.24	0.08	0.00	0.10	0.00	0.22	0.38	0.18
其他的内分泌腺	C75	37	0.22	0.00	0.00	0.00	0.00	0.31	0.00	0.11	0.15	0.00
霍奇金病	C81	74	0.44	0.00	0.00	0.00	0.25	0.00	0.13	0.56	0.38	0.53
非霍奇金淋巴瘤	C82-C85,C96	1 033	6.08	1.31	2.31	1.26	0.82	1.04	0.89	1.91	2.20	2.40
免疫增生性疾病	C88	1	0.01	0.00	0.00	0.00	0.00	0.00	0.00	0.00	0.00	0.00
多发性骨髓瘤	C90	413	2.43	0.00	0.00	0.00	0.00	0.00	0.13	0.11	0.08	0.27
淋巴样白血病	C91	313	1.84	1.97	3.04	2.02	1.07	0.93	0.26	1.24	0.91	1.16
髓样白血病	C92-C94,D45-D47	688	4.05	3.93	0.49	0.50	1.07	1.45	1.53	2.58	1.37	1.87
白血病,未特指	C95	429	2.52	4.59	1.70	0.59	0.66	1.45	0.38	1.01	0.76	1.69
其他的或未指明部位	O&U	1 211	7.12	1.31	1.46	0.59	0.49	1.35	1.40	1.46	1.60	3.30
所有部位合计	ALL	51 162	300.96	25.56	14.85	10.17	10.54	18.07	26.52	61.54	74.84	116.22
所有部位除外 C44	ALLbC44	50 662	298.02	25.56	14.85	10.17	10.13	17.65	26.39	61.10	74.00	115.15

40~44	45~49	50~54	55~59	60~64	65~69	70~74	75~79	80~84	85+	构成(%)	中国人口标化率	世界人口标化率	累积率 0~64	累积率 0~74	35~64岁截缩率
0.09	0.07	0.14	0.08	0.55	0.89	0.92	1.64	1.04	2.06	0.08	0.14	0.14	0.01	0.02	0.15
4.85	5.12	7.17	6.22	5.93	5.81	4.01	3.51	1.73	0.51	0.98	2.11	1.97	0.17	0.21	5.10
2.84	5.12	4.85	4.86	4.83	4.70	3.24	4.91	3.45	3.09	0.79	1.63	1.54	0.12	0.16	3.80
0.91	0.88	1.71	1.59	1.54	1.57	1.23	1.17	1.04	1.54	0.27	0.60	0.56	0.04	0.06	1.18
0.09	0.15	0.55	0.40	0.44	0.67	0.62	0.70	0.00	1.54	0.08	0.16	0.16	0.01	0.02	0.28
0.09	0.29	0.07	0.64	0.77	1.12	0.15	0.23	0.69	0.00	0.07	0.12	0.13	0.01	0.02	0.27
8.41	14.91	19.26	16.51	17.13	20.13	13.56	12.40	13.80	9.78	2.86	6.03	5.67	0.44	0.61	13.15
0.27	0.88	1.02	1.91	1.87	1.45	2.47	1.40	2.42	1.03	0.23	0.40	0.40	0.03	0.05	0.88
0.09	0.44	0.20	0.16	0.99	0.56	0.62	0.70	1.73	1.03	0.08	0.15	0.15	0.01	0.02	0.30
1.19	2.70	6.22	8.45	17.46	22.48	26.05	20.59	29.68	22.64	1.96	3.26	3.30	0.18	0.43	5.13
6.22	11.99	18.65	21.05	44.04	51.66	58.11	67.15	65.91	71.01	5.28	9.22	9.14	0.54	1.09	15.40
0.46	1.10	1.78	2.07	3.62	3.80	4.16	5.85	2.42	1.54	0.41	0.75	0.74	0.05	0.09	1.41
6.40	11.33	18.38	20.10	34.71	43.39	49.33	57.32	68.32	45.28	4.69	8.44	8.20	0.50	0.96	14.36
6.49	11.04	20.22	20.81	41.85	52.78	61.04	70.89	76.26	46.31	5.32	9.34	9.18	0.54	1.11	15.34
0.00	0.07	0.20	0.40	0.11	0.56	0.77	0.23	1.73	2.06	0.07	0.13	0.12	0.01	0.01	0.16
15.27	29.02	41.74	43.46	69.19	80.74	94.03	91.95	101.45	77.70	9.28	17.20	16.78	1.10	1.97	31.62
1.01	3.14	5.26	4.86	13.84	15.21	19.27	24.10	21.39	19.04	1.55	2.62	2.62	0.15	0.32	4.17
1.55	2.05	4.30	5.26	11.09	13.53	15.88	21.29	18.29	14.92	1.34	2.29	2.27	0.13	0.27	3.64
0.18	0.73	0.61	0.64	0.66	1.45	1.85	1.40	1.73	2.57	0.17	0.34	0.33	0.02	0.04	0.50
0.55	0.66	3.07	3.67	6.26	8.05	8.94	10.06	13.11	7.72	0.78	1.32	1.31	0.08	0.16	2.08
16.74	35.67	72.13	104.47	199.68	261.45	302.28	343.22	331.26	242.89	23.94	40.28	40.27	2.23	5.05	62.88
0.64	1.10	1.64	2.15	1.98	1.68	1.85	1.64	2.42	1.54	0.30	0.64	0.62	0.05	0.06	1.25
0.82	1.17	1.57	1.83	2.09	4.03	3.39	5.85	7.59	9.78	0.55	1.26	1.22	0.07	0.11	1.30
0.27	0.80	1.09	1.52	2.20	2.57	2.62	3.51	3.80	1.54	0.24	0.56	0.54	0.03	0.06	0.95
1.28	1.61	2.05	2.39	5.60	6.93	12.79	16.14	20.36	22.13	0.98	1.75	1.67	0.08	0.18	2.13
0.09	0.22	0.07	0.16	0.44	0.78	0.31	0.47	0.35	0.00	0.04	0.08	0.08	0.00	0.01	0.15
0.00	0.00	0.07	0.00	0.00	0.00	0.00	0.00	0.35	0.00	0.01	0.01	0.01	0.00	0.00	0.03
1.37	1.24	1.71	1.20	3.29	3.47	2.16	3.28	1.73	1.03	0.45	1.13	1.11	0.07	0.10	1.52
30.64	45.54	47.68	36.76	41.30	32.21	20.81	18.72	18.98	11.84	6.67	14.81	13.72	1.16	1.42	35.68
0.27	0.22	0.27	0.32	0.77	0.45	0.92	1.64	1.04	1.03	0.09	0.18	0.17	0.01	0.02	0.33
0.09	0.29	0.20	0.48	0.33	1.01	0.92	0.94	1.04	0.00	0.08	0.14	0.14	0.01	0.02	0.21
20.67	29.17	39.69	32.30	33.83	30.19	28.05	26.91	22.43	14.92	5.49	11.54	10.81	0.88	1.17	26.84
4.39	9.14	15.64	12.68	10.87	6.60	6.17	7.72	5.52	1.54	1.66	3.31	3.18	0.28	0.34	8.51
2.29	2.41	3.01	3.03	2.64	4.25	3.39	4.21	6.56	5.66	0.58	1.18	1.10	0.08	0.12	2.44
4.12	6.29	7.17	7.89	8.46	7.72	8.17	6.55	5.18	3.09	1.34	3.06	2.87	0.20	0.30	5.73
0.27	0.51	0.48	0.32	0.11	0.56	0.00	0.23	0.00	0.51	0.06	0.13	0.12	0.01	0.01	0.30
0.09	0.29	0.14	0.00	0.00	0.00	0.00	0.00	0.00	0.00	0.02	0.05	0.04	0.00	0.00	0.11
0.27	0.95	1.02	0.96	1.21	2.01	2.62	2.81	2.76	0.51	0.21	0.39	0.38	0.02	0.05	0.68
0.09	0.37	0.82	2.23	7.69	18.68	28.05	48.43	51.76	45.28	1.78	2.63	2.57	0.06	0.29	1.50
0.37	0.07	0.27	0.40	0.33	0.22	0.31	0.00	1.04	0.00	0.11	0.22	0.22	0.02	0.02	0.27
0.00	0.15	0.07	0.08	0.22	0.00	0.46	0.23	0.35	0.00	0.05	0.04	0.05	0.00	0.01	0.08
2.29	3.66	5.53	6.06	7.69	9.73	8.02	10.06	8.28	5.15	1.11	2.23	2.17	0.15	0.24	4.06
0.18	0.66	0.34	0.64	0.88	2.12	2.62	1.64	1.38	1.54	0.16	0.29	0.29	0.01	0.04	0.43
0.09	0.37	0.27	0.88	1.10	1.57	2.31	2.34	2.42	1.54	0.16	0.28	0.27	0.01	0.03	0.39
1.19	1.97	3.55	7.10	12.08	14.43	21.12	27.84	37.96	24.70	1.68	2.78	2.73	0.14	0.32	3.83
0.09	0.29	0.20	0.16	0.00	0.67	0.77	0.70	0.69	0.00	0.05	0.11	0.10	0.01	0.01	0.13
0.00	0.15	0.07	0.16	0.44	0.22	0.15	0.70	0.35	0.00	0.05	0.11	0.17	0.01	0.01	0.13
8.05	11.77	14.69	15.63	22.19	23.82	28.52	30.88	29.33	32.42	3.53	7.52	7.35	0.49	0.75	11.88
18.47	21.05	23.09	17.31	10.98	11.41	6.47	8.42	7.59	4.12	4.00	11.47	9.80	0.78	0.87	18.42
0.00	0.29	0.82	0.72	0.55	0.56	0.46	0.00	0.69	0.00	0.16	0.24	0.22	0.01	0.02	0.39
0.09	0.15	0.34	0.64	0.66	0.56	0.00	0.00	0.35	0.00	0.07	0.17	0.16	0.01	0.02	0.30
0.82	0.44	0.55	0.48	0.66	1.23	0.62	0.23	0.69	0.51	0.14	0.38	0.34	0.02	0.03	0.58
4.02	5.41	8.27	9.49	16.80	15.10	17.88	17.55	14.15	9.78	2.02	4.18	4.18	0.28	0.45	7.02
0.00	0.00	0.00	0.00	0.00	0.11	0.00	0.00	0.00	0.00	0.01	0.00	0.00	0.00	0.00	0.00
1.01	1.68	2.87	3.19	6.48	9.84	10.33	9.59	7.25	7.72	0.81	1.40	1.40	0.08	0.18	2.28
1.10	1.61	1.71	2.07	2.97	2.46	3.55	7.02	3.80	1.54	0.61	1.53	1.66	0.10	0.13	1.67
2.84	3.80	4.78	4.23	8.57	11.07	9.56	17.08	12.77	8.23	1.34	2.97	2.89	0.18	0.28	4.07
1.37	1.90	2.46	2.31	4.28	7.16	6.94	9.83	10.70	5.66	0.84	1.84	1.90	0.11	0.18	2.21
3.66	5.26	7.86	10.53	12.85	16.44	25.28	28.54	36.92	37.57	2.37	4.51	4.44	0.26	0.47	6.65
187.03	299.35	429.59	455.91	709.08	843.84	936.12	1 062.42	1 085.91	835.19	100.00	191.66	185.67	12.08	20.98	336.24
185.75	297.74	427.54	453.52	703.48	836.91	923.33	1 046.28	1 065.55	813.06	99.02	189.91	184.00	12.00	20.80	334.12

表 5-8　湖南省农村肿瘤登记地区 2019 年男性恶性肿瘤发病主要指标(1/10 万)

部位	ICD10	病例数	粗率	年龄组(岁)								
				0~	1~4	5~9	10~14	15~19	20~24	25~29	30~34	35~39
唇	C00	27	0.31	0.00	0.00	0.00	0.00	0.19	0.00	0.00	0.00	0.17
舌	C01-C02	455	5.17	0.00	0.00	0.00	0.00	0.00	0.00	0.21	2.38	3.80
口	C03-C06	337	3.83	0.00	0.00	0.15	0.37	0.00	0.21	1.04	1.55
唾液腺	C07-C08	76	0.86	0.00	0.00	0.16	0.15	0.00	0.24	0.21	0.15	1.04
扁桃腺	C09	27	0.31	0.00	0.00	0.31	0.00	0.00	0.00	0.00	0.00	0.35
其他的口咽	C10	33	0.38	0.00	0.00	0.00	0.00	0.00	0.00	0.00	0.00	0.00
鼻咽	C11	1 049	11.93	0.00	0.23	0.16	0.46	0.19	1.18	1.93	4.02	9.16
喉咽	C12-C13	103	1.17	0.00	0.00	0.00	0.00	0.00	0.00	0.00	0.00	0.00
咽,部位不明	C14	33	0.38	0.00	0.00	0.00	0.00	0.00	0.00	0.00	0.15	0.00
食管	C15	835	9.50	0.00	0.00	0.00	0.00	0.00	0.00	0.21	0.74	0.17
胃	C16	1 739	19.78	0.00	0.00	0.00	0.00	0.00	0.71	1.50	1.79	2.76
小肠	C17	122	1.39	0.00	0.00	0.00	0.00	0.00	0.24	0.00	0.15	0.52
结肠	C18	1 383	15.73	0.00	0.00	0.00	0.00	0.00	0.47	1.93	1.93	5.18
直肠	C19-C20	1 640	18.65	0.00	0.00	0.00	0.00	0.00	1.18	1.93	1.79	2.42
肛门	C21	18	0.20	0.00	0.00	0.00	0.00	0.00	0.24	0.00	0.00	0.00
肝脏	C22	3 552	40.40	1.22	0.91	0.78	0.15	0.56	1.89	3.44	7.59	14.68
胆囊及其他	C23-C24	368	4.19	0.00	0.00	0.00	0.00	0.00	0.00	0.21	0.30	0.17
胰腺	C25	392	4.46	0.00	0.00	0.00	0.00	0.00	0.00	0.21	0.15	1.04
鼻,鼻窦及其他	C30-C31	49	0.56	0.00	0.00	0.00	0.00	0.00	0.24	0.21	0.00	0.00
喉	C32	348	3.96	0.00	0.00	0.00	0.00	0.00	0.00	0.21	0.15	0.69
气管,支气管,肺	C33-C34	8 980	102.13	0.00	0.00	0.00	0.00	0.00	1.89	2.58	4.31	10.36
其他的胸腔器官	C37-C38	94	1.07	0.00	0.00	0.16	0.00	0.19	0.00	0.21	0.60	0.35
骨	C40-C41	173	1.97	0.00	0.23	0.93	1.37	1.69	0.71	0.86	1.34	0.52
皮肤的黑色素瘤	C43	89	1.01	0.00	0.00	0.00	0.00	0.00	0.00	0.21	0.45	0.52
其他的皮肤	C44	278	3.16	0.00	0.00	0.00	0.46	0.37	0.24	0.64	1.04	1.21
间皮瘤	C45	15	0.17	0.00	0.00	0.00	0.00	0.00	0.00	0.00	0.00	0.00
卡波氏肉瘤	C46	2	0.02	0.00	0.00	0.00	0.00	0.00	0.00	0.00	0.00	0.00
周围神经,结缔,软组织	C47,C49	118	1.34	0.00	0.23	0.62	0.30	0.75	1.18	1.29	0.74	0.69
乳房	C50	130	1.48	2.45	0.00	0.00	0.00	0.00	0.00	0.00	0.60	0.69
外阴	C51	0	0.00									
阴道	C52	0	0.00									
子宫颈	C53	0	0.00									
子宫体	C54	0	0.00									
子宫,部位不明	C55	0	0.00									
卵巢	C56	0	0.00									
其他的女性生殖器	C57	0	0.00									
胎盘	C58	0	0.00									
阴茎	C60	111	1.26	0.00	0.00	0.00	0.00	0.00	0.00	0.21	0.00	0.00
前列腺	C61	912	10.37	0.00	0.00	0.00	0.00	0.19	0.00	0.21	0.00	0.00
睾丸	C62	41	0.47	1.22	0.45	0.00	0.00	0.56	0.24	0.21	0.89	0.52
其他的男性生殖器	C63	12	0.14	0.00	0.23	0.00	0.00	0.00	0.00	0.00	0.00	0.00
肾	C64	361	4.11	0.00	0.23	0.16	0.00	0.00	0.47	1.72	1.49	1.38
肾盂	C65	55	0.63	0.00	0.00	0.00	0.00	0.00	0.24	0.00	0.00	0.00
输尿管	C66	46	0.52	0.00	0.00	0.00	0.00	0.00	0.00	0.30	0.00	0.00
膀胱	C67	682	7.76	0.00	0.00	0.00	0.15	0.19	0.00	0.64	1.04	1.21
其他的泌尿器官	C68	18	0.20	0.00	0.00	0.00	0.15	0.00	0.00	0.00	0.00	0.00
眼	C69	14	0.16	3.67	0.45	0.00	0.00	0.00	0.00	0.00	0.00	0.17
脑,神经系统	C70-C72,D32-D33,D43-D44	813	9.25	0.00	2.72	1.71	3.35	2.62	1.18	5.37	3.87	3.63
甲状腺	C73	484	5.50	0.00	0.00	0.31	0.00	0.94	2.83	8.16	9.37	9.50
肾上腺	C74	28	0.32	0.00	0.45	0.16	0.00	0.00	0.00	0.21	0.30	0.35
其他的内分泌腺	C75	22	0.25	0.00	0.00	0.00	0.15	0.19	0.00	0.00	0.15	0.00
霍奇金病	C81	46	0.52	0.00	0.00	0.00	0.00	0.00	0.00	0.86	0.45	0.86
非霍奇金淋巴瘤	C82-C85,C96	616	7.01	1.22	3.17	1.71	1.37	1.12	0.71	2.79	2.08	1.73
免疫增生性疾病	C88	1	0.01	0.00	0.00	0.00	0.00	0.00	0.00	0.00	0.00	0.00
多发性骨髓瘤	C90	244	2.77	0.00	0.00	0.00	0.00	0.00	0.00	0.21	0.15	0.35
淋巴样白血病	C91	179	2.04	1.22	2.72	2.18	1.67	1.12	0.24	0.86	1.49	0.86
髓样白血病	C92-C94,D45-D47	368	4.19	2.45	0.23	0.47	1.06	1.31	2.12	2.15	1.64	1.73
白血病,未特指	C95	229	2.60	6.12	1.36	0.78	0.61	1.87	0.24	1.07	0.74	1.55
其他的或未指明部位	O&U	637	7.24	1.22	1.81	0.47	0.30	1.12	1.41	1.29	1.49	2.76
所有部位合计	ALL	28 384	322.81	20.80	15.41	11.04	11.86	15.74	20.04	44.25	56.83	84.65
所有部位除外 C44	ALLbC44	28 106	319.65	20.80	15.41	11.04	11.40	15.37	19.80	43.61	55.79	83.44

40~44	45~49	50~54	55~59	60~64	65~69	70~74	75~79	80~84	85+	构成(%)	中国人口标化率	世界人口标化率	累积率 0~64	累积率 0~74	35~64岁截缩率
0.18	0.00	0.27	0.16	1.07	1.11	1.22	1.45	1.51	2.55	0.10	0.19	0.19	0.01	0.02	0.27
8.91	9.26	12.77	11.33	10.74	10.90	7.33	4.35	2.27	0.00	1.60	3.78	3.53	0.30	0.39	9.16
5.17	9.26	8.83	8.03	8.16	7.34	4.89	5.31	3.02	6.38	1.19	2.72	2.59	0.21	0.28	6.61
0.53	1.00	1.90	2.20	1.93	1.78	0.61	2.41	1.51	1.28	0.27	0.63	0.59	0.05	0.06	1.34
0.18	0.14	0.27	0.47	0.86	1.11	0.92	1.45	0.00	1.28	0.10	0.21	0.21	0.01	0.02	0.34
0.18	0.57	0.14	1.26	1.50	2.22	0.31	0.00	0.76	0.00	0.12	0.23	0.24	0.02	0.03	0.52
10.70	20.09	27.04	24.08	25.13	29.58	19.86	18.83	22.66	15.32	3.70	8.45	7.96	0.62	0.87	18.44
0.53	1.42	2.04	3.46	3.44	2.22	4.89	2.41	4.53	0.00	0.36	0.70	0.71	0.05	0.09	1.60
0.18	0.57	0.41	0.31	1.93	1.11	0.92	1.45	0.76	1.28	0.12	0.24	0.24	0.02	0.03	0.50
1.78	4.70	10.73	14.79	30.50	38.25	43.69	32.35	45.32	35.76	2.94	5.47	5.56	0.32	0.73	8.86
6.77	12.68	23.23	28.01	62.29	71.17	78.52	88.84	80.82	85.56	6.13	11.80	11.82	0.70	1.45	19.70
0.53	1.00	2.17	2.20	4.30	4.67	4.58	6.28	4.53	2.55	0.43	0.86	0.85	0.06	0.10	1.59
6.06	11.68	20.92	23.14	42.10	51.60	58.05	65.18	80.82	66.40	4.87	9.62	9.44	0.57	1.12	16.23
5.88	10.83	23.64	24.87	50.26	69.61	79.44	88.36	95.92	53.63	5.78	11.12	11.00	0.61	1.36	17.21
0.00	0.14	0.14	0.47	0.00	0.67	1.22	0.48	1.51	2.55	0.06	0.12	0.12	0.00	0.01	0.11
23.89	47.59	66.70	67.67	100.52	116.99	135.96	126.99	148.79	114.93	12.51	25.87	25.19	1.68	2.95	49.14
1.43	3.28	5.16	2.99	12.03	14.90	18.94	22.69	21.90	19.15	1.30	2.46	2.44	0.13	0.30	3.71
1.60	2.42	4.89	6.45	12.67	15.12	18.33	25.59	20.39	17.88	1.38	2.63	2.61	0.15	0.31	4.24
0.18	0.71	1.09	0.79	0.86	1.56	2.75	1.45	1.51	3.83	0.17	0.35	0.35	0.02	0.04	0.56
0.89	1.14	5.43	6.77	11.17	15.35	14.67	16.42	22.66	16.60	1.23	2.28	2.29	0.13	0.28	3.72
18.72	43.03	97.68	154.55	304.13	401.00	467.75	528.72	478.86	362.67	31.64	58.75	59.05	3.19	7.53	88.90
0.53	1.28	1.77	2.99	2.36	2.67	3.06	1.93	2.27	1.28	0.33	0.72	0.70	0.05	0.08	1.39
0.71	1.42	2.04	2.05	1.93	5.56	3.97	5.79	12.84	14.05	0.61	1.50	1.45	0.08	0.13	1.36
0.36	0.71	1.22	1.42	2.36	3.56	3.06	5.79	5.29	1.28	0.31	0.65	0.61	0.04	0.07	0.99
1.60	1.42	2.17	2.83	7.09	6.67	14.36	18.83	24.92	25.54	0.98	1.99	1.90	0.10	0.20	2.45
0.18	0.14	0.14	0.31	0.43	1.33	0.31	0.48	0.00	0.00	0.05	0.10	0.11	0.01	0.01	0.18
0.00	0.00	0.14	0.00	0.00	0.00	0.00	0.00	0.76	0.00	0.01	0.01	0.01	0.00	0.00	0.02
0.89	0.71	2.17	1.42	3.87	3.78	2.14	2.41	3.02	1.28	0.42	1.10	1.08	0.07	0.10	1.48
1.07	1.14	2.17	2.36	4.73	4.45	3.67	4.35	6.04	5.11	0.46	0.97	0.97	0.07	0.11	1.83
0.00	0.00	0.00	0.00	0.00	0.00	0.00	0.00	0.00	0.00	0.00	0.00	0.00	0.00	0.00	0.00
0.00	0.00	0.00	0.00	0.00	0.00	0.00	0.00	0.00	0.00	0.00	0.00	0.00	0.00	0.00	0.00
0.00	0.00	0.00	0.00	0.00	0.00	0.00	0.00	0.00	0.00	0.00	0.00	0.00	0.00	0.00	0.00
0.00	0.00	0.00	0.00	0.00	0.00	0.00	0.00	0.00	0.00	0.00	0.00	0.00	0.00	0.00	0.00
0.00	0.00	0.00	0.00	0.00	0.00	0.00	0.00	0.00	0.00	0.00	0.00	0.00	0.00	0.00	0.00
0.53	1.85	2.04	1.89	2.36	4.00	5.19	5.79	6.04	1.28	0.39	0.77	0.75	0.04	0.09	1.34
0.18	0.71	1.63	4.41	15.03	37.14	55.60	99.95	113.29	112.38	3.21	5.40	5.30	0.11	0.58	2.94
0.71	0.14	0.54	0.79	0.64	0.44	0.61	0.00	2.27	0.00	0.14	0.43	0.42	0.03	0.03	0.54
0.00	0.28	0.14	0.16	0.43	0.00	0.92	0.48	0.76	0.00	0.04	0.09	0.10	0.01	0.01	0.15
2.85	3.70	8.02	8.34	10.74	11.12	10.08	12.07	8.31	10.22	1.27	2.77	2.69	0.20	0.30	5.29
0.18	1.00	0.54	0.63	1.07	2.00	3.67	2.90	2.27	3.83	0.19	0.38	0.38	0.02	0.05	0.53
0.18	0.57	0.41	0.94	1.07	1.56	2.44	3.86	0.00	2.55	0.16	0.33	0.31	0.02	0.04	0.47
1.43	2.71	6.25	10.23	20.19	23.80	33.30	45.87	62.69	47.25	2.40	4.46	4.38	0.22	0.51	5.97
0.18	0.43	0.27	0.31	0.00	0.00	1.53	0.97	1.51	0.00	0.06	0.14	0.12	0.01	0.01	0.20
0.00	0.00	0.00	0.31	0.86	0.00	0.00	0.48	0.76	0.00	0.05	0.13	0.20	0.01	0.01	0.18
8.38	8.98	13.04	13.53	17.83	20.24	28.11	31.87	22.66	29.37	2.86	6.84	6.64	0.43	0.67	10.21
8.56	8.83	7.47	9.13	5.80	6.01	5.80	2.90	3.02	3.83	1.71	5.32	4.50	0.35	0.41	8.34
0.00	0.14	0.82	0.31	0.86	0.89	0.61	0.00	0.00	0.00	0.10	0.26	0.27	0.02	0.02	0.38
0.18	0.14	0.41	1.26	0.86	0.44	0.00	0.00	0.00	0.00	0.08	0.18	0.18	0.02	0.02	0.40
1.25	0.28	0.68	0.47	0.64	1.78	0.92	0.48	1.51	0.00	0.16	0.46	0.40	0.03	0.04	0.72
5.35	5.70	8.83	10.70	19.76	16.46	24.75	25.11	16.62	14.05	2.17	4.89	4.95	0.32	0.53	7.83
0.00	0.00	0.00	0.00	0.00	0.22	0.00	0.00	0.00	0.00	0.00	0.01	0.01	0.00	0.00	0.00
1.07	1.85	3.80	3.46	7.95	11.57	11.00	12.07	9.06	11.49	0.86	1.65	1.66	0.09	0.21	2.72
1.43	1.42	1.90	1.89	3.65	2.22	4.58	10.62	3.78	2.55	0.63	1.69	1.77	0.11	0.14	1.74
3.21	3.70	4.35	5.35	9.02	12.45	8.86	21.73	12.84	11.49	1.30	3.09	2.98	0.18	0.29	4.23
1.07	1.85	1.90	2.83	4.73	6.67	7.64	14.00	13.60	5.11	0.81	1.92	1.98	0.11	0.18	2.15
3.03	5.70	7.06	11.33	12.67	18.68	28.11	34.28	46.83	38.31	2.24	4.64	4.58	0.25	0.49	6.46
139.41	238.35	397.38	485.69	844.51	1 064.00	1 229.11	1 406.06	1 422.97	1 151.85	100.00	201.38	198.38	11.83	23.30	325.23
137.80	236.93	395.20	482.85	837.42	1 057.33	1 214.75	1 387.23	1 398.05	1 126.31	99.02	199.39	196.48	11.74	23.10	322.78

表 5-9　湖南省农村肿瘤登记地区 2019 年女性恶性肿瘤发病主要指标(1/10 万)

部位	ICD10	病例数	粗率	年龄组(岁)								
				0~	1~4	5~9	10~14	15~19	20~24	25~29	30~34	35~39
唇	C00	14	0.17	0.00	0.00	0.00	0.18	0.00	0.00	0.00	0.00	0.00
舌	C01-C02	48	0.58	0.00	0.00	0.00	0.00	0.00	0.00	0.00	0.16	0.74
口	C03-C06	66	0.80	0.00	0.00	0.18	0.00	0.00	0.00	0.00	0.16	0.74
唾液腺	C07-C08	60	0.73	0.00	0.00	0.00	0.00	0.00	0.56	0.47	0.62	0.55
扁桃腺	C09	15	0.18	0.00	0.00	0.00	0.18	0.00	0.00	0.00	0.16	0.00
其他的口咽	C10	2	0.02	0.00	0.00	0.00	0.00	0.00	0.00	0.00	0.00	0.00
鼻咽	C11	414	5.04	0.00	0.00	0.37	0.00	0.23	0.83	0.94	2.48	2.94
喉咽	C12-C13	13	0.16	0.00	0.00	0.00	0.00	0.00	0.00	0.00	0.16	0.00
咽,部位不明	C14	9	0.11	0.00	0.00	0.00	0.00	0.00	0.00	0.00	0.00	0.18
食管	C15	169	2.06	0.00	0.00	0.00	0.00	0.00	0.00	0.24	0.16	0.18
胃	C16	960	11.70	0.00	0.00	0.00	0.18	0.00	0.23	0.28	1.41	2.48	2.02
小肠	C17	87	1.06	0.00	0.00	0.00	0.00	0.00	0.23	0.00	0.00	0.37
结肠	C18	1 019	12.42	0.00	0.00	0.00	0.00	0.00	0.00	0.83	1.41	2.48	4.04
直肠	C19-C20	1 080	13.16	0.00	0.00	0.00	0.00	0.00	1.11	0.71	1.55	3.86
肛门	C21	17	0.21	0.00	0.00	0.00	0.00	0.00	0.00	0.00	0.16	0.55
肝脏	C22	1 197	14.59	2.82	0.53	0.00	0.36	0.23	0.28	2.12	3.11	3.31
胆囊及其他	C23-C24	425	5.18	0.00	0.00	0.18	0.00	0.00	0.28	0.00	0.16	0.92
胰腺	C25	294	3.58	0.00	0.00	0.00	0.00	0.00	0.28	0.24	0.31	0.37
鼻,鼻窦及其他	C30-C31	37	0.45	0.00	0.00	0.00	0.18	0.00	0.23	0.00	0.16	0.55
喉	C32	51	0.62	0.00	0.00	0.00	0.00	0.00	0.28	0.24	0.31	0.00
气管,支气管,肺	C33-C34	3 266	39.80	0.00	0.00	0.00	0.00	0.18	0.00	1.39	3.29	2.48	8.82
其他的胸腔器官	C37-C38	62	0.76	2.82	0.00	0.00	0.00	0.00	0.28	0.24	0.47	0.92
骨	C40-C41	110	1.34	1.41	0.26	0.18	0.54	0.93	1.11	0.24	0.62	1.10
皮肤的黑色素瘤	C43	61	0.74	0.00	0.00	0.00	0.00	0.47	0.00	0.24	0.00	0.37
其他的皮肤	C44	222	2.71	0.00	0.00	0.00	0.36	0.47	0.00	0.24	0.62	0.92
间皮瘤	C45	8	0.10	0.00	0.00	0.00	0.00	0.00	0.00	0.00	0.00	0.00
卡波氏肉瘤	C46	1	0.01	0.00	0.00	0.00	0.00	0.00	0.00	0.00	0.00	0.18
周围神经,结缔,软组织	C47,C49	113	1.38	1.41	0.79	0.73	0.36	1.16	0.28	0.94	1.09	0.92
乳房	C50	3 282	39.99	0.00	0.00	0.00	0.36	0.47	2.50	8.00	15.68	33.09
外阴	C51	47	0.57	0.00	0.00	0.00	0.00	0.00	0.00	0.00	0.16	0.55
阴道	C52	40	0.49	0.00	0.00	0.00	0.00	0.00	0.00	0.24	0.00	0.00
子宫颈	C53	2 808	34.22	0.00	0.00	0.00	0.00	0.00	0.00	6.59	10.71	24.08
子宫体	C54	849	10.35	0.00	0.00	0.00	0.00	0.00	0.28	0.71	2.33	3.49
子宫,部位不明	C55	298	3.63	0.00	0.00	0.00	0.00	0.00	0.00	0.47	0.93	3.31
卵巢	C56	685	8.35	0.00	0.00	0.18	0.18	3.49	2.22	6.35	3.73	4.78
其他的女性生殖器	C57	31	0.38	0.00	0.00	0.00	0.00	0.00	0.00	0.00	0.16	0.18
胎盘	C58	9	0.11	0.00	0.00	0.00	0.00	0.00	0.23	0.00	0.00	0.18
阴茎	C60	0	0.00	0.00	0.00	0.00	0.00	0.00	0.00	0.00	0.00	0.00
前列腺	C61	0	0.00	0.00	0.00	0.00	0.00	0.00	0.00	0.00	0.00	0.00
睾丸	C62	0	0.00	0.00	0.00	0.00	0.00	0.00	0.00	0.00	0.00	0.00
其他的男性生殖器	C63	0	0.00	0.00	0.00	0.00	0.00	0.00	0.00	0.00	0.00	0.00
肾	C64	208	2.53	2.82	0.79	0.00	0.18	0.00	0.28	0.94	0.62	1.10
肾盂	C65	29	0.35	0.00	0.00	0.00	0.00	0.00	0.00	0.00	0.00	0.18
输尿管	C66	37	0.45	0.00	0.00	0.00	0.00	0.00	0.00	0.00	0.16	0.00
膀胱	C67	176	2.14	0.00	0.00	0.00	0.00	0.00	0.28	0.00	0.16	0.55
其他的泌尿器官	C68	10	0.12	0.00	0.00	0.00	0.00	0.00	0.00	0.24	0.00	0.00
眼	C69	11	0.13	0.00	0.79	0.00	0.00	0.00	0.00	0.00	0.00	0.00
脑,神经系统	C70-C72,D32-D33,D43-D44	995	12.12	5.64	2.37	2.56	1.97	2.56	2.50	3.06	5.59	4.60
甲状腺	C73	1 561	19.02	0.00	0.00	0.00	0.54	3.73	13.33	32.01	26.40	26.10
肾上腺	C74	25	0.30	0.00	0.00	0.00	0.00	0.00	0.00	0.00	0.47	0.00
其他的内分泌腺	C75	15	0.18	0.00	0.00	0.00	0.00	0.47	0.00	0.24	0.16	0.37
霍奇金病	C81	28	0.34	0.00	0.00	0.00	0.54	0.00	0.28	0.24	0.31	0.18
非霍奇金淋巴瘤	C82-C85,C96	417	5.08	1.41	1.31	0.73	0.18	0.93	1.11	0.94	2.33	3.12
免疫增生性疾病	C88	0	0.00	0.00	0.00	0.00	0.00	0.00	0.00	0.00	0.00	0.00
多发性骨髓瘤	C90	169	2.06	0.00	0.00	0.00	0.00	0.00	0.28	0.00	0.00	0.00
淋巴样白血病	C91	134	1.63	2.82	3.42	1.83	0.36	0.70	0.28	1.65	0.31	1.47
髓样白血病	C92-C94,D45-D47	320	3.90	5.64	0.79	0.55	1.08	1.63	0.83	3.06	1.09	2.02
白血病,未特指	C95	200	2.44	2.82	2.10	0.37	0.72	0.93	0.56	0.94	0.78	1.84
其他的或未指明部位	O&U	574	6.99	1.41	1.05	0.73	0.72	1.63	1.39	1.65	1.71	3.86
所有部位合计	ALL	22 778	277.55	31.05	14.19	9.15	8.98	20.96	34.16	80.49	93.63	149.81
所有部位除外 C44	ALLbC44	22 556	274.85	31.05	14.19	9.15	8.62	20.49	34.16	80.26	93.01	148.89

40~44	45~49	50~54	55~59	60~64	65~69	70~74	75~79	80~84	85+	构成（%）	中国人口标化率	世界人口标化率	累积率 0~64	累积率 0~74	35~64岁截缩率
0.00	0.15	0.00	0.00	0.00	0.67	0.62	1.82	0.64	1.72	0.06	0.09	0.09	0.00	0.01	0.03
0.56	0.75	1.51	0.97	0.90	0.22	0.62	2.72	1.27	0.86	0.29	0.39	0.35	0.03	0.03	0.88
0.38	0.75	0.82	1.62	1.35	2.02	1.56	4.54	3.81	0.86	0.26	0.49	0.53	0.04	0.05	0.88
1.31	0.75	1.51	0.97	1.12	1.35	1.87	0.00	0.64	1.72	0.07	0.11	0.11	0.01	0.06	1.02
0.00	0.15	0.82	0.32	0.00	0.22	0.31	0.00	0.45	0.64	0.00	0.01	0.01	0.01	0.01	0.01	0.20
6.01	9.46	11.40	8.73	8.77	10.57	7.16	6.35	6.35	6.03	1.82	3.54	3.31	0.26	0.35	7.66
0.00	0.30	0.00	0.32	0.22	0.67	0.00	0.45	0.64	1.72	0.06	0.09	0.09	0.01	0.01	0.13
0.00	0.30	0.00	0.00	0.00	0.00	0.31	0.00	2.54	0.86	0.04	0.06	0.05	0.00	0.01	0.09
0.56	0.60	1.65	1.94	3.82	6.52	8.09	9.53	16.52	13.79	0.74	1.04	1.03	0.05	0.12	1.27
5.63	11.26	14.01	13.90	24.95	31.94	37.33	46.75	53.37	61.20	4.21	6.63	6.46	0.38	0.73	10.93
0.38	1.20	1.37	1.94	2.92	2.92	3.73	5.45	0.64	0.86	0.38	0.63	0.63	0.04	0.08	1.23
6.76	10.96	15.80	16.97	26.97	35.09	40.44	49.93	57.81	31.03	4.47	7.27	6.99	0.43	0.81	12.43
7.14	11.26	16.76	16.65	33.04	35.76	42.31	54.47	59.72	41.37	4.74	7.56	7.37	0.46	0.85	13.42
0.00	0.00	0.27	0.32	0.22	0.45	0.31	0.00	1.91	1.72	0.07	0.13	0.12	0.01	0.01	0.22
6.20	9.46	16.49	18.59	36.41	44.08	51.33	59.01	61.62	52.58	5.26	8.36	8.22	0.49	0.96	13.43
0.56	3.00	5.36	6.79	15.73	15.52	19.60	25.42	20.97	18.96	1.87	2.79	2.80	0.16	0.34	4.64
1.50	1.65	3.71	4.04	9.44	11.92	13.38	17.25	16.52	12.93	1.29	1.95	1.94	0.11	0.23	3.02
0.19	0.75	0.14	0.48	0.45	1.35	0.93	1.36	1.91	1.72	0.16	0.33	0.31	0.02	0.03	0.43
0.19	0.15	0.69	0.48	1.12	0.67	3.11	4.09	5.08	1.72	0.22	0.36	0.34	0.02	0.03	0.38
14.65	27.92	46.30	53.03	90.36	120.33	133.78	168.85	207.11	162.04	14.34	21.85	21.49	1.24	2.51	35.92
0.75	0.90	1.51	1.29	1.57	0.67	0.62	1.36	2.54	1.72	0.27	0.56	0.55	0.04	0.05	1.11
0.94	0.90	1.10	1.62	2.25	2.47	2.80	5.90	3.18	6.90	0.48	1.00	0.98	0.06	0.09	1.25
0.19	0.90	0.96	1.62	2.02	1.57	2.18	1.36	2.54	1.72	0.27	0.47	0.47	0.03	0.05	0.91
0.94	1.80	1.92	1.94	4.05	7.20	11.20	13.62	16.52	19.82	0.97	1.51	1.44	0.07	0.16	1.79
0.00	0.30	0.00	0.00	0.45	0.22	0.31	0.45	0.64	0.86	0.04	0.06	0.06	0.00	0.01	0.12
0.00	0.00	0.00	0.00	0.00	0.00	0.00	0.00	0.00	0.00	0.02	0.01	0.00	0.00	0.04
1.88	1.80	1.24	0.97	2.70	3.15	2.18	4.09	0.64	0.86	0.50	1.17	1.15	0.07	0.10	1.56
61.79	92.33	93.70	72.10	79.57	60.28	38.27	32.23	29.86	16.38	14.41	29.20	26.97	2.30	2.79	70.92
0.56	0.45	0.55	0.65	1.57	0.90	1.87	3.18	1.91	1.72	0.21	0.36	0.33	0.02	0.04	0.68
0.19	0.60	0.41	0.97	0.67	2.02	1.87	1.82	1.91	0.00	0.18	0.29	0.28	0.02	0.03	0.43
42.45	59.90	79.82	65.47	69.23	60.73	56.62	52.20	41.30	25.00	12.33	23.45	21.94	1.79	2.38	54.73
9.02	18.77	31.46	25.70	22.25	13.27	12.44	14.98	10.16	2.59	3.73	6.72	6.45	0.57	0.70	17.32
4.70	4.95	6.05	6.14	5.39	8.55	6.84	8.17	12.07	9.48	1.31	2.39	2.22	0.16	0.24	4.97
8.45	12.91	14.43	16.00	17.31	15.52	16.49	12.71	9.53	5.17	3.01	6.26	5.88	0.45	0.61	11.68
0.56	1.05	0.96	0.65	0.22	1.12	0.00	0.45	0.00	0.86	0.14	0.26	0.24	0.02	0.02	0.62
0.19	0.60	0.27	0.00	0.00	0.00	0.00	0.00	0.00	0.00	0.04	0.10	0.09	0.01	0.01	0.23
0.00	0.00	0.00	0.00	0.00	0.00	0.00	0.00	0.00	0.00	0.00	0.00	0.00	0.00	0.00	0.00
0.00	0.00	0.00	0.00	0.00	0.00	0.00	0.00	0.00	0.00	0.00	0.00	0.00	0.00	0.00	0.00
0.00	0.00	0.00	0.00	0.00	0.00	0.00	0.00	0.00	0.00	0.00	0.00	0.00	0.00	0.00	0.00
1.69	3.60	3.02	3.72	4.50	8.32	5.91	8.17	8.26	1.72	0.91	1.68	1.66	0.10	0.18	2.79
0.19	0.30	0.14	0.65	0.67	2.25	1.56	0.45	0.64	0.00	0.13	0.21	0.21	0.01	0.03	0.32
0.00	0.15	0.14	0.81	1.12	1.57	2.18	0.91	4.45	0.86	0.16	0.23	0.23	0.01	0.03	0.30
0.94	1.20	0.82	3.88	3.60	4.95	8.71	10.89	17.15	9.48	0.77	1.14	1.10	0.06	0.13	1.62
0.00	0.15	0.14	0.00	0.00	1.35	0.00	0.45	0.00	0.00	0.04	0.08	0.08	0.00	0.01	0.05
0.00	0.30	0.14	0.00	0.00	0.45	0.31	0.91	0.00	0.00	0.05	0.09	0.13	0.01	0.01	0.08
7.70	14.71	16.35	17.78	26.75	27.44	28.93	29.96	34.94	34.48	4.37	8.21	8.07	0.55	0.83	13.61
28.92	33.93	38.88	25.70	16.41	16.87	7.16	13.62	11.44	4.31	6.85	18.00	15.42	1.23	1.35	28.92
0.00	0.45	0.82	1.13	0.22	0.22	0.31	0.00	1.27	0.00	0.11	0.21	0.19	0.02	0.02	0.40
0.00	0.15	0.27	0.00	0.45	0.67	0.00	0.00	0.64	0.00	0.07	0.17	0.16	0.01	0.01	0.20
0.38	0.60	0.41	0.48	0.67	0.67	0.31	0.00	0.00	0.86	0.12	0.30	0.28	0.02	0.03	0.44
2.63	5.10	7.69	8.24	13.71	13.72	10.89	10.44	12.07	6.90	1.83	3.43	3.38	0.24	0.36	6.18
0.00	0.00	0.00	0.00	0.00	0.00	0.00	0.00	0.00	0.00	0.00	0.00	0.00	0.00	0.00	0.00
0.94	1.50	1.92	2.91	4.95	8.10	9.64	7.26	5.72	5.17	0.74	1.15	1.15	0.06	0.15	1.83
0.75	1.80	1.51	2.26	2.25	2.70	2.49	3.63	3.81	0.86	0.59	1.36	1.53	0.09	0.12	1.60
2.44	3.90	5.22	3.07	8.09	9.67	10.27	12.71	12.71	6.03	1.40	2.85	2.81	0.17	0.27	3.90
1.69	1.95	3.02	1.78	3.82	7.65	6.22	5.90	8.26	6.03	0.88	1.76	1.81	0.10	0.17	2.27
4.32	4.80	8.66	9.70	13.04	14.17	22.40	23.15	28.59	37.06	2.52	4.41	4.32	0.27	0.45	6.84
237.21	363.62	462.18	425.34	567.35	621.21	637.77	739.39	802.39	621.45	100.00	183.40	174.27	12.35	18.65	347.92
236.28	361.82	460.25	423.40	563.31	614.01	626.57	725.78	785.88	601.63	99.03	181.89	172.82	12.29	18.49	346.13

表 5-10　湖南省肿瘤登记地区 2019 年恶性肿瘤死亡主要指标（1/10 万）

部位	ICD10	病例数	粗率	年龄组（岁）								
				0~	1~4	5~9	10~14	15~19	20~24	25~29	30~34	35~39
唇	C00	11	0.05	0.00	0.00	0.00	0.00	0.00	0.00	0.00	0.00	0.00
舌	C01-C02	248	1.06	0.00	0.00	0.00	0.00	0.00	0.00	0.00	0.25	0.43
口	C03-C06	272	1.16	0.00	0.00	0.00	0.00	0.00	0.00	0.00	0.15	0.37
唾液腺	C07-C08	51	0.22	0.00	0.00	0.00	0.00	0.00	0.00	0.00	0.00	0.00
扁桃腺	C09	30	0.13	0.00	0.00	0.00	0.00	0.00	0.00	0.00	0.00	0.00
其他的口咽	C10	34	0.15	0.00	0.00	0.00	0.00	0.00	0.00	0.08	0.00	0.00
鼻咽	C11	799	3.41	0.00	0.00	0.00	0.00	0.14	0.16	0.46	0.56	0.92
喉咽	C12-C13	111	0.47	0.00	0.00	0.00	0.00	0.00	0.00	0.00	0.00	0.00
咽,部位不明	C14	65	0.28	0.00	0.00	0.00	0.00	0.00	0.00	0.00	0.05	0.12
食管	C15	1 201	5.12	0.00	0.00	0.00	0.00	0.00	0.00	0.08	0.05	0.12
胃	C16	2 513	10.72	0.00	0.09	0.00	0.00	0.00	0.00	0.15	0.56	1.29
小肠	C17	183	0.78	0.00	0.00	0.00	0.00	0.00	0.00	0.00	0.05	0.18
结肠	C18	1 707	7.28	0.00	0.00	0.00	0.07	0.27	0.16	0.53	0.36	1.23
直肠	C19-C20	1 934	8.25	0.00	0.00	0.00	0.00	0.23	0.30	0.86	0.74	
肛门	C21	34	0.15	0.00	0.00	0.00	0.00	0.00	0.00	0.00	0.00	0.00
肝脏	C22	5 365	22.89	0.99	0.18	0.19	0.13	0.27	0.39	1.83	3.51	5.80
胆囊及其他	C23-C24	840	3.58	0.00	0.00	0.00	0.00	0.00	0.07	0.00	0.30	0.25
胰腺	C25	895	3.82	0.00	0.00	0.00	0.00	0.00	0.00	0.15	0.15	0.49
鼻,鼻窦及其他	C30-C31	49	0.21	0.00	0.00	0.00	0.00	0.00	0.00	0.15	0.10	0.00
喉	C32	362	1.54	0.00	0.00	0.00	0.00	0.00	0.00	0.00	0.10	0.06
气管,支气管,肺	C33-C34	12 713	54.23	0.00	0.00	0.06	0.00	0.27	0.14	0.31	0.53	1.93	3.27
其他的胸腔器官	C37-C38	108	0.46	0.00	0.00	0.06	0.00	0.00	0.08	0.23	0.20	0.00
骨	C40-C41	241	1.03	0.00	0.00	0.06	0.13	0.96	0.54	0.53	0.56	0.25
皮肤的黑色素瘤	C43	91	0.39	0.00	0.00	0.00	0.00	0.00	0.00	0.00	0.15	0.06
其他的皮肤	C44	228	0.97	0.00	0.00	0.00	0.00	0.00	0.00	0.00	0.10	0.12
间皮瘤	C45	21	0.09	0.00	0.00	0.00	0.00	0.16	0.00	0.00	0.00	0.06
卡波氏肉瘤	C46	5	0.02	0.00	0.00	0.00	0.06	0.00	0.00	0.00	0.00	0.06
周围神经,结缔,软组织	C47,C49	61	0.26	0.00	0.18	0.00	0.00	0.07	0.08	0.15	0.20	0.06
乳房	C50	1 181	5.04	0.00	0.00	0.00	0.00	0.00	0.16	0.15	1.12	1.91
外阴	C51	23	0.10	0.00	0.00	0.00	0.00	0.00	0.00	0.00	0.00	0.06
阴道	C52	15	0.06	0.00	0.00	0.00	0.00	0.00	0.00	0.00	0.00	0.00
子宫颈	C53	1 073	4.58	0.00	0.00	0.00	0.00	0.00	0.00	0.23	0.81	1.17
子宫体	C54	259	1.10	0.00	0.00	0.00	0.00	0.00	0.00	0.00	0.05	0.12
子宫,部位不明	C55	137	0.58	0.00	0.00	0.00	0.00	0.00	0.00	0.08	0.00	0.06
卵巢	C56	440	1.88	0.00	0.00	0.00	0.00	0.00	0.07	0.00	0.30	0.15	0.49
其他的女性生殖器	C57	14	0.06	0.00	0.00	0.00	0.00	0.00	0.00	0.00	0.00	0.00
胎盘	C58	2	0.01	0.00	0.00	0.00	0.00	0.00	0.00	0.00	0.05	0.00
阴茎	C60	64	0.27	0.00	0.00	0.00	0.00	0.00	0.00	0.00	0.00	0.00
前列腺	C61	634	2.70	0.00	0.00	0.00	0.00	0.00	0.00	0.00	0.00	0.00
睾丸	C62	17	0.07	0.00	0.00	0.00	0.00	0.00	0.00	0.00	0.00	0.00
其他的男性生殖器	C63	6	0.03	0.00	0.00	0.00	0.00	0.00	0.00	0.00	0.00	0.00
肾	C64	264	1.13	0.49	0.09	0.13	0.00	0.00	0.00	0.30	0.10	0.49
肾盂	C65	49	0.21	0.00	0.00	0.00	0.00	0.00	0.00	0.00	0.00	0.00
输尿管	C66	45	0.19	0.00	0.00	0.00	0.00	0.00	0.00	0.00	0.00	0.00
膀胱	C67	552	2.35	0.00	0.00	0.00	0.00	0.07	0.00	0.00	0.05	0.00
其他的泌尿器官	C68	11	0.05	0.00	0.00	0.00	0.00	0.00	0.00	0.00	0.00	0.00
眼	C69	14	0.06	0.00	0.18	0.00	0.00	0.00	0.08	0.00	0.05	0.00
脑,神经系统	C70-C72,D32-D33,D43-D44	1 049	4.48	0.99	1.16	1.09	0.80	0.69	0.39	1.91	0.91	1.11
甲状腺	C73	166	0.71	0.00	0.00	0.00	0.00	0.00	0.16	0.15	0.15	0.25
肾上腺	C74	36	0.15	0.00	0.00	0.00	0.00	0.00	0.08	0.05	0.00	0.00
其他的内分泌腺	C75	10	0.04	0.00	0.00	0.00	0.00	0.00	0.08	0.00	0.00	0.00
霍奇金病	C81	28	0.12	0.00	0.00	0.00	0.00	0.00	0.00	0.00	0.00	0.06
非霍奇金淋巴瘤	C82-C85,C96	743	3.17	0.00	0.09	0.00	0.00	0.27	0.14	0.39	0.84	0.30	0.99
免疫增生性疾病	C88	3	0.01	0.00	0.00	0.00	0.00	0.00	0.00	0.00	0.00	0.00
多发性骨髓瘤	C90	376	1.60	0.00	0.00	0.00	0.13	0.07	0.00	0.00	0.00	0.00
淋巴样白血病	C91	247	1.05	1.48	0.36	0.38	0.40	0.62	0.85	0.46	0.56	0.31
髓样白血病	C92-C94,D45-D47	469	2.00	0.00	0.44	0.06	0.40	0.21	0.31	0.53	0.41	0.74
白血病,未特指	C95	439	1.87	0.99	0.80	0.38	0.20	0.62	0.54	0.46	1.02	0.74
其他的或未指明部位	O&U	963	4.11	0.00	0.18	0.13	0.33	0.27	0.31	0.30	0.20	0.99
所有部位合计	ALL	39 501	168.51	4.94	3.91	2.69	3.18	4.81	5.35	10.98	16.26	25.46
所有部位除外 C44	ALLbC44	39 273	167.54	4.94	3.91	2.69	3.18	4.81	5.35	10.98	16.16	25.34

40~44	45~49	50~54	55~59	60~64	65~69	70~74	75~79	80~84	85+	构成（%）	中国人口标化率	世界人口标化率	累积率 0~64	累积率 0~74	35~64岁截缩率
0.00	0.00	0.05	0.06	0.00	0.09	0.48	0.56	0.27	0.00	0.03	0.03	0.02	0.00	0.00	0.02
1.52	1.45	1.97	1.66	3.86	2.40	1.91	3.15	1.61	2.38	0.63	0.72	0.70	0.06	0.08	1.69
0.79	1.18	2.13	3.20	2.52	2.57	3.11	3.33	5.64	3.17	0.69	0.72	0.70	0.05	0.08	1.53
0.13	0.11	0.15	0.30	0.76	0.68	0.72	1.11	1.34	1.98	0.13	0.12	0.13	0.01	0.01	0.21
0.13	0.05	0.15	0.30	0.50	0.17	0.72	0.37	0.27	0.79	0.08	0.08	0.08	0.01	0.01	0.16
0.20	0.11	0.05	0.36	0.42	0.60	0.36	0.56	0.54	0.40	0.09	0.09	0.09	0.01	0.01	0.17
1.78	3.55	6.28	7.41	8.65	9.25	10.99	8.89	11.54	10.69	2.02	2.16	2.12	0.15	0.25	4.30
0.07	0.22	0.51	0.83	1.68	1.54	2.51	2.04	2.15	1.58	0.28	0.27	0.28	0.02	0.04	0.46
0.00	0.16	0.15	0.59	0.84	0.51	1.31	1.85	1.61	1.19	0.16	0.16	0.16	0.01	0.02	0.26
0.72	1.72	4.66	7.53	15.37	19.95	22.69	24.99	28.99	34.05	3.04	2.86	2.93	0.15	0.36	4.20
3.36	6.03	10.13	11.97	26.29	33.05	44.19	65.90	74.35	83.55	6.36	6.10	6.06	0.30	0.69	8.64
0.26	0.65	0.46	0.89	1.76	2.48	3.94	5.74	4.03	3.96	0.46	0.46	0.45	0.02	0.05	0.63
1.84	3.93	5.42	7.82	13.86	22.95	30.82	43.32	62.28	66.92	4.32	4.11	4.05	0.18	0.45	5.03
1.91	3.60	7.09	7.82	17.47	25.09	35.71	49.24	77.84	68.50	4.90	4.61	4.53	0.20	0.50	5.62
0.00	0.05	0.15	0.06	0.08	0.60	0.96	0.19	2.68	0.79	0.09	0.08	0.07	0.00	0.01	0.05
11.40	20.93	30.18	34.79	59.63	67.55	77.64	102.37	106.03	125.92	13.58	14.05	13.82	0.85	1.57	24.43
0.53	1.45	3.49	3.68	10.92	9.85	15.77	24.43	24.16	25.34	2.13	2.02	2.02	0.10	0.23	2.88
1.05	1.29	3.14	4.74	10.41	11.56	16.84	24.99	26.84	25.74	2.27	2.16	2.15	0.11	0.25	3.01
0.07	0.11	0.15	0.24	0.67	0.60	0.72	1.30	0.81	1.19	0.12	0.14	0.13	0.01	0.01	0.18
0.33	0.43	1.11	2.25	4.12	5.99	6.45	9.44	9.66	10.30	0.92	0.86	0.87	0.04	0.10	1.16
7.77	19.04	44.86	67.16	139.59	201.46	264.09	334.12	342.78	318.76	32.18	30.48	30.52	1.42	3.75	39.74
0.07	0.59	0.51	0.95	0.84	1.28	1.19	1.85	2.42	2.38	0.27	0.30	0.29	0.02	0.03	0.44
0.40	0.70	0.91	0.53	1.68	2.57	3.70	4.81	4.56	9.90	0.61	0.74	0.71	0.04	0.07	0.69
0.13	0.32	0.41	0.36	0.84	1.37	1.07	1.85	2.42	4.36	0.23	0.23	0.22	0.01	0.02	0.32
0.07	0.32	0.51	0.47	0.84	2.65	3.82	5.92	12.08	19.40	0.58	0.49	0.49	0.01	0.04	0.35
0.07	0.16	0.00	0.06	0.25	0.34	0.36	0.56	0.00	0.00	0.05	0.07	0.07	0.00	0.01	0.10
0.00	0.05	0.00	0.12	0.00	0.00	0.00	0.00	0.00	0.00	0.01	0.02	0.02	0.00	0.00	0.04
0.13	0.22	0.30	0.41	0.92	0.77	0.48	0.56	0.54	0.79	0.15	0.19	0.19	0.01	0.02	0.30
4.22	7.37	10.43	9.54	13.10	11.82	10.03	13.70	16.91	16.23	2.99	3.29	3.19	0.24	0.35	7.22
0.00	0.05	0.10	0.24	0.00	0.17	0.36	0.93	0.81	0.79	0.06	0.05	0.05	0.00	0.01	0.07
0.00	0.05	0.10	0.00	0.17	0.34	0.24	0.56	0.27	0.00	0.04	0.04	0.04	0.00	0.00	0.05
2.37	5.43	8.15	8.83	10.08	12.41	13.38	18.14	16.91	19.80	2.72	2.85	2.77	0.19	0.31	5.49
0.59	0.81	2.03	2.49	3.02	3.17	2.51	5.37	5.10	3.17	0.66	0.66	0.66	0.05	0.07	1.33
0.33	0.16	0.56	0.71	1.01	2.05	1.67	3.33	5.37	6.34	0.35	0.32	0.32	0.01	0.03	0.42
0.99	2.15	3.39	3.73	5.38	4.37	7.05	4.26	7.25	5.94	1.11	1.19	1.17	0.08	0.14	2.43
0.00	0.05	0.10	0.12	0.08	0.26	0.24	0.37	0.27	0.00	0.04	0.03	0.03	0.00	0.00	0.05
0.00	0.00	0.05	0.00	0.00	0.00	0.00	0.00	0.00	0.00	0.01	0.01	0.01	0.00	0.00	0.01
0.00	0.22	0.25	0.41	0.59	0.43	1.19	1.48	2.95	2.77	0.16	0.15	0.15	0.01	0.02	0.21
0.13	0.11	0.25	0.53	2.77	6.42	10.03	24.43	39.19	57.81	1.61	1.28	1.28	0.02	0.10	0.51
0.00	0.05	0.10	0.06	0.34	0.26	0.12	0.00	1.07	0.00	0.04	0.04	0.05	0.00	0.00	0.08
0.00	0.00	0.00	0.00	0.08	0.17	0.00	0.00	0.00	1.19	0.02	0.01	0.01	0.00	0.00	0.01
0.26	0.70	1.01	1.66	3.02	2.83	3.82	7.22	6.71	6.34	0.67	0.70	0.69	0.04	0.07	1.05
0.00	0.16	0.15	0.00	0.42	0.34	1.07	2.04	2.15	2.38	0.12	0.11	0.11	0.00	0.01	0.11
0.07	0.00	0.05	0.36	0.34	0.68	1.55	0.56	1.34	1.58	0.11	0.10	0.11	0.00	0.02	0.11
0.13	0.75	0.96	1.24	3.70	5.74	11.35	18.70	29.80	30.09	1.40	1.21	1.19	0.03	0.12	0.96
0.07	0.00	0.05	0.12	0.08	0.17	0.00	0.37	0.27	0.40	0.03	0.03	0.03	0.00	0.00	0.05
0.00	0.00	0.05	0.00	0.25	0.09	0.48	0.00	0.27	0.00	0.04	0.04	0.05	0.00	0.01	0.04
1.91	4.03	5.77	6.40	8.73	11.30	14.93	19.25	21.74	22.57	2.66	2.99	2.98	0.17	0.31	4.25
0.40	0.65	0.76	1.36	1.68	1.37	2.27	2.41	4.83	5.15	0.42	0.44	0.43	0.03	0.05	0.76
0.07	0.00	0.15	0.12	0.42	0.60	0.72	0.56	0.27	1.58	0.09	0.10	0.10	0.01	0.01	0.11
0.00	0.05	0.20	0.12	0.08	0.00	0.00	0.19	0.00	0.00	0.03	0.03	0.03	0.00	0.00	0.07
0.13	0.16	0.00	0.06	0.25	0.77	0.60	0.56	0.27	0.00	0.07	0.08	0.08	0.00	0.01	0.11
0.99	2.37	2.99	4.21	7.89	8.22	11.47	19.07	19.86	18.21	1.88	1.97	1.91	0.11	0.21	2.88
0.00	0.00	0.00	0.00	0.00	0.00	0.24	0.00	0.00	0.40	0.01	0.01	0.01	0.00	0.00	0.00
0.26	0.65	1.72	1.84	3.44	6.08	5.85	10.37	12.62	10.30	0.95	0.90	0.89	0.05	0.10	1.15
0.26	0.75	1.11	1.01	1.93	3.25	3.11	3.89	4.03	2.38	0.63	0.81	0.82	0.05	0.08	0.82
0.99	1.24	1.62	2.02	2.94	6.16	8.60	12.59	12.88	9.50	1.19	1.29	1.25	0.06	0.13	1.47
0.86	0.59	1.32	2.37	3.19	5.48	6.93	10.18	10.20	8.71	1.11	1.28	1.27	0.07	0.13	1.35
1.05	1.45	3.49	4.86	8.40	10.36	15.89	24.80	30.33	50.29	2.44	2.34	2.34	0.11	0.24	2.95
50.79	98.44	171.85	220.97	408.19	533.22	688.23	928.70	1061.10	1107.93	100.00	98.67	97.90	5.12	11.22	142.71
50.72	98.12	171.34	220.50	407.35	530.57	684.40	922.77	1049.02	1088.53	99.42	98.18	97.41	5.10	11.18	142.36

表 5-11　湖南省肿瘤登记地区 2019 年男性恶性肿瘤死亡主要指标(1/10 万)

部位	ICD10	病例数	粗率	年龄组(岁)								
				0~	1~4	5~9	10~14	15~19	20~24	25~29	30~34	35~39
唇	C00	8	0.07	0.00	0.00	0.00	0.00	0.00	0.00	0.00	0.00	0.00
舌	C01-C02	214	1.78	0.00	0.00	0.00	0.00	0.00	0.00	0.00	0.40	0.72
口	C03-C06	219	1.82	0.00	0.00	0.00	0.00	0.00	0.00	0.00	0.30	0.72
唾液腺	C07-C08	36	0.30	0.00	0.00	0.00	0.00	0.00	0.00	0.00	0.00	0.00
扁桃腺	C09	26	0.22	0.00	0.00	0.00	0.00	0.00	0.00	0.00	0.00	0.00
其他的口咽	C10	33	0.27	0.00	0.00	0.00	0.00	0.00	0.00	0.15	0.00	0.00
鼻咽	C11	589	4.90	0.00	0.00	0.00	0.00	0.25	0.30	0.89	0.81	1.57
喉咽	C12-C13	97	0.81	0.00	0.00	0.00	0.00	0.00	0.00	0.00	0.00	0.00
咽,部位不明	C14	53	0.44	0.00	0.00	0.00	0.00	0.00	0.00	0.00	0.10	0.12
食管	C15	1 022	8.49	0.00	0.00	0.00	0.00	0.00	0.00	0.15	0.10	0.24
胃	C16	1 602	13.31	0.00	0.17	0.00	0.00	0.00	0.00	0.30	0.71	1.69
小肠	C17	105	0.87	0.00	0.00	0.00	0.00	0.00	0.00	0.00	0.10	0.12
结肠	C18	1 011	8.40	0.00	0.00	0.00	0.00	0.25	0.30	0.44	0.50	1.81
直肠	C19-C20	1 211	10.06	0.00	0.00	0.00	0.00	0.13	0.30	0.59	0.81	0.97
肛门	C21	12	0.10	0.00	0.00	0.00	0.00	0.00	0.00	0.00	0.00	0.00
肝脏	C22	3 993	33.19	0.93	0.00	0.36	0.12	0.38	0.59	2.81	5.14	9.77
胆囊及其他	C23-C24	406	3.37	0.00	0.00	0.00	0.00	0.13	0.00	0.00	0.40	0.12
胰腺	C25	524	4.35	0.00	0.00	0.00	0.00	0.00	0.00	0.30	0.10	0.48
鼻,鼻窦及其他	C30-C31	36	0.30	0.00	0.00	0.00	0.00	0.00	0.00	0.30	0.10	0.00
喉	C32	316	2.63	0.00	0.00	0.00	0.00	0.00	0.00	0.00	0.10	0.12
气管,支气管,肺	C33-C34	9 651	80.21	0.00	0.00	0.00	0.37	0.13	0.44	0.59	3.23	3.38
其他的胸腔器官	C37-C38	81	0.67	0.00	0.00	0.00	0.12	0.00	0.15	0.30	0.20	0.00
骨	C40-C41	151	1.25	0.00	0.00	0.00	0.12	0.12	1.40	0.74	0.89	0.71	0.24
皮肤的黑色素瘤	C43	56	0.47	0.00	0.00	0.00	0.00	0.00	0.00	0.00	0.20	0.00
其他的皮肤	C44	149	1.24	0.00	0.00	0.00	0.00	0.00	0.00	0.00	0.20	0.24
间皮瘤	C45	14	0.12	0.00	0.00	0.00	0.00	0.00	0.15	0.00	0.00	0.12
卡波氏肉瘤	C46	2	0.02	0.00	0.00	0.00	0.12	0.00	0.00	0.00	0.00	0.00
周围神经,结缔、软组织	C47,C49	37	0.31	0.00	0.00	0.00	0.00	0.00	0.00	0.15	0.20	0.12
乳房	C50	34	0.28	0.00	0.00	0.00	0.00	0.00	0.00	0.00	0.00	0.00
外阴	C51	0	0.00	0.00	0.00	0.00	0.00	0.00	0.00	0.00	0.00	0.00
阴道	C52	0	0.00	0.00	0.00	0.00	0.00	0.00	0.00	0.00	0.00	0.00
子宫颈	C53	0	0.00	0.00	0.00	0.00	0.00	0.00	0.00	0.00	0.00	0.00
子宫体	C54	0	0.00	0.00	0.00	0.00	0.00	0.00	0.00	0.00	0.00	0.00
子宫,部位不明	C55	0	0.00	0.00	0.00	0.00	0.00	0.00	0.00	0.00	0.00	0.00
卵巢	C56	0	0.00	0.00	0.00	0.00	0.00	0.00	0.00	0.00	0.00	0.00
其他的女性生殖器	C57	0	0.00	0.00	0.00	0.00	0.00	0.00	0.00	0.00	0.00	0.00
胎盘	C58	0	0.00	0.00	0.00	0.00	0.00	0.00	0.00	0.00	0.00	0.00
阴茎	C60	64	0.53	0.00	0.00	0.00	0.00	0.00	0.00	0.00	0.00	0.00
前列腺	C61	634	5.27	0.00	0.00	0.00	0.00	0.00	0.00	0.00	0.00	0.00
睾丸	C62	17	0.14	0.00	0.00	0.00	0.00	0.13	0.00	0.00	0.00	0.00
其他的男性生殖器	C63	6	0.05	0.00	0.00	0.00	0.00	0.00	0.00	0.00	0.00	0.00
肾	C64	161	1.34	0.00	0.00	0.00	0.00	0.00	0.00	0.44	0.10	0.72
肾盂	C65	29	0.24	0.00	0.00	0.00	0.00	0.00	0.00	0.00	0.00	0.00
输尿管	C66	23	0.19	0.00	0.00	0.00	0.00	0.00	0.00	0.00	0.00	0.00
膀胱	C67	439	3.65	0.00	0.00	0.00	0.12	0.00	0.00	0.00	0.00	0.00
其他的泌尿器官	C68	6	0.05	0.00	0.00	0.00	0.00	0.00	0.00	0.00	0.00	0.00
眼	C69	8	0.07	0.00	0.00	0.00	0.00	0.00	0.15	0.00	0.00	0.00
脑,神经系统	C70-C72,D32-D33,D43-D44	561	4.66	0.93	0.67	0.72	1.11	0.76	0.00	2.81	0.91	1.45
甲状腺	C73	51	0.42	0.00	0.00	0.00	0.00	0.00	0.00	0.00	0.20	0.24
肾上腺	C74	16	0.13	0.00	0.00	0.00	0.00	0.13	0.00	0.00	0.00	0.00
其他的内分泌腺	C75	6	0.05	0.00	0.00	0.00	0.00	0.00	0.15	0.00	0.00	0.00
霍奇金病	C81	20	0.17	0.00	0.00	0.00	0.00	0.00	0.00	0.00	0.00	0.12
非霍奇金淋巴瘤	C82-C85,C96	484	4.02	0.00	0.00	0.17	0.00	0.37	0.13	0.59	1.18	0.50	1.33
免疫增生性疾病	C88	2	0.02	0.00	0.00	0.00	0.00	0.00	0.00	0.00	0.00	0.00
多发性骨髓瘤	C90	220	1.83	0.00	0.00	0.00	0.00	0.25	0.00	0.00	0.00	0.00
淋巴样白血病	C91	124	1.03	0.00	0.00	0.24	0.49	0.38	1.04	0.59	0.81	0.12
髓样白血病	C92-C94,D45-D47	275	2.29	0.00	0.67	0.00	0.49	0.13	0.30	0.74	0.30	1.21
白血病,未特指	C95	245	2.04	0.93	0.50	0.12	0.00	0.76	0.74	0.44	1.11	0.84
其他的或未指明部位	O&U	567	4.71	0.00	0.17	0.24	0.61	0.13	0.30	0.30	0.10	0.97
所有部位合计	ALL	25 646	213.14	2.78	2.33	2.03	4.05	5.21	6.23	14.36	18.45	29.56
所有部位除外 C44	ALLbC44	25 497	211.90	2.78	2.33	2.03	4.05	5.21	6.23	14.36	18.25	29.32

40~44	45~49	50~54	55~59	60~64	65~69	70~74	75~79	80~84	85+	构成(%)	中国人口标化率	世界人口标化率	累积率 0~64	累积率 0~74	35~64岁截缩率
0.00	0.00	0.10	0.12	0.00	0.17	0.48	1.15	0.00	0.00	0.03	0.04	0.04	0.00	0.00	0.03
2.71	2.41	3.63	3.17	6.45	4.28	3.09	4.98	2.94	1.93	0.83	1.24	1.21	0.10	0.13	2.96
1.42	2.20	3.83	5.64	4.63	3.94	4.29	4.98	4.70	1.93	0.85	1.20	1.17	0.09	0.13	2.78
0.26	0.21	0.20	0.35	1.32	0.86	0.48	1.91	2.35	2.90	0.14	0.18	0.19	0.01	0.02	0.34
0.26	0.00	0.30	0.59	0.99	0.17	1.43	0.77	0.59	0.00	0.10	0.14	0.14	0.01	0.02	0.30
0.39	0.21	0.10	0.71	0.83	1.20	0.71	0.77	1.17	0.97	0.13	0.18	0.18	0.01	0.02	0.33
2.83	5.98	9.59	10.11	12.56	13.88	15.95	12.26	13.51	18.38	2.30	3.25	3.19	0.22	0.37	6.48
0.13	0.42	1.01	1.41	2.81	2.91	4.76	3.06	4.11	0.97	0.38	0.48	0.49	0.03	0.07	0.81
0.00	0.31	0.30	1.18	1.32	0.86	2.62	2.68	1.17	1.93	0.21	0.27	0.27	0.02	0.03	0.46
1.29	3.15	8.58	13.87	27.77	36.49	39.52	38.30	47.58	45.47	3.99	5.01	5.13	0.28	0.66	7.66
2.45	7.14	12.01	15.17	36.86	44.54	61.42	85.40	106.90	93.85	6.25	7.92	7.86	0.38	0.91	10.83
0.26	0.52	0.61	1.06	2.15	2.91	5.71	5.36	2.94	7.74	0.41	0.53	0.53	0.02	0.07	0.69
1.67	3.99	6.26	8.94	18.84	27.24	37.61	52.85	75.77	93.85	3.94	4.97	4.93	0.22	0.54	6.04
1.67	3.67	9.18	10.70	23.14	35.97	45.47	59.74	101.03	86.11	4.72	5.90	5.84	0.26	0.66	7.07
0.00	0.10	0.10	0.12	0.17	0.34	0.71	0.00	0.59	1.93	0.05	0.06	0.06	0.00	0.01	0.07
18.55	33.48	48.54	55.26	88.42	99.87	111.41	145.53	155.65	178.99	15.57	21.33	20.92	1.32	2.37	38.33
0.64	1.26	2.93	3.29	12.07	8.74	16.90	26.43	20.56	26.12	1.58	2.02	2.02	0.10	0.23	2.85
1.29	1.26	4.14	5.17	13.55	13.70	20.00	30.26	28.78	34.83	2.04	2.59	2.60	0.13	0.30	3.67
0.00	0.21	0.30	0.47	0.99	1.03	0.95	1.53	1.17	1.93	0.14	0.20	0.20	0.01	0.02	0.28
0.64	0.73	1.92	4.23	6.94	10.96	11.43	16.85	17.62	18.38	1.23	1.53	1.54	0.07	0.19	2.04
9.02	26.24	65.09	106.99	226.93	325.99	408.04	523.91	499.84	479.88	37.63	47.08	47.33	2.21	5.88	61.06
0.13	0.84	0.50	1.65	1.49	2.23	2.14	3.45	2.35	2.90	0.32	0.45	0.44	0.03	0.05	0.67
0.39	0.94	1.41	0.71	1.82	3.43	4.29	5.36	6.46	11.61	0.59	0.95	0.92	0.05	0.09	0.86
0.13	0.52	0.61	0.35	0.99	1.88	1.43	1.91	2.35	6.77	0.22	0.29	0.29	0.01	0.03	0.40
0.13	0.42	0.71	0.71	0.66	3.94	5.48	7.66	18.21	25.15	0.58	0.68	0.67	0.02	0.06	0.44
0.13	0.10	0.00	0.12	0.50	0.51	0.24	0.77	0.00	0.00	0.05	0.09	0.09	0.01	0.01	0.15
0.00	0.10	0.00	0.00	0.00	0.00	0.00	0.00	0.00	0.00	0.01	0.02	0.02	0.00	0.00	0.02
0.13	0.21	0.50	0.71	0.99	0.86	0.95	0.38	1.17	0.97	0.14	0.21	0.20	0.02	0.02	0.39
0.00	0.31	0.40	0.00	0.99	1.20	0.95	1.91	1.76	1.93	0.13	0.17	0.17	0.01	0.02	0.25
0.00	0.00	0.00	0.00	0.00	0.00	0.00	0.00	0.00	0.00	0.00	0.00	0.00	0.00	0.00	0.00
0.00	0.00	0.00	0.00	0.00	0.00	0.00	0.00	0.00	0.00	0.00	0.00	0.00	0.00	0.00	0.00
0.00	0.00	0.00	0.00	0.00	0.00	0.00	0.00	0.00	0.00	0.00	0.00	0.00	0.00	0.00	0.00
0.00	0.00	0.00	0.00	0.00	0.00	0.00	0.00	0.00	0.00	0.00	0.00	0.00	0.00	0.00	0.00
0.00	0.00	0.00	0.00	0.00	0.00	0.00	0.00	0.00	0.00	0.00	0.00	0.00	0.00	0.00	0.00
0.00	0.00	0.00	0.00	0.00	0.00	0.00	0.00	0.00	0.00	0.00	0.00	0.00	0.00	0.00	0.00
0.00	0.00	0.00	0.00	0.00	0.00	0.00	0.00	0.00	0.00	0.00	0.00	0.00	0.00	0.00	0.00
0.00	0.00	0.00	0.00	0.00	0.00	0.00	0.00	0.00	0.00	0.00	0.00	0.00	0.00	0.00	0.00
0.00	0.42	0.50	0.82	1.16	0.86	2.38	3.06	6.46	6.77	0.25	0.30	0.30	0.01	0.03	0.42
0.26	0.21	0.50	1.06	5.45	12.85	20.00	50.55	85.75	141.25	2.47	2.70	2.74	0.04	0.20	1.01
0.00	0.10	0.20	0.12	0.66	0.51	0.24	0.00	2.35	0.00	0.07	0.09	0.09	0.01	0.01	0.15
0.00	0.00	0.00	0.00	0.17	0.34	0.00	0.00	0.00	2.90	0.02	0.02	0.02	0.00	0.00	0.02
0.13	0.84	0.71	2.35	3.97	3.94	5.00	7.66	10.57	8.71	0.63	0.85	0.82	0.05	0.09	1.26
0.00	0.21	0.20	0.00	0.50	0.17	1.67	3.06	2.94	0.97	0.11	0.14	0.13	0.00	0.01	0.14
0.13	0.00	0.10	0.59	0.33	0.69	1.43	0.77	0.59	0.97	0.09	0.11	0.11	0.01	0.02	0.16
0.13	1.36	1.01	1.65	6.45	8.57	19.04	32.55	52.86	54.18	1.71	2.01	1.97	0.05	0.19	1.50
0.13	0.00	0.10	0.12	0.17	0.00	0.00	0.38	0.00	0.97	0.02	0.03	0.03	0.00	0.00	0.08
0.00	0.00	0.10	0.00	0.50	0.00	0.71	0.00	0.00	0.00	0.03	0.05	0.05	0.00	0.01	0.08
2.96	4.09	6.26	6.94	10.25	11.99	16.19	20.68	18.80	25.15	2.19	3.29	3.23	0.19	0.34	4.87
0.26	0.21	0.40	1.06	1.98	0.86	0.95	1.53	2.35	0.97	0.20	0.28	0.27	0.02	0.03	0.59
0.13	0.00	0.20	0.12	0.33	0.69	0.48	0.38	0.00	1.93	0.08	0.08	0.08	0.00	0.01	0.12
0.00	0.00	0.20	0.24	0.17	0.00	0.00	0.00	0.00	0.00	0.02	0.04	0.04	0.00	0.00	0.08
0.13	0.21	0.00	0.12	0.50	1.20	0.71	0.38	0.59	0.00	0.08	0.11	0.11	0.01	0.01	0.17
1.16	2.73	3.43	6.23	11.24	10.11	15.71	24.13	25.84	28.06	1.89	2.60	2.54	0.15	0.27	3.82
0.00	0.00	0.00	0.00	0.00	0.00	0.24	0.00	0.00	0.97	0.01	0.01	0.01	0.00	0.00	
0.39	0.73	1.61	2.47	2.97	7.37	7.86	14.55	15.86	11.61	0.86	1.07	1.05	0.04	0.12	1.18
0.39	0.73	1.11	1.18	1.98	2.40	3.81	4.60	2.94	4.84	0.48	0.81	0.77	0.05	0.08	0.83
1.03	1.05	1.41	2.70	3.64	6.85	9.76	18.00	16.45	12.58	1.07	1.52	1.47	0.07	0.15	1.68
0.77	0.63	1.51	2.70	3.64	6.34	7.86	12.64	13.51	9.67	0.96	1.40	1.37	0.07	0.14	1.50
1.55	1.99	4.14	6.23	9.92	12.85	19.04	31.79	35.24	59.98	2.21	2.84	2.84	0.13	0.29	3.62
56.04	112.50	206.58	289.45	562.11	738.65	941.54	1266.89	1414.36	1519.93	100.00	129.32	128.69	6.54	14.95	181.54
55.91	112.08	205.87	288.75	561.45	734.71	936.06	1259.23	1396.15	1494.78	99.42	128.64	128.02	6.53	14.88	181.10

表 5-12　湖南省肿瘤登记地区 2019 年女性恶性肿瘤死亡主要指标(1/10 万)

部位	ICD10	病例数	粗率	年龄组(岁)								
				0~	1~4	5~9	10~14	15~19	20~24	25~29	30~34	35~39
唇	C00	3	0.03	0.00	0.00	0.00	0.00	0.00	0.00	0.00	0.00	0.00
舌	C01-C02	34	0.30	0.00	0.00	0.00	0.00	0.00	0.00	0.00	0.10	0.13
口	C03-C06	53	0.46	0.00	0.00	0.00	0.00	0.00	0.00	0.00	0.00	0.00
唾液腺	C07-C08	15	0.13	0.00	0.00	0.00	0.00	0.00	0.00	0.00	0.00	0.00
扁桃腺	C09	4	0.04	0.00	0.00	0.00	0.00	0.00	0.00	0.00	0.00	0.00
其他的口咽	C10	1	0.01	0.00	0.00	0.00	0.00	0.00	0.00	0.00	0.00	0.00
鼻咽	C11	210	1.84	0.00	0.00	0.00	0.00	0.00	0.00	0.00	0.31	0.25
喉咽	C12-C13	14	0.12	0.00	0.00	0.00	0.00	0.00	0.00	0.00	0.00	0.00
咽,部位不明	C14	12	0.11	0.00	0.00	0.00	0.00	0.00	0.00	0.00	0.00	0.13
食管	C15	179	1.57	0.00	0.00	0.00	0.00	0.00	0.00	0.00	0.00	0.00
胃	C16	911	7.99	0.00	0.00	0.00	0.00	0.00	0.00	0.00	0.41	0.88
小肠	C17	78	0.68	0.00	0.00	0.00	0.00	0.00	0.00	0.00	0.00	0.25
结肠	C18	696	6.10	0.00	0.00	0.00	0.14	0.30	0.00	0.63	0.20	0.63
直肠	C19-C20	723	6.34	0.00	0.00	0.00	0.00	0.16	0.00	0.92	0.50	
肛门	C21	22	0.19	0.00	0.00	0.00	0.00	0.00	0.00	0.00	0.00	0.00
肝脏	C22	1 372	12.03	1.06	0.38	0.00	0.14	0.15	0.16	0.79	1.84	1.64
胆囊及其他	C23-C24	434	3.80	0.00	0.00	0.00	0.00	0.00	0.00	0.00	0.20	0.38
胰腺	C25	371	3.25	0.00	0.00	0.00	0.00	0.00	0.00	0.00	0.20	0.50
鼻,鼻窦及其他	C30-C31	13	0.11	0.00	0.00	0.14	0.00	0.00	0.00	0.00	0.10	0.00
喉	C32	46	0.40	0.00	0.00	0.00	0.00	0.00	0.00	0.00	0.10	0.00
气管,支气管,肺	C33-C34	3 062	26.84	0.00	0.00	0.14	0.14	0.15	0.16	0.47	0.61	3.15
其他的胸腔器官	C37-C38	27	0.24	0.00	0.00	0.19	0.00	0.00	0.00	0.16	0.20	0.00
骨	C40-C41	90	0.79	0.00	0.00	0.00	0.14	0.45	0.32	0.16	0.41	0.25
皮肤的黑色素瘤	C43	35	0.31	0.00	0.00	0.00	0.00	0.00	0.00	0.00	0.10	0.13
其他的皮肤	C44	79	0.69	0.00	0.00	0.00	0.00	0.00	0.00	0.00	0.00	0.00
间皮瘤	C45	7	0.06	0.00	0.00	0.00	0.00	0.00	0.16	0.00	0.00	0.00
卡波氏肉瘤	C46	3	0.03	0.00	0.00	0.00	0.00	0.00	0.00	0.00	0.00	0.13
周围神经,结缔,软组织	C47,C49	24	0.21	0.00	0.38	0.00	0.00	0.15	0.16	0.16	0.20	0.00
乳房	C50	1 147	10.05	0.00	0.00	0.00	0.00	0.00	0.32	0.31	2.25	3.91
外阴	C51	23	0.20	0.00	0.00	0.00	0.00	0.00	0.00	0.00	0.00	0.13
阴道	C52	15	0.13	0.00	0.00	0.00	0.00	0.00	0.00	0.00	0.00	0.00
子宫颈	C53	1 073	9.40	0.00	0.00	0.00	0.00	0.00	0.00	0.47	1.64	2.40
子宫体	C54	259	2.27	0.00	0.00	0.00	0.00	0.00	0.00	0.00	0.10	0.25
子宫,部位不明	C55	137	1.20	0.00	0.00	0.00	0.00	0.00	0.16	0.00	0.00	0.13
卵巢	C56	440	3.86	0.00	0.00	0.00	0.00	0.15	0.00	0.63	0.31	1.01
其他的女性生殖器	C57	14	0.12	0.00	0.00	0.00	0.00	0.00	0.00	0.00	0.10	0.00
胎盘	C58	2	0.02	0.00	0.00	0.00	0.00	0.00	0.00	0.00	0.10	0.00
阴茎	C60	0	0.00	0.00	0.00	0.00	0.00	0.00	0.00	0.00	0.00	0.00
前列腺	C61	0	0.00	0.00	0.00	0.00	0.00	0.00	0.00	0.00	0.00	0.00
睾丸	C62	0	0.00	0.00	0.00	0.00	0.00	0.00	0.00	0.00	0.00	0.00
其他的男性生殖器	C63	0	0.00	0.00	0.00	0.00	0.00	0.00	0.00	0.00	0.00	0.00
肾	C64	103	0.90	1.06	0.19	0.28	0.00	0.00	0.00	0.16	0.10	0.25
肾盂	C65	20	0.18	0.00	0.00	0.00	0.00	0.00	0.00	0.00	0.00	0.00
输尿管	C66	22	0.19	0.00	0.00	0.00	0.00	0.00	0.00	0.00	0.00	0.00
膀胱	C67	113	0.99	0.00	0.00	0.00	0.00	0.00	0.00	0.00	0.10	0.00
其他的泌尿器官	C68	5	0.04	0.00	0.00	0.00	0.00	0.00	0.00	0.00	0.00	0.00
眼	C69	6	0.05	0.00	0.38	0.00	0.00	0.00	0.00	0.00	0.10	0.00
脑,神经系统	C70-C72,D32-D33,D43-D44	488	4.28	1.06	1.72	1.53	0.43	0.60	0.81	0.94	0.92	0.76
甲状腺	C73	115	1.01	0.00	0.00	0.00	0.00	0.00	0.32	0.31	0.10	0.25
肾上腺	C74	20	0.18	0.00	0.00	0.19	0.00	0.00	0.16	0.10		
其他的内分泌腺	C75	4	0.04	0.00	0.00	0.00	0.00	0.00	0.00	0.00	0.00	0.00
霍奇金病	C81	8	0.07	0.00	0.00	0.00	0.00	0.00	0.00	0.00	0.00	0.00
非霍奇金淋巴瘤	C82-C85,C96	259	2.27	0.00	0.00	0.00	0.14	0.15	0.16	0.47	0.10	0.63
免疫增生性疾病	C88	1	0.01	0.00	0.00	0.00	0.00	0.00	0.00	0.00	0.00	0.00
多发性骨髓瘤	C90	156	1.37	0.00	0.00	0.00	0.00	0.00	0.15	0.00	0.10	0.13
淋巴样白血病	C91	123	1.08	3.18	0.76	0.55	0.29	0.90	0.65	0.31	0.31	0.50
髓样白血病	C92-C94,D45-D47	194	1.70	0.00	0.19	0.14	0.29	0.30	0.32	0.31	0.51	0.25
白血病,未特指	C95	194	1.70	1.06	1.15	0.69	0.43	0.45	0.32	0.47	0.92	0.63
其他的或未指明部位	O&U	396	3.47	0.00	0.19	0.00	0.00	0.45	0.32	0.31	0.31	1.01
所有部位合计	ALL	13 855	121.44	7.43	5.73	3.47	2.16	4.34	4.39	7.39	14.04	21.18
所有部位除外 C44	ALLbC44	13 776	120.75	7.43	5.73	3.47	2.16	4.34	4.39	7.39	14.04	21.18

40~44	45~49	50~54	55~59	60~64	65~69	70~74	75~79	80~84	85+	构成（%）	中国人口标化率	世界人口标化率	累积率 0~64	累积率 0~74	35~64岁截缩率
0.00	0.00	0.00	0.00	0.00	0.00	0.48	0.00	0.49	0.00	0.02	0.01	0.01	0.00	0.00	0.00
0.27	0.44	0.30	0.12	1.20	0.51	0.72	1.43	0.49	2.68	0.25	0.19	0.18	0.01	0.02	0.38
0.13	0.11	0.41	0.72	0.34	1.20	1.92	1.79	6.43	4.02	0.38	0.23	0.22	0.01	0.02	0.25
0.00	0.00	0.10	0.24	0.17	0.51	0.96	0.36	0.49	1.34	0.11	0.07	0.07	0.00	0.01	0.07
0.00	0.11	0.00	0.00	0.00	0.17	0.00	0.00	0.00	1.34	0.03	0.02	0.02	0.00	0.00	0.02
0.00	0.00	0.00	0.00	0.00	0.00	0.00	0.36	0.00	0.00	0.01	0.00	0.00	0.00	0.00	0.00
0.67	0.99	2.95	4.66	4.61	4.62	5.99	5.73	9.89	5.36	1.52	1.05	1.04	0.07	0.13	2.04
0.00	0.00	0.00	0.24	0.51	0.17	0.24	1.07	0.49	2.01	0.10	0.06	0.06	0.00	0.01	0.10
0.00	0.00	0.00	0.00	0.34	0.17	0.00	1.07	1.98	0.67	0.09	0.06	0.05	0.00	0.00	0.07
0.13	0.22	0.71	1.08	2.56	3.42	5.75	12.54	13.35	26.14	1.29	0.73	0.74	0.02	0.07	0.65
4.31	4.86	8.23	8.73	15.37	21.57	26.85	47.65	46.96	76.42	6.58	4.31	4.28	0.21	0.46	6.38
0.27	0.77	0.30	0.72	1.37	2.05	2.16	6.09	4.94	1.34	0.56	0.40	0.37	0.02	0.04	0.57
2.02	3.86	4.57	6.69	8.71	18.66	23.97	34.40	50.92	48.26	5.02	3.29	3.22	0.14	0.35	3.99
2.16	3.53	4.98	4.90	11.61	14.21	25.89	39.41	58.33	56.31	5.22	3.35	3.26	0.14	0.34	4.13
0.00	0.00	0.20	0.00	0.00	0.86	1.20	0.36	4.45	0.00	0.16	0.09	0.09	0.00	0.01	0.03
3.91	7.73	11.69	13.99	29.88	35.26	43.63	61.98	64.27	89.15	9.90	6.76	6.73	0.36	0.76	10.11
0.40	1.66	4.06	4.06	9.73	10.95	14.62	22.57	27.19	24.80	3.13	2.03	2.02	0.10	0.23	2.91
0.81	1.32	2.13	4.30	7.17	9.41	13.66	20.06	25.21	19.44	2.68	1.75	1.72	0.08	0.20	2.34
0.13	0.00	0.00	0.00	0.34	0.17	0.48	1.07	0.49	0.67	0.09	0.07	0.07	0.01	0.02	0.07
0.00	0.11	0.30	0.24	1.20	1.03	1.44	2.51	2.97	4.69	0.33	0.21	0.21	0.01	0.02	0.26
6.47	11.48	24.49	26.66	49.35	77.03	119.14	156.57	210.59	207.13	22.10	14.18	14.01	0.62	1.60	17.84
0.00	0.33	0.51	0.24	0.17	0.34	0.24	0.36	2.47	2.01	0.19	0.15	0.15	0.01	0.01	0.20
0.40	0.44	0.41	0.36	1.54	1.71	3.12	4.30	2.47	2.68	0.25	0.17	0.16	0.01	0.02	0.52
0.13	0.11	0.20	0.36	0.68	0.86	0.72	1.79	2.47	2.68	0.24	0.17	0.16	0.01	0.02	0.25
0.00	0.22	0.30	0.24	1.02	1.37	2.16	4.30	6.92	15.42	0.57	0.31	0.32	0.01	0.03	0.25
0.00	0.22	0.00	0.00	0.00	0.17	0.48	0.36	0.00	0.00	0.05	0.05	0.04	0.00	0.01	0.04
0.00	0.00	0.00	0.24	0.00	0.00	0.00	0.72	0.00	0.67	0.17	0.17	0.18	0.01	0.02	0.21
8.63	14.79	20.53	19.25	25.62	22.42	19.18	24.72	29.66	26.14	8.28	6.45	6.23	0.48	0.69	14.39
0.00	0.11	0.20	0.48	0.00	0.34	0.72	1.79	1.48	1.34	0.17	0.11	0.10	0.00	0.01	0.14
0.00	0.11	0.20	0.00	0.34	0.68	0.48	1.07	0.49	1.34	0.11	0.08	0.07	0.00	0.01	0.10
4.85	11.15	16.36	17.81	20.49	24.82	26.85	35.11	31.14	33.52	7.74	5.70	5.55	0.38	0.63	11.14
1.21	1.66	4.06	5.02	6.15	6.33	5.03	10.39	9.39	5.36	1.87	1.32	1.31	0.09	0.15	2.70
0.67	0.33	1.12	1.43	2.05	4.11	3.36	6.45	9.89	10.73	0.99	0.64	0.63	0.03	0.07	0.85
2.02	4.42	6.81	7.53	10.93	8.73	14.14	8.24	13.35	10.05	3.18	2.38	2.35	0.17	0.28	4.92
0.00	0.11	0.20	0.24	0.17	0.51	0.48	0.72	0.49	0.00	0.10	0.07	0.07	0.00	0.01	0.11
0.00	0.00	0.10	0.00	0.00	0.00	0.00	0.00	0.00	0.00	0.01	0.02	0.01	0.00	0.00	0.02
0.00	0.00	0.00	0.00	0.00	0.00	0.00	0.00	0.00	0.00	0.00	0.00	0.00	0.00	0.00	0.00
0.40	0.55	1.32	0.96	2.05	1.71	2.64	6.81	3.46	4.69	0.74	0.55	0.56	0.03	0.05	0.83
0.00	0.11	0.10	0.00	0.34	0.68	1.68	0.36	1.98	2.01	0.16	0.09	0.10	0.00	0.01	0.06
0.13	0.11	0.91	0.84	0.85	2.91	3.60	5.73	10.38	13.41	0.82	0.47	0.47	0.01	0.05	0.41
0.00	0.11	0.00	0.12	0.34	0.00	0.36	0.49	0.00	0.00	0.04	0.02	0.02	0.00	0.00	0.02
0.00	0.00	0.00	0.00	0.00	0.17	0.24	0.00	0.49	0.00	0.04	0.04	0.06	0.00	0.00	0.00
0.81	3.97	5.28	5.86	7.17	10.61	13.66	17.91	24.22	20.78	3.52	2.69	2.75	0.15	0.27	3.61
0.54	1.10	1.12	1.67	1.37	1.88	3.60	3.22	6.92	8.04	0.83	0.60	0.58	0.03	0.06	0.94
0.00	0.11	0.10	0.12	0.51	0.51	0.96	0.72	0.49	1.34	0.14	0.11	0.12	0.01	0.01	0.10
0.00	0.11	0.20	0.00	0.00	0.00	0.36	0.00	0.00	0.00	0.03	0.02	0.02	0.00	0.00	0.05
0.13	0.11	0.00	0.00	0.00	0.34	0.48	0.72	0.00	0.00	0.06	0.05	0.04	0.00	0.01	0.05
0.81	1.99	2.54	2.15	4.44	6.33	7.19	14.33	14.83	11.40	1.87	1.34	1.29	0.07	0.14	1.92
0.00	0.00	0.00	0.00	0.00	0.00	0.24	0.00	0.00	0.00	0.01	0.00	0.00	0.00	0.00	0.00
0.13	0.55	1.83	1.20	3.93	4.79	3.84	6.45	9.89	9.38	1.13	0.74	0.75	0.04	0.08	1.11
0.13	0.77	1.12	0.84	1.88	4.11	2.40	3.22	4.94	0.67	0.89	0.82	0.89	0.05	0.08	0.80
0.94	1.43	1.83	1.32	2.22	5.48	7.43	7.52	9.89	7.37	1.40	1.07	1.03	0.05	0.11	1.26
0.94	0.55	1.12	2.03	2.73	4.62	5.99	7.88	7.42	8.04	1.40	1.16	1.19	0.06	0.12	1.21
0.54	0.88	2.85	3.47	6.83	7.87	12.70	18.27	26.20	43.57	2.86	1.84	1.85	0.09	0.19	2.26
45.29	83.66	136.88	151.35	249.15	327.96	433.16	612.31	763.77	822.49	100.00	68.70	67.87	3.65	7.45	102.81
45.29	83.44	136.57	151.11	248.13	326.59	431.00	608.01	756.85	807.07	99.43	68.40	67.55	3.64	7.43	102.56

表 5-13　湖南省城市肿瘤登记地区 2019 年男女合计恶性肿瘤死亡主要指标(1/10 万)

部位	ICD10	病例数	粗率	年龄组(岁)								
				0~	1~4	5~9	10~14	15~19	20~24	25~29	30~34	35~39
唇	C00	4	0.06	0.00	0.00	0.00	0.00	0.00	0.00	0.00	0.00	0.00
舌	C01-C02	92	1.43	0.00	0.00	0.00	0.00	0.00	0.00	0.00	0.15	0.40
口	C03-C06	113	1.75	0.00	0.00	0.00	0.00	0.00	0.00	0.00	0.00	0.60
唾液腺	C07-C08	17	0.26	0.00	0.00	0.00	0.00	0.00	0.00	0.00	0.00	0.00
扁桃腺	C09	4	0.06	0.00	0.00	0.00	0.00	0.00	0.00	0.00	0.00	0.00
其他的口咽	C10	10	0.16	0.00	0.00	0.00	0.00	0.00	0.00	0.00	0.00	0.00
鼻咽	C11	170	2.64	0.00	0.00	0.00	0.00	0.00	0.00	0.71	0.31	1.00
喉咽	C12-C13	35	0.54	0.00	0.00	0.00	0.00	0.00	0.00	0.00	0.00	0.00
咽,部位不明	C14	29	0.45	0.00	0.00	0.00	0.00	0.00	0.00	0.00	0.00	0.20
食管	C15	437	6.78	0.00	0.00	0.00	0.00	0.00	0.00	0.00	0.00	0.00
胃	C16	588	9.13	0.00	0.00	0.00	0.33	0.00	0.00	0.00	0.00	1.00
小肠	C17	65	1.01	0.00	0.00	0.00	0.00	0.00	0.00	0.00	0.15	0.60
结肠	C18	679	10.54	0.00	0.00	0.00	0.00	0.00	0.00	0.24	0.46	1.00
直肠	C19-C20	578	8.97	0.00	0.00	0.00	0.00	0.00	0.00	0.00	0.61	0.80
肛门	C21	9	0.14	0.00	0.00	0.00	0.00	0.00	0.00	0.00	0.00	0.00
肝脏	C22	1371	21.28	2.01	0.66	0.00	0.00	0.20	0.20	0.95	2.30	4.21
胆囊及其他	C23-C24	268	4.16	0.00	0.00	0.00	0.00	0.00	0.00	0.00	0.31	0.00
胰腺	C25	328	5.09	0.00	0.00	0.00	0.00	0.00	0.00	0.00	0.46	0.60
鼻,鼻窦及其他	C30-C31	12	0.19	0.00	0.00	0.00	0.00	0.00	0.00	0.24	0.00	0.00
喉	C32	111	1.72	0.00	0.00	0.00	0.00	0.00	0.00	0.00	0.00	0.00
气管,支气管,肺	C33-C34	3681	57.14	0.00	0.00	0.00	0.27	0.68	0.20	0.20	0.95	1.53	1.40
其他的胸腔器官	C37-C38	43	0.67	0.00	0.00	0.00	0.00	0.00	0.00	0.24	0.15	0.00
骨	C40-C41	54	0.84	0.00	0.00	0.00	0.00	0.41	0.40	0.71	0.31	0.20
皮肤的黑色素瘤	C43	27	0.42	0.00	0.00	0.00	0.00	0.00	0.00	0.00	0.15	0.00
其他的皮肤	C44	53	0.82	0.00	0.00	0.00	0.00	0.00	0.00	0.00	0.15	0.00
间皮瘤	C45	7	0.11	0.00	0.00	0.00	0.00	0.00	0.20	0.00	0.00	0.00
卡波氏肉瘤	C46	3	0.05	0.00	0.00	0.00	0.00	0.00	0.00	0.00	0.00	0.00
周围神经,结缔、软组织	C47,C49	26	0.40	0.00	0.00	0.33	0.00	0.00	0.00	0.00	0.31	0.20
乳房	C50	458	7.11	0.00	0.00	0.00	0.00	0.00	0.00	0.24	1.53	2.60
外阴	C51	5	0.08	0.00	0.00	0.00	0.00	0.00	0.00	0.00	0.00	0.00
阴道	C52	0	0.00	0.00	0.00	0.00	0.00	0.00	0.00	0.00	0.00	0.00
子宫颈	C53	269	4.18	0.00	0.00	0.00	0.00	0.00	0.00	0.00	0.77	1.20
子宫体	C54	87	1.35	0.00	0.00	0.00	0.00	0.00	0.00	0.00	0.00	0.20
子宫,部位不明	C55	26	0.40	0.00	0.00	0.00	0.00	0.00	0.00	0.24	0.00	0.00
卵巢	C56	131	2.03	0.00	0.00	0.00	0.00	0.00	0.00	0.00	0.15	0.40
其他的女性生殖器	C57	7	0.11	0.00	0.00	0.00	0.00	0.00	0.00	0.00	0.00	0.00
胎盘	C58	0	0.00	0.00	0.00	0.00	0.00	0.00	0.00	0.00	0.00	0.00
阴茎	C60	19	0.29	0.00	0.00	0.00	0.00	0.00	0.00	0.00	0.00	0.00
前列腺	C61	283	4.39	0.00	0.00	0.00	0.00	0.00	0.00	0.00	0.00	0.00
睾丸	C62	4	0.06	0.00	0.00	0.00	0.00	0.00	0.00	0.00	0.00	0.00
其他的男性生殖器	C63	5	0.08	0.00	0.00	0.00	0.00	0.00	0.00	0.00	0.00	0.00
肾	C64	78	1.21	0.00	0.33	0.00	0.00	0.00	0.00	0.00	0.00	0.60
肾盂	C65	23	0.36	0.00	0.00	0.00	0.00	0.00	0.00	0.00	0.00	0.00
输尿管	C66	17	0.26	0.00	0.00	0.00	0.00	0.00	0.00	0.00	0.00	0.00
膀胱	C67	184	2.86	0.00	0.00	0.00	0.00	0.00	0.00	0.00	0.15	0.00
其他的泌尿器官	C68	2	0.03	0.00	0.00	0.00	0.00	0.00	0.00	0.00	0.00	0.00
眼	C69	6	0.09	0.00	0.00	0.00	0.00	0.00	0.20	0.00	0.00	0.00
脑,神经系统	C70-C72,D32-D33,D43-D44	272	4.22	2.01	2.31	1.35	0.34	0.61	0.40	0.00	0.95	0.31	0.60
甲状腺	C73	57	0.88	0.00	0.00	0.00	0.00	0.00	0.00	0.24	0.15	0.00
肾上腺	C74	9	0.14	0.00	0.33	0.00	0.00	0.00	0.00	0.00	0.00	0.00
其他的内分泌腺	C75	6	0.09	0.00	0.00	0.00	0.00	0.00	0.00	0.00	0.00	0.00
霍奇金病	C81	7	0.11	0.00	0.00	0.00	0.00	0.00	0.00	0.00	0.00	0.00
非霍奇金淋巴瘤	C82-C85,C96	231	3.59	0.00	0.00	0.00	0.00	0.00	0.00	0.71	0.15	0.00
免疫增生性疾病	C88	3	0.05	0.00	0.00	0.00	0.00	0.00	0.00	0.00	0.00	0.00
多发性骨髓瘤	C90	126	1.96	0.00	0.00	0.00	0.34	0.20	0.00	0.00	0.00	0.00
淋巴样白血病	C91	75	1.16	2.01	0.33	0.81	0.68	0.61	0.79	0.47	0.15	0.00
髓样白血病	C92-C94,D45-D47	185	2.87	0.00	0.33	0.00	0.68	0.20	0.40	0.47	0.46	0.80
白血病,未特指	C95	98	1.52	0.00	1.65	0.00	0.34	0.20	0.40	0.95	0.77	0.20
其他的或未指明部位	O&U	423	6.57	0.00	0.00	0.27	0.34	0.41	0.00	0.47	0.31	1.80
所有部位合计	ALL	11910	184.89	6.03	6.61	2.71	3.39	3.46	4.15	8.78	12.28	21.24
所有部位除外 C44	ALLbC44	11857	184.07	6.03	6.61	2.71	3.39	3.46	4.15	8.78	12.12	21.24

40~44	45~49	50~54	55~59	60~64	65~69	70~74	75~79	80~84	85+	构成(%)	中国人口标化率	世界人口标化率	累积率 0~64	累积率 0~74	35~64岁截缩率
0.00	0.00	0.20	0.00	0.00	0.00	0.53	0.89	1.21	0.00	0.03	0.04	0.04	0.00	0.00	0.03
1.41	1.83	2.94	2.08	7.14	4.38	2.12	7.09	3.63	5.15	0.77	1.03	1.03	0.08	0.11	2.37
1.41	1.63	3.33	7.16	4.64	2.92	3.71	5.32	9.67	10.31	0.95	1.17	1.17	0.09	0.13	2.76
0.00	0.00	0.20	0.23	1.43	0.37	1.06	2.66	3.63	3.44	0.14	0.17	0.17	0.01	0.02	0.25
0.00	0.00	0.00	0.23	0.00	0.37	0.53	0.89	0.00	0.00	0.03	0.04	0.04	0.00	0.01	0.03
0.24	0.41	0.00	0.23	0.71	0.00	0.53	1.77	0.00	1.72	0.08	0.12	0.11	0.01	0.01	0.25
0.24	2.85	5.28	5.08	7.50	7.31	11.67	9.75	20.55	8.59	1.43	1.84	1.78	0.11	0.21	3.27
0.24	0.20	0.78	1.15	2.14	3.29	2.12	1.77	2.42	1.72	0.29	0.36	0.38	0.02	0.05	0.64
0.00	0.00	0.20	1.62	1.78	0.73	2.65	2.66	4.83	1.72	0.24	0.29	0.29	0.02	0.04	0.51
1.41	2.65	6.07	14.55	23.92	26.30	29.71	38.12	54.39	70.43	3.67	4.34	4.47	0.24	0.52	6.73
3.30	4.89	9.00	10.16	21.06	25.94	42.97	72.69	111.20	118.53	4.94	5.84	5.79	0.25	0.59	7.26
0.24	0.41	0.59	1.62	1.43	4.02	5.31	9.75	8.46	8.59	0.55	0.68	0.64	0.03	0.07	0.73
3.06	3.87	6.85	9.47	19.63	36.16	53.59	85.11	143.83	158.04	5.70	6.62	6.55	0.22	0.67	6.39
1.41	2.85	7.04	8.77	18.20	33.24	42.97	72.69	119.66	123.68	4.85	5.63	5.57	0.20	0.58	5.60
0.00	0.00	0.00	0.00	0.00	0.73	1.06	0.89	4.83	0.00	0.08	0.08	0.08	0.00	0.01	0.00
11.54	17.93	24.46	33.48	61.39	66.12	80.11	127.66	149.87	252.52	11.51	14.24	14.27	0.79	1.52	22.70
0.00	1.63	4.30	4.85	11.42	10.96	21.22	38.12	45.93	53.25	2.25	2.64	2.63	0.11	0.27	3.11
0.94	1.63	2.74	6.70	15.71	16.07	24.94	39.89	59.22	65.28	2.75	3.26	3.25	0.14	0.35	3.95
0.00	0.20	0.00	0.46	0.36	1.10	1.06	1.77	0.00	0.00	0.10	0.14	0.14	0.01	0.02	0.15
0.00	0.41	1.37	3.00	8.21	9.13	8.49	7.09	6.04	20.61	0.93	1.11	1.19	0.06	0.15	1.75
7.30	18.33	43.83	71.58	159.20	243.29	334.25	472.51	499.18	535.95	30.91	37.16	37.22	1.53	4.42	42.08
0.00	0.41	0.98	1.62	1.07	2.92	2.12	3.55	6.04	5.15	0.36	0.44	0.43	0.02	0.05	0.58
0.47	0.81	0.39	0.46	1.07	1.83	4.77	4.43	6.04	12.02	0.45	0.62	0.60	0.03	0.06	0.55
0.00	0.00	0.00	0.46	1.43	2.56	1.59	3.55	3.63	5.15	0.23	0.27	0.27	0.01	0.03	0.24
0.24	0.41	0.20	0.23	0.36	1.10	3.18	8.87	14.50	25.77	0.45	0.48	0.47	0.01	0.03	0.23
0.00	0.00	0.00	0.00	0.71	0.37	1.06	0.89	0.00	0.00	0.06	0.08	0.09	0.00	0.01	0.09
0.00	0.20	0.00	0.46	0.00	0.00	0.00	0.00	0.00	0.00	0.03	0.03	0.03	0.00	0.00	0.10
0.24	0.81	0.20	0.23	2.50	0.37	1.06	1.77	1.21	3.44	0.22	0.31	0.32	0.02	0.03	0.63
5.18	10.80	12.52	13.62	23.20	17.17	18.57	31.91	37.47	37.79	3.85	5.05	4.91	0.35	0.53	10.37
0.00	0.00	0.00	0.69	0.00	0.37	0.00	0.00	1.21	0.00	0.04	0.04	0.04	0.00	0.01	0.09
0.00	0.00	0.00	0.00	0.00	0.00	0.00	0.00	0.00	0.00	0.00	0.00	0.00	0.00	0.00	0.00
2.35	4.48	5.67	11.08	14.28	14.98	11.67	19.50	12.09	24.05	2.26	2.89	2.88	0.20	0.33	5.74
1.18	0.20	1.37	3.00	4.28	6.21	3.71	11.52	8.46	6.87	0.73	0.91	0.91	0.05	0.10	1.47
0.24	0.00	0.39	0.69	1.07	0.73	1.59	3.55	6.04	3.44	0.22	0.27	0.26	0.01	0.02	0.34
0.94	3.06	3.13	5.54	7.14	3.29	7.43	7.09	15.71	8.59	1.10	1.39	1.38	0.10	0.16	2.99
0.00	0.00	0.20	0.46	0.00	0.37	1.06	0.00	1.21	0.00	0.06	0.07	0.07	0.00	0.01	0.09
0.00	0.00	0.00	0.00	0.00	0.00	0.00	0.00	0.00	0.00	0.00	0.00	0.00	0.00	0.00	0.00
0.00	0.00	0.00	0.00	1.07	0.37	0.53	2.66	6.04	10.31	0.16	0.16	0.17	0.01	0.01	0.14
0.24	0.41	0.20	1.62	4.28	8.40	14.86	50.53	96.69	123.68	2.38	2.47	2.44	0.03	0.15	0.92
0.00	0.00	0.00	0.00	0.00	0.73	0.00	0.00	1.21	0.00	0.03	0.05	0.05	0.00	0.00	0.00
0.00	0.00	0.00	0.00	0.00	0.73	0.00	0.00	0.00	5.15	0.04	0.04	0.05	0.00	0.00	0.00
0.24	0.81	1.57	1.15	2.50	2.92	5.31	12.41	10.88	13.74	0.65	0.81	0.80	0.04	0.08	1.04
0.00	0.00	0.20	0.00	1.07	1.10	1.59	3.55	4.83	8.59	0.19	0.21	0.22	0.01	0.02	0.17
0.00	0.00	0.00	0.23	0.36	1.46	2.65	0.89	3.63	3.44	0.14	0.16	0.16	0.00	0.02	0.08
0.24	0.81	1.17	1.85	5.35	6.94	16.98	30.14	36.26	58.41	1.54	1.75	1.74	0.05	0.17	1.32
0.24	0.00	0.00	0.00	0.00	0.00	0.00	0.00	0.00	1.72	0.02	0.02	0.02	0.00	0.00	0.05
0.00	0.00	0.00	0.00	0.71	0.00	1.06	0.00	1.21	0.00	0.05	0.07	0.07	0.00	0.01	0.09
1.65	2.85	4.89	6.00	8.92	12.42	18.57	28.37	33.84	30.92	2.28	3.00	3.12	0.16	0.31	3.70
0.94	1.02	1.17	2.08	1.07	1.83	2.65	3.55	10.88	8.59	0.48	0.59	0.57	0.03	0.06	0.98
0.00	0.00	0.00	0.00	0.00	0.73	0.53	0.89	0.00	6.87	0.09	0.11	0.11	0.00	0.01	0.15
0.00	0.20	0.20	0.23	0.36	0.00	0.00	0.89	0.00	0.00	0.06	0.08	0.08	0.00	0.01	0.09
0.94	1.43	4.50	5.31	7.14	8.77	16.45	35.46	35.05	36.07	1.94	2.37	2.30	0.11	0.23	2.91
0.00	0.00	0.00	0.00	0.00	0.00	1.06	0.00	0.00	1.72	0.03	0.03	0.03	0.00	0.01	0.00
0.24	1.02	1.76	2.31	4.28	6.21	6.90	21.28	21.76	25.77	1.06	1.27	1.25	0.05	0.12	1.38
0.24	0.20	1.17	0.69	3.57	5.11	3.18	5.32	7.25	8.59	0.63	0.92	0.99	0.05	0.09	0.82
1.18	1.02	1.76	4.62	2.50	9.86	16.45	24.82	31.43	20.61	1.55	1.99	1.89	0.07	0.20	1.78
0.24	0.61	0.59	2.54	1.43	4.02	7.96	11.52	13.30	12.02	0.82	1.12	1.13	0.05	0.09	0.81
1.88	1.43	6.26	7.85	19.63	15.71	26.53	49.64	64.06	113.37	3.55	4.24	4.29	0.21	0.42	5.55
51.81	94.92	169.65	257.44	487.59	632.70	872.22	1 379.42	1 740.48	2 061.36	100.00	121.16	121.03	5.62	13.14	156.00
51.57	94.51	169.45	257.21	487.23	631.60	869.04	1 370.56	1 725.97	2 035.59	99.55	120.69	120.56	5.61	13.11	155.77

表 5-14　湖南省城市肿瘤登记地区 2019 年男性恶性肿瘤死亡主要指标(1/10 万)

部位	ICD10	病例数	粗率	年龄组(岁)								
				0~	1~4	5~9	10~14	15~19	20~24	25~29	30~34	35~39
唇	C00	3	0.09	0.00	0.00	0.00	0.00	0.00	0.00	0.00	0.00	0.00
舌	C01-C02	76	2.35	0.00	0.00	0.00	0.00	0.00	0.00	0.00	0.00	0.40
口	C03-C06	89	2.75	0.00	0.00	0.00	0.00	0.00	0.00	0.00	0.00	1.20
唾液腺	C07-C08	11	0.34	0.00	0.00	0.00	0.00	0.00	0.00	0.00	0.00	0.00
扁桃腺	C09	4	0.12	0.00	0.00	0.00	0.00	0.00	0.00	0.00	0.00	0.00
其他的口咽	C10	10	0.31	0.00	0.00	0.00	0.00	0.00	0.00	0.00	0.00	0.00
鼻咽	C11	131	4.04	0.00	0.00	0.00	0.00	0.00	0.00	1.43	0.63	2.00
喉咽	C12-C13	32	0.99	0.00	0.00	0.00	0.00	0.00	0.00	0.00	0.00	0.00
咽,部位不明	C14	22	0.68	0.00	0.00	0.00	0.00	0.00	0.00	0.00	0.00	0.40
食管	C15	370	11.42	0.00	0.00	0.00	0.00	0.00	0.00	0.00	0.00	0.80
胃	C16	358	11.05	0.00	0.63	0.00	0.00	0.00	0.00	0.00	0.00	0.80
小肠	C17	38	1.17	0.00	0.00	0.00	0.00	0.00	0.00	0.00	0.31	0.40
结肠	C18	398	12.29	0.00	0.00	0.00	0.00	0.00	0.00	0.00	0.94	1.20
直肠	C19-C20	345	10.65	0.00	0.00	0.00	0.00	0.00	0.00	0.00	0.63	1.20
肛门	C21	2	0.06	0.00	0.00	0.00	0.00	0.00	0.00	0.00	0.00	0.00
肝脏	C22	981	30.28	3.80	0.00	0.00	0.00	0.00	0.40	1.90	2.81	7.60
胆囊及其他	C23-C24	124	3.83	0.00	0.00	0.00	0.00	0.39	0.00	0.00	0.31	0.00
胰腺	C25	181	5.59	0.00	0.00	0.00	0.00	0.00	0.00	0.00	0.31	0.40
鼻,鼻窦及其他	C30-C31	10	0.31	0.00	0.00	0.00	0.00	0.00	0.00	0.48	0.00	0.00
喉	C32	93	2.87	0.00	0.00	0.00	0.00	0.00	0.00	0.00	0.00	0.00
气管,支气管,肺	C33-C34	2740	84.58	0.00	0.00	0.00	1.28	0.00	0.40	0.95	2.50	2.00
其他的胸腔器官	C37-C38	32	0.99	0.00	0.00	0.00	0.00	0.00	0.00	0.00	0.31	0.00
骨	C40-C41	30	0.93	0.00	0.00	0.00	0.00	0.79	0.80	1.43	0.31	0.40
皮肤的黑色素瘤	C43	14	0.43	0.00	0.00	0.00	0.00	0.00	0.00	0.00	0.00	0.00
其他的皮肤	C44	37	1.14	0.00	0.00	0.00	0.00	0.00	0.00	0.00	0.31	0.00
间皮瘤	C45	6	0.19	0.00	0.00	0.00	0.00	0.00	0.40	0.00	0.00	0.00
卡波氏肉瘤	C46	1	0.03	0.00	0.00	0.00	0.00	0.00	0.00	0.00	0.00	0.00
周围神经,结缔、软组织	C47,C49	14	0.43	0.00	0.00	0.00	0.00	0.00	0.00	0.00	0.31	0.40
乳房	C50	11	0.34	0.00	0.00	0.00	0.00	0.00	0.00	0.00	0.00	0.00
外阴	C51	0	0.00	0.00	0.00	0.00	0.00	0.00	0.00	0.00	0.00	0.00
阴道	C52	0	0.00	0.00	0.00	0.00	0.00	0.00	0.00	0.00	0.00	0.00
子宫颈	C53	0	0.00	0.00	0.00	0.00	0.00	0.00	0.00	0.00	0.00	0.00
子宫体	C54	0	0.00	0.00	0.00	0.00	0.00	0.00	0.00	0.00	0.00	0.00
子宫,部位不明	C55	0	0.00	0.00	0.00	0.00	0.00	0.00	0.00	0.00	0.00	0.00
卵巢	C56	0	0.00	0.00	0.00	0.00	0.00	0.00	0.00	0.00	0.00	0.00
其他的女性生殖器	C57	0	0.00	0.00	0.00	0.00	0.00	0.00	0.00	0.00	0.00	0.00
胎盘	C58	0	0.00	0.00	0.00	0.00	0.00	0.00	0.00	0.00	0.00	0.00
阴茎	C60	19	0.59	0.00	0.00	0.00	0.00	0.00	0.00	0.00	0.00	0.00
前列腺	C61	283	8.74	0.00	0.00	0.00	0.00	0.00	0.00	0.00	0.00	0.00
睾丸	C62	4	0.12	0.00	0.00	0.00	0.00	0.39	0.00	0.00	0.00	0.00
其他的男性生殖器	C63	5	0.15	0.00	0.00	0.00	0.00	0.00	0.00	0.00	0.00	0.00
肾	C64	46	1.42	0.00	0.00	0.00	0.00	0.00	0.00	0.00	0.00	0.80
肾盂	C65	12	0.37	0.00	0.00	0.00	0.00	0.00	0.00	0.00	0.00	0.00
输尿管	C66	8	0.25	0.00	0.00	0.00	0.00	0.00	0.00	0.00	0.00	0.00
膀胱	C67	139	4.29	0.00	0.00	0.00	0.00	0.00	0.00	0.00	0.00	0.00
其他的泌尿器官	C68	2	0.06	0.00	0.00	0.00	0.00	0.00	0.00	0.00	0.00	0.00
眼	C69	4	0.12	0.00	0.00	0.00	0.00	0.00	0.00	0.00	0.00	0.00
脑,神经系统	C70-C72,D32-D33,D43-D44	141	4.35	3.80	1.88	1.03	0.64	0.39	0.00	1.90	0.00	0.80
甲状腺	C73	11	0.34	0.00	0.00	0.00	0.00	0.00	0.00	0.00	0.31	0.00
肾上腺	C74	3	0.09	0.00	0.00	0.00	0.00	0.00	0.00	0.00	0.00	0.00
其他的内分泌腺	C75	4	0.12	0.00	0.00	0.00	0.00	0.00	0.40	0.00	0.00	0.00
霍奇金病	C81	4	0.12	0.00	0.00	0.00	0.00	0.00	0.00	0.00	0.00	0.00
非霍奇金淋巴瘤	C82-C85,C96	145	4.48	0.00	0.00	0.00	0.00	0.00	0.40	0.48	0.31	1.20
免疫增生性疾病	C88	2	0.06	0.00	0.00	0.00	0.00	0.00	0.00	0.00	0.00	0.00
多发性骨髓瘤	C90	78	2.41	0.00	0.00	0.00	0.00	0.64	0.00	0.00	0.00	0.00
淋巴样白血病	C91	36	1.11	0.00	0.00	0.51	1.28	0.00	0.80	0.95	0.31	0.00
髓样白血病	C92-C94,D45-D47	117	3.61	0.00	0.63	0.00	1.28	0.00	0.80	0.48	0.00	1.20
白血病,未特指	C95	56	1.73	0.00	0.63	0.00	0.00	0.00	0.80	0.95	1.25	0.00
其他的或未指明部位	O&U	249	7.69	0.00	0.00	0.51	0.64	0.39	0.00	0.48	0.00	0.40
所有部位合计	ALL	7531	232.48	7.60	3.77	2.05	5.75	2.37	6.00	11.43	11.88	22.81
所有部位除外 C44	ALLbC44	7494	231.33	7.60	3.77	2.05	5.75	2.37	6.00	11.43	11.57	22.81

40~44	45~49	50~54	55~59	60~64	65~69	70~74	75~79	80~84	85+	构成（%）	中国人口标化率	世界人口标化率	累积率 0~64	累积率 0~74	35~64岁截缩率
0.00	0.00	0.39	0.00	0.00	0.00	1.08	1.85	0.00	0.00	0.04	0.07	0.06	0.00	0.01	0.06
2.79	2.79	4.71	4.18	12.19	8.20	4.31	11.11	5.28	3.99	1.01	1.72	1.74	0.14	0.20	4.03
2.32	2.79	5.89	12.55	9.32	5.96	4.31	5.55	7.92	3.99	1.18	1.92	1.93	0.17	0.22	4.99
0.00	0.00	0.39	0.46	2.15	0.75	0.00	3.70	5.28	3.99	0.15	0.22	0.23	0.02	0.02	0.40
0.00	0.00	0.00	0.46	0.00	0.75	1.08	1.85	0.00	0.00	0.05	0.08	0.08	0.00	0.01	0.06
0.46	0.80	0.00	0.46	1.43	0.00	1.08	3.70	0.00	3.99	0.13	0.23	0.23	0.02	0.02	0.49
0.46	5.18	7.46	8.83	12.19	11.18	18.33	12.96	26.42	11.98	1.74	2.95	2.85	0.19	0.34	5.39
0.46	0.40	1.57	1.39	4.30	6.71	4.31	3.70	5.28	0.00	0.42	0.69	0.71	0.04	0.10	1.16
0.00	0.00	0.39	3.25	2.87	0.75	5.39	3.70	2.64	0.00	0.29	0.47	0.47	0.03	0.07	0.93
2.79	4.38	11.77	26.49	46.61	47.71	52.83	55.55	100.38	79.84	4.91	7.67	7.89	0.46	0.96	12.72
1.86	5.58	11.77	10.22	28.68	34.29	50.67	99.98	169.07	135.72	4.75	7.36	7.27	0.30	0.72	8.51
0.46	0.40	1.18	1.39	2.15	4.47	7.55	11.11	5.28	15.97	0.50	0.82	0.80	0.03	0.09	0.89
2.79	3.59	7.46	9.76	26.53	43.98	67.93	101.83	182.27	215.56	5.28	8.07	8.02	0.26	0.82	7.35
2.32	4.38	8.24	12.55	25.82	46.22	47.44	75.91	158.50	131.73	4.58	7.06	7.00	0.28	0.74	7.81
0.00	0.00	0.00	0.00	0.00	0.75	1.08	0.00	0.00	0.00	0.03	0.04	0.04	0.00	0.01	0.00
19.51	29.08	40.81	52.05	93.94	94.67	112.13	175.90	200.77	331.32	13.03	21.23	21.20	1.24	2.28	36.30
0.00	1.20	3.53	4.65	12.91	10.44	21.56	37.03	44.91	43.91	1.65	2.57	2.56	0.11	0.27	3.07
0.93	1.99	4.32	6.51	20.80	20.87	29.11	44.44	47.55	83.83	2.40	3.75	3.84	0.18	0.43	4.86
0.00	0.40	0.00	0.93	0.72	1.49	1.08	3.70	0.00	0.00	0.13	0.24	0.23	0.01	0.03	0.29
0.00	0.80	1.96	5.58	13.63	16.40	15.09	12.96	10.57	31.93	1.23	1.93	2.05	0.11	0.27	2.95
8.83	21.51	64.75	110.61	268.20	400.31	516.45	740.62	731.74	714.54	36.38	57.50	57.68	2.41	6.99	65.58
0.00	0.80	0.78	2.79	2.15	5.22	3.23	5.55	7.92	7.98	0.42	0.66	0.66	0.03	0.08	0.92
0.46	1.20	0.39	0.46	1.43	0.75	5.39	1.85	5.28	15.97	0.40	0.77	0.74	0.04	0.07	0.71
0.00	0.00	0.00	0.46	2.15	2.98	2.16	1.85	2.64	7.98	0.19	0.28	0.31	0.01	0.04	0.34
0.46	0.80	0.39	0.00	0.72	1.49	4.31	11.11	26.42	35.93	0.49	0.72	0.70	0.01	0.04	0.40
0.00	0.00	0.00	0.00	1.43	0.75	1.08	1.85	0.00	0.00	0.08	0.15	0.15	0.01	0.02	0.19
0.00	0.40	0.00	0.00	0.00	0.00	0.00	0.00	0.00	0.00	0.01	0.03	0.02	0.00	0.00	0.08
0.46	0.80	0.00	0.46	1.43	0.75	2.16	1.85	2.64	3.99	0.19	0.34	0.31	0.02	0.03	0.57
0.00	0.80	0.78	0.00	0.72	1.49	1.08	1.85	2.64	3.99	0.15	0.24	0.23	0.01	0.02	0.37
0.00	0.00	0.00	0.00	0.00	0.00	0.00	0.00	0.00	0.00						
0.00	0.00	0.00	0.00	0.00	0.00	0.00	0.00	0.00	0.00						
0.00	0.00	0.00	0.00	0.00	0.00	0.00	0.00	0.00	0.00						
0.00	0.00	0.00	0.00	0.00	0.00	0.00	0.00	0.00	0.00						
0.00	0.00	0.00	0.00	0.00	0.00	0.00	0.00	0.00	0.00						
0.00	0.00	0.00	0.00	2.15	0.75	1.08	5.55	13.21	23.95	0.25	0.35	0.37	0.01	0.02	0.28
0.46	0.80	0.39	3.25	8.61	17.15	30.19	105.54	211.33	287.41	3.76	5.25	5.24	0.07	0.30	1.84
0.00	0.00	0.00	0.00	0.00	1.49	0.00	0.00	2.64	0.00	0.05	0.09	0.09	0.00	0.01	0.00
0.00	0.00	0.00	0.00	0.00	1.49	0.00	0.00	0.00	11.98	0.07	0.08	0.10	0.00	0.01	0.00
0.46	0.80	1.96	1.86	1.43	4.47	7.55	12.96	18.49	11.98	0.61	0.98	0.92	0.04	0.10	1.14
0.00	0.00	0.39	0.00	1.43	0.75	2.16	5.55	7.92	0.00	0.16	0.26	0.24	0.01	0.02	0.25
0.00	0.00	0.00	0.46	0.72	1.49	3.23	0.00	2.64	0.00	0.11	0.17	0.17	0.01	0.03	0.15
0.46	1.59	1.18	2.79	9.32	10.44	26.95	49.99	60.76	91.81	1.85	2.79	2.78	0.10	0.26	2.15
0.46	0.00	0.00	0.00	0.00	0.00	0.00	0.00	0.00	3.99	0.03	0.04	0.05	0.00	0.00	0.09
0.00	0.00	0.00	0.00	1.43	0.00	1.08	0.00	0.00	0.00	0.05	0.10	0.11	0.01	0.01	0.19
2.79	2.39	4.32	6.04	13.63	12.67	19.41	33.33	31.70	27.94	1.87	3.27	3.38	0.18	0.34	4.39
0.46	0.00	0.39	0.93	1.43	0.75	0.00	1.85	5.28	0.00	0.15	0.24	0.23	0.02	0.02	0.46
0.00	0.00	0.00	0.00	0.00	0.75	0.00	0.00	0.00	7.98	0.04	0.05	0.10	0.00	0.00	0.00
0.00	0.00	0.39	0.46	0.72	0.00	0.00	0.00	0.00	0.00	0.05	0.09	0.10	0.01	0.01	0.22
0.00	0.40	0.00	0.00	0.72	1.49	0.00	0.00	0.00	0.00	0.05	0.09	0.10	0.01	0.01	0.17
0.93	2.39	5.49	6.97	11.47	9.69	20.49	44.44	42.27	55.89	1.93	3.08	3.01	0.15	0.30	4.14
0.00	0.00	0.00	0.00	0.00	0.00	1.08	0.00	0.00	3.99	0.03	0.04	0.04	0.00	0.01	0.00
0.46	1.59	1.96	3.25	4.30	8.95	10.78	27.77	26.42	27.94	1.04	1.66	1.61	0.06	0.16	1.69
0.46	0.40	0.78	0.00	5.02	2.98	3.23	7.41	5.28	15.97	0.48	0.95	0.95	0.05	0.08	0.94
1.39	0.80	1.57	6.51	3.59	10.44	21.56	37.03	47.55	31.93	1.55	2.58	2.48	0.09	0.25	2.21
0.00	0.40	0.78	3.25	2.15	5.22	8.63	16.66	15.85	15.97	0.74	1.26	1.21	0.05	0.12	0.90
2.32	1.59	7.46	10.69	25.10	20.87	38.81	66.66	66.04	127.74	3.31	5.20	5.32	0.25	0.55	6.66
58.07	103.18	206.02	322.99	687.72	881.13	1 178.45	1 847.84	2 308.81	2 634.63	100.00	158.40	158.56	7.22	17.52	199.27
57.60	102.38	205.63	322.99	687.00	879.64	1 174.14	1 836.73	2 282.39	2 598.70	99.51	157.68	157.86	7.21	17.48	198.87

表 5-15　湖南省城市肿瘤登记地区 2019 年女性恶性肿瘤死亡主要指标(1/10 万)

部位	ICD10	病例数	粗率	年龄组(岁)								
				0~	1~4	5~9	10~14	15~19	20~24	25~29	30~34	35~39
唇	C00	1	0.03	0.00	0.00	0.00	0.00	0.00	0.00	0.00	0.00	0.00
舌	C01-C02	16	0.50	0.00	0.00	0.00	0.00	0.00	0.00	0.00	0.30	0.40
口	C03-C06	24	0.75	0.00	0.00	0.00	0.00	0.00	0.00	0.00	0.00	0.00
唾液腺	C07-C08	6	0.19	0.00	0.00	0.00	0.00	0.00	0.00	0.00	0.00	0.00
扁桃腺	C09	0	0.00	0.00	0.00	0.00	0.00	0.00	0.00	0.00	0.00	0.00
其他的口咽	C10	0	0.00	0.00	0.00	0.00	0.00	0.00	0.00	0.00	0.00	0.00
鼻咽	C11	39	1.22	0.00	0.00	0.00	0.00	0.00	0.00	0.00	0.00	0.00
喉咽	C12-C13	3	0.09	0.00	0.00	0.00	0.00	0.00	0.00	0.00	0.00	0.00
咽,部位不明	C14	7	0.22	0.00	0.00	0.00	0.00	0.00	0.00	0.00	0.00	0.00
食管	C15	67	2.09	0.00	0.00	0.00	0.00	0.00	0.00	0.00	0.00	0.00
胃	C16	230	7.18	0.00	0.00	0.00	0.00	0.00	0.00	0.00	0.00	1.20
小肠	C17	27	0.84	0.00	0.00	0.00	0.00	0.00	0.00	0.00	0.00	0.80
结肠	C18	281	8.78	0.00	0.00	0.00	0.00	0.00	0.00	0.47	0.00	0.80
直肠	C19-C20	233	7.28	0.00	0.00	0.00	0.00	0.00	0.00	0.00	0.60	0.40
肛门	C21	7	0.22	0.00	0.00	0.00	0.00	0.00	0.00	0.00	0.00	0.00
肝脏	C22	390	12.18	0.00	1.40	0.00	0.00	0.42	0.00	0.00	1.81	0.80
胆囊及其他	C23-C24	144	4.50	0.00	0.00	0.00	0.00	0.00	0.00	0.00	0.30	0.00
胰腺	C25	147	4.59	0.00	0.00	0.00	0.00	0.00	0.00	0.00	0.60	0.80
鼻,鼻窦及其他	C30-C31	2	0.06	0.00	0.00	0.00	0.00	0.00	0.00	0.00	0.00	0.00
喉	C32	18	0.56	0.00	0.00	0.00	0.00	0.00	0.00	0.00	0.00	0.00
气管,支气管,肺	C33-C34	941	29.39	0.00	0.00	0.57	0.00	0.42	0.00	0.95	0.60	0.80
其他的胸腔器官	C37-C38	11	0.34	0.00	0.00	0.00	0.00	0.00	0.00	0.47	0.00	0.00
骨	C40-C41	24	0.75	0.00	0.00	0.00	0.00	0.00	0.00	0.00	0.30	0.00
皮肤的黑色素瘤	C43	13	0.41	0.00	0.00	0.00	0.00	0.00	0.00	0.00	0.30	0.00
其他的皮肤	C44	16	0.50	0.00	0.00	0.00	0.00	0.00	0.00	0.00	0.00	0.00
间皮瘤	C45	1	0.03	0.00	0.00	0.00	0.00	0.00	0.00	0.00	0.00	0.00
卡波氏肉瘤	C46	2	0.06	0.00	0.00	0.00	0.00	0.00	0.00	0.00	0.00	0.00
周围神经,结缔、软组织	C47,C49	12	0.37	0.00	0.70	0.00	0.00	0.00	0.00	0.00	0.30	0.00
乳房	C50	447	13.96	0.00	0.00	0.00	0.00	0.00	0.00	0.47	3.01	5.21
外阴	C51	5	0.16	0.00	0.00	0.00	0.00	0.00	0.00	0.00	0.00	0.00
阴道	C52	0	0.00	0.00	0.00	0.00	0.00	0.00	0.00	0.00	0.00	0.00
子宫颈	C53	269	8.40	0.00	0.00	0.00	0.00	0.00	0.00	0.00	1.51	2.41
子宫体	C54	87	2.72	0.00	0.00	0.00	0.00	0.00	0.00	0.00	0.00	0.40
子宫,部位不明	C55	26	0.81	0.00	0.00	0.00	0.00	0.00	0.00	0.47	0.00	0.00
卵巢	C56	131	4.09	0.00	0.00	0.00	0.00	0.00	0.00	0.00	0.30	0.80
其他的女性生殖器	C57	7	0.22	0.00	0.00	0.00	0.00	0.00	0.00	0.00	0.00	0.00
胎盘	C58	0	0.00	0.00	0.00	0.00	0.00	0.00	0.00	0.00	0.00	0.00
阴茎	C60	0	0.00	0.00	0.00	0.00	0.00	0.00	0.00	0.00	0.00	0.00
前列腺	C61	0	0.00	0.00	0.00	0.00	0.00	0.00	0.00	0.00	0.00	0.00
睾丸	C62	0	0.00	0.00	0.00	0.00	0.00	0.00	0.00	0.00	0.00	0.00
其他的男性生殖器	C63	0	0.00	0.00	0.00	0.00	0.00	0.00	0.00	0.00	0.00	0.00
肾	C64	32	1.00	0.00	0.70	0.00	0.00	0.00	0.00	0.00	0.00	0.40
肾盂	C65	11	0.34	0.00	0.00	0.00	0.00	0.00	0.00	0.00	0.00	0.00
输尿管	C66	9	0.28	0.00	0.00	0.00	0.00	0.00	0.00	0.00	0.00	0.00
膀胱	C67	45	1.41	0.00	0.00	0.00	0.00	0.00	0.00	0.00	0.30	0.00
其他的泌尿器官	C68	0	0.00	0.00	0.00	0.00	0.00	0.00	0.00	0.00	0.00	0.00
眼	C69	2	0.06	0.00	0.00	0.00	0.00	0.00	0.00	0.00	0.00	0.00
脑,神经系统	C70-C72,D32-D33,D43-D44	131	4.09	0.00	2.79	1.72	0.00	0.84	0.78	0.00	0.60	0.40
甲状腺	C73	46	1.44	0.00	0.00	0.00	0.00	0.00	0.00	0.47	0.00	0.00
肾上腺	C74	6	0.19	0.00	0.70	0.00	0.00	0.00	0.00	0.00	0.00	0.00
其他的内分泌腺	C75	2	0.06	0.00	0.00	0.00	0.00	0.00	0.00	0.00	0.00	0.00
霍奇金病	C81	3	0.09	0.00	0.00	0.00	0.00	0.00	0.00	0.00	0.00	0.00
非霍奇金淋巴瘤	C82-C85,C96	86	2.69	0.00	0.00	0.00	0.00	0.00	0.39	0.95	0.00	0.00
免疫增生性疾病	C88	1	0.03	0.00	0.00	0.00	0.00	0.00	0.00	0.00	0.00	0.00
多发性骨髓瘤	C90	48	1.50	0.00	0.00	0.00	0.00	0.00	0.42	0.00	0.00	0.00
淋巴样白血病	C91	39	1.22	4.27	0.70	1.15	0.00	1.26	0.78	0.00	0.00	0.00
髓样白血病	C92-C94,D45-D47	68	2.12	0.00	0.00	0.00	0.00	0.42	0.00	0.47	0.90	0.40
白血病,未特指	C95	42	1.31	0.00	2.79	0.00	0.72	0.42	0.00	0.95	0.30	0.40
其他的或未指明部位	O&U	174	5.43	0.00	0.00	0.00	0.00	0.42	0.39	0.47	0.60	3.21
所有部位合计	ALL	4 379	136.76	4.27	9.77	3.44	0.72	4.62	2.35	6.15	12.66	19.66
所有部位除外 C44	ALLbC44	4 363	136.26	4.27	9.77	3.44	0.72	4.62	2.35	6.15	12.66	19.66

40~44	45~49	50~54	55~59	60~64	65~69	70~74	75~79	80~84	85+	构成（%）	中国人口标化率	世界人口标化率	累积率 0~64	累积率 0~74	35~64岁截缩率
0.00	0.00	0.00	0.00	0.00	0.00	0.00	0.00	2.23	0.00	0.02	0.01	0.01	0.00	0.00	0.00
0.00	0.83	1.17	0.00	2.13	0.72	0.00	3.40	2.23	6.03	0.37	0.35	0.33	0.02	0.03	0.70
0.48	0.42	0.78	1.84	0.00	0.00	3.13	5.10	11.14	15.08	0.55	0.42	0.41	0.02	0.03	0.54
0.00	0.00	0.00	0.00	0.71	0.00	2.09	1.70	2.23	3.02	0.14	0.11	0.11	0.00	0.01	0.09
0.00	0.00	0.00	0.00	0.00	0.00	0.00	0.00	0.00	0.00	0.00	0.00	0.00	0.00	0.00	0.00
0.00	0.00	0.00	0.00	0.00	0.00	0.00	0.00	0.00	0.00	0.00	0.00	0.00	0.00	0.00	0.00
0.00	0.42	3.12	1.38	2.84	3.58	5.22	6.80	15.60	6.03	0.89	0.75	0.74	0.04	0.08	1.13
0.00	0.00	0.00	0.92	0.00	0.00	0.00	0.00	0.00	3.02	0.07	0.04	0.05	0.00	0.00	0.12
0.00	0.00	0.00	0.00	0.71	0.72	0.00	1.70	6.68	3.02	0.16	0.12	0.12	0.00	0.01	0.09
0.00	0.83	0.39	2.75	1.42	5.73	7.31	22.11	15.60	63.32	1.53	1.13	1.17	0.03	0.09	0.76
4.78	4.17	6.24	10.10	13.50	17.91	35.51	47.63	62.39	105.54	5.25	4.44	4.43	0.20	0.47	6.02
0.00	0.42	0.00	1.84	0.71	3.58	3.13	8.50	11.14	3.02	0.62	0.55	0.50	0.02	0.05	0.56
3.34	4.17	6.24	9.18	12.79	28.65	39.69	69.74	111.41	114.59	6.42	5.31	5.21	0.19	0.53	5.45
0.48	1.25	5.85	5.05	10.66	20.77	38.65	69.74	86.90	117.60	5.32	4.27	4.20	0.12	0.42	3.38
0.00	0.00	0.00	0.00	0.00	0.72	1.04	1.70	8.91	0.00	0.16	0.12	0.10	0.00	0.01	0.00
3.34	6.25	8.20	15.14	29.14	38.68	49.09	83.34	106.95	192.99	8.91	7.43	7.56	0.33	0.77	9.05
0.00	2.08	5.07	5.05	9.95	11.46	20.89	39.12	46.79	60.31	3.29	2.70	2.69	0.11	0.27	3.16
0.96	1.25	1.17	6.88	10.66	11.46	20.89	35.72	69.07	51.26	3.36	2.77	2.70	0.11	0.27	3.03
0.00	0.00	0.00	0.00	0.00	0.72	1.04	0.00	0.00	0.00	0.05	0.04	0.04	0.00	0.01	0.00
0.00	0.00	0.78	0.46	2.84	2.15	2.09	1.70	2.23	12.06	0.41	0.33	0.37	0.02	0.04	0.55
5.73	15.01	23.03	33.04	51.17	92.41	157.73	226.22	303.02	401.05	21.49	17.80	17.73	0.66	1.91	18.75
0.00	0.00	1.17	0.46	0.00	0.72	1.04	1.70	4.46	3.02	0.25	0.22	0.21	0.01	0.02	0.25
0.48	0.42	0.39	0.46	0.71	2.87	4.18	6.80	6.68	9.05	0.55	0.48	0.45	0.01	0.05	0.39
0.00	0.00	0.00	0.46	0.71	2.15	1.04	5.10	4.46	3.02	0.30	0.26	0.24	0.01	0.02	0.15
0.00	0.00	0.00	0.46	0.00	0.72	2.09	6.80	4.46	18.09	0.37	0.25	0.26	0.00	0.02	0.06
0.00	0.00	0.00	0.00	0.00	0.00	1.04	0.00	2.23	0.00	0.02	0.02	0.02	0.00	0.01	0.00
0.00	0.00	0.00	0.92	0.00	0.00	0.00	0.00	0.00	6.03	0.05	0.03	0.04	0.00	0.00	0.12
0.00	0.83	0.39	0.00	3.55	0.00	0.00	1.70	0.00	3.02	0.27	0.29	0.33	0.03	0.03	0.68
10.51	21.26	24.20	27.07	45.48	32.23	35.51	59.53	66.84	63.32	10.21	9.76	9.47	0.69	1.02	20.42
0.00	0.00	0.00	1.38	0.00	0.72	0.00	0.00	2.23	0.00	0.11	0.09	0.09	0.01	0.01	0.18
0.00	0.00	0.00	0.00	0.00	0.00	0.00	0.00	0.00	0.00	0.00	0.00	0.00	0.00	0.00	0.00
4.78	9.17	11.32	22.03	28.43	29.37	22.98	37.42	22.28	42.22	6.14	5.72	5.69	0.40	0.66	11.50
2.39	0.42	2.73	5.97	8.53	12.18	7.31	22.11	15.60	12.06	1.99	1.78	1.78	0.10	0.20	2.93
0.48	0.00	0.78	1.38	2.13	1.43	3.13	6.80	11.14	6.03	0.59	0.52	0.51	0.03	0.05	0.67
1.91	6.25	6.24	11.01	14.21	6.45	14.62	13.61	28.97	15.08	2.99	2.75	2.72	0.20	0.31	6.00
0.00	0.00	0.39	0.92	0.00	0.72	2.09	0.00	2.23	0.00	0.16	0.13	0.13	0.01	0.02	0.18
0.00	0.00	0.00	0.00	0.00	0.00	0.00	0.00	0.00	0.00	0.00	0.00	0.00	0.00	0.00	0.00
0.00	0.00	0.00	0.00	0.00	0.00	0.00	0.00	0.00	0.00	0.00	0.00	0.00	0.00	0.00	0.00
0.00	0.00	0.00	0.00	0.00	0.00	0.00	0.00	0.00	0.00	0.00	0.00	0.00	0.00	0.00	0.00
0.00	0.83	1.17	0.46	3.55	1.43	3.13	11.91	4.46	15.08	0.73	0.65	0.68	0.03	0.06	0.95
0.00	0.00	0.00	0.00	0.71	1.43	1.04	1.70	2.23	15.08	0.25	0.17	0.20	0.00	0.02	0.09
0.00	0.00	0.00	0.00	0.00	1.43	2.09	1.70	4.46	6.03	0.21	0.15	0.15	0.00	0.02	0.00
0.00	0.00	1.17	0.92	1.42	3.58	7.31	11.91	15.60	33.17	1.03	0.78	0.79	0.02	0.07	0.49
0.00	0.00	0.00	0.00	0.00	0.00	0.00	0.00	2.23	0.00	0.05	0.04	0.03	0.00	0.01	0.00
0.48	3.33	5.46	5.97	4.26	12.18	17.76	23.81	35.65	33.17	2.99	2.73	2.85	0.13	0.28	3.02
1.43	2.08	1.95	3.21	0.71	2.87	5.22	5.10	15.60	15.08	1.05	0.93	0.90	0.05	0.09	1.50
0.00	0.00	0.00	0.00	0.00	0.72	1.04	1.70	0.00	6.03	0.14	0.11	0.16	0.00	0.01	0.00
0.00	0.42	0.00	0.00	0.00	0.00	0.00	1.70	2.23	0.00	0.05	0.05	0.04	0.00	0.00	0.08
0.00	0.00	0.00	0.00	0.00	0.00	1.04	3.40	0.00	0.00	0.07	0.07	0.05	0.00	0.01	0.00
0.96	0.42	3.51	3.67	2.84	7.88	12.53	27.21	28.97	21.11	1.96	1.70	1.64	0.06	0.17	1.67
0.00	0.00	0.00	0.00	0.00	0.00	1.04	0.00	0.00	0.00	0.02	0.02	0.02	0.00	0.01	0.00
0.00	0.42	1.56	1.38	4.26	3.58	3.13	15.31	17.82	24.12	1.10	0.89	0.90	0.04	0.07	1.06
0.00	0.00	1.56	1.38	2.13	7.16	3.13	3.40	8.91	3.02	0.89	0.90	1.05	0.05	0.10	0.70
0.96	1.25	1.95	2.75	1.42	9.31	11.49	13.61	17.82	12.06	1.55	1.43	1.35	0.05	0.16	1.36
0.48	0.83	0.39	1.84	0.71	2.87	7.31	6.80	11.14	9.05	0.96	1.01	1.09	0.05	0.10	0.72
1.43	1.25	5.07	5.05	14.21	10.74	14.62	34.02	62.39	102.52	3.97	3.33	3.30	0.16	0.29	4.44
45.37	86.28	133.48	192.72	289.25	393.98	575.55	949.11	1 261.11	1 628.32	100.00	85.97	85.60	4.03	8.87	113.00
45.37	86.28	133.48	192.27	289.25	393.26	573.46	942.31	1 256.66	1 610.23	99.63	85.71	85.34	4.02	8.86	112.94

表 5-16 湖南省农村肿瘤登记地区 2019 年男女合计恶性肿瘤死亡主要指标(1/10 万)

部位	ICD10	病例数	粗率	年龄组（岁）								
				0~	1~4	5~9	10~14	15~19	20~24	25~29	30~34	35~39
唇	C00	7	0.04	0.00	0.00	0.00	0.00	0.00	0.00	0.00	0.00	0.00
舌	C01-C02	156	0.92	0.00	0.00	0.00	0.00	0.00	0.00	0.00	0.30	0.45
口	C03-C06	159	0.94	0.00	0.00	0.00	0.00	0.00	0.00	0.00	0.23	0.27
唾液腺	C07-C08	34	0.20	0.00	0.00	0.00	0.00	0.00	0.00	0.00	0.00	0.00
扁桃腺	C09	26	0.15	0.00	0.00	0.00	0.00	0.00	0.00	0.00	0.00	0.00
其他的口咽	C10	24	0.14	0.00	0.00	0.00	0.00	0.00	0.00	0.11	0.00	0.00
鼻咽	C11	629	3.70	0.00	0.00	0.00	0.00	0.21	0.26	0.34	0.68	0.89
喉咽	C12-C13	76	0.45	0.00	0.00	0.00	0.00	0.00	0.00	0.00	0.00	0.00
咽,部位不明	C14	36	0.21	0.00	0.00	0.00	0.00	0.00	0.00	0.00	0.08	0.09
食管	C15	764	4.49	0.00	0.00	0.00	0.00	0.00	0.00	0.11	0.08	0.18
胃	C16	1 925	11.32	0.00	0.00	0.00	0.00	0.00	0.00	0.22	0.84	1.42
小肠	C17	118	0.69	0.00	0.00	0.00	0.00	0.00	0.00	0.00	0.00	0.00
结肠	C18	1 028	6.05	0.00	0.00	0.00	0.08	0.42	0.26	0.67	0.30	1.34
直肠	C19-C20	1 356	7.98	0.00	0.00	0.00	0.00	0.10	0.38	0.45	0.99	0.71
肛门	C21	25	0.15	0.00	0.00	0.00	0.00	0.00	0.00	0.00	0.00	0.00
肝脏	C22	3 994	23.49	0.66	0.00	0.25	0.16	0.31	0.51	2.25	4.10	6.50
胆囊及其他	C23-C24	572	3.36	0.00	0.00	0.00	0.00	0.00	0.00	0.00	0.30	0.36
胰腺	C25	567	3.34	0.00	0.00	0.00	0.00	0.00	0.00	0.22	0.00	0.45
鼻,鼻窦及其他	C30-C31	37	0.22	0.00	0.00	0.00	0.00	0.00	0.00	0.11	0.15	0.00
喉	C32	251	1.48	0.00	0.00	0.00	0.00	0.00	0.00	0.00	0.15	0.09
气管,支气管,肺	C33-C34	9 032	53.13	0.00	0.00	0.00	0.16	0.10	0.38	0.34	2.13	4.10
其他的胸腔器官	C37-C38	65	0.38	0.00	0.00	0.12	0.00	0.00	0.13	0.22	0.23	0.00
骨	C40-C41	187	1.10	0.00	0.00	0.08	0.16	1.25	0.64	0.45	0.68	0.27
皮肤的黑色素瘤	C43	64	0.38	0.00	0.00	0.00	0.00	0.00	0.00	0.00	0.15	0.09
其他的皮肤	C44	175	1.03	0.00	0.00	0.00	0.00	0.00	0.00	0.00	0.08	0.18
间皮瘤	C45	14	0.08	0.00	0.00	0.00	0.00	0.00	0.13	0.00	0.00	0.09
卡波氏肉瘤	C46	2	0.01	0.00	0.00	0.00	0.00	0.00	0.00	0.00	0.00	0.09
周围神经,结缔、软组织	C47,C49	35	0.21	0.00	0.12	0.00	0.00	0.10	0.13	0.22	0.15	0.00
乳房	C50	723	4.25	0.00	0.00	0.00	0.00	0.00	0.26	0.11	0.91	1.60
外阴	C51	18	0.11	0.00	0.00	0.00	0.00	0.00	0.00	0.00	0.00	0.00
阴道	C52	15	0.09	0.00	0.00	0.00	0.00	0.00	0.00	0.00	0.00	0.00
子宫颈	C53	804	4.73	0.00	0.00	0.00	0.00	0.00	0.00	0.34	0.84	1.16
子宫体	C54	172	1.01	0.00	0.00	0.00	0.00	0.00	0.00	0.00	0.08	0.09
子宫,部位不明	C55	111	0.65	0.00	0.00	0.00	0.00	0.00	0.00	0.00	0.00	0.09
卵巢	C56	309	1.82	0.00	0.00	0.00	0.00	0.00	0.10	0.45	0.15	0.53
其他的女性生殖器	C57	7	0.04	0.00	0.00	0.00	0.00	0.00	0.00	0.00	0.00	0.00
胎盘	C58	2	0.01	0.00	0.00	0.00	0.00	0.00	0.00	0.00	0.08	0.00
阴茎	C60	45	0.26	0.00	0.00	0.00	0.00	0.00	0.00	0.00	0.00	0.00
前列腺	C61	351	2.06	0.00	0.00	0.00	0.00	0.00	0.00	0.00	0.00	0.00
睾丸	C62	13	0.08	0.00	0.00	0.00	0.00	0.00	0.00	0.00	0.00	0.00
其他的男性生殖器	C63	1	0.01	0.00	0.00	0.00	0.00	0.00	0.00	0.00	0.00	0.00
肾	C64	186	1.09	0.66	0.00	0.17	0.00	0.00	0.00	0.45	0.15	0.45
肾盂	C65	26	0.15	0.00	0.00	0.00	0.00	0.00	0.00	0.00	0.00	0.00
输尿管	C66	28	0.16	0.00	0.00	0.00	0.00	0.00	0.00	0.00	0.00	0.00
膀胱	C67	368	2.16	0.00	0.00	0.00	0.08	0.00	0.00	0.00	0.00	0.00
其他的泌尿器官	C68	9	0.05	0.00	0.00	0.00	0.00	0.00	0.00	0.00	0.00	0.00
眼	C69	8	0.05	0.00	0.24	0.00	0.00	0.00	0.00	0.00	0.08	0.00
脑,神经系统	C70-C72,D32-D33,D43-D44	777	4.57	0.66	0.73	1.01	0.91	0.73	0.38	2.36	1.22	1.34
甲状腺	C73	109	0.64	0.00	0.00	0.00	0.00	0.00	0.26	0.11	0.15	0.36
肾上腺	C74	27	0.16	0.00	0.00	0.00	0.00	0.00	0.00	0.11	0.08	0.00
其他的内分泌腺	C75	4	0.02	0.00	0.00	0.00	0.00	0.00	0.00	0.00	0.00	0.00
霍奇金病	C81	21	0.12	0.00	0.00	0.00	0.00	0.00	0.00	0.00	0.00	0.09
非霍奇金淋巴瘤	C82-C85,C96	512	3.01	0.00	0.12	0.00	0.33	0.21	0.38	0.90	0.38	1.16
免疫增生性疾病	C88	0	0.00	0.00	0.00	0.00	0.00	0.00	0.00	0.00	0.00	0.00
多发性骨髓瘤	C90	250	1.47	0.00	0.00	0.00	0.08	0.00	0.00	0.00	0.08	0.09
淋巴样白血病	C91	172	1.01	1.31	0.37	0.25	0.33	0.62	0.89	0.45	0.76	0.45
髓样白血病	C92-C94,D45-D47	284	1.67	0.00	0.49	0.08	0.33	0.21	0.26	0.56	0.38	0.71
白血病,未特指	C95	341	2.01	1.31	0.49	0.50	0.16	0.83	0.64	0.22	1.14	0.98
其他的或未指明部位	O&U	540	3.18	0.00	0.24	0.08	0.33	0.21	0.26	0.22	0.15	0.62
所有部位合计	ALL	27 591	162.30	4.59	2.92	2.69	3.13	5.50	6.12	12.02	18.23	27.34
所有部位除外 C44	ALLbC44	27 416	161.27	4.59	2.92	2.69	3.13	5.50	6.12	12.02	18.16	27.16

40~44	45~49	50~54	55~59	60~64	65~69	70~74	75~79	80~84	85+	构成(%)	中国人口标化率	世界人口标化率	累积率 0~64	累积率 0~74	35~64岁截缩率
0.00	0.00	0.00	0.08	0.00	0.11	0.46	0.47	0.00	0.00	0.03	0.02	0.02	0.00	0.00	0.01
1.55	1.32	1.64	1.52	2.86	1.79	1.85	2.11	1.04	1.54	0.57	0.63	0.60	0.05	0.07	1.47
0.55	1.02	1.71	1.83	1.87	2.46	2.93	2.81	4.49	1.03	0.58	0.57	0.55	0.04	0.06	1.11
0.18	0.15	0.14	0.32	0.55	0.78	0.62	0.70	0.69	1.54	0.12	0.11	0.12	0.01	0.01	0.20
0.18	0.07	0.20	0.32	0.66	0.11	0.77	0.23	0.35	1.03	0.09	0.09	0.09	0.01	0.01	0.21
0.18	0.00	0.07	0.40	0.33	0.78	0.31	0.23	0.69	0.00	0.09	0.09	0.09	0.01	0.01	0.14
2.38	3.80	6.63	8.21	9.01	9.84	10.79	8.66	8.97	11.32	2.28	2.28	2.25	0.16	0.27	4.66
0.00	0.22	0.41	0.72	1.54	1.01	2.62	2.11	2.07	1.54	0.28	0.24	0.25	0.01	0.03	0.40
0.00	0.22	0.14	0.24	0.55	0.45	0.92	1.64	0.69	1.03	0.13	0.13	0.12	0.01	0.01	0.18
0.46	1.39	4.17	5.10	12.74	18.00	20.66	21.52	21.74	23.16	2.77	2.41	2.45	0.12	0.31	3.37
3.38	6.43	10.52	12.60	27.90	35.23	44.55	64.11	63.84	73.07	6.98	6.21	6.16	0.32	0.72	9.10
0.27	0.73	0.41	0.64	1.87	2.01	3.55	4.68	2.76	2.57	0.43	0.39	0.39	0.02	0.05	0.58
1.37	3.95	4.92	7.26	12.08	18.90	24.20	32.29	38.99	39.62	3.73	3.38	3.32	0.16	0.38	4.58
2.10	3.87	7.10	7.50	17.24	22.59	33.60	43.05	65.91	51.97	4.91	4.34	4.25	0.20	0.48	5.63
0.00	0.07	0.20	0.08	0.11	0.56	0.92	0.00	2.07	1.03	0.09	0.07	0.07	0.00	0.01	0.07
11.34	22.00	32.17	35.25	59.09	67.99	76.92	95.69	93.51	88.00	14.48	14.10	13.77	0.87	1.59	25.07
0.73	1.39	3.21	3.27	10.76	9.51	14.18	20.82	17.94	16.98	2.07	1.85	1.84	0.10	0.22	2.81
1.10	1.17	3.28	4.07	8.79	10.18	14.49	21.06	17.60	13.89	2.06	1.84	1.82	0.10	0.22	2.71
0.09	0.07	0.20	0.16	0.77	0.45	0.62	1.17	1.04	1.54	0.13	0.14	0.13	0.01	0.01	0.18
0.46	0.44	1.02	1.99	2.86	5.03	5.86	10.06	10.70	7.20	0.91	0.79	0.77	0.04	0.09	0.98
7.96	19.30	45.22	65.63	133.56	188.65	243.70	297.60	298.13	253.69	32.74	28.59	28.59	1.39	3.56	39.06
0.09	0.66	0.34	0.72	0.77	0.78	0.92	1.40	1.38	1.54	0.24	0.26	0.25	0.02	0.03	0.39
0.37	0.66	1.09	0.56	1.87	2.80	3.39	4.91	4.14	9.26	0.68	0.79	0.76	0.04	0.07	0.74
0.18	0.44	0.55	0.32	0.66	1.01	0.92	1.40	2.07	4.12	0.23	0.22	0.21	0.01	0.02	0.35
0.00	0.29	0.61	0.56	0.99	3.13	4.01	5.15	11.39	17.50	0.63	0.49	0.50	0.01	0.05	0.39
0.09	0.22	0.00	0.08	0.11	0.34	0.15	0.47	0.00	0.00	0.05	0.06	0.06	0.00	0.01	0.10
0.00	0.00	0.00	0.00	0.00	0.00	0.00	0.00	0.00	0.00	0.01	0.01	0.01	0.00	0.00	0.02
0.09	0.00	0.34	0.48	0.44	0.89	0.31	0.23	0.35	0.00	0.13	0.15	0.15	0.01	0.01	0.19
3.84	6.14	9.70	8.13	9.99	10.18	7.55	8.89	11.04	9.78	2.62	2.73	2.64	0.20	0.29	6.15
0.00	0.07	0.14	0.08	0.00	0.11	0.46	1.17	0.69	1.03	0.07	0.06	0.05	0.00	0.01	0.06
0.00	0.07	0.14	0.00	0.22	0.45	0.31	0.70	0.35	0.00	0.05	0.05	0.05	0.00	0.01	0.06
2.38	5.77	9.02	8.05	8.79	11.63	13.87	17.78	18.29	18.53	2.91	2.84	2.75	0.18	0.31	5.43
0.37	1.02	2.25	2.31	2.64	2.24	2.16	3.74	4.14	2.06	0.62	0.59	0.58	0.04	0.07	1.29
0.37	0.22	0.61	0.72	0.99	2.46	1.70	3.28	5.18	7.20	0.40	0.34	0.34	0.01	0.04	0.45
1.01	1.83	3.48	3.11	4.83	4.70	6.94	3.51	4.83	5.15	1.12	1.13	1.11	0.07	0.14	2.24
0.00	0.07	0.07	0.00	0.11	0.22	0.00	0.47	0.00	0.00	0.03	0.02	0.02	0.00	0.00	0.04
0.00	0.00	0.07	0.00	0.00	0.00	0.00	0.00	0.00	0.00	0.01	0.01	0.01	0.00	0.00	0.01
0.00	0.29	0.34	0.56	0.44	0.45	1.39	1.17	2.07	0.51	0.16	0.14	0.14	0.01	0.02	0.24
0.09	0.00	0.27	0.16	2.31	5.81	8.63	17.55	22.77	38.08	1.27	0.94	0.94	0.01	0.08	0.38
0.00	0.07	0.14	0.08	0.44	0.11	0.15	0.00	1.04	0.00	0.05	0.04	0.04	0.00	0.01	0.10
0.00	0.00	0.00	0.00	0.11	0.00	0.00	0.00	0.00	0.00	0.01	0.01	0.01	0.00	0.00	0.01
0.27	0.66	0.82	1.83	3.19	2.80	3.39	5.85	5.52	4.12	0.67	0.67	0.66	0.04	0.07	1.05
0.00	0.22	0.14	0.00	0.22	0.11	0.92	1.64	1.38	0.51	0.09	0.08	0.08	0.00	0.01	0.09
0.09	0.00	0.07	0.40	0.33	0.45	1.23	0.47	0.69	1.03	0.10	0.09	0.09	0.00	0.01	0.12
0.09	0.73	0.89	1.04	3.19	5.37	9.71	15.68	27.95	21.61	1.33	1.06	1.03	0.03	0.11	0.85
0.00	0.00	0.07	0.16	0.11	0.22	0.00	0.47	0.35	0.00	0.03	0.03	0.03	0.00	0.00	0.05
0.00	0.00	0.07	0.00	0.11	0.11	0.31	0.00	0.00	0.00	0.03	0.04	0.05	0.00	0.00	0.03
2.01	4.46	6.08	6.54	8.68	10.96	13.87	16.85	18.29	20.07	2.82	3.03	2.97	0.18	0.31	4.45
0.18	0.51	0.61	1.12	1.87	1.23	2.16	2.11	3.11	4.12	0.40	0.40	0.39	0.03	0.04	0.69
0.09	0.00	0.20	0.16	0.55	0.56	0.77	0.47	0.35	0.00	0.10	0.11	0.11	0.01	0.01	0.12
0.00	0.00	0.20	0.08	0.00	0.00	0.00	0.00	0.00	0.00	0.01	0.01	0.01	0.00	0.00	0.01
0.18	0.15	0.00	0.08	0.22	0.78	0.62	0.23	0.35	0.00	0.08	0.08	0.08	0.00	0.00	0.12
1.01	2.70	2.46	3.83	8.13	8.05	10.02	14.74	15.53	12.86	1.86	1.87	1.81	0.11	0.20	2.88
0.00	0.00	0.00	0.00	0.00	0.00	0.00	0.00	0.00	0.00	0.00	0.00	0.00	0.00	0.00	0.00
0.27	0.51	1.71	1.67	3.19	6.04	5.55	7.49	10.01	5.66	0.91	0.80	0.79	0.04	0.10	1.07
0.27	0.95	1.09	1.12	1.43	2.68	3.08	3.51	3.11	0.51	0.62	0.80	0.78	0.05	0.07	0.83
0.91	1.32	1.57	1.12	3.08	5.03	6.32	9.36	7.59	6.18	1.03	1.09	1.05	0.05	0.11	1.36
1.10	0.58	1.57	2.31	3.73	5.93	6.63	9.83	9.32	7.72	1.24	1.35	1.33	0.07	0.13	1.55
0.73	1.46	2.53	3.83	4.94	8.72	12.79	18.25	20.70	31.39	1.96	1.74	1.73	0.08	0.19	2.08
50.39	99.71	172.62	208.38	383.76	502.77	634.77	809.74	867.14	822.32	100.00	92.37	91.27	4.97	10.65	138.59
50.39	99.42	172.00	207.82	382.77	499.64	630.76	804.60	855.75	804.82	99.37	91.87	90.77	4.95	10.60	138.20

表 5-17　湖南省农村肿瘤登记地区 2019 年男性恶性肿瘤死亡主要指标(1/10 万)

部位	ICD10	病例数	粗率	年龄组(岁)								
				0~	1~4	5~9	10~14	15~19	20~24	25~29	30~34	35~39
唇	C00	5	0.06	0.00	0.00	0.00	0.00	0.00	0.00	0.00	0.00	0.00
舌	C01-C02	138	1.57	0.00	0.00	0.00	0.00	0.00	0.00	0.00	0.60	0.86
口	C03-C06	130	1.48	0.00	0.00	0.00	0.00	0.00	0.00	0.00	0.45	0.52
唾液腺	C07-C08	25	0.28	0.00	0.00	0.00	0.00	0.00	0.00	0.00	0.00	0.00
扁桃腺	C09	22	0.25	0.00	0.00	0.00	0.00	0.00	0.00	0.00	0.00	0.00
其他的口咽	C10	23	0.26	0.00	0.00	0.00	0.00	0.00	0.00	0.21	0.00	0.00
鼻咽	C11	458	5.21	0.00	0.00	0.00	0.00	0.37	0.47	0.64	0.89	1.38
喉咽	C12-C13	65	0.74	0.00	0.00	0.00	0.00	0.00	0.00	0.00	0.00	0.00
咽,部位不明	C14	31	0.35	0.00	0.00	0.00	0.00	0.00	0.00	0.00	0.15	0.00
食管	C15	652	7.42	0.00	0.00	0.00	0.00	0.00	0.00	0.21	0.15	0.35
胃	C16	1 244	14.15	0.00	0.00	0.00	0.00	0.00	0.00	0.43	1.04	2.07
小肠	C17	67	0.76	0.00	0.00	0.00	0.00	0.00	0.00	0.00	0.00	0.00
结肠	C18	613	6.97	0.00	0.00	0.00	0.00	0.37	0.47	0.64	0.30	2.07
直肠	C19-C20	866	9.85	0.00	0.00	0.00	0.00	0.19	0.47	0.86	0.89	0.86
肛门	C21	10	0.11	0.00	0.00	0.00	0.00	0.00	0.00	0.00	0.00	0.00
肝脏	C22	3 012	34.26	0.00	0.00	0.47	0.15	0.56	0.71	3.22	6.25	10.71
胆囊及其他	C23-C24	282	3.21	0.00	0.00	0.00	0.00	0.00	0.00	0.00	0.45	0.17
胰腺	C25	343	3.90	0.00	0.00	0.00	0.00	0.00	0.00	0.43	0.00	0.52
鼻,鼻窦及其他	C30-C31	26	0.30	0.00	0.00	0.00	0.00	0.00	0.00	0.21	0.15	0.00
喉	C32	223	2.54	0.00	0.00	0.00	0.00	0.00	0.00	0.00	0.15	0.17
气管,支气管,肺	C33-C34	6 911	78.60	0.00	0.00	0.00	0.15	0.19	0.47	0.43	3.57	3.97
其他的胸腔器官	C37-C38	49	0.56	0.00	0.00	0.00	0.16	0.00	0.24	0.43	0.15	0.00
骨	C40-C41	121	1.38	0.00	0.00	0.00	0.16	0.15	1.69	0.71	0.64	0.89	0.17
皮肤的黑色素瘤	C43	42	0.48	0.00	0.00	0.00	0.00	0.00	0.00	0.00	0.30	0.00
其他的皮肤	C44	112	1.27	0.00	0.00	0.00	0.00	0.00	0.00	0.00	0.15	0.35
间皮瘤	C45	8	0.09	0.00	0.00	0.00	0.00	0.00	0.00	0.00	0.00	0.17
卡波氏肉瘤	C46	1	0.01	0.00	0.00	0.00	0.16	0.00	0.00	0.00	0.00	0.00
周围神经,结缔,软组织	C47,C49	23	0.26	0.00	0.00	0.00	0.00	0.00	0.00	0.21	0.15	0.00
乳房	C50	23	0.26	0.00	0.00	0.00	0.00	0.00	0.00	0.00	0.00	0.00
外阴	C51	0	0.00	0.00	0.00	0.00	0.00	0.00	0.00	0.00	0.00	0.00
阴道	C52	0	0.00	0.00	0.00	0.00	0.00	0.00	0.00	0.00	0.00	0.00
子宫颈	C53	0	0.00	0.00	0.00	0.00	0.00	0.00	0.00	0.00	0.00	0.00
子宫体	C54	0	0.00	0.00	0.00	0.00	0.00	0.00	0.00	0.00	0.00	0.00
子宫,部位不明	C55	0	0.00	0.00	0.00	0.00	0.00	0.00	0.00	0.00	0.00	0.00
卵巢	C56	0	0.00	0.00	0.00	0.00	0.00	0.00	0.00	0.00	0.00	0.00
其他的女性生殖器	C57	0	0.00	0.00	0.00	0.00	0.00	0.00	0.00	0.00	0.00	0.00
胎盘	C58	0	0.00	0.00	0.00	0.00	0.00	0.00	0.00	0.00	0.00	0.00
阴茎	C60	45	0.51	0.00	0.00	0.00	0.00	0.00	0.00	0.00	0.00	0.00
前列腺	C61	351	3.99	0.00	0.00	0.00	0.00	0.00	0.00	0.00	0.00	0.00
睾丸	C62	13	0.15	0.00	0.00	0.00	0.00	0.00	0.00	0.00	0.00	0.00
其他的男性生殖器	C63	1	0.01	0.00	0.00	0.00	0.00	0.00	0.00	0.00	0.00	0.00
肾	C64	115	1.31	0.00	0.00	0.00	0.00	0.00	0.00	0.64	0.15	0.69
肾盂	C65	17	0.19	0.00	0.00	0.00	0.00	0.00	0.00	0.00	0.00	0.00
输尿管	C66	15	0.17	0.00	0.00	0.00	0.00	0.00	0.00	0.00	0.00	0.00
膀胱	C67	300	3.41	0.00	0.00	0.00	0.00	0.15	0.00	0.00	0.00	0.00
其他的泌尿器官	C68	4	0.05	0.00	0.00	0.00	0.00	0.00	0.00	0.00	0.00	0.00
眼	C69	4	0.05	0.00	0.00	0.00	0.00	0.00	0.00	0.00	0.00	0.00
脑,神经系统	C70-C72,D32-D33,D43-D44	420	4.78	0.00	0.23	0.62	1.22	0.94	0.00	3.22	1.34	1.73
甲状腺	C73	40	0.45	0.00	0.00	0.00	0.00	0.00	0.00	0.00	0.15	0.35
肾上腺	C74	13	0.15	0.00	0.00	0.00	0.00	0.19	0.00	0.00	0.00	0.00
其他的内分泌腺	C75	2	0.02	0.00	0.00	0.00	0.00	0.00	0.00	0.00	0.00	0.00
霍奇金病	C81	16	0.18	0.00	0.00	0.00	0.00	0.00	0.00	0.00	0.00	0.17
非霍奇金淋巴瘤	C82-C85,C96	339	3.86	0.00	0.23	0.00	0.46	0.19	0.71	1.50	0.60	1.38
免疫增生性疾病	C88	0	0.00	0.00	0.00	0.00	0.00	0.00	0.00	0.00	0.00	0.00
多发性骨髓瘤	C90	142	1.61	0.00	0.00	0.00	0.00	0.15	0.00	0.00	0.00	0.00
淋巴样白血病	C91	88	1.00	0.00	0.00	0.00	0.16	0.30	0.56	1.18	0.43	1.04	0.17
髓样白血病	C92-C94,D45-D47	158	1.80	0.00	0.68	0.00	0.00	0.30	0.19	0.00	0.86	0.45	1.21
白血病,未特指	C95	189	2.15	1.22	0.45	0.16	0.00	1.12	0.71	0.21	1.04	1.21
其他的或未指明部位	O&U	318	3.62	0.00	0.23	0.16	0.61	0.00	0.24	0.21	0.15	1.21
所有部位合计	ALL	18 115	206.02	1.22	1.81	2.02	3.65	6.56	6.37	15.68	21.57	32.48
所有部位除外 C44	ALLbC44	18 003	204.75	1.22	1.81	2.02	3.65	6.56	6.37	15.68	21.42	32.13

40~44	45~49	50~54	55~59	60~64	65~69	70~74	75~79	80~84	85+	构成(%)	中国人口标化率	世界人口标化率	累积率 0~64	0~74	35~64岁截缩率
0.00	0.00	0.00	0.16	0.00	0.22	0.31	0.97	0.00	0.00	0.03	0.03	0.03	0.00	0.00	0.02
2.67	2.28	3.26	2.83	4.73	3.11	2.75	3.38	2.27	1.28	0.76	1.10	1.05	0.09	0.12	2.63
1.07	1.99	3.12	3.31	3.22	3.34	4.28	4.83	3.78	1.28	0.72	0.96	0.92	0.07	0.11	2.04
0.36	0.28	0.14	0.31	1.07	0.89	0.61	1.45	1.51	2.55	0.14	0.17	0.17	0.01	0.02	0.33
0.36	0.00	0.41	0.63	1.29	0.00	1.53	0.48	0.76	0.00	0.12	0.15	0.16	0.01	0.02	0.38
0.36	0.00	0.14	0.79	0.64	1.56	0.61	0.00	1.51	0.00	0.13	0.17	0.17	0.01	0.02	0.28
3.74	6.27	10.32	10.54	12.67	14.68	15.28	12.07	9.82	20.43	2.53	3.37	3.32	0.24	0.39	6.87
0.00	0.43	0.82	1.42	2.36	1.78	4.89	2.90	3.78	1.28	0.36	0.42	0.42	0.03	0.06	0.70
0.00	0.43	0.27	0.47	0.86	0.89	1.83	2.41	0.76	2.55	0.17	0.21	0.21	0.01	0.02	0.30
0.71	2.71	7.47	9.60	22.12	33.14	35.75	33.80	32.48	34.48	3.60	4.20	4.28	0.22	0.56	6.03
2.67	7.69	12.09	16.84	39.30	47.60	64.47	81.60	89.12	80.45	6.87	8.13	8.07	0.41	0.97	11.60
0.18	0.57	0.41	0.94	2.15	2.45	5.19	3.86	2.27	5.11	0.37	0.43	0.44	0.02	0.06	0.61
1.25	4.13	5.84	8.66	16.54	22.24	29.02	40.08	45.32	54.91	3.38	4.08	4.04	0.20	0.46	5.64
1.43	3.42	9.51	10.07	22.34	32.92	44.91	55.53	84.59	71.51	4.78	5.57	5.51	0.25	0.64	6.82
0.00	0.14	0.14	0.16	0.21	0.22	0.61	0.00	0.76	2.55	0.06	0.06	0.07	0.00	0.01	0.10
18.18	35.05	51.22	56.34	86.77	101.42	111.21	137.61	142.75	130.25	16.63	21.49	20.93	1.35	2.41	39.10
0.89	1.28	2.72	2.83	11.81	8.23	15.58	23.66	13.60	20.43	1.56	1.86	1.85	0.10	0.22	2.78
1.43	1.00	4.08	4.72	11.38	11.57	17.41	26.56	23.41	19.15	1.89	2.25	2.23	0.12	0.26	3.30
0.00	0.14	0.41	0.31	1.07	0.89	0.92	0.97	1.51	2.55	0.14	0.19	0.19	0.01	0.02	0.27
0.89	0.71	1.90	3.78	4.94	9.34	10.39	17.87	19.64	14.05	1.23	1.42	1.39	0.06	0.16	1.78
9.09	27.92	65.21	105.76	214.56	303.81	377.32	467.40	433.54	404.81	38.15	44.16	44.38	2.16	5.56	59.78
0.18	0.85	0.41	1.26	1.29	1.33	1.83	2.90	0.76	1.28	0.27	0.39	0.38	0.02	0.04	0.59
0.36	0.85	1.77	0.79	1.93	4.23	3.97	6.28	6.80	10.22	0.67	1.01	0.98	0.05	0.09	0.90
0.18	0.71	0.82	0.31	0.64	1.56	1.22	1.93	2.27	6.38	0.23	0.29	0.29	0.01	0.03	0.43
0.00	0.28	0.82	0.94	0.64	4.67	5.80	6.76	15.86	21.71	0.62	0.67	0.66	0.02	0.07	0.46
0.18	0.14	0.00	0.16	0.21	0.44	0.00	0.48	0.00	0.00	0.04	0.07	0.06	0.00	0.01	0.14
0.00	0.00	0.00	0.00	0.00	0.00	0.00	0.00	0.00	0.00	0.01	0.01	0.02	0.00	0.00	0.00
0.00	0.00	0.68	0.79	0.86	0.89	0.61	0.00	0.76	0.00	0.13	0.17	0.17	0.01	0.02	0.32
0.00	0.14	0.27	0.00	1.07	1.11	0.92	1.93	1.51	1.28	0.13	0.15	0.15	0.01	0.02	0.21
0.00	0.00	0.00	0.00	0.00	0.00	0.00	0.00	0.00	0.00	0.00	0.00	0.00	0.00	0.00	0.00
0.00	0.00	0.00	0.00	0.00	0.00	0.00	0.00	0.00	0.00	0.00	0.00	0.00	0.00	0.00	0.00
0.00	0.00	0.00	0.00	0.00	0.00	0.00	0.00	0.00	0.00	0.00	0.00	0.00	0.00	0.00	0.00
0.00	0.00	0.00	0.00	0.00	0.00	0.00	0.00	0.00	0.00	0.00	0.00	0.00	0.00	0.00	0.00
0.00	0.57	0.68	1.10	0.86	0.89	2.75	2.41	4.53	1.28	0.25	0.29	0.28	0.02	0.03	0.47
0.18	0.00	0.54	0.31	4.51	11.57	17.11	36.21	49.85	94.50	1.94	1.97	2.00	0.03	0.17	0.74
0.00	0.14	0.27	0.16	0.86	0.22	0.31	0.00	2.27	0.00	0.07	0.09	0.09	0.01	0.01	0.20
0.00	0.00	0.00	0.00	0.21	0.00	0.00	0.00	0.00	0.00	0.01	0.01	0.01	0.00	0.00	0.03
0.00	0.85	0.27	2.52	4.73	3.78	4.28	6.28	8.31	7.66	0.63	0.81	0.80	0.05	0.09	1.28
0.00	0.28	0.14	0.00	0.21	0.00	1.53	2.41	1.51	1.28	0.09	0.11	0.10	0.00	0.01	0.10
0.18	0.00	0.14	0.63	0.21	0.44	0.92	0.97	0.00	1.28	0.08	0.10	0.10	0.01	0.01	0.17
0.00	1.28	0.95	1.26	5.58	8.01	16.80	28.01	50.60	42.14	1.66	1.78	1.73	0.05	0.17	1.28
0.00	0.00	0.14	0.16	0.21	0.00	0.00	0.48	0.00	0.00	0.02	0.03	0.03	0.00	0.00	0.07
0.00	0.00	0.14	0.00	0.21	0.00	0.61	0.00	0.00	0.00	0.02	0.03	0.03	0.00	0.00	0.05
3.03	4.70	6.93	7.24	9.24	11.79	15.28	17.38	15.11	24.26	2.32	3.35	3.22	0.20	0.34	5.07
0.18	0.28	0.41	1.10	2.15	0.89	1.22	1.45	1.51	1.28	0.27	0.29	0.29	0.02	0.03	0.64
0.18	0.00	0.27	0.16	0.43	0.67	0.61	0.48	1.51	0.00	0.07	0.10	0.10	0.01	0.01	0.15
0.00	0.00	0.14	0.16	0.00	0.00	0.00	0.00	0.00	0.00	0.01	0.01	0.01	0.00	0.00	0.04
0.18	0.14	0.00	0.16	0.43	1.11	0.92	0.48	0.76	0.00	0.09	0.12	0.11	0.01	0.02	0.17
1.25	2.85	2.72	5.98	11.17	10.23	14.36	18.83	21.15	19.15	1.87	2.49	2.43	0.14	0.27	3.71
0.00	0.00	0.00	0.00	0.00	0.00	0.00	0.00	0.00	0.00	0.00	0.00	0.00	0.00	0.00	0.00
0.36	0.43	1.49	2.20	2.58	6.89	7.03	11.11	12.84	6.38	0.78	0.90	0.88	0.04	0.11	1.01
0.36	0.85	1.22	1.57	1.07	2.22	3.97	3.86	2.27	1.28	0.49	0.79	0.74	0.04	0.08	0.81
0.89	1.14	1.36	1.42	3.65	5.78	6.42	13.04	7.55	6.38	0.87	1.22	1.17	0.06	0.12	1.50
1.07	0.71	1.77	2.52	4.08	6.67	7.64	11.59	12.84	7.66	1.04	1.46	1.43	0.08	0.15	1.72
1.25	2.14	2.99	4.72	5.37	10.45	13.44	22.69	26.44	38.31	1.76	2.13	2.10	0.10	0.22	2.67
55.26	115.83	206.77	278.10	524.49	696.14	874.40	1 115.39	1 158.62	1 163.34	100.00	121.26	120.67	6.35	14.21	176.31
55.26	115.54	205.96	277.15	523.84	691.47	868.60	1 108.63	1 142.76	1 141.63	99.38	120.59	119.51	6.34	14.14	175.85

表 5-18　湖南省农村肿瘤登记地区 2019 年女性恶性肿瘤死亡主要指标(1/10 万)

部位	ICD10	病例数	粗率	年龄组(岁)								
				0~	1~4	5~9	10~14	15~19	20~24	25~29	30~34	35~39
唇	C00	2	0.02	0.00	0.00	0.00	0.00	0.00	0.00	0.00	0.00	0.00
舌	C01-C02	18	0.22	0.00	0.00	0.00	0.00	0.00	0.00	0.00	0.00	0.00
口	C03-C06	29	0.35	0.00	0.00	0.00	0.00	0.00	0.00	0.00	0.00	0.00
唾液腺	C07-C08	9	0.11	0.00	0.00	0.00	0.00	0.00	0.00	0.00	0.00	0.00
扁桃腺	C09	4	0.05	0.00	0.00	0.00	0.00	0.00	0.00	0.00	0.00	0.00
其他的口咽	C10	1	0.01	0.00	0.00	0.00	0.00	0.00	0.00	0.00	0.00	0.00
鼻咽	C11	171	2.08	0.00	0.00	0.00	0.00	0.00	0.00	0.00	0.47	0.37
喉咽	C12-C13	11	0.13	0.00	0.00	0.00	0.00	0.00	0.00	0.00	0.00	0.00
咽,部位不明	C14	5	0.06	0.00	0.00	0.00	0.00	0.00	0.00	0.00	0.00	0.18
食管	C15	112	1.36	0.00	0.00	0.00	0.00	0.00	0.00	0.00	0.00	0.00
胃	C16	681	8.30	0.00	0.00	0.00	0.00	0.00	0.00	0.00	0.62	0.74
小肠	C17	51	0.62	0.00	0.00	0.00	0.00	0.00	0.00	0.00	0.00	0.00
结肠	C18	415	5.06	0.00	0.00	0.00	0.18	0.47	0.00	0.71	0.31	0.55
直肠	C19-C20	490	5.97	0.00	0.00	0.00	0.00	0.28	0.00	1.09	0.55	
肛门	C21	15	0.18	0.00	0.00	0.00	0.00	0.00	0.00	0.00	0.00	
肝脏	C22	982	11.97	1.41	0.00	0.00	0.18	0.00	0.28	1.18	1.86	2.02
胆囊及其他	C23-C24	290	3.53	0.00	0.00	0.00	0.00	0.00	0.00	0.00	0.16	0.55
胰腺	C25	224	2.73	0.00	0.00	0.00	0.00	0.00	0.00	0.00	0.00	0.37
鼻,鼻窦及其他	C30-C31	11	0.13	0.00	0.00	0.18	0.00	0.00	0.00	0.00	0.16	0.00
喉	C32	28	0.34	0.00	0.00	0.00	0.00	0.00	0.00	0.00	0.16	0.00
气管,支气管,肺	C33-C34	2121	25.84	0.00	0.00	0.00	0.18	0.00	0.28	0.24	0.62	4.23
其他的胸腔器官	C37-C38	16	0.19	0.00	0.00	0.26	0.00	0.00	0.00	0.00	0.31	0.00
骨	C40-C41	66	0.80	0.00	0.00	0.00	0.18	0.70	0.56	0.24	0.47	0.37
皮肤的黑色素瘤	C43	22	0.27	0.00	0.00	0.00	0.00	0.00	0.00	0.00	0.00	0.18
其他的皮肤	C44	63	0.77	0.00	0.00	0.00	0.00	0.00	0.00	0.00	0.00	0.00
间皮瘤	C45	6	0.07	0.00	0.00	0.00	0.00	0.00	0.28	0.00	0.00	0.00
卡波氏肉瘤	C46	1	0.01	0.00	0.00	0.00	0.00	0.00	0.00	0.00	0.00	0.18
周围神经,结缔,软组织	C47,C49	12	0.15	0.00	0.00	0.26	0.00	0.23	0.28	0.24	0.16	0.00
乳房	C50	700	8.53	0.00	0.00	0.00	0.00	0.00	0.00	0.56	0.24	1.86	3.31
外阴	C51	18	0.22	0.00	0.00	0.00	0.00	0.00	0.00	0.00	0.00	0.18
阴道	C52	15	0.18	0.00	0.00	0.00	0.00	0.00	0.00	0.00	0.00	0.00
子宫颈	C53	804	9.80	0.00	0.00	0.00	0.00	0.00	0.00	0.71	1.71	2.39
子宫体	C54	172	2.10	0.00	0.00	0.00	0.00	0.00	0.00	0.00	0.16	0.18
子宫,部位不明	C55	111	1.35	0.00	0.00	0.00	0.00	0.00	0.00	0.00	0.00	0.18
卵巢	C56	309	3.77	0.00	0.00	0.00	0.00	0.00	0.23	0.00	0.94	0.31	1.10
其他的女性生殖器	C57	7	0.09	0.00	0.00	0.00	0.00	0.00	0.00	0.00	0.16	0.00
胎盘	C58	2	0.02	0.00	0.00	0.00	0.00	0.00	0.00	0.00	0.16	0.00
阴茎	C60	0	0.00	0.00	0.00	0.00	0.00	0.00	0.00	0.00	0.00	0.00
前列腺	C61	0	0.00	0.00	0.00	0.00	0.00	0.00	0.00	0.00	0.00	0.00
睾丸	C62	0	0.00	0.00	0.00	0.00	0.00	0.00	0.00	0.00	0.00	0.00
其他的男性生殖器	C63	0	0.00	0.00	0.00	0.00	0.00	0.00	0.00	0.00	0.00	0.00
肾	C64	71	0.87	1.41	0.00	0.37	0.00	0.00	0.00	0.24	0.16	0.18
肾盂	C65	9	0.11	0.00	0.00	0.00	0.00	0.00	0.00	0.00	0.00	0.00
输尿管	C66	13	0.16	0.00	0.00	0.00	0.00	0.00	0.00	0.00	0.00	0.00
膀胱	C67	68	0.83	0.00	0.00	0.00	0.00	0.00	0.00	0.00	0.00	0.00
其他的泌尿器官	C68	5	0.06	0.00	0.00	0.00	0.00	0.00	0.00	0.00	0.00	0.00
眼	C69	4	0.05	0.00	0.53	0.00	0.00	0.00	0.00	0.00	0.16	0.00
脑,神经系统	C70-C72,D32-D33,D43-D44	357	4.35	1.41	1.31	1.46	0.54	0.47	0.83	1.41	1.09	0.92
甲状腺	C73	69	0.84	0.00	0.00	0.00	0.00	0.00	0.56	0.24	0.16	0.37
肾上腺	C74	14	0.17	0.00	0.00	0.00	0.00	0.00	0.00	0.24	0.16	0.00
其他的内分泌腺	C75	2	0.02	0.00	0.00	0.00	0.00	0.00	0.00	0.00	0.00	0.00
霍奇金病	C81	5	0.06	0.00	0.00	0.00	0.00	0.00	0.00	0.00	0.00	0.00
非霍奇金淋巴瘤	C82-C85,C96	173	2.11	0.00	0.00	0.00	0.18	0.23	0.00	0.24	0.16	0.92
免疫增生性疾病	C88	0	0.00	0.00	0.00	0.00	0.00	0.00	0.00	0.00	0.00	0.00
多发性骨髓瘤	C90	108	1.32	0.00	0.00	0.00	0.00	0.00	0.00	0.00	0.16	0.18
淋巴样白血病	C91	84	1.02	2.82	0.79	0.37	0.36	0.70	0.56	0.47	0.47	0.74
髓样白血病	C92-C94,D45-D47	126	1.54	0.00	0.26	0.18	0.36	0.23	0.56	0.24	0.31	0.18
白血病,未特指	C95	152	1.85	1.41	0.53	0.92	0.36	0.47	0.56	0.24	1.24	0.74
其他的或未指明部位	O&U	222	2.71	0.00	0.26	0.00	0.00	0.47	0.28	0.24	0.16	0.00
所有部位合计	ALL	9476	115.47	8.47	4.21	3.48	2.51	4.19	5.83	8.00	14.75	21.87
所有部位除外 C44	ALLbC44	9413	114.70	8.47	4.21	3.48	2.51	4.19	5.83	8.00	14.75	21.87

40~44	45~49	50~54	55~59	60~64	65~69	70~74	75~79	80~84	85+	构成(%)	中国人口标化率	世界人口标化率	累积率 0~64	累积率 0~74	35~64 岁截缩率
0.00	0.00	0.00	0.00	0.00	0.00	0.62	0.00	0.00	0.00	0.02	0.01	0.01	0.00	0.00	0.00
0.38	0.30	0.00	0.16	0.90	0.45	0.93	0.91	0.00	1.72	0.19	0.13	0.13	0.01	0.02	0.27
0.00	0.00	0.27	0.32	0.45	1.57	1.56	0.91	5.08	0.86	0.31	0.16	0.16	0.01	0.02	0.14
0.00	0.00	0.14	0.32	0.00	0.67	0.62	0.00	0.00	0.86	0.09	0.05	0.06	0.00	0.01	0.06
0.00	0.15	0.00	0.00	0.00	0.22	0.00	0.00	0.00	1.72	0.04	0.02	0.02	0.00	0.00	0.03
0.00	0.00	0.00	0.00	0.00	0.00	0.00	0.45	0.00	0.00	0.01	0.01	0.00	0.00	0.00	0.00
0.94	1.20	2.89	5.82	5.17	4.95	6.22	5.45	8.26	5.17	1.80	1.17	1.16	0.08	0.14	2.37
0.00	0.00	0.00	0.00	0.67	0.22	0.31	1.36	0.64	1.72	0.12	0.06	0.07	0.00	0.01	0.09
0.00	0.00	0.00	0.00	0.22	0.00	0.00	0.91	0.64	0.00	0.05	0.04	0.03	0.00	0.00	0.06
0.19	0.00	0.82	0.48	2.92	2.70	5.29	9.99	12.71	15.51	1.18	0.61	0.62	0.02	0.06	0.61
4.13	5.10	8.93	8.24	15.96	22.72	24.27	47.66	42.57	68.09	7.19	4.29	4.25	0.22	0.45	6.49
0.38	0.90	0.41	0.32	1.57	1.57	1.87	5.45	3.18	0.86	0.54	0.35	0.33	0.02	0.04	0.56
1.50	3.75	3.98	5.82	7.42	15.52	19.29	24.96	33.67	29.31	4.38	2.69	2.63	0.12	0.30	3.47
2.82	4.35	4.67	4.85	11.91	12.15	22.09	31.32	50.19	38.79	5.17	3.13	3.02	0.15	0.32	4.41
0.00	0.00	0.27	0.00	0.00	0.90	1.24	0.00	3.18	0.00	0.16	0.09	0.08	0.00	0.01	0.04
4.13	8.26	12.91	13.58	30.12	34.19	42.00	56.28	52.10	59.47	10.36	6.62	6.52	0.37	0.75	10.51
0.56	1.50	3.71	3.72	9.67	10.80	12.76	18.16	21.60	14.65	3.06	1.84	1.83	0.10	0.22	2.83
0.75	1.35	2.47	3.39	6.07	8.77	11.51	15.89	12.71	10.34	2.36	1.43	1.42	0.07	0.17	2.10
0.19	0.00	0.00	0.00	0.45	0.00	0.31	1.36	0.64	0.86	0.12	0.09	0.08	0.00	0.01	0.09
0.00	0.15	0.14	0.16	0.67	0.67	1.24	2.72	3.18	2.59	0.30	0.17	0.16	0.01	0.02	0.16
6.76	10.21	25.00	24.41	48.78	72.20	107.64	137.98	184.24	151.70	22.38	13.14	12.92	0.60	1.50	17.58
0.00	0.45	0.27	0.16	0.22	0.22	0.00	0.00	1.91	1.72	0.17	0.13	0.12	0.01	0.01	0.18
0.38	0.45	0.41	0.32	1.80	1.35	2.80	3.63	1.91	8.62	0.70	0.55	0.53	0.03	0.05	0.57
0.19	0.15	0.27	0.32	0.67	0.45	0.62	0.91	1.91	2.59	0.23	0.15	0.14	0.01	0.01	0.27
0.00	0.30	0.41	0.16	1.35	1.57	2.18	3.63	7.62	14.65	0.66	0.32	0.34	0.01	0.03	0.32
0.00	0.30	0.00	0.00	0.00	0.22	0.31	0.45	0.00	0.00	0.06	0.06	0.06	0.00	0.01	0.06
0.00	0.00	0.00	0.00	0.00	0.00	0.00	0.00	0.00	0.00	0.01	0.02	0.01	0.00	0.00	0.04
0.19	0.00	0.00	0.16	0.00	0.90	0.00	0.45	0.00	0.00	0.13	0.14	0.15	0.01	0.01	0.06
7.89	12.46	19.23	16.49	19.33	19.34	14.31	15.43	19.06	15.51	7.39	5.37	5.18	0.41	0.58	12.30
0.00	0.15	0.27	0.16	0.00	0.22	0.93	2.27	1.27	1.72	0.19	0.11	0.10	0.00	0.01	0.13
0.00	0.15	0.27	0.00	0.45	0.90	0.62	1.36	0.64	0.00	0.16	0.10	0.10	0.00	0.01	0.13
4.88	11.86	18.14	16.33	17.98	23.39	28.00	34.50	33.67	31.03	8.48	5.71	5.52	0.37	0.63	11.06
0.75	2.10	4.53	4.69	5.39	4.50	4.36	7.26	7.62	3.45	1.82	1.18	1.17	0.09	0.13	2.62
0.75	0.45	1.24	1.45	2.02	4.95	3.42	6.35	9.53	12.07	1.17	0.67	0.67	0.03	0.07	0.92
2.07	3.75	7.01	6.30	9.89	9.45	14.00	6.81	8.89	8.62	3.26	2.28	2.25	0.16	0.28	4.56
0.00	0.15	0.14	0.00	0.22	0.45	0.00	0.91	0.00	0.00	0.07	0.05	0.05	0.00	0.01	0.08
0.00	0.00	0.14	0.00	0.00	0.00	0.00	0.00	0.00	0.00	0.02	0.02	0.02	0.00	0.00	0.02
0.00	0.00	0.00	0.00	0.00	0.00	0.00	0.00	0.00	0.00	0.00	0.00	0.00	0.00	0.00	0.00
0.00	0.00	0.00	0.00	0.00	0.00	0.00	0.00	0.00	0.00	0.00	0.00	0.00	0.00	0.00	0.00
0.56	0.45	1.37	1.13	1.57	1.80	2.49	5.45	3.18	1.72	0.75	0.53	0.53	0.03	0.05	0.80
0.00	0.15	0.14	0.00	0.22	0.22	0.31	0.91	1.27	0.00	0.09	0.06	0.05	0.00	0.01	0.08
0.00	0.00	0.27	0.16	0.45	0.45	1.56	0.00	1.27	0.86	0.14	0.08	0.08	0.00	0.01	0.08
0.19	0.15	0.82	0.81	0.67	2.70	2.49	4.09	8.89	7.76	0.72	0.38	0.38	0.01	0.04	0.39
0.00	0.00	0.14	0.16	0.00	0.45	0.00	0.45	0.64	0.00	0.05	0.03	0.03	0.00	0.01	0.02
0.00	0.00	0.00	0.00	0.00	0.22	0.00	0.00	0.00	0.00	0.04	0.05	0.07	0.00	0.00	0.00
0.94	4.20	5.22	5.82	8.09	10.12	12.44	16.34	20.97	17.24	3.77	2.71	2.73	0.16	0.27	3.81
0.19	0.75	0.82	1.13	1.57	1.57	3.11	2.72	4.45	6.03	0.73	0.50	0.49	0.03	0.05	0.73
0.00	0.00	0.14	0.16	0.67	0.45	0.93	0.45	0.64	0.00	0.15	0.12	0.11	0.01	0.01	0.13
0.00	0.00	0.27	0.00	0.00	0.00	0.00	0.00	0.00	0.00	0.02	0.01	0.01	0.00	0.00	0.04
0.19	0.15	0.00	0.00	0.00	0.45	0.31	0.00	0.00	0.00	0.05	0.04	0.04	0.00	0.01	0.07
0.75	2.55	2.20	1.62	4.95	5.85	5.60	10.89	10.80	8.62	1.83	1.24	1.18	0.07	0.13	2.02
0.00	0.00	0.00	0.00	0.00	0.00	0.00	0.00	0.00	0.00	0.00	0.00	0.00	0.00	0.00	0.00
0.19	0.60	1.92	1.13	3.82	5.17	4.04	4.09	7.62	5.17	1.14	0.70	0.70	0.04	0.09	1.14
0.19	1.05	0.96	0.65	1.80	3.15	2.18	3.18	3.81	0.00	0.89	0.80	0.84	0.05	0.07	0.85
0.94	1.50	1.79	0.81	2.47	4.27	6.22	5.90	7.62	6.03	1.33	0.95	0.94	0.05	0.10	1.22
1.13	0.45	1.37	2.10	3.37	5.17	5.60	8.17	6.35	7.76	1.60	1.23	1.23	0.07	0.12	1.38
0.19	0.75	2.06	2.91	4.50	6.97	12.13	14.07	15.88	26.72	2.34	1.35	1.38	0.06	0.15	1.47
45.26	82.72	138.08	136.77	236.47	307.23	390.75	522.43	621.97	592.14	100.00	63.74	62.70	3.52	7.01	99.44
45.26	82.42	137.66	136.61	235.12	305.65	388.57	518.80	614.34	577.49	99.34	63.41	62.36	3.51	6.99	99.12

第六章

2022 湖南省肿瘤登记年报 36 个登记点发病死亡情况

    这一章的 36 个登记点发病死亡数据 72 张表,详细记录了 2019 年每个登记点分男女性别分 26 个大分类解剖部位恶性肿瘤发病(死亡)具体数据,包括 26 个大分类解剖部位具体发病(死亡)病例数、发病(死亡)病例构成比、粗发病(死亡)率、2000 年中国人口标化率、1985 年世界人口标化率、0~64 岁累积率、0~74 岁累积率,具体表格如下。

    一、常德市安乡县 2019 年恶性肿瘤发病死亡主要指标(表 6-1a、表 6-1b)。

    二、常德市津市市 2019 年恶性肿瘤发病死亡主要指标(表 6-12a、表 6-2b)。

    三、常德市武陵区 2019 年恶性肿瘤发病死亡主要指标(表 6-13a、表 6-3b)。

    四、长沙市长沙县 2019 年恶性肿瘤发病死亡主要指标(表 6-4a、表 6-4b)。

    五、长沙市芙蓉区 2019 年恶性肿瘤发病死亡主要指标(表 6-5a、表 6-5b)。

    六、长沙市开福区 2019 年恶性肿瘤发病死亡主要指标(表 6-6a、表 6-6b)。

    七、长沙市浏阳市 2019 年恶性肿瘤发病死亡主要指标(表 6-7a、表 6-7b)。

    八、长沙市宁乡市 2019 年恶性肿瘤发病死亡主要指标(表 6-8a、表 6-8b)。

    九、长沙市天心区 2019 年恶性肿瘤发病死亡主要指标(表 6-9a、表 6-9b)。

    十、长沙市望城区 2019 年恶性肿瘤发病死亡主要指标(表 6-10a、表 6-10b)。

    十一、长沙市雨花区 2019 年恶性肿瘤发病死亡主要指标(表 6-11a、表 6-11b)。

    十二、长沙市岳麓区 2019 年恶性肿瘤发病死亡主要指标(表 6-12a、表 6-12b)。

    十三、郴州市临武县 2019 年恶性肿瘤发病死亡主要指标(表 6-13a、表 6-13b)。

    十四、郴州市资兴市 2019 年恶性肿瘤发病死亡主要指标(表 6-14a、表 6-14b)。

    十五、衡阳市常宁市 2019 年恶性肿瘤发病死亡主要指标(表 6-15a、表 6-15b)。

    十六、衡阳市衡东县 2019 年恶性肿瘤发病死亡主要指标(表 6-16a、表 6-16b)。

    十七、怀化市洪江市 2019 年恶性肿瘤发病死亡主要指标(表 6-17a、表 6-17b)。

    十八、怀化市麻阳县 2019 年恶性肿瘤发病死亡主要指标(表 6-18a、表 6-18b)。

    十九、娄底市冷水江市 2019 年恶性肿瘤发病死亡主要指标(表 6-19a、表 6-19b)。

    二十、娄底市涟源市 2019 年恶性肿瘤发病死亡主要指标(表 6-20a、表 6-20b)。

    二十一、娄底市双峰县 2019 年恶性肿瘤发病死亡主要指标(表 6-21a、表 6-21b)。

    二十二、邵阳市邵东市 2019 年恶性肿瘤发病死亡主要指标(表 6-22a、表 6-22b)。

    二十三、邵阳市新宁县 2019 年恶性肿瘤发病死亡主要指标(表 6-23a、表 6-23b)。

    二十四、湘潭市雨湖区 2019 年恶性肿瘤发病死亡主要指标(表 6-24a、表 6-24b)。

    二十五、湘西州泸溪县 2019 年恶性肿瘤发病死亡主要指标(表 6-25a、表 6-25b)。

二十六、益阳市桃江县2019年恶性肿瘤发病死亡主要指标（表6-26a、表6-26b）。

二十七、益阳市资阳区2019年恶性肿瘤发病死亡主要指标（表6-27a、表6-27b）。

二十八、永州市道县2019年恶性肿瘤发病死亡主要指标（表6-28a、表6-28b）。

二十九、永州市宁远县2019年恶性肿瘤发病死亡主要指标（表6-29a、表6-29b）。

三十、永州市新田县2019年恶性肿瘤发病死亡主要指标（表6-30a、表6-30b）。

三十一、岳阳市岳阳楼区2019年恶性肿瘤发病死亡主要指标（表6-31a、表6-31b）。

三十二、张家界市慈利县2019年恶性肿瘤发病死亡主要指标（表6-32a、表6-32b）。

三十三、张家界市永定区2019年恶性肿瘤发病死亡主要指标（表6-33a、表6-33b）。

三十四、株洲市芦淞区2019年恶性肿瘤发病死亡主要指标（表6-34a、表6-34b）。

三十五、株洲市石峰区2019年恶性肿瘤发病死亡主要指标（表6-35a、表6-35b）。

三十六、株洲市攸县2019年恶性肿瘤发病死亡主要指标（表6-36a、表6-36b）。

（颜仕鹏　邹艳花　许可葵　李　灿　肖海帆　曹世钰　胡莹云）

表 6-1a 常德市安乡县 2019 年恶性肿瘤发病主要指标

部位	男性							女性							ICD10
	病例数(人)	构成(%)	粗率(1/10⁵)	中标率(1/10⁵)	世标率(1/10⁵)	0~64岁累积率(%)	0~74岁累积率(%)	病例数(人)	构成(%)	粗率(1/10⁵)	中标率(1/10⁵)	世标率(1/10⁵)	0~64岁累积率(%)	0~74岁累积率(%)	
口腔和咽喉(除外鼻咽)	78	6.44	28.61	15.19	14.85	1.24	1.64	9	0.92	3.39	2.18	1.80	0.11	0.14	C00-C10,C12-C14
鼻咽	41	3.38	15.04	8.81	7.96	0.57	0.85	23	2.34	8.67	4.35	4.27	0.33	0.49	C11
食管	36	2.97	13.21	5.59	5.57	0.33	0.67	9	0.92	3.39	1.20	1.16	0.03	0.15	C15
胃	73	6.02	26.78	11.60	11.79	0.71	1.51	41	4.18	15.45	7.53	6.91	0.35	0.79	C16
结直肠肛门	138	11.39	50.62	26.09	24.65	1.62	2.97	104	10.60	39.19	18.19	17.83	1.31	2.03	C18-C21
肝脏	148	12.21	54.29	27.03	25.75	1.64	2.78	66	6.73	24.87	10.19	10.17	0.52	1.18	C22
胆囊及其他	12	0.99	4.40	2.22	2.10	0.14	0.27	12	1.22	4.52	1.84	1.99	0.14	0.29	C23-C24
胰腺	24	1.98	8.80	3.38	3.42	0.17	0.42	24	2.45	9.04	3.52	3.42	0.17	0.39	C25
喉	12	0.99	4.40	1.60	1.73	0.10	0.16	3	0.31	1.13	0.34	0.31	0.02	0.02	C32
气管,支气管,肺	386	31.85	141.60	57.48	56.42	2.55	7.28	169	17.23	63.68	24.32	24.00	1.29	2.82	C33-C34
其他的胸腔器官	3	0.25	1.10	0.43	0.47	0.04	0.07	2	0.20	0.75	0.35	0.38	0.04	0.04	C37-C38
骨	9	0.74	3.30	1.78	1.57	0.12	0.15	7	0.71	2.64	1.84	1.75	0.15	0.15	C40-C41
皮肤的黑色素瘤	1	0.08	0.37	0.17	0.18	0.00	0.03	3	0.31	1.13	0.46	0.52	0.06	0.06	C43
乳房	5	0.41	1.83	0.74	0.77	0.05	0.08	138	14.07	52.00	33.58	31.02	2.59	3.16	C50
子宫颈	0	0.00	0.00	0.00	0.00	0.00	0.00	101	10.30	38.06	20.18	19.53	1.54	2.26	C53
子宫体及子宫部位不明	0	0.00	0.00	0.00	0.00	0.00	0.00	31	3.16	11.68	6.07	5.64	0.43	0.68	C54-C55
卵巢	0	0.00	0.00	0.00	0.00	0.00	0.00	51	5.20	19.22	13.08	12.20	0.90	1.27	C56
前列腺	39	3.22	14.31	5.06	4.82	0.10	0.44	0	0.00	0.00	0.00	0.00	0.00	0.00	C61
睾丸	0	0.00	0.00	0.00	0.00	0.00	0.00	0	0.00	0.00	0.00	0.00	0.00	0.00	C62
肾及泌尿系统不明	15	1.24	5.50	2.27	2.36	0.13	0.38	9	0.92	3.39	2.66	2.31	0.16	0.22	C64-C66,C68
膀胱	42	3.47	15.41	6.73	6.45	0.42	0.69	15	1.53	5.65	2.60	2.52	0.15	0.28	C67
脑,神经系统	37	3.05	13.57	7.84	7.29	0.52	0.74	30	3.06	11.30	6.73	6.65	0.47	0.69	C70-C72,D32-D33,D42-D43
甲状腺	14	1.16	5.14	3.86	3.44	0.26	0.36	46	4.69	17.33	15.87	13.04	1.07	1.19	C73
淋巴瘤	20	1.65	7.34	4.20	4.05	0.30	0.42	22	2.24	8.29	5.82	5.53	0.44	0.53	C81-C85,C88,C90,C96
白血病	19	1.57	6.97	3.58	3.15	0.25	0.29	16	1.63	6.03	5.41	5.67	0.39	0.48	C91-C95,D45-D47
不明及其它恶性肿瘤	60	4.95	22.01	11.80	11.38	0.71	1.08	50	5.10	18.84	9.66	9.45	0.65	1.18	A_O
所有部位合计	1 212	100.00	444.60	207.46	200.17	11.98	23.24	981	100.00	369.65	197.98	188.06	13.30	20.51	ALL
所有部位除外 C44	1 192	98.35	437.26	203.99	197.05	11.81	22.95	968	98.67	364.75	195.95	186.01	13.23	20.19	ALLbC44

第六章 2022 湖南省肿瘤登记年报 36 个登记点发病死亡情况

表6-1b 常德市安乡县 2019 年恶性肿瘤死亡主要指标

部位	男性							女性							ICD10
	病例数(人)	构成(%)	粗率(1/10^5)	中标率(1/10^5)	世标率(1/10^5)	0~64岁累积率(%)	0~74岁累积率(%)	病例数(人)	构成(%)	粗率(1/10^5)	中标率(1/10^5)	世标率(1/10^5)	0~64岁累积率(%)	0~74岁累积率(%)	
口腔和咽喉（除外鼻咽）	17	2.43	6.24	2.69	2.58	0.23	0.23	2	0.49	0.75	0.34	0.35	0.02	0.05	C00-C10,C12-C14
鼻咽	12	1.71	4.40	2.19	2.00	0.13	0.25	5	1.22	1.88	0.73	0.73	0.02	0.11	C11
食管	27	3.86	9.90	4.01	3.96	0.19	0.50	7	1.71	2.64	0.84	0.76	0.04	0.04	C15
胃	46	6.57	16.87	7.29	6.99	0.30	0.93	29	7.07	10.93	4.33	3.93	0.16	0.35	C16
结直肠肛门	47	6.71	17.24	6.67	6.42	0.28	0.74	31	7.56	11.68	5.25	4.99	0.27	0.62	C18-C21
肝脏	113	16.14	41.45	18.32	17.78	0.90	2.03	58	14.15	21.85	7.70	7.68	0.32	0.91	C22
胆囊及其他	5	0.71	1.83	1.21	0.99	0.07	0.13	12	2.93	4.52	1.83	1.83	0.11	0.23	C23-C24
胰腺	19	2.71	6.97	2.62	2.60	0.12	0.40	20	4.88	7.54	3.03	3.03	0.18	0.37	C25
喉	7	1.00	2.57	0.75	0.78	0.02	0.05	2	0.49	0.75	0.20	0.16	0.00	0.00	C32
气管,支气管,肺	282	40.29	103.45	40.69	39.77	1.63	4.79	108	26.34	40.70	15.01	14.20	0.57	1.66	C33-C34
其他的胸腔器官	4	0.57	1.47	0.70	0.69	0.05	0.08	1	0.24	0.38	0.18	0.22	0.03	0.03	C37-C38
骨	7	1.00	2.57	1.66	1.76	0.10	0.13	1	0.24	0.38	0.05	0.08	0.00	0.00	C40-C41
皮肤的黑色素瘤	1	0.14	0.37	0.07	0.12	0.00	0.00	0	0.00	0.00	0.00	0.00	0.00	0.00	C43
乳房	1	0.14	0.37	0.17	0.18	0.00	0.03	19	4.63	7.16	3.34	3.39	0.31	0.40	C50
子宫颈	0	0.00	0.00	0.00	0.00	0.00	0.00	26	6.34	9.80	4.31	4.14	0.25	0.44	C53
子宫体及子宫部位不明	0	0.00	0.00	0.00	0.00	0.00	0.00	6	1.46	2.26	0.82	0.76	0.04	0.07	C54-C55
卵巢	0	0.00	0.00	0.00	0.00	0.00	0.00	17	4.15	6.41	2.74	2.75	0.21	0.33	C56
前列腺	15	2.14	5.50	1.85	1.62	0.00	0.09	0	0.00	0.00	0.00	0.00	0.00	0.00	C61
睾丸	1	0.14	0.37	0.10	0.08	0.00	0.00	0	0.00	0.00	0.00	0.00	0.00	0.00	C62
肾及泌尿系统不明	4	0.57	1.47	0.58	0.62	0.05	0.08	5	1.22	1.88	1.88	1.52	0.10	0.13	C64-C66,C68
膀胱	16	2.29	5.87	1.78	1.87	0.00	0.15	2	0.49	0.75	0.30	0.31	0.03	0.03	C67
脑,神经系统	23	3.29	8.44	4.62	4.09	0.28	0.43	12	2.93	4.52	3.73	3.79	0.27	0.34	C70-C72,D32-D33,D42-D43
甲状腺	0	0.00	0.00	0.00	0.00	0.00	0.00	3	0.73	1.13	0.43	0.44	0.03	0.06	C73
淋巴瘤	8	1.14	2.93	1.15	1.14	0.06	0.15	4	0.98	1.51	1.03	0.97	0.07	0.10	C81-C85,C88,C90,C96
白血病	20	2.86	7.34	2.81	2.93	0.16	0.32	17	4.15	6.41	3.82	3.81	0.24	0.36	C91-C95,D45-D47
不明及其它恶性肿瘤	25	3.57	9.17	4.92	4.64	0.25	0.47	23	5.61	8.67	4.20	4.01	0.33	0.45	A_O
所有部位合计	700	100.00	256.78	106.84	103.60	4.83	11.99	410	100.00	154.49	66.10	63.84	3.57	7.07	ALL
所有部位除外 C44	695	99.29	254.95	106.27	102.97	4.83	11.93	406	99.02	152.98	65.67	63.42	3.57	7.01	ALLbC44

表 6-2a 常德市津市市 2019 年恶性肿瘤发病主要指标

部位	男性 病例数(人)	构成(%)	粗率(1/10⁵)	中标率(1/10⁵)	世标率(1/10⁵)	0~64岁累积率(%)	0~74岁累积率(%)	女性 病例数(人)	构成(%)	粗率(1/10⁵)	中标率(1/10⁵)	世标率(1/10⁵)	0~64岁累积率(%)	0~74岁累积率(%)	ICD10
口腔和咽喉(除外鼻咽)	26	5.20	21.58	12.35	11.75	1.04	1.30	8	1.94	7.13	4.14	3.39	0.18	0.29	C00-C10,C12-C14
鼻咽	11	2.20	9.13	5.48	4.76	0.31	0.50	4	0.97	3.56	1.36	1.39	0.08	0.22	C11
食管	10	2.00	8.30	4.46	4.15	0.33	0.52	2	0.49	1.78	1.69	1.15	0.10	0.10	C15
胃	36	7.20	29.88	12.78	12.50	0.54	1.63	19	4.61	16.93	6.11	5.98	0.23	0.54	C16
结直肠肛门	66	13.20	54.78	23.04	23.32	1.46	2.77	35	8.50	31.18	11.33	10.67	0.46	1.21	C18-C21
肝脏	44	8.80	36.52	16.97	15.76	0.96	1.58	19	4.61	16.93	9.46	8.83	0.52	0.94	C22
胆囊及其他	14	2.80	11.62	4.86	5.16	0.34	0.79	11	2.67	9.80	3.81	3.76	0.11	0.57	C23-C24
胰腺	14	2.80	11.62	5.50	5.33	0.27	0.67	15	3.64	13.36	5.03	5.32	0.22	0.85	C25
喉	7	1.40	5.81	2.43	2.31	0.14	0.19	0	0.00	0.00	0.00	0.00	0.00	0.00	C32
气管,支气管,肺	170	34.00	141.10	55.65	54.56	2.09	6.66	73	17.72	65.04	27.78	26.60	1.37	2.74	C33-C34
其他的胸腔器官	2	0.40	1.66	0.88	0.74	0.04	0.04	0	0.00	0.00	0.00	0.00	0.00	0.00	C37-C38
骨	3	0.60	2.49	0.99	1.02	0.12	0.12	0	0.00	0.00	0.00	0.00	0.00	0.00	C40-C41
皮肤的黑色素瘤	1	0.20	0.83	0.56	0.49	0.04	0.04	1	0.24	0.89	0.31	0.30	0.00	0.07	C43
乳房	2	0.40	1.66	1.16	1.11	0.11	0.11	66	16.02	58.80	33.97	31.96	2.89	3.43	C50
子宫颈	0	0.00	0.00	0.00	0.00	0.00	0.00	41	9.95	36.53	20.28	19.42	1.66	2.08	C53
子宫体及子宫部位不明	0	0.00	0.00	0.00	0.00	0.00	0.00	16	3.88	14.25	6.28	6.44	0.57	0.79	C54-C55
卵巢	0	0.00	0.00	0.00	0.00	0.00	0.00	7	1.70	6.24	3.44	3.23	0.21	0.41	C56
前列腺	11	2.20	9.13	3.28	3.33	0.11	0.53	0	0.00	0.00	0.00	0.00	0.00	0.00	C61
睾丸	0	0.00	0.00	0.00	0.00	0.00	0.00	0	0.00	0.00	0.00	0.00	0.00	0.00	C62
肾及泌尿系统不明	10	2.00	8.30	3.71	3.95	0.40	0.47	14	3.40	12.47	4.61	4.60	0.08	0.55	C64-C66,C68
膀胱	21	4.20	17.43	6.74	6.57	0.27	0.89	1	0.24	0.89	0.31	0.30	0.00	0.07	C67
脑,神经系统	8	1.60	6.64	2.76	2.54	0.08	0.27	11	2.67	9.80	5.08	6.37	0.35	0.47	C70-C72,D32-D33,D42-D43
甲状腺	7	1.40	5.81	2.62	2.60	0.19	0.30	27	6.55	24.05	21.80	19.04	1.56	1.56	C73
淋巴瘤	12	2.40	9.96	4.33	4.64	0.39	0.57	18	4.37	16.04	9.06	9.20	0.62	1.02	C81-C85,C88,C90,C96
白血病	11	2.20	9.13	6.41	5.89	0.40	0.59	9	2.18	8.02	3.82	3.82	0.28	0.40	C91-C95,D45-D47
不明及其它恶性肿瘤	14	2.80	11.62	5.34	4.85	0.29	0.56	15	3.64	13.36	7.67	7.02	0.52	0.73	A_O
所有部位合计	500	100.00	415.01	182.29	177.33	9.81	21.10	412	100.00	367.05	187.33	178.80	12.02	19.06	ALL
所有部位除外 C44	498	99.60	413.35	181.59	176.62	9.75	21.03	406	98.54	361.71	183.39	175.47	11.79	18.68	ALLbC44

表6-2b 常德市津市市2019年恶性肿瘤死亡主要指标

部位	男性							女性							ICD10
	病例数(人)	构成(%)	粗率(1/10⁵)	中标率(1/10⁵)	世标率(1/10⁵)	0~64岁累积率(%)	0~74岁累积率(%)	病例数(人)	构成(%)	粗率(1/10⁵)	中标率(1/10⁵)	世标率(1/10⁵)	0~64岁累积率(%)	0~74岁累积率(%)	
口腔和咽喉(除外鼻咽)	12	3.57	9.96	4.26	4.48	0.32	0.62	2	1.04	1.78	0.76	0.87	0.07	0.12	C00-C10,C12-C14
鼻咽	7	2.08	5.81	2.72	2.75	0.25	0.31	2	1.04	1.78	0.65	0.70	0.04	0.10	C11
食管	8	2.38	6.64	2.59	2.46	0.04	0.26	1	0.52	0.89	0.44	0.52	0.07	0.07	C15
胃	28	8.33	23.24	9.83	9.33	0.38	0.89	18	9.38	16.04	5.22	5.15	0.22	0.35	C16
结直肠肛门	36	10.71	29.88	13.82	13.50	0.66	1.65	14	7.29	12.47	4.93	4.79	0.14	0.50	C18-C21
肝脏	41	12.20	34.03	15.74	14.86	0.97	1.55	14	7.29	12.47	5.22	4.96	0.29	0.42	C22
胆囊及其他	8	2.38	6.64	2.78	2.86	0.21	0.42	10	5.21	8.91	3.30	3.24	0.13	0.40	C23-C24
胰腺	9	2.68	7.47	3.42	3.31	0.17	0.45	13	6.77	11.58	4.15	4.01	0.11	0.49	C25
喉	6	1.79	4.98	2.00	2.00	0.06	0.23	0	0.00	0.00	0.00	0.00	0.00	0.00	C32
气管,支气管,肺	133	39.58	110.39	42.47	42.26	1.60	4.58	55	28.65	49.00	17.83	17.07	0.47	1.87	C33-C34
其他的胸腔器官	0	0.00	0.00	0.00	0.00	0.00	0.00	0	0.00	0.00	0.00	0.00	0.00	0.00	C37-C38
骨	1	0.30	0.83	0.37	0.37	0.04	0.04	1	0.52	0.89	0.44	0.52	0.07	0.07	C40-C41
皮肤的黑色素瘤	0	0.00	0.00	0.00	0.00	0.00	0.00	0	0.00	0.00	0.00	0.00	0.00	0.00	C43
乳房	0	0.00	0.00	0.00	0.00	0.00	0.00	12	6.25	10.69	5.33	5.13	0.33	0.59	C50
子宫颈	0	0.00	0.00	0.00	0.00	0.00	0.00	16	8.33	14.25	7.01	6.30	0.46	0.74	C53
子宫体及子宫部位不明	0	0.00	0.00	0.00	0.00	0.00	0.00	4	2.08	3.56	0.91	0.91	0.00	0.06	C54-C55
卵巢	0	0.00	0.00	0.00	0.00	0.00	0.00	6	3.13	5.35	2.30	2.17	0.15	0.22	C56
前列腺	7	2.08	5.81	2.45	2.74	0.07	0.27	0	0.00	0.00	0.00	0.00	0.00	0.00	C61
睾丸	0	0.00	0.00	0.00	0.00	0.00	0.00	0	0.00	0.00	0.00	0.00	0.00	0.00	C62
肾及泌尿系统不明	3	0.89	2.49	0.93	0.90	0.08	0.08	1	0.52	0.89	0.33	0.35	0.00	0.06	C64-C66,C68
膀胱	9	2.68	7.47	2.85	2.72	0.06	0.42	1	0.52	0.89	0.33	0.35	0.00	0.06	C67
脑,神经系统	6	1.79	4.98	3.11	2.86	0.16	0.30	7	3.65	6.24	3.82	4.59	0.18	0.32	C70-C72,D32-D33,D42-D43
甲状腺	0	0.00	0.00	0.00	0.00	0.00	0.00	1	0.52	0.89	0.62	0.54	0.04	0.04	C73
淋巴瘤	9	2.68	7.47	4.62	4.07	0.15	0.34	7	3.65	6.24	2.53	2.42	0.11	0.32	C81-C85,C88,C90,C96
白血病	7	2.08	5.81	2.36	2.34	0.04	0.21	5	2.60	4.45	2.23	2.21	0.18	0.26	C91-C95,D45-D47
不明及其它恶性肿瘤	6	1.79	4.98	2.21	2.09	0.12	0.12	2	1.04	1.78	0.64	0.59	0.00	0.06	A_O
所有部位合计	336	100.00	278.89	118.52	115.91	5.39	12.74	192	100.00	171.05	68.96	67.37	3.05	7.12	ALL
所有部位除外C44	333	99.11	276.40	117.46	114.86	5.35	12.70	191	99.48	170.16	68.63	67.02	3.05	7.06	ALLbC44

表 6-3a　常德市武陵区 2019 年恶性肿瘤发病主要指标

部位	男性 病例数(人)	构成(%)	粗率(1/10^5)	中标率(1/10^5)	世标率(1/10^5)	累积率 0~64岁(%)	累积率 0~74岁(%)	女性 病例数(人)	构成(%)	粗率(1/10^5)	中标率(1/10^5)	世标率(1/10^5)	累积率 0~64岁(%)	累积率 0~74岁(%)	ICD10
口腔和咽喉（除外鼻咽）	47	6.62	22.41	14.14	13.69	1.04	1.51	10	1.46	4.48	2.98	2.71	0.21	0.29	C00-C10,C12-C14
鼻咽	14	1.97	6.68	4.96	4.42	0.40	0.40	11	1.61	4.93	2.88	2.81	0.25	0.31	C11
食管	12	1.69	5.72	3.06	3.25	0.20	0.42	3	0.44	1.35	0.62	0.65	0.00	0.04	C15
胃	32	4.51	15.26	8.47	8.41	0.39	0.88	31	4.53	13.90	8.79	7.93	0.49	0.72	C16
结直肠肛门	92	12.96	43.87	24.37	24.16	0.98	3.02	96	14.04	43.04	23.63	23.13	1.18	2.77	C18-C21
肝脏	64	9.01	30.52	17.08	17.42	1.04	1.91	23	3.36	10.31	6.09	5.72	0.39	0.62	C22
胆囊及其他	9	1.27	4.29	2.80	2.52	0.17	0.30	11	1.61	4.93	2.55	2.52	0.10	0.25	C23-C24
胰腺	7	0.99	3.34	1.97	1.92	0.05	0.23	17	2.49	7.62	4.03	4.09	0.17	0.53	C25
喉	9	1.27	4.29	2.43	2.37	0.13	0.28	0	0.00	0.00	0.00	0.00	0.00	0.00	C32
气管,支气管,肺	212	29.86	101.09	56.55	56.54	2.56	6.81	90	13.16	40.35	22.96	22.86	1.17	2.56	C33-C34
其他的胸腔器官	2	0.28	0.95	0.46	0.49	0.03	0.07	0	0.00	0.00	0.00	0.00	0.00	0.00	C37-C38
骨	8	1.13	3.81	2.99	2.70	0.15	0.26	2	0.29	0.90	0.57	0.57	0.05	0.05	C40-C41
皮肤的黑色素瘤	0	0.00	0.00	0.00	0.00	0.00	0.00	3	0.44	1.35	1.24	1.06	0.04	0.10	C43
乳房	0	0.00	0.00	0.00	0.00	0.00	0.00	122	17.84	54.70	37.23	34.95	2.75	3.78	C50
子宫颈	0	0.00	0.00	0.00	0.00	0.00	0.00	39	5.70	17.49	11.69	10.52	0.84	0.99	C53
子宫体及子宫部位不明	0	0.00	0.00	0.00	0.00	0.00	0.00	22	3.22	9.86	6.42	6.12	0.50	0.64	C54-C55
卵巢	0	0.00	0.00	0.00	0.00	0.00	0.00	9	1.32	4.04	2.65	2.55	0.22	0.26	C56
前列腺	25	3.52	11.92	6.71	6.48	0.18	0.56	0	0.00	0.00	0.00	0.00	0.00	0.00	C61
睾丸	1	0.14	0.48	0.21	0.22	0.03	0.03	0	0.00	0.00	0.00	0.00	0.00	0.00	C62
肾及泌尿系统不明	15	2.11	7.15	4.95	4.73	0.29	0.49	9	1.32	4.04	2.48	2.42	0.13	0.23	C64-C66,C68
膀胱	29	4.08	13.83	7.56	8.06	0.35	0.84	1	0.15	0.45	0.19	0.15	0.00	0.00	C67
脑,神经系统	17	2.39	8.11	4.32	4.41	0.20	0.60	31	4.53	13.90	9.13	9.82	0.56	1.06	C70-C72,D32-D33,D42-D43
甲状腺	20	2.82	9.54	8.47	7.19	0.57	0.62	85	12.43	38.11	33.17	29.04	2.39	2.52	C73
淋巴瘤	31	4.37	14.78	9.57	9.27	0.61	1.00	27	3.95	12.11	7.83	7.50	0.48	0.79	C81-C85,C88,C90,C96
白血病	36	5.07	17.17	11.58	14.23	0.71	1.26	20	2.92	8.97	6.14	5.86	0.34	0.53	C91-C95,D45-D47
不明及其它恶性肿瘤	28	3.94	13.35	8.36	7.48	0.38	0.78	22	3.22	9.86	5.69	5.73	0.27	0.67	A_O
所有部位合计	710	100.00	338.55	201.02	199.97	10.46	22.27	684	100.00	306.69	198.94	188.69	12.50	19.72	ALL
所有部位除外 C44	705	99.30	336.16	199.47	198.66	10.43	22.18	681	99.56	305.34	198.36	188.10	12.50	19.66	ALLbC44

表6-3b　常德市武陵区2019年恶性肿瘤死亡主要指标

部位	男性							女性							ICD10
	病例数(人)	构成(%)	粗率(1/10^5)	中标率(1/10^5)	世标率(1/10^5)	0~64岁累积率(%)	0~74岁累积率(%)	病例数(人)	构成(%)	粗率(1/10^5)	中标率(1/10^5)	世标率(1/10^5)	0~64岁累积率(%)	0~74岁累积率(%)	
口腔和咽喉（除外鼻咽）	25	4.90	11.92	6.77	6.75	0.45	0.77	3	1.07	1.35	0.82	0.84	0.03	0.10	C00-C10,C12-C14
鼻咽	10	1.96	4.77	2.71	2.73	0.22	0.35	2	0.71	0.90	0.40	0.43	0.05	0.05	C11
食管	11	2.16	5.25	2.73	2.77	0.10	0.32	4	1.43	1.79	0.88	0.90	0.00	0.11	C15
胃	32	6.27	15.26	8.21	7.52	0.22	0.70	18	6.43	8.07	4.07	4.09	0.20	0.41	C16
结直肠肛门	41	8.04	19.55	10.74	10.98	0.59	1.32	41	14.64	18.38	9.79	9.34	0.33	0.92	C18-C21
肝脏	61	11.96	29.09	16.51	16.41	0.68	2.16	20	7.14	8.97	4.83	4.73	0.28	0.61	C22
胆囊及其他	6	1.18	2.86	1.95	1.75	0.12	0.23	13	4.64	5.83	2.63	2.69	0.13	0.17	C23-C24
胰腺	7	1.37	3.34	1.97	1.97	0.12	0.23	13	4.64	5.83	3.02	3.13	0.15	0.40	C25
喉	9	1.76	4.29	2.25	2.45	0.00	0.40	0	0.00	0.00	0.00	0.00	0.00	0.00	C32
气管，支气管，肺	211	41.37	100.61	56.12	55.86	1.94	6.81	75	26.79	33.63	17.83	18.43	0.79	2.25	C33-C34
其他的胸腔器官	2	0.39	0.95	0.51	0.54	0.00	0.09	0	0.00	0.00	0.00	0.00	0.00	0.00	C37-C38
骨	4	0.78	1.91	1.93	2.10	0.10	0.16	1	0.36	0.45	0.26	0.20	0.00	0.00	C40-C41
皮肤的黑色素瘤	0	0.00	0.00	0.00	0.00	0.00	0.00	0	0.00	0.00	0.00	0.00	0.00	0.00	C43
乳房	1	0.20	0.48	0.19	0.29	0.00	0.00	16	5.71	7.17	3.84	3.98	0.29	0.44	C50
子宫颈	0	0.00	0.00	0.00	0.00	0.00	0.00	19	6.79	8.52	5.58	5.33	0.36	0.57	C53
子宫体及子宫部位不明	0	0.00	0.00	0.00	0.00	0.00	0.00	5	1.79	2.24	1.61	1.48	0.07	0.17	C54-C55
卵巢	0	0.00	0.00	0.00	0.00	0.00	0.00	14	5.00	6.28	4.24	4.29	0.33	0.54	C56
前列腺	14	2.75	6.68	3.31	3.35	0.03	0.23	0	0.00	0.00	0.00	0.00	0.00	0.00	C61
睾丸	0	0.00	0.00	0.00	0.00	0.00	0.00	0	0.00	0.00	0.00	0.00	0.00	0.00	C62
肾及泌尿系统不明	4	0.78	1.91	1.07	1.01	0.03	0.14	6	2.14	2.69	1.56	1.58	0.05	0.26	C64-C66,C68
膀胱	10	1.96	4.77	2.52	2.44	0.00	0.18	2	0.71	0.90	0.57	0.62	0.05	0.11	C67
脑，神经系统	11	2.16	5.25	3.26	3.40	0.14	0.38	5	1.79	2.24	1.46	1.55	0.08	0.17	C70-C72,D32-D33,D42-D43
甲状腺	1	0.20	0.48	0.29	0.23	0.00	0.00	1	0.36	0.45	0.24	0.26	0.00	0.04	C73
淋巴瘤	14	2.75	6.68	4.32	4.09	0.17	0.48	10	3.57	4.48	2.23	2.30	0.13	0.28	C81-C85,C88,C90,C96
白血病	21	4.12	10.01	6.15	6.21	0.32	0.79	8	2.86	3.59	1.86	1.93	0.05	0.24	C91-C95,D45-D47
不明及其它恶性肿瘤	15	2.94	7.15	5.37	5.11	0.26	0.41	4	1.43	1.79	0.64	0.69	0.00	0.00	A_O
所有部位合计	510	100.00	243.18	138.86	137.96	5.48	16.15	280	100.00	125.54	68.35	68.79	3.35	7.81	ALL
所有部位除外C44	508	99.61	242.23	138.22	137.43	5.45	16.12	280	100.00	125.54	68.35	68.79	3.35	7.81	ALLbC44

表 6-4a 长沙市长沙县 2019 年恶性肿瘤发病主要指标

部位	男性 病例数(人)	构成(%)	粗率(1/10⁵)	中标率(1/10⁵)	世标率(1/10⁵)	0~64岁累积率(%)	0~74岁累积率(%)	女性 病例数(人)	构成(%)	粗率(1/10⁵)	中标率(1/10⁵)	世标率(1/10⁵)	0~64岁累积率(%)	0~74岁累积率(%)	ICD10
口腔和咽喉（除外鼻咽）	102	5.52	23.95	19.36	19.48	1.36	2.23	23	1.41	5.95	4.33	3.97	0.20	0.36	C00-C10,C12-C14
鼻咽	35	1.89	8.22	6.22	6.13	0.45	0.68	24	1.47	6.21	4.88	4.64	0.40	0.50	C11
食管	116	6.28	27.24	21.25	21.61	1.12	2.92	15	0.92	3.88	2.40	2.62	0.09	0.27	C15
胃	62	3.36	14.56	11.45	11.28	0.74	1.34	46	2.82	11.90	8.64	8.34	0.50	0.91	C16
结直肠肛门	225	12.18	52.83	41.74	42.22	2.29	5.13	137	8.39	35.45	26.39	26.08	1.40	3.05	C18-C21
肝脏	123	6.66	28.88	22.46	21.72	1.43	2.37	51	3.13	13.20	9.83	9.60	0.49	1.11	C22
胆囊及其他	21	1.14	4.93	3.91	3.97	0.13	0.52	30	1.84	7.76	5.44	5.27	0.23	0.63	C23-C24
胰腺	32	1.73	7.51	6.03	6.04	0.27	0.58	18	1.10	4.66	3.28	3.18	0.20	0.38	C25
喉	25	1.35	5.87	4.79	4.88	0.34	0.62	0	0.00	0.00	0.00	0.00	0.00	0.00	C32
气管,支气管,肺	629	34.06	147.68	118.03	118.94	6.12	14.75	230	14.09	59.52	43.81	43.30	2.31	5.01	C33-C34
其他的胸腔器官	8	0.43	1.88	1.51	1.56	0.12	0.20	5	0.31	1.29	1.05	0.94	0.09	0.09	C37-C38
骨	12	0.65	2.82	2.70	2.43	0.08	0.25	8	0.49	2.07	1.50	1.97	0.08	0.16	C40-C41
皮肤的黑色素瘤	9	0.49	2.11	1.72	1.63	0.06	0.23	5	0.31	1.29	1.04	1.06	0.07	0.15	C43
乳房	12	0.65	2.82	2.40	2.32	0.12	0.22	301	18.44	77.89	64.27	60.91	5.08	6.39	C50
子宫颈	0	0.00	0.00	0.00	0.00	0.00	0.00	178	10.91	46.06	37.27	35.41	2.71	4.08	C53
子宫体及子宫部位不明	0	0.00	0.00	0.00	0.00	0.00	0.00	91	5.58	23.55	17.63	16.85	1.34	1.91	C54-C55
卵巢	0	0.00	0.00	0.00	0.00	0.00	0.00	42	2.57	10.87	8.28	7.88	0.43	0.92	C56
前列腺	66	3.57	15.50	12.42	12.23	0.32	1.15	0	0.00	0.00	0.00	0.00	0.00	0.00	C61
睾丸	2	0.11	0.47	0.54	1.17	0.05	0.05	0	0.00	0.00	0.00	0.00	0.00	0.00	C62
肾及泌尿系统不明	31	1.68	7.28	6.35	6.19	0.39	0.69	22	1.35	5.69	4.34	4.38	0.32	0.55	C64-C66,C68
膀胱	44	2.38	10.33	8.18	8.26	0.40	0.92	18	1.10	4.66	3.46	3.23	0.12	0.32	C67
脑,神经系统	58	3.14	13.62	12.06	11.88	0.75	1.16	81	4.96	20.96	16.26	16.02	1.06	1.69	C70-C72,D32-D33,D42-D43
甲状腺	38	2.06	8.92	7.62	6.89	0.56	0.67	130	7.97	33.64	32.43	26.77	2.08	2.39	C73
淋巴瘤	50	2.71	11.74	9.80	10.28	0.65	1.24	47	2.88	12.16	9.29	9.12	0.70	0.98	C81-C85,C88,C90,C96
白血病	40	2.17	9.39	8.18	7.80	0.52	0.73	34	2.08	8.80	7.93	8.70	0.53	0.70	C91-C95,D45-D47
不明及其它恶性肿瘤	107	5.79	25.12	20.79	19.84	1.08	2.23	96	5.88	24.84	18.98	19.20	1.14	1.97	A_O
所有部位合计	1 847	100.00	433.66	349.52	348.75	19.37	40.86	1 632	100.00	422.31	332.73	319.43	21.58	34.53	ALL
所有部位除外 C44	1 833	99.24	430.37	346.83	346.20	19.21	40.68	1 615	98.96	417.91	329.54	316.01	21.38	34.14	ALLbC44

表 6-4b 长沙市长沙县 2019 年恶性肿瘤死亡主要指标

部位	男性 病例数(人)	构成(%)	粗率(1/10⁵)	中标率(1/10⁵)	世标率(1/10⁵)	0~64岁累积率(%)	0~74岁累积率(%)	女性 病例数(人)	构成(%)	粗率(1/10⁵)	中标率(1/10⁵)	世标率(1/10⁵)	0~64岁累积率(%)	0~74岁累积率(%)	ICD10
口腔和咽喉(除外鼻咽)	39	3.61	9.16	7.43	7.57	0.51	0.97	9	1.73	2.33	1.53	1.53	0.05	0.17	C00-C10,C12-C14
鼻咽	18	1.67	4.23	3.41	3.50	0.22	0.41	7	1.35	1.81	1.40	1.27	0.04	0.17	C11
食管	93	8.61	21.84	17.14	17.58	0.94	2.51	10	1.92	2.59	1.67	1.82	0.03	0.24	C15
胃	43	3.98	10.10	7.90	7.71	0.26	0.95	18	3.46	4.66	3.52	3.54	0.24	0.40	C16
结直肠肛门	106	9.81	24.89	19.72	19.94	0.78	1.79	66	12.69	17.08	12.24	11.94	0.36	1.25	C18-C21
肝脏	102	9.44	23.95	18.51	17.95	1.10	1.94	34	6.54	8.80	6.64	6.42	0.28	0.74	C22
胆囊及其他	13	1.20	3.05	2.49	2.45	0.07	0.30	16	3.08	4.14	2.88	2.95	0.09	0.36	C23-C24
胰腺	24	2.22	5.63	4.58	4.56	0.15	0.43	19	3.65	4.92	3.34	3.48	0.23	0.47	C25
喉	16	1.48	3.76	3.00	3.03	0.07	0.22	0	0.00	0.00	0.00	0.00	0.00	0.00	C32
气管,支气管,肺	455	42.13	106.83	83.43	83.65	3.29	10.74	120	23.08	31.05	21.55	21.04	0.58	2.35	C33-C34
其他的胸腔器官	3	0.28	0.70	0.50	0.51	0.02	0.09	0	0.00	0.00	0.00	0.00	0.00	0.00	C37-C38
骨	8	0.74	1.88	1.89	1.81	0.06	0.19	2	0.38	0.52	0.28	0.35	0.00	0.03	C40-C41
皮肤的黑色素瘤	6	0.56	1.41	1.17	1.18	0.06	0.13	2	0.38	0.52	0.27	0.32	0.02	0.02	C43
乳房	0	0.00	0.00	0.00	0.00	0.00	0.00	36	6.92	9.32	7.20	7.04	0.54	0.80	C50
子宫颈	0	0.00	0.00	0.00	0.00	0.00	0.00	34	6.54	8.80	7.37	7.19	0.45	0.76	C53
子宫体及子宫部位不明	0	0.00	0.00	0.00	0.00	0.00	0.00	19	3.65	4.92	3.26	3.39	0.16	0.32	C54-C55
卵巢	0	0.00	0.00	0.00	0.00	0.00	0.00	25	4.81	6.47	4.88	4.66	0.21	0.58	C56
前列腺	26	2.41	6.10	4.78	4.86	0.07	0.40	0	0.00	0.00	0.00	0.00	0.00	0.00	C61
睾丸	0	0.00	0.00	0.00	0.00	0.00	0.00	0	0.00	0.00	0.00	0.00	0.00	0.00	C62
肾及泌尿系统不明	12	1.11	2.82	2.37	2.31	0.10	0.29	4	0.77	1.04	0.64	0.67	0.06	0.09	C64-C66,C68
膀胱	24	2.22	5.63	4.52	4.44	0.08	0.20	10	1.92	2.59	1.75	1.64	0.05	0.13	C67
脑,神经系统	21	1.94	4.93	3.87	3.67	0.21	0.39	32	6.15	8.28	6.52	6.47	0.32	0.65	C70-C72,D32-D33,D42-D43
甲状腺	2	0.19	0.47	0.44	0.53	0.07	0.07	5	0.96	1.29	0.79	0.95	0.03	0.11	C73
淋巴瘤	18	1.67	4.23	3.57	3.56	0.18	0.37	18	3.46	4.66	3.12	3.15	0.16	0.31	C81-C85,C88,C90,C96
白血病	25	2.31	5.87	5.01	4.71	0.23	0.41	22	4.23	5.69	4.93	5.71	0.28	0.58	C91-C95,D45-D47
不明及其它恶性肿瘤	26	2.41	6.10	4.77	4.49	0.18	0.48	12	2.31	3.11	1.92	1.95	0.00	0.11	A_O
所有部位合计	1 080	100.00	253.57	200.48	200.00	8.64	23.28	520	100.00	134.56	97.71	97.49	4.17	10.63	ALL
所有部位除外 C44	1 075	99.54	252.40	199.62	199.21	8.62	23.18	518	99.62	134.04	97.44	97.20	4.17	10.63	ALLbC44

表 6-5a 长沙市芙蓉区 2019 年恶性肿瘤发病主要指标

部位	男性							女性							ICD10
	病例数（人）	构成（%）	粗率（1/10⁵）	中标率（1/10⁵）	世标率（1/10⁵）	0~64岁累积率（%）	0~74岁累积率（%）	病例数（人）	构成（%）	粗率（1/10⁵）	中标率（1/10⁵）	世标率（1/10⁵）	0~64岁累积率（%）	0~74岁累积率（%）	
口腔和咽喉（除外鼻咽）	34	3.20	15.97	12.51	12.61	1.13	1.46	10	0.99	4.70	3.17	3.45	0.23	0.41	C00-C10,C12-C14
鼻咽	23	2.16	10.80	8.33	7.97	0.71	0.88	11	1.08	5.17	4.05	3.65	0.34	0.40	C11
食管	34	3.20	15.97	12.87	13.19	1.09	1.45	5	0.49	2.35	2.02	1.92	0.07	0.36	C15
胃	45	4.23	21.13	16.97	16.62	0.91	1.65	30	2.96	14.09	10.31	9.80	0.55	1.02	C16
结直肠肛门	154	14.49	72.31	55.23	55.92	2.49	6.60	96	9.47	45.10	32.74	32.23	1.48	4.12	C18-C21
肝脏	76	7.15	35.69	28.23	27.78	1.61	2.80	28	2.76	13.15	9.07	9.99	0.50	1.08	C22
胆囊及其他	14	1.32	6.57	5.00	4.99	0.18	0.61	22	2.17	10.33	7.06	6.70	0.16	0.66	C23-C24
胰腺	22	2.07	10.33	7.75	7.83	0.29	0.82	8	0.79	3.76	2.46	2.45	0.11	0.16	C25
喉	12	1.13	5.63	4.17	4.22	0.32	0.48	1	0.10	0.47	0.23	0.18	0.00	0.00	C32
气管,支气管,肺	274	25.78	128.66	99.88	102.51	5.09	12.41	160	15.78	75.16	52.28	53.49	2.88	6.03	C33-C34
其他的胸腔器官	1	0.09	0.47	0.37	0.39	0.00	0.07	4	0.39	1.88	1.19	1.20	0.04	0.16	C37-C38
骨	5	0.47	2.35	1.76	1.71	0.06	0.26	5	0.49	2.35	1.46	1.38	0.03	0.13	C40-C41
皮肤的黑色素瘤	2	0.19	0.94	0.82	0.80	0.00	0.20	0	0.00	0.00	0.00	0.00	0.00	0.00	C43
乳房	3	0.28	1.41	0.98	1.06	0.03	0.10	182	17.95	85.50	64.95	63.41	4.34	7.22	C50
子宫颈	0	0.00	0.00	0.00	0.00	0.00	0.00	61	6.02	28.66	22.83	21.09	1.72	2.41	C53
子宫体及子宫部位不明	0	0.00	0.00	0.00	0.00	0.00	0.00	37	3.65	17.38	12.65	13.20	1.09	1.57	C54-C55
卵巢	0	0.00	0.00	0.00	0.00	0.00	0.00	25	2.47	11.74	8.82	8.19	0.64	0.86	C56
前列腺	83	7.81	38.97	29.04	28.10	0.36	2.78	0	0.00	0.00	0.00	0.00	0.00	0.00	C61
睾丸	1	0.09	0.47	0.64	0.89	0.04	0.04	0	0.00	0.00	0.00	0.00	0.00	0.00	C62
肾及泌尿系统不明	25	2.35	11.74	8.67	8.91	0.46	0.82	20	1.97	9.40	6.67	6.81	0.31	0.87	C64-C66,C68
膀胱	35	3.29	16.44	12.46	12.41	0.44	1.23	12	1.18	5.64	3.34	3.23	0.03	0.15	C67
脑,神经系统	19	1.79	8.92	7.48	7.44	0.48	0.71	32	3.16	15.03	11.67	11.52	0.62	1.37	C70-C72,D32-D33,D42-D43
甲状腺	56	5.27	26.30	22.86	19.48	1.61	1.97	123	12.13	57.78	51.78	43.70	3.64	4.23	C73
淋巴瘤	46	4.33	21.60	17.23	17.64	1.10	1.60	44	4.34	20.67	14.90	14.23	0.65	1.45	C81-C85,C88,C90,C96
白血病	37	3.48	17.37	15.09	14.69	0.60	1.23	34	3.35	15.97	12.02	13.31	0.63	1.58	C91-C95,D45-D47
不明及其它恶性肿瘤	62	5.83	29.11	23.53	23.82	1.25	2.65	64	6.31	30.06	21.45	23.00	1.19	2.18	A_O
所有部位合计	1 063	100.00	499.16	391.88	390.99	20.25	42.82	1 014	100.00	476.33	357.12	348.13	21.24	38.40	ALL
所有部位除外 C44	1 056	99.34	495.87	388.91	388.33	20.08	42.52	1 008	99.41	473.51	355.38	346.47	21.24	38.25	ALLbC44

表6-5b 长沙市芙蓉区2019年恶性肿瘤死亡主要指标

部位	男性							女性							ICD10
	病例数（人）	构成（%）	粗率（1/10^5）	中标率（1/10^5）	世标率（1/10^5）	0~64岁累积率（%）	0~74岁累积率（%）	病例数（人）	构成（%）	粗率（1/10^5）	中标率（1/10^5）	世标率（1/10^5）	0~64岁累积率（%）	0~74岁累积率（%）	
口腔和咽喉（除外鼻咽）	17	3.10	7.98	6.21	6.65	0.56	0.79	5	1.34	2.35	1.68	1.54	0.03	0.19	C00-C10,C12-C14
鼻咽	7	1.28	3.29	2.59	2.03	0.08	0.18	3	0.80	1.41	0.88	0.81	0.06	0.06	C11
食管	34	6.19	15.97	11.95	12.03	0.75	1.28	3	0.80	1.41	0.71	0.88	0.00	0.10	C15
胃	20	3.64	9.39	7.30	6.84	0.15	0.59	20	5.36	9.40	6.86	6.61	0.34	0.75	C16
结直肠肛门	48	8.74	22.54	17.42	17.19	0.63	1.86	47	12.60	22.08	14.24	14.00	0.36	1.41	C18-C21
肝脏	79	14.39	37.10	28.57	27.95	1.42	2.84	26	6.97	12.21	8.61	9.06	0.40	0.85	C22
胆囊及其他	7	1.28	3.29	2.43	2.31	0.11	0.27	14	3.75	6.58	4.24	4.16	0.11	0.27	C23-C24
胰腺	20	3.64	9.39	7.45	7.20	0.22	0.72	11	2.95	5.17	3.72	3.57	0.10	0.45	C25
喉	8	1.46	3.76	2.61	2.74	0.17	0.37	1	0.27	0.47	0.23	0.18	0.00	0.00	C32
气管,支气管,肺	182	33.15	85.46	64.63	67.09	2.90	8.16	73	19.57	34.29	21.48	21.91	0.73	2.15	C33-C34
其他的胸腔器官	3	0.55	1.41	1.03	0.99	0.10	0.10	2	0.54	0.94	0.47	0.36	0.00	0.00	C37-C38
骨	1	0.18	0.47	0.19	0.29	0.00	0.00	2	0.54	0.94	0.47	0.36	0.00	0.00	C40-C41
皮肤的黑色素瘤	1	0.18	0.47	0.41	0.40	0.00	0.10	2	0.54	0.94	0.72	0.66	0.00	0.06	C43
乳房	0	0.00	0.00	0.00	0.00	0.00	0.00	36	9.65	16.91	13.17	12.52	1.05	1.21	C50
子宫颈	0	0.00	0.00	0.00	0.00	0.00	0.00	17	4.56	7.99	6.01	6.12	0.52	0.74	C53
子宫体及子宫部位不明	0	0.00	0.00	0.00	0.00	0.00	0.00	9	2.41	4.23	3.04	3.32	0.21	0.42	C54-C55
卵巢	0	0.00	0.00	0.00	0.00	0.00	0.00	13	3.49	6.11	4.34	4.11	0.26	0.42	C56
前列腺	31	5.65	14.56	9.12	9.00	0.00	0.46	0	0.00	0.00	0.00	0.00	0.00	0.00	C61
睾丸	0	0.00	0.00	0.00	0.00	0.00	0.00	0	0.00	0.00	0.00	0.00	0.00	0.00	C62
肾及泌尿系统不明	6	1.09	2.82	2.28	2.20	0.09	0.26	5	1.34	2.35	1.34	1.36	0.00	0.10	C64-C66,C68
膀胱	11	2.00	5.17	3.47	3.32	0.03	0.03	6	1.61	2.82	1.68	1.80	0.00	0.25	C67
脑,神经系统	8	1.46	3.76	3.38	3.00	0.16	0.29	13	3.49	6.11	4.10	4.11	0.15	0.46	C70-C72,D32-D33,D42-D43
甲状腺	1	0.18	0.47	0.37	0.39	0.00	0.07	2	0.54	0.94	0.32	0.49	0.00	0.00	C73
淋巴瘤	17	3.10	7.98	5.14	5.56	0.16	0.39	21	5.63	9.86	6.40	6.21	0.26	0.51	C81-C85,C88,C90,C96
白血病	20	3.64	9.39	8.17	7.67	0.23	0.49	19	5.09	8.93	6.75	8.03	0.37	0.81	C91-C95,D45-D47
不明及其它恶性肿瘤	28	5.10	13.15	9.70	10.09	0.31	0.90	23	6.17	10.80	6.26	6.76	0.26	0.44	A_O
所有部位合计	549	100.00	257.80	194.44	194.97	8.07	20.16	373	100.00	175.22	117.69	118.96	5.23	11.65	ALL
所有部位除外C44	544	99.09	255.45	192.98	193.42	8.02	20.11	373	100.00	175.22	117.69	118.96	5.23	11.65	ALLbC44

表6-6a 长沙市开福区2019年恶性肿瘤发病主要指标

部位	男性							女性							ICD10
	病例数(人)	构成(%)	粗率(1/10⁵)	中标率(1/10⁵)	世标率(1/10⁵)	0~64岁累积率(%)	0~74岁累积率(%)	病例数(人)	构成(%)	粗率(1/10⁵)	中标率(1/10⁵)	世标率(1/10⁵)	0~64岁累积率(%)	0~74岁累积率(%)	
口腔和咽喉(除外鼻咽)	60	4.76	23.34	16.13	16.14	1.06	2.10	20	1.92	7.89	5.09	4.83	0.24	0.51	C00–C10,C12–C14
鼻咽	32	2.54	12.45	8.56	8.50	0.61	0.99	12	1.15	4.73	3.14	3.23	0.35	0.35	C11
食管	45	3.57	17.51	11.60	11.68	0.60	1.44	3	0.29	1.18	0.76	0.82	0.07	0.14	C15
胃	56	4.44	21.79	14.75	14.86	0.79	1.55	35	3.37	13.81	8.93	8.57	0.29	0.82	C16
结直肠肛门	143	11.34	55.63	36.47	37.89	1.65	4.01	97	9.33	38.27	23.53	22.51	0.71	2.00	C18–C21
肝脏	154	12.21	59.91	40.43	40.44	2.14	3.68	63	6.06	24.86	13.46	14.69	0.56	1.36	C22
胆囊及其他	18	1.43	7.00	4.77	4.99	0.28	0.64	12	1.15	4.73	3.04	3.02	0.14	0.36	C23–C24
胰腺	23	1.82	8.95	5.92	5.86	0.29	0.61	22	2.12	8.68	4.76	4.92	0.25	0.30	C25
喉	19	1.51	7.39	5.14	5.31	0.38	0.76	0	0.00	0.00	0.00	0.00	0.00	0.00	C32
气管,支气管,肺	421	33.39	163.79	110.17	113.14	5.33	13.47	199	19.13	78.52	49.20	48.34	2.05	5.09	C33–C34
其他的胸腔器官	4	0.32	1.56	1.09	1.00	0.00	0.09	0	0.00	0.00	0.00	0.00	0.00	0.00	C37–C38
骨	5	0.40	1.95	1.54	1.88	0.18	0.18	5	0.48	1.97	1.04	1.17	0.07	0.07	C40–C41
皮肤的黑色素瘤	3	0.24	1.17	0.76	0.85	0.04	0.13	4	0.38	1.58	1.14	1.07	0.06	0.10	C43
乳房	0	0.00	0.00	0.00	0.00	0.00	0.00	201	19.33	79.31	54.98	53.55	3.86	5.94	C50
子宫颈	0	0.00	0.00	0.00	0.00	0.00	0.00	84	8.08	33.14	24.15	22.32	1.69	2.47	C53
子宫体及子宫部位不明	0	0.00	0.00	0.00	0.00	0.00	0.00	44	4.23	17.36	11.62	11.59	0.87	1.15	C54–C55
卵巢	0	0.00	0.00	0.00	0.00	0.00	0.00	24	2.31	9.47	6.63	5.99	0.39	0.76	C56
前列腺	47	3.73	18.29	12.34	11.76	0.11	1.08	0	0.00	0.00	0.00	0.00	0.00	0.00	C61
睾丸	0	0.00	0.00	0.00	0.00	0.00	0.00	0	0.00	0.00	0.00	0.00	0.00	0.00	C62
肾及泌尿系统不明	24	1.90	9.34	6.72	6.24	0.31	0.72	8	0.77	3.16	1.98	1.95	0.11	0.22	C64–C66,C68
膀胱	29	2.30	11.28	7.79	7.54	0.31	0.87	13	1.25	5.13	3.05	3.09	0.11	0.36	C67
脑,神经系统	24	1.90	9.34	6.68	7.42	0.32	0.86	24	2.31	9.47	6.60	6.99	0.42	0.70	C70–C72,D32–D33,D42–D43
甲状腺	32	2.54	12.45	9.62	9.09	0.71	0.93	91	8.75	35.91	28.44	24.34	2.09	2.32	C73
淋巴瘤	28	2.22	10.89	7.47	7.82	0.42	0.65	18	1.73	7.10	4.70	4.77	0.31	0.62	C81–C85,C88,C90,C96
白血病	35	2.78	13.62	9.81	9.27	0.42	0.82	23	2.21	9.08	6.15	6.33	0.32	0.66	C91–C95,D45–D47
不明及其它恶性肿瘤	59	4.68	22.95	15.34	15.67	0.69	1.17	38	3.65	14.99	11.00	12.01	0.68	1.11	A_O
所有部位合计	1 261	100.00	490.59	333.10	337.34	16.64	36.73	1 040	100.00	410.35	273.40	266.09	15.65	27.39	ALL
所有部位除外C44	1 257	99.68	489.03	332.05	336.46	16.61	36.71	1 036	99.62	408.77	272.27	264.93	15.55	27.26	ALLbC44

表6-6b 长沙市开福区2019年恶性肿瘤死亡主要指标

部位	男性							女性							ICD10
	病例数(人)	构成(%)	粗率(1/10^5)	中标率(1/10^5)	世标率(1/10^5)	0~64岁累积率(%)	0~74岁累积率(%)	病例数(人)	构成(%)	粗率(1/10^5)	中标率(1/10^5)	世标率(1/10^5)	0~64岁累积率(%)	0~74岁累积率(%)	
口腔和咽喉(除外鼻咽)	35	4.41	13.62	9.22	9.36	0.63	1.07	8	1.64	3.16	2.32	2.11	0.14	0.21	C00-C10,C12-C14
鼻咽	10	1.26	3.89	2.52	2.61	0.12	0.38	2	0.41	0.79	0.59	0.57	0.04	0.04	C11
食管	35	4.41	13.62	8.67	9.12	0.55	1.16	5	1.03	1.97	1.32	1.28	0.05	0.13	C15
胃	44	5.55	17.12	11.68	11.72	0.58	1.27	23	4.72	9.08	5.42	5.11	0.16	0.43	C16
结直肠肛门	73	9.21	28.40	18.62	19.03	0.59	1.89	47	9.65	18.54	11.06	10.43	0.19	0.87	C18-C21
肝脏	131	16.52	50.96	33.50	34.56	1.96	3.08	61	12.53	24.07	13.33	14.42	0.58	1.24	C22
胆囊及其他	16	2.02	6.22	3.82	4.21	0.21	0.43	10	2.05	3.95	2.57	2.43	0.06	0.28	C23-C24
胰腺	18	2.27	7.00	4.91	4.83	0.26	0.52	17	3.49	6.71	3.44	3.74	0.16	0.32	C25
喉	9	1.13	3.50	2.32	2.46	0.15	0.26	1	0.21	0.39	0.26	0.31	0.04	0.04	C32
气管,支气管,肺	277	34.93	107.77	72.92	73.85	2.93	8.49	122	25.05	48.14	28.93	28.03	0.67	2.60	C33-C34
其他的胸腔器官	4	0.50	1.56	1.09	0.92	0.00	0.04	0	0.00	0.00	0.00	0.00	0.00	0.00	C37-C38
骨	3	0.38	1.17	1.35	1.35	0.10	0.10	5	1.03	1.97	1.15	1.18	0.05	0.05	C40-C41
皮肤的黑色素瘤	1	0.13	0.39	0.25	0.26	0.00	0.04	3	0.62	1.18	0.66	0.69	0.07	0.07	C43
乳房	0	0.00	0.00	0.00	0.00	0.00	0.00	49	10.06	19.33	13.21	12.94	0.92	1.26	C50
子宫颈	0	0.00	0.00	0.00	0.00	0.00	0.00	21	4.31	8.29	5.36	5.63	0.44	0.66	C53
子宫体及子宫部位不明	0	0.00	0.00	0.00	0.00	0.00	0.00	21	4.31	8.29	5.17	5.05	0.19	0.52	C54-C55
卵巢	0	0.00	0.00	0.00	0.00	0.00	0.00	10	2.05	3.95	2.43	2.37	0.09	0.28	C56
前列腺	27	3.40	10.50	6.82	6.42	0.00	0.13	0	0.00	0.00	0.00	0.00	0.00	0.00	C61
睾丸	0	0.00	0.00	0.00	0.00	0.00	0.00	0	0.00	0.00	0.00	0.00	0.00	0.00	C62
肾及泌尿系统不明	7	0.88	2.72	1.80	1.80	0.11	0.11	7	1.44	2.76	1.53	1.45	0.00	0.04	C64-C66,C68
膀胱	12	1.51	4.67	3.15	2.95	0.00	0.26	9	1.85	3.55	2.13	2.15	0.04	0.19	C67
脑,神经系统	13	1.64	5.06	3.69	4.05	0.19	0.50	15	3.08	5.92	3.89	4.27	0.22	0.38	C70-C72,D32-D33,D42-D43
甲状腺	1	0.13	0.39	0.21	0.22	0.03	0.03	3	0.62	1.18	0.82	0.69	0.00	0.07	C73
淋巴瘤	14	1.77	5.45	3.45	3.70	0.25	0.36	10	2.05	3.95	2.32	2.24	0.15	0.15	C81-C85,C88,C90,C96
白血病	22	2.77	8.56	5.89	5.58	0.18	0.45	14	2.87	5.52	3.85	3.40	0.12	0.32	C91-C95,D45-D47
不明及其它恶性肿瘤	41	5.17	15.95	9.76	10.40	0.40	0.75	24	4.93	9.47	5.95	6.08	0.23	0.49	A_O
所有部位合计	793	100.00	308.51	205.64	209.41	9.23	21.32	487	100.00	192.16	117.71	116.57	4.63	10.63	ALL
所有部位除外C44	789	99.50	306.96	204.66	208.65	9.23	21.32	487	100.00	192.16	117.71	116.57	4.63	10.63	ALLbC44

表6-7a 长沙市浏阳市 2019 年恶性肿瘤发病主要指标

部位	男性							女性							ICD10
	病例数 (人)	构成 (%)	粗率 (1/10^5)	中标率 (1/10^5)	世标率 (1/10^5)	0~64岁 累积率 (%)	0~74岁 累积率 (%)	病例数 (人)	构成 (%)	粗率 (1/10^5)	中标率 (1/10^5)	世标率 (1/10^5)	0~64岁 累积率 (%)	0~74岁 累积率 (%)	
口腔和咽喉（除外鼻咽）	120	4.87	15.70	10.85	10.09	0.80	1.10	21	1.00	2.88	2.04	1.90	0.12	0.20	C00-C10,C12-C14
鼻咽	57	2.31	7.46	5.79	5.38	0.41	0.52	26	1.24	3.57	2.51	2.50	0.21	0.27	C11
食管	61	2.48	7.98	4.32	4.48	0.25	0.55	15	0.72	2.06	1.12	1.14	0.03	0.19	C15
胃	54	2.19	7.07	3.89	3.97	0.26	0.47	27	1.29	3.71	2.36	2.36	0.14	0.30	C16
结直肠肛门	253	10.27	33.11	19.11	18.95	0.98	2.26	187	8.92	25.67	15.21	14.51	0.82	1.55	C18-C21
肝脏	267	10.84	34.94	22.10	21.82	1.62	2.43	100	4.77	13.73	7.63	7.37	0.43	0.83	C22
胆囊及其他	23	0.93	3.01	1.67	1.74	0.09	0.25	48	2.29	6.59	3.59	3.63	0.24	0.37	C23-C24
胰腺	25	1.01	3.27	1.88	1.81	0.07	0.21	24	1.15	3.30	1.82	1.73	0.08	0.18	C25
喉	32	1.30	4.19	2.38	2.41	0.13	0.29	4	0.19	0.55	0.29	0.28	0.01	0.03	C32
气管,支气管,肺	852	34.58	111.49	62.28	62.65	3.08	7.73	235	11.21	32.26	18.30	17.80	0.96	2.03	C33-C34
其他的胸腔器官	8	0.32	1.05	0.54	0.54	0.04	0.06	5	0.24	0.69	0.55	0.75	0.05	0.05	C37-C38
骨	5	0.20	0.65	0.42	0.38	0.01	0.03	8	0.38	1.10	1.31	1.18	0.08	0.10	C40-C41
皮肤的黑色素瘤	9	0.37	1.18	0.71	0.66	0.04	0.07	3	0.14	0.41	0.21	0.22	0.02	0.02	C43
乳房	3	0.12	0.39	0.43	0.84	0.04	0.04	292	13.93	40.09	27.59	25.90	2.21	2.71	C50
子宫颈	0	0.00	0.00	0.00	0.00	0.00	0.00	313	14.93	42.97	27.18	25.86	1.92	2.91	C53
子宫体及子宫部位不明	0	0.00	0.00	0.00	0.00	0.00	0.00	115	5.49	15.79	9.43	9.31	0.76	1.11	C54-C55
卵巢	0	0.00	0.00	0.00	0.00	0.00	0.00	56	2.67	7.69	6.22	5.96	0.47	0.60	C56
前列腺	83	3.37	10.86	5.62	5.49	0.08	0.52	0	0.00	0.00	0.00	0.00	0.00	0.00	C61
睾丸	5	0.20	0.65	0.69	0.60	0.05	0.05	0	0.00	0.00	0.00	0.00	0.00	0.00	C62
肾及泌尿系统不明	63	2.56	8.24	5.41	5.07	0.30	0.58	35	1.67	4.81	3.03	3.24	0.12	0.32	C64-C66,C68
膀胱	93	3.77	12.17	6.85	6.73	0.31	0.79	26	1.24	3.57	1.82	1.83	0.10	0.22	C67
脑,神经系统	82	3.33	10.73	8.09	8.08	0.51	0.78	137	6.54	18.81	12.91	13.50	0.89	1.30	C70-C72,D32-D33,D42-D43
甲状腺	73	2.96	9.55	9.46	7.65	0.62	0.67	183	8.73	25.12	24.37	20.68	1.60	1.76	C73
淋巴瘤	95	3.86	12.43	8.63	8.26	0.42	0.88	61	2.91	8.37	5.74	5.77	0.36	0.62	C81-C85,C88,C90,C96
白血病	94	3.81	12.30	9.10	9.58	0.51	0.91	67	3.20	9.20	6.32	6.97	0.36	0.68	C91-C95,D45-D47
不明及其它恶性肿瘤	107	4.34	14.00	9.07	9.02	0.56	0.93	108	5.15	14.83	8.49	7.90	0.39	0.81	A_O
所有部位合计	2 464	100.00	322.44	199.28	196.19	11.17	22.12	2 096	100.00	287.77	190.05	182.30	12.38	19.16	ALL
所有部位除外 C44	2 432	98.70	318.26	196.98	193.92	11.05	21.88	2 062	98.38	283.10	187.81	180.17	12.31	18.95	ALLbC44

表 6-7b　长沙市浏阳市 2019 年恶性肿瘤死亡主要指标

部位	男性 病例数(人)	构成(%)	粗率(1/10^5)	中标率(1/10^5)	世标率(1/10^5)	0~64岁累积率(%)	0~74岁累积率(%)	女性 病例数(人)	构成(%)	粗率(1/10^5)	中标率(1/10^5)	世标率(1/10^5)	0~64岁累积率(%)	0~74岁累积率(%)	ICD10
口腔和咽喉（除外鼻咽）	46	2.83	6.02	3.89	3.72	0.29	0.39	7	0.82	0.96	0.47	0.49	0.02	0.08	C00-C10,C12-C14
鼻咽	23	1.42	3.01	1.97	1.91	0.13	0.24	11	1.29	1.51	0.89	1.00	0.10	0.12	C11
食管	52	3.20	6.80	3.77	3.86	0.19	0.49	9	1.06	1.24	0.63	0.57	0.00	0.09	C15
胃	39	2.40	5.10	2.80	2.78	0.14	0.34	27	3.17	3.71	1.94	1.89	0.10	0.18	C16
结直肠肛门	122	7.52	15.97	8.90	8.89	0.37	0.92	78	9.17	10.71	5.21	5.20	0.15	0.55	C18-C21
肝脏	219	13.49	28.66	17.28	17.10	1.14	1.86	77	9.05	10.57	5.94	5.72	0.33	0.59	C22
胆囊及其他	18	1.11	2.36	1.37	1.41	0.09	0.15	31	3.64	4.26	2.25	2.28	0.12	0.28	C23-C24
胰腺	29	1.79	3.80	2.30	2.25	0.11	0.21	18	2.12	2.47	1.24	1.15	0.02	0.17	C25
喉	29	1.79	3.80	2.06	1.98	0.06	0.23	0	0.00	0.00	0.00	0.00	0.00	0.00	C32
气管,支气管,肺	722	44.49	94.48	52.00	52.64	2.37	6.39	178	20.92	24.44	12.70	12.46	0.56	1.43	C33-C34
其他的胸腔器官	2	0.12	0.26	0.38	0.33	0.03	0.03	2	0.24	0.27	0.20	0.34	0.02	0.02	C37-C38
骨	9	0.55	1.18	0.87	0.92	0.03	0.09	5	0.59	0.69	0.50	0.44	0.03	0.04	C40-C41
皮肤的黑色素瘤	3	0.18	0.39	0.29	0.26	0.01	0.03	2	0.24	0.27	0.08	0.09	0.00	0.00	C43
乳房	1	0.06	0.13	0.07	0.08	0.00	0.01	70	8.23	9.61	6.01	6.07	0.49	0.64	C50
子宫颈	0	0.00	0.00	0.00	0.00	0.00	0.00	112	13.16	15.38	7.74	7.55	0.28	0.83	C53
子宫体及子宫部位不明	0	0.00	0.00	0.00	0.00	0.00	0.00	24	2.82	3.30	1.69	1.68	0.08	0.22	C54-C55
卵巢	0	0.00	0.00	0.00	0.00	0.00	0.00	22	2.59	3.02	1.68	1.73	0.11	0.24	C56
前列腺	41	2.53	5.37	2.53	2.56	0.01	0.16	0	0.00	0.00	0.00	0.00	0.00	0.00	C61
睾丸	2	0.12	0.26	0.13	0.13	0.01	0.01	0	0.00	0.00	0.00	0.00	0.00	0.00	C62
肾及泌尿系统不明	17	1.05	2.22	1.27	1.21	0.04	0.11	16	1.88	2.20	1.25	1.38	0.06	0.12	C64-C66,C68
膀胱	56	3.45	7.33	3.74	3.37	0.05	0.26	8	0.94	1.10	0.37	0.43	0.00	0.03	C67
脑,神经系统	41	2.53	5.37	3.67	3.48	0.19	0.37	46	5.41	6.32	3.94	4.14	0.28	0.44	C70-C72,D32-D33,D42-D43
甲状腺	0	0.00	0.00	0.00	0.00	0.00	0.00	3	0.35	0.41	0.22	0.22	0.01	0.03	C73
淋巴瘤	59	3.64	7.72	4.37	4.05	0.13	0.48	36	4.23	4.94	2.89	2.92	0.20	0.34	C81-C85,C88,C90,C96
白血病	43	2.65	5.63	3.84	3.97	0.17	0.43	26	3.06	3.57	3.01	2.91	0.15	0.27	C91-C95,D45-D47
不明及其它恶性肿瘤	50	3.08	6.54	3.62	3.78	0.16	0.46	43	5.05	5.90	2.89	2.74	0.07	0.26	A_O
所有部位合计	1 623	100.00	212.39	121.11	120.67	5.72	13.65	851	100.00	116.84	63.76	63.41	3.17	6.99	ALL
所有部位除外 C44	1 609	99.14	210.56	120.14	119.74	5.71	13.52	845	99.29	116.01	63.48	63.08	3.15	6.97	ALLbC44

表 6—8a 长沙市宁乡市 2019 年恶性肿瘤发病主要指标

部位	男性							病例数 (人)	构成 (%)	女性						ICD10
	病例数 (人)	构成 (%)	粗率 (1/10⁵)	中标率 (1/10⁵)	世标率 (1/10⁵)	0~64 岁 累积率(%)	0~74 岁 累积率(%)			粗率 (1/10⁵)	中标率 (1/10⁵)	世标率 (1/10⁵)	0~64 岁 累积率(%)	0~74 岁 累积率(%)	
口腔和咽喉（除外鼻咽）	128	5.29	17.66	11.11	10.45	0.84	1.19	27	1.34	3.83	2.67	2.30	0.17	0.24	C00-C10,C12-C14
鼻咽	54	2.23	7.45	4.95	4.54	0.35	0.49	22	1.09	3.12	2.40	2.22	0.18	0.21	C11
食管	100	4.13	13.80	6.91	7.21	0.47	0.88	16	0.79	2.27	1.24	1.19	0.09	0.12	C15
胃	87	3.60	12.00	6.48	6.61	0.41	0.88	52	2.58	7.37	4.57	4.29	0.30	0.50	C16
结直肠肛门	332	13.72	45.81	24.90	24.78	1.51	3.05	230	11.40	32.62	19.15	18.26	1.24	2.13	C18-C21
肝脏	197	8.14	27.18	14.71	14.82	0.94	1.80	65	3.22	9.22	5.41	5.34	0.36	0.65	C22
胆囊及其他	34	1.40	4.69	2.27	2.24	0.10	0.23	41	2.03	5.81	3.16	3.11	0.20	0.39	C23-C24
胰腺	31	1.28	4.28	2.32	2.28	0.16	0.27	28	1.39	3.97	2.57	2.58	0.19	0.32	C25
喉	23	0.95	3.17	1.52	1.52	0.08	0.17	4	0.20	0.57	0.19	0.19	0.01	0.01	C32
气管,支气管,肺	841	34.75	116.03	59.94	60.55	3.63	7.88	285	14.13	40.42	22.03	21.16	1.22	2.50	C33-C34
其他的胸腔器官	5	0.21	0.69	0.48	0.50	0.05	0.05	6	0.30	0.85	0.65	0.53	0.04	0.06	C37-C38
骨	12	0.50	1.66	0.98	0.94	0.04	0.09	7	0.35	0.99	0.49	0.51	0.03	0.07	C40-C41
皮肤的黑色素瘤	5	0.21	0.69	0.40	0.31	0.02	0.03	5	0.25	0.71	0.46	0.46	0.05	0.05	C43
乳房	39	1.61	5.38	3.49	3.29	0.27	0.38	365	18.10	51.76	35.52	33.08	2.85	3.52	C50
子宫颈	0	0.00	0.00	0.00	0.00	0.00	0.00	246	12.20	34.89	23.19	21.12	1.71	2.20	C53
子宫体及子宫部位不明	0	0.00	0.00	0.00	0.00	0.00	0.00	96	4.76	13.61	8.02	7.69	0.61	0.81	C54-C55
卵巢	0	0.00	0.00	0.00	0.00	0.00	0.00	75	3.72	10.64	7.00	6.60	0.50	0.71	C56
前列腺	79	3.26	10.90	5.09	5.06	0.14	0.54	0	0.00	0.00	0.00	0.00	0.00	0.00	C61
睾丸	3	0.12	0.41	0.27	0.26	0.02	0.03	0	0.00	0.00	0.00	0.00	0.00	0.00	C62
肾及泌尿系统不明	39	1.61	5.38	3.08	2.95	0.19	0.37	18	0.89	2.55	1.31	1.32	0.09	0.15	C64-C66,C68
膀胱	45	1.86	6.21	3.42	3.28	0.16	0.36	9	0.45	1.28	0.55	0.52	0.02	0.05	C67
脑,神经系统	58	2.40	8.00	6.53	5.86	0.38	0.58	75	3.72	10.64	6.90	6.54	0.46	0.71	C70-C72,D32-D33,D42-D43
甲状腺	56	2.31	7.73	7.53	6.23	0.49	0.59	127	6.30	18.01	16.19	14.13	1.14	1.23	C73
淋巴瘤	65	2.69	8.97	5.86	6.05	0.37	0.59	49	2.43	6.95	4.27	4.20	0.30	0.46	C81-C85,C88,C90,C96
白血病	45	1.86	6.21	4.91	4.40	0.29	0.43	44	2.18	6.24	4.31	4.90	0.30	0.43	C91-C95,D45-D47
不明及其它恶性肿瘤	142	5.87	19.59	11.68	11.41	0.67	1.25	125	6.20	17.73	11.85	11.52	0.77	1.16	A_O
所有部位合计	2 420	100.00	333.89	188.83	185.55	11.56	22.14	2 017	100.00	286.04	184.08	173.76	12.84	18.68	ALL
所有部位除外 C44	2 412	99.67	332.78	188.20	184.98	11.54	22.08	2 006	99.45	284.48	183.02	172.73	12.76	18.59	ALLbC44

表6-8b 长沙市宁乡市2019年恶性肿瘤死亡主要指标

部位	男性							女性							ICD10
	病例数(人)	构成(%)	粗率(1/10^5)	中标率(1/10^5)	世标率(1/10^5)	0~64岁累积率(%)	0~74岁累积率(%)	病例数(人)	构成(%)	粗率(1/10^5)	中标率(1/10^5)	世标率(1/10^5)	0~64岁累积率(%)	0~74岁累积率(%)	
口腔和咽喉(除外鼻咽)	46	2.83	6.02	3.89	3.72	0.29	0.39	7	0.82	0.96	0.47	0.49	0.02	0.08	C00-C10,C12-C14
鼻咽	23	1.42	3.01	1.97	1.91	0.13	0.24	11	1.29	1.51	0.89	1.00	0.10	0.12	C11
食管	52	3.20	6.80	3.77	3.86	0.19	0.49	9	1.06	1.24	0.63	0.57	0.00	0.09	C15
胃	39	2.40	5.10	2.80	2.78	0.14	0.34	27	3.17	3.71	1.94	1.89	0.10	0.18	C16
结直肠肛门	122	7.52	15.97	8.90	8.89	0.37	0.92	78	9.17	10.71	5.21	5.20	0.15	0.55	C18-C21
肝脏	219	13.49	28.66	17.28	17.10	1.14	1.86	77	9.05	10.57	5.94	5.72	0.33	0.59	C22
胆囊及其他	18	1.11	2.36	1.37	1.41	0.09	0.15	31	3.64	4.26	2.25	2.28	0.12	0.28	C23-C24
胰腺	29	1.79	3.80	2.30	2.25	0.11	0.21	18	2.12	2.47	1.24	1.15	0.02	0.17	C25
喉	29	1.79	3.80	2.06	1.98	0.06	0.23	0	0.00	0.00	0.00	0.00	0.00	0.00	C32
气管,支气管,肺	722	44.49	94.48	52.00	52.64	2.37	6.39	178	20.92	24.44	12.70	12.46	0.56	1.43	C33-C34
其他的胸腔器官	2	0.12	0.26	0.38	0.33	0.03	0.03	2	0.24	0.27	0.20	0.34	0.02	0.02	C37-C38
骨	9	0.55	1.18	0.87	0.92	0.03	0.09	5	0.59	0.69	0.50	0.44	0.03	0.04	C40-C41
皮肤的黑色素瘤	3	0.18	0.39	0.29	0.26	0.01	0.03	2	0.24	0.27	0.08	0.09	0.00	0.00	C43
乳房	1	0.06	0.13	0.07	0.08	0.00	0.01	70	8.23	9.61	6.01	6.07	0.49	0.64	C50
子宫颈	0	0.00	0.00	0.00	0.00	0.00	0.00	112	13.16	15.38	7.74	7.55	0.28	0.83	C53
子宫体及子宫部位不明	0	0.00	0.00	0.00	0.00	0.00	0.00	24	2.82	3.30	1.69	1.68	0.08	0.22	C54-C55
卵巢	0	0.00	0.00	0.00	0.00	0.00	0.00	22	2.59	3.02	1.68	1.73	0.11	0.24	C56
前列腺	41	2.53	5.37	2.53	2.56	0.01	0.16	0	0.00	0.00	0.00	0.00	0.00	0.00	C61
睾丸	2	0.12	0.26	0.13	0.13	0.00	0.01	0	0.00	0.00	0.00	0.00	0.00	0.00	C62
肾及泌尿系统不明	17	1.05	2.22	1.27	1.21	0.04	0.11	16	1.88	2.20	1.25	1.38	0.06	0.12	C64-C66,C68
膀胱	56	3.45	7.33	3.74	3.37	0.05	0.26	8	0.94	1.10	0.37	0.43	0.00	0.03	C67
脑,神经系统	41	2.53	5.37	3.67	3.48	0.19	0.37	46	5.41	6.32	3.94	4.14	0.28	0.44	C70-C72,D32-D33,D42-D43
甲状腺	0	0.00	0.00	0.00	0.00	0.00	0.00	3	0.35	0.41	0.22	0.22	0.01	0.03	C73
淋巴瘤	59	3.64	7.72	4.37	4.05	0.13	0.48	36	4.23	4.94	2.89	2.92	0.20	0.34	C81-C85,C88,C90,C96
白血病	43	2.65	5.63	3.84	3.97	0.17	0.43	26	3.06	3.57	3.01	2.91	0.15	0.27	C91-C95,D45-D47
不明及其它恶性肿瘤	50	3.08	6.54	3.62	3.78	0.16	0.46	43	5.05	5.90	2.89	2.74	0.07	0.26	A_O
所有部位合计	1 623	100.00	212.39	121.11	120.67	5.72	13.65	851	100.00	116.84	63.76	63.41	3.17	6.99	ALL
所有部位除外C44	1 609	99.14	210.56	120.14	119.74	5.71	13.52	845	99.29	116.01	63.48	63.08	3.15	6.97	ALLbC44

表6-9a 长沙市天心区2019年恶性肿瘤发病主要指标

部位	男性							女性							ICD10
	病例数(人)	构成(%)	粗率(1/10⁵)	中标率(1/10⁵)	世标率(1/10⁵)	0~64岁累积率(%)	0~74岁累积率(%)	病例数(人)	构成(%)	粗率(1/10⁵)	中标率(1/10⁵)	世标率(1/10⁵)	0~64岁累积率(%)	0~74岁累积率(%)	
口腔和咽喉(除外鼻咽)	69	5.53	27.41	21.96	21.78	1.55	2.62	8	0.73	3.20	2.36	2.53	0.15	0.30	C00-C10,C12-C14
鼻咽	30	2.40	11.92	10.15	9.76	0.73	1.01	13	1.19	5.21	3.76	3.94	0.36	0.46	C11
食管	53	4.25	21.06	15.64	16.62	1.33	2.02	3	0.27	1.20	0.86	0.73	0.00	0.08	C15
胃	44	3.53	17.48	13.21	13.11	0.68	1.58	24	2.19	9.61	6.81	6.70	0.21	0.83	C16
结直肠肛门	189	15.14	75.08	55.50	55.79	2.42	6.24	127	11.58	50.87	34.56	33.88	1.34	3.27	C18-C21
肝脏	77	6.17	30.59	24.25	25.40	1.70	3.03	32	2.92	12.82	8.30	8.05	0.34	0.66	C22
胆囊及其他	12	0.96	4.77	3.52	3.28	0.17	0.32	15	1.37	6.01	4.13	4.00	0.21	0.38	C23-C24
胰腺	19	1.52	7.55	5.71	5.77	0.22	0.71	9	0.82	3.60	2.52	2.46	0.17	0.29	C25
喉	22	1.76	8.74	6.50	6.95	0.50	0.83	2	0.18	0.80	0.50	0.53	0.03	0.08	C32
气管,支气管,肺	336	26.92	133.48	100.07	101.05	4.60	12.27	159	14.49	63.69	45.68	45.16	2.10	5.31	C33-C34
其他的胸腔器官	5	0.40	1.99	1.75	1.96	0.10	0.18	3	0.27	1.20	0.93	0.93	0.06	0.11	C37-C38
骨	6	0.48	2.38	1.80	1.97	0.12	0.22	4	0.36	1.60	1.04	0.96	0.03	0.08	C40-C41
皮肤的黑色素瘤	2	0.16	0.79	0.57	0.58	0.03	0.11	4	0.36	1.60	1.08	0.97	0.03	0.11	C43
乳房	4	0.32	1.59	1.06	1.03	0.07	0.14	228	20.78	91.32	68.09	67.64	4.81	7.94	C50
子宫颈	0	0.00	0.00	0.00	0.00	0.00	0.00	82	7.47	32.84	23.91	23.33	1.96	2.78	C53
子宫体及子宫部位不明	0	0.00	0.00	0.00	0.00	0.00	0.00	45	4.10	18.02	13.65	13.37	1.06	1.56	C54-C55
卵巢	0	0.00	0.00	0.00	0.00	0.00	0.00	23	2.10	9.21	7.79	7.30	0.53	0.77	C56
前列腺	80	6.41	31.78	22.12	22.42	0.22	1.93	0	0.00	0.00	0.00	0.00	0.00	0.00	C61
睾丸	0	0.00	0.00	0.00	0.00	0.00	0.00	0	0.00	0.00	0.00	0.00	0.00	0.00	C62
肾及泌尿系统不明	27	2.16	10.73	8.07	7.71	0.36	1.11	14	1.28	5.61	3.67	4.07	0.34	0.52	C64-C66,C68
膀胱	65	5.21	25.82	18.72	18.39	0.67	1.87	15	1.37	6.01	4.23	4.26	0.18	0.48	C67
脑,神经系统	33	2.64	13.11	10.99	10.21	0.60	1.09	58	5.29	23.23	17.55	16.89	0.75	1.60	C70-C72,D32-D33,D43-D44
甲状腺	30	2.40	11.92	11.49	10.10	0.89	0.97	100	9.12	40.05	35.32	31.12	2.57	3.04	C73
淋巴瘤	36	2.88	14.30	10.29	10.20	0.19	1.06	34	3.10	13.62	10.19	9.78	0.57	0.92	C81-C85,C88,C90,C96
白血病	30	2.40	11.92	10.52	11.11	0.32	0.85	32	2.92	12.82	10.77	11.35	0.42	0.95	C91-C95,D45-D47
不明及其它恶性肿瘤	79	6.33	31.38	23.82	24.08	1.30	2.66	63	5.74	25.23	17.02	17.89	0.90	2.11	A_O
所有部位合计	1 248	100.00	495.80	377.70	379.26	18.77	42.84	1 097	100.00	439.40	324.71	317.83	19.13	34.60	ALL
所有部位除外C44	1 238	99.20	491.83	374.46	376.16	18.68	42.33	1 082	98.63	433.39	321.18	314.21	19.04	34.19	ALLbC44

表 6-9b 长沙市天心区 2019 年恶性肿瘤死亡主要指标

部位	男性							女性							ICD10
	病例数(人)	构成(%)	粗率(1/10⁵)	中标率(1/10⁵)	世标率(1/10⁵)	0~64岁累积率(%)	0~74岁累积率(%)	病例数(人)	构成(%)	粗率(1/10⁵)	中标率(1/10⁵)	世标率(1/10⁵)	0~64岁累积率(%)	0~74岁累积率(%)	
口腔和咽喉(除外鼻咽)	17	2.70	6.75	5.25	5.48	0.42	0.80	4	1.19	1.60	1.06	0.87	0.02	0.02	C00-C10,C12-C14
鼻咽	14	2.22	5.56	4.76	4.44	0.28	0.46	2	0.59	0.80	0.47	0.45	0.00	0.05	C11
食管	40	6.35	15.89	11.14	11.71	0.98	1.29	2	0.59	0.80	0.29	0.45	0.00	0.00	C15
胃	25	3.97	9.93	6.91	7.35	0.46	0.64	19	5.64	7.61	4.86	5.07	0.07	0.60	C16
结直肠肛门	86	13.65	34.17	23.75	23.48	0.43	2.09	56	16.62	22.43	13.75	13.89	0.32	0.95	C18-C21
肝脏	58	9.21	23.04	18.06	18.65	1.18	2.21	27	8.01	10.81	6.93	6.97	0.27	0.69	C22
胆囊及其他	10	1.59	3.97	2.95	2.91	0.10	0.17	12	3.56	4.81	3.18	3.21	0.21	0.29	C23-C24
胰腺	14	2.22	5.56	4.00	4.06	0.10	0.43	7	2.08	2.80	2.03	1.93	0.14	0.18	C25
喉	6	0.95	2.38	1.79	2.12	0.19	0.27	3	0.89	1.20	0.82	0.82	0.06	0.13	C32
气管，支气管，肺	216	34.29	85.81	64.97	64.85	2.59	7.48	71	21.07	28.44	18.54	18.78	0.65	1.86	C33-C34
其他的胸腔器官	3	0.48	1.19	0.93	0.86	0.06	0.06	0	0.00	0.00	0.00	0.00	0.00	0.00	C37-C38
骨	5	0.79	1.99	1.71	1.56	0.09	0.14	1	0.30	0.40	0.31	0.30	0.00	0.08	C40-C41
皮肤的黑色素瘤	3	0.48	1.19	0.85	0.88	0.00	0.05	2	0.59	0.80	0.55	0.43	0.00	0.00	C43
乳房	1	0.16	0.40	0.30	0.30	0.03	0.03	43	12.76	17.22	12.62	12.41	0.75	1.25	C50
子宫颈	0	0.00	0.00	0.00	0.00	0.00	0.00	18	5.34	7.21	4.68	4.85	0.24	0.49	C53
子宫体及子宫部位不明	0	0.00	0.00	0.00	0.00	0.00	0.00	9	2.67	3.60	2.47	2.24	0.07	0.20	C54-C55
卵巢	0	0.00	0.00	0.00	0.00	0.00	0.00	10	2.97	4.01	2.81	2.82	0.15	0.40	C56
前列腺	29	4.60	11.52	7.50	7.39	0.03	0.11	0	0.00	0.00	0.00	0.00	0.00	0.00	C61
睾丸	0	0.00	0.00	0.00	0.00	0.00	0.00	0	0.00	0.00	0.00	0.00	0.00	0.00	C62
肾及泌尿系统不明	11	1.75	4.37	3.20	3.10	0.10	0.41	5	1.48	2.00	1.21	1.32	0.07	0.12	C64-C66,C68
膀胱	16	2.54	6.36	4.68	4.24	0.08	0.21	5	1.48	2.00	1.24	1.08	0.00	0.00	C67
脑，神经系统	11	1.75	4.37	3.93	3.70	0.21	0.29	9	2.67	3.60	2.35	2.60	0.06	0.14	C70-C72,D32-D33,D43-D44
甲状腺	3	0.48	1.19	0.87	0.87	0.08	0.08	1	0.30	0.40	0.20	0.16	0.00	0.00	C73
淋巴瘤	15	2.38	5.96	4.17	3.87	0.06	0.37	15	4.45	6.01	4.33	4.18	0.24	0.29	C81-C85,C88,C90,C96
白血病	20	3.17	7.95	6.30	5.61	0.07	0.45	5	1.48	2.00	1.23	1.23	0.06	0.18	C91-C95,D45-D47
不明及其它恶性肿瘤	27	4.29	10.73	8.20	7.64	0.24	0.81	11	3.26	4.41	2.52	2.78	0.13	0.23	A_O
所有部位合计	630	100.00	250.28	186.22	185.09	7.77	18.85	337	100.00	134.98	88.44	88.85	3.51	8.13	ALL
所有部位除外 C44	626	99.37	248.69	184.96	183.98	7.77	18.69	336	99.70	134.58	88.23	88.69	3.51	8.13	ALLbC44

表6-10a 长沙市望城区 2019 年恶性肿瘤发病主要指标

部位	男性							女性							ICD10
	病例数(人)	构成(%)	粗率(1/10^5)	中标率(1/10^5)	世标率(1/10^5)	0~64岁累积率(%)	0~74岁累积率(%)	病例数(人)	构成(%)	粗率(1/10^5)	中标率(1/10^5)	世标率(1/10^5)	0~64岁累积率(%)	0~74岁累积率(%)	
口腔和咽喉(除外鼻咽)	83	6.08	25.68	20.00	19.12	1.54	2.03	13	1.16	4.11	3.15	3.28	0.23	0.36	C00-C10,C12-C14
鼻咽	23	1.68	7.12	5.66	5.55	0.38	0.63	15	1.34	4.74	4.04	3.72	0.29	0.35	C11
食管	75	5.49	23.20	15.60	15.45	0.69	1.92	16	1.43	5.05	2.72	3.13	0.06	0.14	C15
胃	60	4.40	18.56	13.70	13.53	0.67	1.21	44	3.94	13.90	8.92	9.03	0.28	0.97	C16
结直肠肛门	166	12.16	51.36	37.00	36.58	1.85	4.54	99	8.87	31.28	22.81	22.09	1.25	2.32	C18-C21
肝脏	117	8.57	36.20	25.39	26.30	1.40	3.13	54	4.84	17.06	11.11	11.05	0.33	1.20	C22
胆囊及其他	10	0.73	3.09	2.19	2.25	0.11	0.35	27	2.42	8.53	6.22	6.02	0.30	0.60	C23-C24
胰腺	20	1.47	6.19	4.29	3.99	0.13	0.38	26	2.33	8.21	5.06	4.93	0.15	0.56	C25
喉	26	1.90	8.04	5.62	5.63	0.32	0.62	2	0.18	0.63	0.23	0.36	0.00	0.00	C32
气管,支气管,肺	398	29.16	123.13	86.57	85.80	3.52	10.06	171	15.32	54.03	36.47	35.83	1.31	4.19	C33-C34
其他的胸腔器官	4	0.29	1.24	1.25	1.25	0.10	0.15	2	0.18	0.63	0.55	0.44	0.04	0.04	C37-C38
骨	9	0.66	2.78	2.11	2.30	0.14	0.28	2	0.18	0.63	0.28	0.36	0.02	0.02	C40-C41
皮肤的黑色素瘤	3	0.22	0.93	0.70	0.79	0.09	0.09	3	0.27	0.95	0.71	0.62	0.05	0.05	C43
乳房	5	0.37	1.55	1.03	1.07	0.00	0.14	184	16.49	58.13	47.90	45.03	3.63	4.71	C50
子宫颈	0	0.00	0.00	0.00	0.00	0.00	0.00	75	6.72	23.70	18.91	18.33	1.51	2.04	C53
子宫体及子宫部位不明	0	0.00	0.00	0.00	0.00	0.00	0.00	51	4.57	16.11	10.76	10.72	0.92	1.15	C54-C55
卵巢	0	0.00	0.00	0.00	0.00	0.00	0.00	36	3.23	11.37	9.18	9.12	0.77	1.06	C56
前列腺	47	3.44	14.54	9.96	10.00	0.22	0.82	0	0.00	0.00	0.00	0.00	0.00	0.00	C61
睾丸	4	0.29	1.24	1.02	0.84	0.07	0.07	0	0.00	0.00	0.00	0.00	0.00	0.00	C62
肾及泌尿系统不明	16	1.17	4.95	3.46	3.29	0.10	0.40	12	1.08	3.79	2.70	3.12	0.29	0.29	C64-C66,C68
膀胱	42	3.08	12.99	8.99	9.08	0.37	1.14	11	0.99	3.48	2.40	2.29	0.10	0.19	C67
脑,神经系统	42	3.08	12.99	10.27	10.42	0.64	1.03	63	5.65	19.90	15.25	14.78	0.77	1.69	C70-C72,D32-D33,D43-D44
甲状腺	32	2.34	9.90	9.98	8.06	0.62	0.72	84	7.53	26.54	25.64	21.29	1.75	2.03	C73
淋巴瘤	36	2.64	11.14	8.34	8.13	0.53	0.92	30	2.69	9.48	6.60	6.58	0.40	0.76	C81-C85,C88,C90,C96
白血病	46	3.37	14.23	11.80	11.92	0.62	1.20	17	1.52	5.37	3.64	3.79	0.16	0.37	C91-C95,D45-D47
不明及其它恶性肿瘤	101	7.40	31.25	23.63	23.83	1.25	2.44	79	7.08	24.96	18.16	17.80	1.03	1.80	A_O
所有部位合计	1 365	100.00	422.31	308.56	305.18	15.36	34.27	1 116	100.00	352.59	263.43	253.69	15.67	26.91	ALL
所有部位除外 C44	1 345	98.53	416.12	303.36	299.80	14.99	33.72	1 106	99.10	349.43	260.92	251.32	15.50	26.71	ALLbC44

表 6-10b　长沙市望城区 2019 年恶性肿瘤死亡主要指标

部位	男性								女性								ICD10
	病例数（人）	构成（%）	粗率（1/10⁵）	中标率（1/10⁵）	世标率（1/10⁵）	0~64 岁累积率（%）	0~74 岁累积率（%）		病例数（人）	构成（%）	粗率（1/10⁵）	中标率（1/10⁵）	世标率（1/10⁵）	0~64 岁累积率（%）	0~74 岁累积率（%）		
口腔和咽喉（除外鼻咽）	29	3.03	8.97	6.16	5.87	0.35	0.68		9	1.55	2.84	1.84	1.89	0.10	0.10		C00-C10,C12-C14
鼻咽	13	1.36	4.02	2.83	2.75	0.21	0.26		5	0.86	1.58	0.93	0.92	0.02	0.06		C11
食管	56	5.86	17.33	11.85	11.66	0.52	1.12		21	3.61	6.63	3.63	3.88	0.03	0.21		C15
胃	52	5.44	16.09	10.58	10.83	0.26	0.63		37	6.36	11.69	7.57	7.70	0.30	0.83		C16
结直肠肛门	75	7.85	23.20	16.24	16.23	0.51	1.75		50	8.59	15.80	9.58	9.65	0.26	0.91		C18-C21
肝脏	119	12.45	36.82	25.89	25.95	1.33	2.65		65	11.17	20.54	12.48	12.73	0.41	1.12		C22
胆囊及其他	6	0.63	1.86	1.30	1.24	0.06	0.16		14	2.41	4.42	3.13	2.94	0.11	0.22		C23-C24
胰腺	28	2.93	8.66	5.74	5.82	0.17	0.39		19	3.26	6.00	3.67	3.53	0.09	0.34		C25
喉	15	1.57	4.64	3.17	3.35	0.18	0.44		4	0.69	1.26	0.78	1.01	0.08	0.08		C32
气管，支气管，肺	372	38.91	115.09	79.52	78.21	2.37	9.04		138	23.71	43.60	27.83	27.49	1.00	2.92		C33-C34
其他的胸腔器官	2	0.21	0.62	0.48	0.38	0.01	0.05		2	0.34	0.63	0.39	0.38	0.04	0.04		C37-C38
骨	7	0.73	2.17	1.78	1.86	0.10	0.21		2	0.34	0.63	0.35	0.36	0.00	0.00		C40-C41
皮肤的黑色素瘤	3	0.31	0.93	0.58	0.73	0.06	0.06		0	0.00	0.00	0.00	0.00	0.00	0.00		C43
乳房	5	0.52	1.55	1.27	1.20	0.07	0.16		55	9.45	17.38	12.48	12.13	0.86	1.26		C50
子宫颈	0	0.00	0.00	0.00	0.00	0.00	0.00		25	4.30	7.90	5.53	5.41	0.41	0.58		C53
子宫体及子宫部位不明	0	0.00	0.00	0.00	0.00	0.00	0.00		14	2.41	4.42	2.86	2.89	0.14	0.34		C54-C55
卵巢	0	0.00	0.00	0.00	0.00	0.00	0.00		18	3.09	5.69	3.49	3.45	0.29	0.39		C56
前列腺	23	2.41	7.12	4.84	5.17	0.12	0.45		0	0.00	0.00	0.00	0.00	0.00	0.00		C61
睾丸	1	0.10	0.31	0.19	0.15	0.00	0.00		0	0.00	0.00	0.00	0.00	0.00	0.00		C62
肾及泌尿系统不明	5	0.52	1.55	1.08	1.01	0.02	0.09		6	1.03	1.90	1.34	1.81	0.12	0.18		C64-C66,C68
膀胱	20	2.09	6.19	4.33	4.33	0.16	0.34		6	1.03	1.90	1.16	1.07	0.03	0.03		C67
脑，神经系统	22	2.30	6.81	4.87	4.72	0.23	0.51		21	3.61	6.63	4.76	4.60	0.23	0.47		C70-C72,D32-D33,D43-D44
甲状腺	1	0.10	0.31	0.16	0.18	0.02	0.02		5	0.86	1.58	1.14	1.08	0.09	0.09		C73
淋巴瘤	23	2.41	7.12	5.30	5.11	0.31	0.46		10	1.72	3.16	1.86	1.92	0.06	0.19		C81-C85,C88,C90,C96
白血病	23	2.41	7.12	6.24	6.42	0.41	0.59		14	2.41	4.42	3.65	3.79	0.19	0.39		C91-C95,D45-D47
不明及其它恶性肿瘤	56	5.86	17.33	12.01	12.53	0.34	1.05		42	7.22	13.27	9.54	9.21	0.58	0.73		A_O
所有部位合计	956	100.00	295.77	206.42	205.66	7.82	21.08		582	100.00	183.88	119.99	119.83	5.45	11.48		ALL
所有部位除外 C44	950	99.37	293.91	205.28	204.37	7.80	20.97		581	99.83	183.56	119.76	119.65	5.45	11.48		ALLbC44

表6-11a 长沙市雨花区 2019 年恶性肿瘤发病主要指标

部位	男性							女性							ICD10
	病例数(人)	构成(%)	粗率(1/10^5)	中标率(1/10^5)	世标率(1/10^5)	0~64岁累积率(%)	0~74岁累积率(%)	病例数(人)	构成(%)	粗率(1/10^5)	中标率(1/10^5)	世标率(1/10^5)	0~64岁累积率(%)	0~74岁累积率(%)	
口腔和咽喉(除外鼻咽)	77	4.98	21.11	16.45	16.46	1.26	1.90	26	1.90	7.13	5.16	5.14	0.32	0.59	C00-C10,C12-C14
鼻咽	34	2.20	9.32	7.40	7.07	0.45	0.85	9	0.66	2.47	1.83	1.76	0.11	0.25	C11
食管	44	2.85	12.06	9.57	9.55	0.75	1.22	13	0.95	3.56	2.54	2.54	0.14	0.26	C15
胃	60	3.88	16.45	12.36	12.32	0.60	1.35	44	3.21	12.06	8.72	9.06	0.53	1.03	C16
结直肠肛门	198	12.82	54.27	41.35	41.14	1.93	4.66	184	13.44	50.44	35.14	35.55	1.72	4.12	C18-C21
肝脏	117	7.57	32.07	24.62	24.77	1.55	2.73	40	2.92	10.97	7.71	7.98	0.52	0.90	C22
胆囊及其他	26	1.68	7.13	5.33	5.61	0.23	0.62	25	1.83	6.85	5.10	5.07	0.22	0.59	C23-C24
胰腺	18	1.17	4.93	3.66	3.85	0.20	0.40	21	1.53	5.76	4.24	4.09	0.17	0.52	C25
喉	22	1.42	6.03	4.61	4.76	0.26	0.55	1	0.07	0.27	0.22	0.21	0.00	0.05	C32
气管,支气管,肺	499	32.30	136.77	105.91	106.60	5.17	12.58	203	14.83	55.65	39.51	39.78	2.31	4.15	C33-C34
其他的胸腔器官	12	0.78	3.29	2.30	2.40	0.16	0.20	4	0.29	1.10	0.79	0.86	0.05	0.10	C37-C38
骨	7	0.45	1.92	2.13	1.90	0.10	0.16	7	0.51	1.92	1.47	1.30	0.05	0.11	C40-C41
皮肤的黑色素瘤	2	0.13	0.55	0.59	0.54	0.02	0.06	3	0.22	0.82	0.60	0.51	0.00	0.05	C43
乳房	10	0.65	2.74	2.11	2.08	0.09	0.16	285	20.82	78.13	58.71	58.42	4.54	6.63	C50
子宫颈	0	0.00	0.00	0.00	0.00	0.00	0.00	109	7.96	29.88	22.20	21.80	1.76	2.65	C53
子宫体及子宫部位不明	0	0.00	0.00	0.00	0.00	0.00	0.00	36	2.63	9.87	6.84	6.97	0.64	0.78	C54-C55
卵巢	0	0.00	0.00	0.00	0.00	0.00	0.00	32	2.34	8.77	6.89	6.70	0.50	0.86	C56
前列腺	84	5.44	23.02	16.31	16.81	0.50	1.44	0	0.00	0.00	0.00	0.00	0.00	0.00	C61
睾丸	2	0.13	0.55	0.49	0.65	0.03	0.03	0	0.00	0.00	0.00	0.00	0.00	0.00	C62
肾及泌尿系统不明	31	2.01	8.50	6.78	6.38	0.32	0.65	21	1.53	5.76	4.15	4.04	0.22	0.50	C64-C66,C68
膀胱	46	2.98	12.61	8.99	8.91	0.21	0.71	14	1.02	3.84	2.85	2.83	0.17	0.39	C67
脑,神经系统	33	2.14	9.05	7.45	7.71	0.49	0.73	57	4.16	15.63	11.85	12.10	0.61	1.34	C70-C72,D32-D33,D43-D44
甲状腺	45	2.91	12.33	10.92	9.59	0.81	0.96	93	6.79	25.49	21.44	18.98	1.58	1.77	C73
淋巴瘤	62	4.01	16.99	13.48	13.63	0.76	1.35	40	2.92	10.97	8.17	7.58	0.29	0.89	C81-C85,C88,C90,C96
白血病	45	2.91	12.33	10.20	10.80	0.36	0.84	22	1.61	6.03	4.59	4.54	0.20	0.39	C91-C95,D45-D47
不明及其它恶性肿瘤	71	4.60	19.46	15.09	15.86	0.74	1.48	80	5.84	21.93	16.71	17.08	0.93	1.85	A_O
所有部位合计	1 545	100.00	423.47	328.13	329.36	16.97	35.62	1 369	100.00	375.28	277.43	274.88	17.58	30.77	ALL
所有部位除外 C44	1 535	99.35	420.73	326.05	327.11	16.88	35.37	1 360	99.34	372.81	275.58	272.99	17.43	30.53	ALLbC44

表6-11b　长沙市雨花区2019年恶性肿瘤死亡主要指标

部位	男性							女性							ICD10
	病例数（人）	构成（%）	粗率（1/10⁵）	中标率（1/10⁵）	世标率（1/10⁵）	0~64岁累积率（%）	0~74岁累积率（%）	病例数（人）	构成（%）	粗率（1/10⁵）	中标率（1/10⁵）	世标率（1/10⁵）	0~64岁累积率（%）	0~74岁累积率（%）	
口腔和咽喉（除外鼻咽）	20	2.64	5.48	4.19	4.39	0.41	0.54	5	1.26	1.37	1.01	1.03	0.11	0.11	C00-C10,C12-C14
鼻咽	11	1.45	3.02	2.16	2.17	0.11	0.28	5	1.26	1.37	1.03	1.07	0.05	0.19	C11
食管	40	5.28	10.96	8.63	8.92	0.62	1.19	3	0.76	0.82	0.44	0.48	0.00	0.03	C15
胃	19	2.51	5.21	3.93	3.98	0.18	0.45	19	4.80	5.21	3.47	3.54	0.13	0.33	C16
结直肠肛门	97	12.80	26.59	19.48	19.42	0.97	1.99	73	18.43	20.01	12.90	13.30	0.39	1.21	C18-C21
肝脏	98	12.93	26.86	20.43	20.80	1.19	1.96	27	6.82	7.40	5.51	5.58	0.40	0.54	C22
胆囊及其他	13	1.72	3.56	2.92	2.85	0.13	0.37	11	2.78	3.02	1.90	2.01	0.05	0.17	C23-C24
胰腺	17	2.24	4.66	3.70	3.99	0.33	0.50	19	4.80	5.21	3.98	3.53	0.12	0.36	C25
喉	8	1.06	2.19	1.58	1.51	0.06	0.12	2	0.51	0.55	0.29	0.35	0.02	0.02	C32
气管,支气管,肺	267	35.22	73.18	56.86	56.54	2.15	6.77	74	18.69	20.29	13.75	13.69	0.44	1.42	C33-C34
其他的胸腔器官	5	0.66	1.37	0.80	0.87	0.07	0.07	1	0.25	0.27	0.22	0.21	0.00	0.05	C37-C38
骨	5	0.66	1.37	1.18	1.01	0.05	0.05	3	0.76	0.82	0.66	0.69	0.05	0.09	C40-C41
皮肤的黑色素瘤	1	0.13	0.27	0.21	0.22	0.00	0.04	0	0.00	0.00	0.00	0.00	0.00	0.00	C43
乳房	0	0.00	0.00	0.00	0.00	0.00	0.00	56	14.14	15.35	11.46	11.29	0.89	1.34	C50
子宫颈	0	0.00	0.00	0.00	0.00	0.00	0.00	18	4.55	4.93	3.49	3.31	0.18	0.46	C53
子宫体及子宫部位不明	0	0.00	0.00	0.00	0.00	0.00	0.00	6	1.52	1.64	1.09	1.14	0.08	0.11	C54-C55
卵巢	0	0.00	0.00	0.00	0.00	0.00	0.00	7	1.77	1.92	1.49	1.48	0.13	0.17	C56
前列腺	35	4.62	9.59	6.01	6.26	0.04	0.29	0	0.00	0.00	0.00	0.00	0.00	0.00	C61
睾丸	0	0.00	0.00	0.00	0.00	0.00	0.00	0	0.00	0.00	0.00	0.00	0.00	0.00	C62
肾及泌尿系统不明	9	1.19	2.47	1.86	1.66	0.06	0.15	5	1.26	1.37	0.87	1.01	0.05	0.08	C64-C66,C68
膀胱	15	1.98	4.11	3.04	3.31	0.11	0.52	2	0.51	0.55	0.34	0.32	0.00	0.03	C67
脑,神经系统	16	2.11	4.39	3.70	4.07	0.28	0.40	6	1.52	1.64	1.24	1.24	0.04	0.16	C70-C72,D32-D33,D43-D44
甲状腺	2	0.26	0.55	0.50	0.44	0.05	0.05	9	2.27	2.47	1.97	1.90	0.18	0.18	C73
淋巴瘤	33	4.35	9.05	7.05	7.02	0.36	0.86	14	3.54	3.84	2.91	2.90	0.13	0.34	C81-C85,C88,C90,C96
白血病	19	2.51	5.21	3.88	4.10	0.12	0.38	13	3.28	3.56	2.80	2.69	0.08	0.23	C91-C95,D45-D47
不明及其它恶性肿瘤	28	3.69	7.67	6.03	6.44	0.31	0.61	18	4.55	4.93	3.63	3.43	0.17	0.39	A_O
所有部位合计	758	100.00	207.76	158.14	159.96	7.60	17.59	396	100.00	108.55	76.45	76.19	3.71	8.02	ALL
所有部位除外 C44	754	99.47	206.67	157.26	159.14	7.60	17.53	395	99.75	108.28	76.29	76.01	3.69	8.00	ALLbC44

表 6-12a 长沙市岳麓区 2019 年恶性肿瘤发病主要指标

部位	男性							女性							ICD10
	病例数(人)	构成(%)	粗率(1/10⁵)	中标率(1/10⁵)	世标率(1/10⁵)	0~64岁累积率(%)	0~74岁累积率(%)	病例数(人)	构成(%)	粗率(1/10⁵)	中标率(1/10⁵)	世标率(1/10⁵)	0~64岁累积率(%)	0~74岁累积率(%)	
口腔和咽喉（除外鼻咽）	69	4.14	17.55	16.13	16.02	1.35	2.00	11	0.81	2.75	2.61	2.51	0.16	0.27	C00-C10,C12-C14
鼻咽	30	1.80	7.63	7.12	6.83	0.56	0.83	15	1.11	3.75	3.36	3.34	0.22	0.37	C11
食管	71	4.26	18.05	16.93	16.88	0.93	2.01	6	0.44	1.50	1.18	1.30	0.08	0.20	C15
胃	63	3.78	16.02	14.12	14.46	0.57	1.68	37	2.73	9.24	8.27	8.22	0.42	0.88	C16
结直肠肛门	224	13.44	56.96	50.70	50.91	2.10	5.89	156	11.52	38.97	32.84	32.84	1.60	3.62	C18-C21
肝脏	113	6.78	28.73	26.19	26.95	1.75	2.77	55	4.06	13.74	12.10	11.72	0.51	1.07	C22
胆囊及其他	18	1.08	4.58	4.10	4.21	0.17	0.54	23	1.70	5.75	5.24	5.33	0.28	0.61	C23-C24
胰腺	23	1.38	5.85	5.09	5.54	0.34	0.70	19	1.40	4.75	3.88	3.94	0.17	0.37	C25
喉	27	1.62	6.87	5.98	6.33	0.32	0.85	3	0.22	0.75	0.53	0.57	0.04	0.08	C32
气管,支气管,肺	457	27.41	116.20	104.27	105.15	4.58	12.00	210	15.51	52.46	46.02	45.44	1.67	5.10	C33-C34
其他的胸腔器官	9	0.54	2.29	2.30	2.24	0.18	0.22	3	0.22	0.75	0.64	0.70	0.03	0.03	C37-C38
骨	10	0.60	2.54	2.15	2.37	0.09	0.24	6	0.44	1.50	1.04	0.96	0.05	0.05	C40-C41
皮肤的黑色素瘤	5	0.30	1.27	1.10	1.25	0.06	0.13	2	0.15	0.50	0.38	0.34	0.02	0.02	C43
乳房	8	0.48	2.03	1.91	1.92	0.12	0.20	227	16.77	56.70	52.02	50.56	3.79	5.95	C50
子宫颈	0	0.00	0.00	0.00	0.00	0.00	0.00	87	6.43	21.73	19.45	18.56	1.65	2.07	C53
子宫体及子宫部位不明	0	0.00	0.00	0.00	0.00	0.00	0.00	41	3.03	10.24	8.72	8.82	0.79	1.02	C54-C55
卵巢	0	0.00	0.00	0.00	0.00	0.00	0.00	40	2.95	9.99	9.01	9.12	0.60	1.15	C56
前列腺	92	5.52	23.39	21.43	20.50	0.23	1.22	0	0.00	0.00	0.00	0.00	0.00	0.00	C61
睾丸	5	0.30	1.27	1.22	1.13	0.09	0.09	0	0.00	0.00	0.00	0.00	0.00	0.00	C62
肾及泌尿系统不明	35	2.10	8.90	7.88	8.52	0.42	0.98	28	2.07	6.99	6.51	6.64	0.33	0.83	C64-C66,C68
膀胱	41	2.46	10.43	9.33	9.36	0.38	0.88	16	1.18	4.00	3.61	3.35	0.07	0.36	C67
脑,神经系统	57	3.42	14.49	14.25	14.57	0.88	1.40	81	5.98	20.23	17.72	17.18	0.71	1.69	C70-C72,D32-D33,D43-D44
甲状腺	38	2.28	9.66	8.87	8.32	0.72	0.93	89	6.57	22.23	20.16	18.61	1.52	1.85	C73
淋巴瘤	46	2.76	11.70	10.35	11.17	0.60	1.34	47	3.47	11.74	11.07	10.49	0.53	0.98	C81-C85,C88,C90,C96
白血病	62	3.72	15.77	14.88	15.82	0.73	1.49	34	2.51	8.49	7.90	8.73	0.38	0.51	C91-C95,D45-D47
不明及其它恶性肿瘤	164	9.84	41.70	38.16	37.87	2.04	4.26	118	8.71	29.48	25.47	25.18	1.54	2.24	A_O
所有部位合计	1 667	100.00	423.88	384.46	388.31	19.20	42.67	1 354	100.00	338.22	299.73	294.41	17.15	31.33	ALL
所有部位除外 C44	1 656	99.34	421.08	381.93	385.92	19.11	42.51	1 348	99.56	336.72	298.25	293.09	17.04	31.22	ALLbC44

表6-12b 长沙市岳麓区2019年恶性肿瘤死亡主要指标

部位	男性							女性							ICD10
	病例数(人)	构成(%)	粗率(1/10^5)	中标率(1/10^5)	世标率(1/10^5)	0~64岁累积率(%)	0~74岁累积率(%)	病例数(人)	构成(%)	粗率(1/10^5)	中标率(1/10^5)	世标率(1/10^5)	0~64岁累积率(%)	0~74岁累积率(%)	
口腔和咽喉(除外鼻咽)	29	3.77	7.37	6.66	6.63	0.61	0.76	4	0.97	1.00	0.86	0.77	0.02	0.06	C00-C10,C12-C14
鼻咽	17	2.21	4.32	4.01	3.78	0.20	0.50	5	1.21	1.25	1.18	1.04	0.04	0.10	C11
食管	52	6.75	13.22	12.01	12.30	0.75	1.60	7	1.70	1.75	1.09	1.25	0.04	0.04	C15
胃	26	3.38	6.61	5.84	5.58	0.22	0.55	20	4.85	5.00	4.19	4.34	0.22	0.46	C16
结直肠肛门	75	9.74	19.07	16.78	16.42	0.48	1.68	47	11.41	11.74	9.95	9.58	0.26	0.92	C18-C21
肝脏	79	10.26	20.09	18.41	18.22	1.09	2.04	39	9.47	9.74	8.33	8.23	0.39	0.83	C22
胆囊及其他	10	1.30	2.54	2.35	2.38	0.09	0.23	15	3.64	3.75	2.96	3.22	0.17	0.37	C23-C24
胰腺	26	3.38	6.61	5.61	6.04	0.33	0.83	13	3.16	3.25	2.90	2.58	0.12	0.15	C25
喉	16	2.08	4.07	3.52	3.75	0.18	0.47	2	0.49	0.50	0.51	0.49	0.03	0.03	C32
气管,支气管,肺	265	34.42	67.38	62.11	61.91	2.74	7.08	78	18.93	19.48	16.19	16.55	0.69	1.74	C33-C34
其他的胸腔器官	1	0.13	0.25	0.24	0.24	0.00	0.06	0	0.00	0.00	0.00	0.00	0.00	0.00	C37-C38
骨	4	0.52	1.02	1.00	0.91	0.02	0.14	3	0.73	0.75	0.68	0.49	0.01	0.01	C40-C41
皮肤的黑色素瘤	2	0.26	0.51	0.46	0.46	0.00	0.10	1	0.24	0.25	0.20	0.22	0.00	0.04	C43
乳房	0	0.00	0.00	0.00	0.00	0.00	0.00	40	9.71	9.99	9.13	8.63	0.67	0.93	C50
子宫颈	0	0.00	0.00	0.00	0.00	0.00	0.00	28	6.80	6.99	6.20	6.16	0.52	0.65	C53
子宫体及子宫部位不明	0	0.00	0.00	0.00	0.00	0.00	0.00	8	1.94	2.00	1.53	1.65	0.10	0.17	C54-C55
卵巢	0	0.00	0.00	0.00	0.00	0.00	0.00	14	3.40	3.50	3.27	3.40	0.25	0.49	C56
前列腺	27	3.51	6.87	6.29	6.34	0.13	0.44	0	0.00	0.00	0.00	0.00	0.00	0.00	C61
睾丸	2	0.26	0.51	0.49	0.53	0.02	0.06	0	0.00	0.00	0.00	0.00	0.00	0.00	C62
肾及泌尿系统不明	4	0.52	1.02	0.84	0.99	0.06	0.10	2	0.49	0.50	0.41	0.42	0.00	0.00	C64-C66,C68
膀胱	12	1.56	3.05	2.76	2.87	0.10	0.31	6	1.46	1.50	1.08	1.13	0.06	0.10	C67
脑,神经系统	15	1.95	3.81	3.91	4.12	0.21	0.31	12	2.91	3.00	2.58	2.68	0.09	0.25	C70-C72,D32-D33,D43-D44
甲状腺	0	0.00	0.00	0.00	0.00	0.00	0.00	4	0.97	1.00	0.76	0.82	0.02	0.02	C73
淋巴瘤	18	2.34	4.58	4.19	4.10	0.13	0.29	10	2.43	2.50	2.15	2.21	0.07	0.13	C81-C85,C88,C90,C96
白血病	14	1.82	3.56	3.40	3.21	0.13	0.30	15	3.64	3.75	3.47	3.51	0.15	0.26	C91-C95,D45-D47
不明及其它恶性肿瘤	76	9.87	19.33	17.22	18.04	0.92	2.06	39	9.47	9.74	8.52	8.15	0.40	0.68	A_O
所有部位合计	770	100.00	195.79	178.10	178.83	8.41	19.91	412	100.00	102.91	88.13	87.53	4.33	8.43	ALL
所有部位除外C44	769	99.87	195.54	177.89	178.67	8.41	19.91	410	99.51	102.41	87.60	87.07	4.33	8.37	ALLbC44

表6-13a 郴州市临武县2019年恶性肿瘤发病主要指标

部位	男性 病例数(人)	构成(%)	粗率(1/10⁵)	中标率(1/10⁵)	世标率(1/10⁵)	累积率0~64岁(%)	累积率0~74岁(%)	女性 病例数(人)	构成(%)	粗率(1/10⁵)	中标率(1/10⁵)	世标率(1/10⁵)	累积率0~64岁(%)	累积率0~74岁(%)	ICD10
口腔和咽喉(除外鼻咽)	7	1.26	3.42	2.77	2.87	0.21	0.30	1	0.18	0.54	0.63	0.57	0.05	0.05	C00-C10,C12-C14
鼻咽	32	5.75	15.64	13.82	12.54	0.91	1.36	9	1.65	4.85	3.54	3.34	0.32	0.41	C11
食管	3	0.54	1.47	0.89	0.92	0.11	0.11	4	0.74	2.16	1.30	1.26	0.08	0.17	C15
胃	55	9.87	26.88	18.75	18.95	1.17	2.26	37	6.80	19.94	13.51	13.04	1.06	1.45	C16
结直肠肛门	60	10.77	29.32	21.63	20.97	1.49	2.20	42	7.72	22.64	13.14	13.89	0.97	1.77	C18-C21
肝脏	75	13.46	36.65	30.14	28.08	2.19	2.83	32	5.88	17.25	9.92	10.14	0.54	1.33	C22
胆囊及其他	5	0.90	2.44	1.42	1.49	0.04	0.19	12	2.21	6.47	3.58	3.79	0.30	0.45	C23-C24
胰腺	9	1.62	4.40	3.37	3.05	0.14	0.19	5	0.92	2.69	1.56	1.55	0.11	0.17	C25
喉	5	0.90	2.44	1.52	1.64	0.05	0.16	0	0.00	0.00	0.00	0.00	0.00	0.00	C32
气管,支气管,肺	139	24.96	67.93	47.51	47.15	2.91	5.71	58	10.66	31.26	20.53	19.48	1.05	2.08	C33-C34
其他的胸腔器官	1	0.18	0.49	0.45	0.49	0.03	0.03	4	0.74	2.16	2.65	2.31	0.12	0.21	C37-C38
骨	7	1.26	3.42	2.82	2.48	0.14	0.14	7	1.29	3.77	2.35	2.33	0.13	0.18	C40-C41
皮肤的黑色素瘤	2	0.36	0.98	0.75	0.63	0.04	0.04	1	0.18	0.54	0.31	0.33	0.00	0.06	C43
乳房	2	0.36	0.98	1.05	0.95	0.08	0.08	60	11.03	32.34	29.51	26.31	2.32	2.53	C50
子宫颈	0	0.00	0.00	0.00	0.00	0.00	0.00	90	16.54	48.51	45.61	39.03	3.35	3.76	C53
子宫体及子宫部位不明	0	0.00	0.00	0.00	0.00	0.00	0.00	24	4.41	12.93	10.05	9.59	0.91	1.05	C54-C55
卵巢	0	0.00	0.00	0.00	0.00	0.00	0.00	12	2.21	6.47	6.14	5.64	0.50	0.50	C56
前列腺	27	4.85	13.20	9.45	9.92	0.37	1.40	0	0.00	0.00	0.00	0.00	0.00	0.00	C61
睾丸	1	0.18	0.49	0.38	0.37	0.09	0.09	0	0.00	0.00	0.00	0.00	0.00	0.00	C62
肾及泌尿系统不明	12	2.15	5.86	4.02	3.96	0.23	0.53	5	0.92	2.69	1.92	1.68	0.16	0.16	C64-C66,C68
膀胱	7	1.26	3.42	2.67	2.55	0.18	0.32	3	0.55	1.62	0.82	0.81	0.04	0.10	C67
脑,神经系统	15	2.69	7.33	7.38	7.39	0.51	0.56	27	4.96	14.55	10.63	10.51	0.78	1.16	C70-C72,D32-D33,D42-D43
甲状腺	11	1.97	5.38	4.36	4.00	0.40	0.40	49	9.01	26.41	29.28	25.50	1.97	2.06	C73
淋巴瘤	11	1.97	5.38	4.82	4.55	0.32	0.48	11	2.02	5.93	3.79	3.85	0.24	0.46	C81-C85,C88,C90,C96
白血病	27	4.85	13.20	12.26	12.90	0.77	1.14	13	2.39	7.01	5.02	5.08	0.41	0.46	C91-C95,D45-D47
不明及其它恶性肿瘤	44	7.90	21.50	18.51	18.54	1.31	1.56	38	6.99	20.48	14.68	14.42	0.75	1.27	A_O
所有部位合计	557	100.00	272.22	210.73	206.40	13.58	22.09	544	100.00	293.19	230.47	214.47	16.16	21.85	ALL
所有部位除外C44	555	99.64	271.24	209.53	205.44	13.50	22.01	543	99.82	292.65	229.81	214.08	16.13	21.82	ALL,bC44

表6-13b　郴州市临武县2019年恶性肿瘤死亡主要指标

部位	男性 病例数(人)	构成(%)	粗率(1/10⁵)	中标率(1/10⁵)	世标率(1/10⁵)	0~64岁累积率(%)	0~74岁累积率(%)	女性 病例数(人)	构成(%)	粗率(1/10⁵)	中标率(1/10⁵)	世标率(1/10⁵)	0~64岁累积率(%)	0~74岁累积率(%)	ICD10
口腔和咽喉(除外鼻咽)	2	0.53	0.98	0.76	0.74	0.00	0.19	2	1.02	1.08	0.69	0.70	0.00	0.15	C00-C10,C12-C14
鼻咽	12	3.20	5.86	4.91	4.60	0.27	0.65	7	3.57	3.77	2.23	2.21	0.19	0.19	C11
食管	2	0.53	0.98	0.60	0.62	0.07	0.07	1	0.51	0.54	0.38	0.37	0.00	0.09	C15
胃	46	12.27	22.48	15.68	16.08	0.70	2.28	21	10.71	11.32	7.01	7.31	0.61	0.72	C16
结直肠肛门	32	8.53	15.64	9.14	9.98	0.46	0.87	21	10.71	11.32	6.57	6.35	0.26	0.83	C18-C21
肝脏	73	19.47	35.68	26.69	25.48	1.55	2.69	33	16.84	17.79	10.56	10.58	0.57	1.40	C22
胆囊及其他	6	1.60	2.93	1.94	1.97	0.00	0.30	7	3.57	3.77	2.05	2.30	0.17	0.28	C23-C24
胰腺	9	2.40	4.40	3.03	2.78	0.10	0.10	5	2.55	2.69	1.63	1.62	0.00	0.26	C25
喉	2	0.53	0.98	0.56	0.57	0.00	0.00	0	0.00	0.00	0.00	0.00	0.00	0.00	C32
气管,支气管,肺	122	32.53	59.62	41.82	41.01	2.29	4.96	34	17.35	18.32	11.11	10.55	0.43	1.24	C33-C34
其他的胸腔器官	1	0.27	0.49	1.03	1.08	0.07	0.07	0	0.00	0.00	0.00	0.00	0.00	0.00	C37-C38
骨	3	0.80	1.47	1.20	0.95	0.03	0.03	2	1.02	1.08	0.24	0.37	0.00	0.00	C40-C41
皮肤的黑色素瘤	1	0.27	0.49	0.31	0.33	0.00	0.05	1	0.51	0.54	0.34	0.40	0.05	0.05	C43
乳房	1	0.27	0.49	0.38	0.37	0.00	0.09	8	4.08	4.31	3.22	2.97	0.20	0.35	C50
子宫颈	0	0.00	0.00	0.00	0.00	0.00	0.00	10	5.10	5.39	3.77	3.44	0.28	0.37	C53
子宫体及子宫部位不明	0	0.00	0.00	0.00	0.00	0.00	0.00	4	2.04	2.16	1.93	1.77	0.18	0.18	C54-C55
卵巢	0	0.00	0.00	0.00	0.00	0.00	0.00	9	4.59	4.85	2.72	3.11	0.27	0.39	C56
前列腺	11	2.93	5.38	2.78	3.19	0.03	0.20	0	0.00	0.00	0.00	0.00	0.00	0.00	C61
睾丸	0	0.00	0.00	0.00	0.00	0.00	0.00	0	0.00	0.00	0.00	0.00	0.00	0.00	C62
肾及泌尿系统不明	6	1.60	2.93	1.90	1.91	0.07	0.22	1	0.51	0.54	0.31	0.33	0.00	0.06	C64-C66,C68
膀胱	6	1.60	2.93	1.66	2.03	0.10	0.21	0	0.00	0.00	0.00	0.00	0.00	0.00	C67
脑,神经系统	6	1.60	2.93	2.38	2.07	0.18	0.18	5	2.55	2.69	1.85	1.72	0.11	0.16	C70-C72,D32-D33,D42-D43
甲状腺	2	0.53	0.98	0.72	0.70	0.05	0.05	6	3.06	3.23	2.19	1.96	0.16	0.26	C73
淋巴瘤	7	1.87	3.42	2.59	2.27	0.13	0.18	5	2.55	2.69	1.40	1.41	0.09	0.09	C81-C85,C88,C90,C96
白血病	12	3.20	5.86	4.72	5.67	0.27	0.47	5	2.55	2.69	1.70	1.59	0.09	0.18	C91-C95,D45-D47
不明及其它恶性肿瘤	13	3.47	6.35	5.27	5.21	0.17	0.32	9	4.59	4.85	2.07	2.31	0.05	0.16	A_O
所有部位合计	375	100.00	183.27	130.06	129.61	6.53	14.18	196	100.00	105.63	63.98	63.37	3.73	7.42	ALL
所有部位除外C44	373	99.47	182.29	129.70	129.06	6.53	14.18	193	98.47	104.02	63.20	62.53	3.68	7.37	ALLbC44

表 6–14a　郴州市资兴市 2019 年恶性肿瘤发病主要指标

部位	男性							女性							ICD10
	病例数（人）	构成（%）	粗率（1/10⁵）	中标率（1/10⁵）	世标率（1/10⁵）	0~64岁 累积率（%）	0~74岁 累积率（%）	病例数（人）	构成（%）	粗率（1/10⁵）	中标率（1/10⁵）	世标率（1/10⁵）	0~64岁 累积率（%）	0~74岁 累积率（%）	
口腔和咽喉（除外鼻咽）	16	2.44	8.39	5.04	4.75	0.33	0.58	6	1.22	3.24	2.03	2.02	0.19	0.19	C00–C10,C12–C14
鼻咽	34	5.18	17.82	11.32	10.26	0.80	0.98	9	1.84	4.86	2.98	2.90	0.24	0.24	C11
食管	15	2.29	7.86	3.79	4.02	0.25	0.45	6	1.22	3.24	1.48	1.44	0.04	0.22	C15
胃	64	9.76	33.54	19.26	19.49	1.30	2.54	27	5.51	14.58	7.41	7.33	0.55	0.70	C16
结直肠肛门	68	10.37	35.64	19.75	19.28	1.27	2.32	61	12.45	32.95	16.61	16.20	1.21	1.93	C18–C21
肝脏	108	16.46	56.60	31.59	31.26	2.26	3.51	31	6.33	16.74	8.84	8.59	0.44	1.11	C22
胆囊及其他	2	0.30	1.05	0.47	0.48	0.05	0.05	7	1.43	3.78	1.62	1.83	0.11	0.26	C23–C24
胰腺	7	1.07	3.67	2.61	2.31	0.17	0.30	4	0.82	2.16	1.09	1.01	0.05	0.12	C25
喉	9	1.37	4.72	2.46	2.33	0.08	0.31	2	0.41	1.08	0.44	0.39	0.03	0.03	C32
气管,支气管,肺	194	29.57	101.67	52.36	52.56	2.95	6.55	81	16.53	43.75	18.74	19.52	1.07	2.14	C33–C34
其他的胸腔器官	1	0.15	0.52	0.26	0.26	0.03	0.03	1	0.20	0.54	0.27	0.27	0.03	0.03	C37–C38
骨	9	1.37	4.72	2.74	2.64	0.12	0.24	3	0.61	1.62	0.55	0.63	0.04	0.04	C40–C41
皮肤的黑色素瘤	1	0.15	0.52	0.25	0.27	0.00	0.04	1	0.20	0.54	0.23	0.25	0.00	0.04	C43
乳房	1	0.15	0.52	0.25	0.27	0.08	0.04	80	16.33	43.21	31.66	28.33	2.31	2.87	C50
子宫颈	0	0.00	0.00	0.00	0.00	0.00	0.00	54	11.02	29.17	20.25	18.25	1.39	1.83	C53
子宫体及子宫部位不明	0	0.00	0.00	0.00	0.00	0.00	0.00	20	4.08	10.80	6.48	6.19	0.52	0.67	C54–C55
卵巢	0	0.00	0.00	0.00	0.00	0.00	0.00	17	3.47	9.18	7.91	7.37	0.56	0.74	C56
前列腺	23	3.51	12.05	5.87	5.66	0.58	0.58	0	0.00	0.00	0.00	0.00	0.00	0.00	C61
睾丸	0	0.00	0.00	0.00	0.00	0.00	0.00	0	0.00	0.00	0.00	0.00	0.00	0.00	C62
肾及泌尿系统不明	12	1.83	6.29	3.69	3.39	0.16	0.46	3	0.61	1.62	1.74	1.84	0.11	0.16	C64–C66,C68
膀胱	13	1.98	6.81	3.16	3.30	0.12	0.44	3	0.61	1.62	0.59	0.46	0.00	0.00	C67
脑,神经系统	15	2.29	7.86	6.10	6.37	0.39	0.62	14	2.86	7.56	4.49	3.95	0.27	0.46	C70–C72,D32–D33,D42–D43
甲状腺	4	0.61	2.10	2.36	1.65	0.14	0.14	25	5.10	13.50	13.71	11.91	0.98	0.98	C73
淋巴瘤	25	3.81	13.10	8.06	7.56	0.41	0.93	8	1.63	4.32	2.89	2.98	0.12	0.30	C81–C85,C88,C90,C96
白血病	18	2.74	9.43	8.24	8.96	0.48	0.63	17	3.47	9.18	6.62	6.73	0.42	0.61	C91–C95,D45–D47
不明及其它恶性肿瘤	17	2.59	8.91	4.89	5.34	0.26	0.42	10	2.04	5.40	2.89	3.06	0.20	0.48	A_O
所有部位合计	656	100.00	343.80	194.52	192.42	11.67	22.19	490	100.00	264.67	161.51	153.44	10.88	16.15	ALL
所有部位除外 C44	646	98.48	338.56	191.37	188.93	11.54	21.99	489	99.80	264.13	161.28	153.19	10.88	16.11	ALLbC44

表6-14b 郴州市资兴市2019年恶性肿瘤死亡主要指标

部位	男性							女性							ICD10
	病例数(人)	构成(%)	粗率(1/10^5)	中标率(1/10^5)	世标率(1/10^5)	0~64岁累积率(%)	0~74岁累积率(%)	病例数(人)	构成(%)	粗率(1/10^5)	中标率(1/10^5)	世标率(1/10^5)	0~64岁累积率(%)	0~74岁累积率(%)	
口腔和咽喉(除外鼻咽)	3	0.76	1.57	0.79	0.89	0.10	0.10	1	0.51	0.54	0.26	0.31	0.04	0.04	C00-C10,C12-C14
鼻咽	11	2.79	5.76	2.90	3.02	0.24	0.38	3	1.52	1.62	0.80	0.68	0.03	0.03	C11
食管	13	3.30	6.81	3.31	3.60	0.22	0.43	3	1.52	1.62	0.66	0.69	0.04	0.08	C15
胃	25	6.35	13.10	7.24	6.96	0.43	0.93	18	9.14	9.72	4.50	4.45	0.27	0.49	C16
结直肠肛门	30	7.61	15.72	8.01	8.23	0.59	0.88	20	10.15	10.80	5.18	4.85	0.18	0.41	C18-C21
肝脏	78	19.80	40.88	22.56	21.99	1.55	2.50	26	13.20	14.04	7.63	7.40	0.45	1.02	C22
胆囊及其他	2	0.51	1.05	0.46	0.50	0.03	0.07	3	1.52	1.62	0.79	0.84	0.08	0.08	C23-C24
胰腺	6	1.52	3.14	1.72	1.75	0.19	0.19	4	2.03	2.16	1.05	1.05	0.08	0.15	C25
喉	7	1.78	3.67	1.73	1.66	0.10	0.14	1	0.51	0.54	0.16	0.13	0.00	0.00	C32
气管,支气管,肺	160	40.61	83.85	42.62	43.56	2.48	5.47	58	29.44	31.33	14.15	13.79	0.65	1.28	C33-C34
其他的胸腔器官	0	0.00	0.00	0.00	0.00	0.00	0.00	0	0.00	0.00	0.00	0.00	0.00	0.00	C37-C38
骨	4	1.02	2.10	0.89	1.09	0.00	0.11	3	1.52	1.62	0.52	0.65	0.00	0.07	C40-C41
皮肤的黑色素瘤	0	0.00	0.00	0.00	0.00	0.00	0.00	0	0.00	0.00	0.00	0.00	0.00	0.00	C43
乳房	3	0.76	1.57	0.75	0.80	0.08	0.08	8	4.06	4.32	2.70	2.52	0.18	0.22	C50
子宫颈	0	0.00	0.00	0.00	0.00	0.00	0.00	12	6.09	6.48	5.55	4.27	0.30	0.45	C53
子宫体及子宫部位不明	0	0.00	0.00	0.00	0.00	0.00	0.00	6	3.05	3.24	2.00	1.91	0.14	0.18	C54-C55
卵巢	0	0.00	0.00	0.00	0.00	0.00	0.00	10	5.08	5.40	2.39	2.56	0.29	0.29	C56
前列腺	7	1.78	3.67	1.58	1.81	0.04	0.11	0	0.00	0.00	0.00	0.00	0.00	0.00	C61
睾丸	0	0.00	0.00	0.00	0.00	0.00	0.00	0	0.00	0.00	0.00	0.00	0.00	0.00	C62
肾及泌尿系统不明	4	1.02	2.10	1.08	1.11	0.10	0.10	2	1.02	1.08	0.49	0.55	0.07	0.07	C64-C66,C68
膀胱	7	1.78	3.67	1.95	1.76	0.04	0.15	1	0.51	0.54	0.16	0.13	0.00	0.00	C67
脑,神经系统	13	3.30	6.81	4.09	4.17	0.35	0.54	1	0.51	0.54	0.79	0.46	0.04	0.04	C70-C72,D32-D33,D42-D43
甲状腺	0	0.00	0.00	0.00	0.00	0.00	0.00	4	2.03	2.16	1.06	1.08	0.06	0.13	C73
淋巴瘤	5	1.27	2.62	1.29	1.21	0.03	0.12	6	3.05	3.24	1.60	1.56	0.09	0.13	C81-C85,C88,C90,C96
白血病	9	2.28	4.72	4.26	4.44	0.28	0.41	4	2.03	2.16	1.41	1.55	0.04	0.09	C91-C95,D45-D47
不明及其它恶性肿瘤	7	1.78	3.67	1.89	2.07	0.13	0.17	3	1.52	1.62	1.68	1.72	0.08	0.13	A_O
所有部位合计	394	100.00	206.49	109.13	110.61	6.98	12.90	197	100.00	106.41	55.55	53.15	3.11	5.37	ALL.
所有部位除外C44	392	99.49	205.44	108.77	110.07	6.98	12.90	196	99.49	105.87	55.32	52.90	3.11	5.32	ALLbC44

表 6-15a　衡阳市常宁市 2019 年恶性肿瘤发病主要指标

部位	男性								女性								ICD10
	病例数(人)	构成(%)	粗率(1/10⁵)	中标率(1/10⁵)	世标率(1/10⁵)	0~64岁累积率(%)	0~74岁累积率(%)		病例数(人)	构成(%)	粗率(1/10⁵)	中标率(1/10⁵)	世标率(1/10⁵)	0~64岁累积率(%)	0~74岁累积率(%)		
口腔和咽喉(除外鼻咽)	47	2.51	9.11	7.58	7.31	0.49	0.87		18	1.32	4.05	2.53	2.42	0.12	0.25		C00-C10,C12-C14
鼻咽	74	3.96	14.35	12.02	11.56	0.87	1.36		23	1.69	5.18	4.31	3.84	0.33	0.36		C11
食管	68	3.63	13.19	10.40	10.03	0.45	1.37		14	1.03	3.15	1.95	1.88	0.08	0.19		C15
胃	230	12.29	44.60	33.68	34.37	1.90	4.25		112	8.24	25.21	17.24	17.25	0.96	2.18		C16
结直肠肛门	137	7.32	26.57	21.27	21.14	1.23	2.72		101	7.43	22.74	16.35	15.78	1.03	1.84		C18-C21
肝脏	321	17.16	62.24	49.64	48.72	3.02	6.01		92	6.77	20.71	14.98	14.76	0.90	1.90		C22
胆囊及其他	44	2.35	8.53	6.52	6.39	0.34	0.79		22	1.62	4.95	3.46	3.38	0.15	0.46		C23-C24
胰腺	19	1.02	3.68	2.93	2.70	0.15	0.28		16	1.18	3.60	2.17	2.18	0.06	0.28		C25
喉	11	0.59	2.13	1.54	1.57	0.14	0.17		5	0.37	1.13	0.88	0.84	0.02	0.17		C32
气管,支气管,肺	485	25.92	94.04	72.55	73.35	3.71	9.72		188	13.83	42.32	29.34	28.90	1.64	3.59		C33-C34
其他的胸腔器官	16	0.86	3.10	2.85	2.66	0.14	0.34		10	0.74	2.25	1.54	1.43	0.10	0.13		C37-C38
骨	18	0.96	3.49	3.03	2.96	0.13	0.32		5	0.37	1.13	0.83	0.81	0.06	0.11		C40-C41
皮肤的黑色素瘤	2	0.11	0.39	0.32	0.28	0.00	0.05		1	0.07	0.23	0.18	0.19	0.00	0.03		C43
乳房	6	0.32	1.16	0.95	0.85	0.08	0.08		170	12.51	38.27	31.32	28.81	2.38	3.05		C50
子宫颈	0	0.00	0.00	0.00	0.00	0.00	0.00		109	8.02	24.54	19.02	18.09	1.53	2.00		C53
子宫体及子宫部位不明	0	0.00	0.00	0.00	0.00	0.00	0.00		105	7.73	23.64	18.98	17.49	1.45	1.95		C54-C55
卵巢	0	0.00	0.00	0.00	0.00	0.00	0.00		46	3.38	10.36	8.84	8.12	0.66	0.84		C56
前列腺	23	1.23	4.46	3.13	3.21	0.06	0.35		0	0.00	0.00	0.00	0.00	0.00	0.00		C61
睾丸	2	0.11	0.39	0.34	0.37	0.00	0.06		0	0.00	0.00	0.00	0.00	0.00	0.00		C62
肾及泌尿系统不明	34	1.82	6.59	5.46	5.23	0.47	0.58		13	0.96	2.93	2.48	2.25	0.12	0.35		C64-C66,C68
膀胱	33	1.76	6.40	4.92	4.96	0.25	0.67		8	0.59	1.80	1.13	1.05	0.04	0.12		C67
脑,神经系统	77	4.12	14.93	12.23	12.61	0.83	1.34		73	5.37	16.43	13.16	12.86	0.81	1.42		C70-C72,D32-D33,D42-D43
甲状腺	38	2.03	7.37	6.72	6.00	0.44	0.69		76	5.59	17.11	14.19	12.89	1.11	1.30		C73
淋巴瘤	54	2.89	10.47	8.36	8.25	0.51	0.94		32	2.35	7.20	6.04	6.73	0.43	0.66		C81-C85,C88,C90,C96
白血病	39	2.08	7.56	6.61	6.50	0.42	0.62		49	3.61	11.03	9.23	9.99	0.51	0.95		C91-C95,D45-D47
不明及其它恶性肿瘤	93	4.97	18.03	14.89	14.99	0.84	1.94		71	5.22	15.98	13.34	13.99	0.78	1.46		A_O
所有部位合计	1 871	100.00	362.80	287.95	286.02	16.48	35.52		1 359	100.00	305.95	233.50	225.94	15.27	25.61		ALL
所有部位除外 C44	1 852	98.98	359.11	284.78	282.97	16.28	35.11		1 343	98.82	302.35	230.51	222.99	15.13	25.20		ALLbC44

表6-15b　衡阳市常宁市2019年恶性肿瘤死亡主要指标

部位	男性							女性							ICD10
	病例数（人）	构成（%）	粗率（1/10⁵）	中标率（1/10⁵）	世标率（1/10⁵）	0~64岁累积率（%）	0~74岁累积率（%）	病例数（人）	构成（%）	粗率（1/10⁵）	中标率（1/10⁵）	世标率（1/10⁵）	0~64岁累积率（%）	0~74岁累积率（%）	
口腔和咽喉（除外鼻咽）	31	2.49	6.01	4.60	4.69	0.20	0.69	15	2.26	3.38	1.88	1.83	0.08	0.13	C00-C10,C12-C14
鼻咽	33	2.65	6.40	5.34	5.31	0.37	0.65	10	1.51	2.25	1.78	1.60	0.06	0.24	C11
食管	54	4.34	10.47	8.41	8.48	0.33	1.32	8	1.20	1.80	0.96	1.06	0.04	0.10	C15
胃	158	12.71	30.64	22.87	22.16	1.16	2.42	97	14.61	21.84	13.70	13.77	0.61	1.63	C16
结直肠肛门	91	7.32	17.65	13.48	13.59	0.54	1.78	38	5.72	8.55	5.75	5.66	0.35	0.65	C18-C21
肝脏	245	19.71	47.51	37.55	36.61	2.29	4.39	67	10.09	15.08	10.51	10.25	0.50	1.27	C22
胆囊及其他	35	2.82	6.79	5.36	5.20	0.22	0.70	19	2.86	4.28	2.80	2.73	0.10	0.36	C23-C24
胰腺	14	1.13	2.71	1.98	1.97	0.18	0.18	12	1.81	2.70	1.59	1.57	0.07	0.13	C25
喉	8	0.64	1.55	1.36	1.19	0.06	0.14	7	1.05	1.58	1.07	1.07	0.06	0.16	C32
气管，支气管，肺	385	30.97	74.65	57.06	57.75	2.76	7.57	106	15.96	23.86	15.05	15.11	0.76	1.83	C33-C34
其他的胸腔器官	8	0.64	1.55	1.18	1.26	0.05	0.13	3	0.45	0.68	0.23	0.22	0.00	0.00	C37-C38
骨	7	0.56	1.36	1.13	1.17	0.04	0.15	2	0.30	0.45	0.34	0.37	0.02	0.07	C40-C41
皮肤的黑色素瘤	0	0.00	0.00	0.00	0.00	0.00	0.00	0	0.00	0.00	0.00	0.00	0.00	0.00	C43
乳房	2	0.16	0.39	0.29	0.29	0.03	0.03	56	8.43	12.61	9.52	9.15	0.62	1.10	C50
子宫颈	0	0.00	0.00	0.00	0.00	0.00	0.00	45	6.78	10.13	7.16	7.09	0.53	0.84	C53
子宫体及子宫部位不明	0	0.00	0.00	0.00	0.00	0.00	0.00	34	5.12	7.65	5.25	5.16	0.27	0.63	C54-C55
卵巢	0	0.00	0.00	0.00	0.00	0.00	0.00	28	4.22	6.30	4.47	4.64	0.20	0.63	C56
前列腺	11	0.88	2.13	1.38	1.41	0.02	0.13	0	0.00	0.00	0.00	0.00	0.00	0.00	C61
睾丸	1	0.08	0.19	0.10	0.08	0.00	0.00	0	0.00	0.00	0.00	0.00	0.00	0.00	C62
肾及泌尿系统不明	12	0.97	2.33	1.74	1.75	0.18	0.18	6	0.90	1.35	1.03	0.97	0.07	0.12	C64-C66,C68
膀胱	12	0.97	2.33	1.82	1.87	0.07	0.24	5	0.75	1.13	0.67	0.63	0.03	0.06	C67
脑，神经系统	36	2.90	6.98	5.67	5.53	0.30	0.64	27	4.07	6.08	4.84	4.88	0.23	0.49	C70-C72,D32-D33,D42-D43
甲状腺	5	0.40	0.97	0.88	0.85	0.07	0.10	6	0.90	1.35	0.81	0.89	0.03	0.11	C73
淋巴瘤	30	2.41	5.82	4.48	4.42	0.29	0.52	14	2.11	3.15	2.18	2.28	0.13	0.30	C81-C85,C88,C90,C96
白血病	25	2.01	4.85	3.51	3.28	0.12	0.34	33	4.97	7.43	4.68	5.29	0.23	0.41	C91-C95,D45-D47
不明及其它恶性肿瘤	40	3.22	7.76	5.91	5.92	0.29	0.70	26	3.92	5.85	3.96	3.78	0.21	0.42	A_O
所有部位合计	1 243	100.00	241.02	186.11	184.76	9.60	22.98	664	100.00	149.49	100.22	100.00	5.21	11.70	ALL
所有部位除外C44	1 238	99.60	240.06	185.27	183.93	9.54	22.90	662	99.70	149.04	100.07	99.84	5.21	11.70	ALLbC44

表6-16a 衡阳市衡东县2019年恶性肿瘤发病主要指标

部位	男性							女性							ICD10
	病例数（人）	构成（%）	粗率（1/10^5）	中标率（1/10^5）	世标率（1/10^5）	累积率0~64岁（%）	累积率0~74岁（%）	病例数（人）	构成（%）	粗率（1/10^5）	中标率（1/10^5）	世标率（1/10^5）	累积率0~64岁（%）	累积率0~74岁（%）	
口腔和咽喉（除外鼻咽）	38	3.13	9.83	7.00	6.51	0.53	0.69	6	0.65	1.62	1.58	1.48	0.11	0.14	C00-C10,C12-C14
鼻咽	36	2.97	9.32	8.01	7.47	0.61	0.72	19	2.04	5.13	4.41	3.83	0.31	0.34	C11
食管	29	2.39	7.50	3.90	3.80	0.13	0.55	10	1.08	2.70	1.23	1.27	0.06	0.17	C15
胃	97	7.99	25.10	13.83	13.85	0.88	1.67	57	6.13	15.38	8.27	8.31	0.57	0.89	C16
结直肠肛门	108	8.90	27.95	16.04	15.59	1.05	1.84	78	8.39	21.04	11.89	11.33	0.69	1.40	C18-C21
肝脏	168	13.84	43.47	28.79	27.16	1.97	2.97	41	4.41	11.06	6.13	5.94	0.42	0.70	C22
胆囊及其他	24	1.98	6.21	3.42	3.36	0.17	0.36	21	2.26	5.66	2.71	2.71	0.17	0.30	C23-C24
胰腺	20	1.65	5.18	2.56	2.58	0.13	0.29	13	1.40	3.51	1.94	1.99	0.12	0.23	C25
喉	14	1.15	3.62	2.05	1.96	0.17	0.24	2	0.22	0.54	0.36	0.34	0.02	0.04	C32
气管,支气管,肺	408	33.61	105.57	56.00	56.48	3.46	6.98	142	15.27	38.30	19.42	19.28	1.22	2.04	C33-C34
其他的胸腔器官	1	0.08	0.26	0.11	0.12	0.00	0.02	2	0.22	0.54	0.24	0.26	0.03	0.03	C37-C38
骨	7	0.58	1.81	1.43	1.34	0.06	0.17	3	0.32	0.81	1.06	0.95	0.06	0.08	C40-C41
皮肤的黑色素瘤	3	0.25	0.78	0.40	0.43	0.04	0.06	3	0.32	0.81	0.51	0.48	0.04	0.05	C43
乳房	6	0.49	1.55	0.89	0.91	0.09	0.11	123	13.23	33.18	26.45	24.56	2.19	2.39	C50
子宫颈	0	0.00	0.00	0.00	0.00	0.00	0.00	119	12.80	32.10	23.59	22.16	1.90	2.25	C53
子宫体及子宫部位不明	0	0.00	0.00	0.00	0.00	0.00	0.00	34	3.66	9.17	6.43	5.81	0.45	0.59	C54-C55
卵巢	0	0.00	0.00	0.00	0.00	0.00	0.00	28	3.01	7.55	6.07	5.75	0.44	0.60	C56
前列腺	18	1.48	4.66	2.25	2.20	0.02	0.17	0	0.00	0.00	0.00	0.00	0.00	0.00	C61
睾丸	1	0.08	0.26	0.45	0.31	0.03	0.03	0	0.00	0.00	0.00	0.00	0.00	0.00	C62
肾及泌尿系统不明	15	1.24	3.88	2.47	2.30	0.16	0.25	9	0.97	2.43	1.53	1.37	0.06	0.16	C64-C66,C68
膀胱	31	2.55	8.02	4.16	4.12	0.17	0.50	3	0.32	0.81	0.61	0.56	0.04	0.04	C67
脑,神经系统	31	2.55	8.02	5.75	5.92	0.33	0.58	39	4.19	10.52	6.97	6.64	0.44	0.68	C70-C72,D32-D33,D42-D43
甲状腺	19	1.57	4.92	5.18	4.51	0.34	0.42	53	5.70	14.30	15.00	12.99	1.03	1.06	C73
淋巴瘤	38	3.13	9.83	6.47	6.53	0.47	0.70	27	2.90	7.28	3.70	3.68	0.23	0.44	C81-C85,C88,C90,C96
白血病	37	3.05	9.57	7.20	7.50	0.46	0.65	41	4.41	11.06	8.54	9.42	0.57	0.76	C91-C95,D45-D47
不明及其它恶性肿瘤	65	5.35	16.82	11.19	10.93	0.72	1.09	57	6.13	15.38	9.89	10.41	0.70	0.85	A_O
所有部位合计	1 214	100.00	314.13	189.55	185.86	11.97	21.04	930	100.00	250.86	168.51	161.51	11.88	16.23	ALL
所有部位除外C44	1 201	98.93	310.76	187.32	183.85	11.86	20.85	924	99.35	249.24	167.61	160.62	11.83	16.13	ALLbC44

表6-16b　衡阳市衡东县2019年恶性肿瘤死亡主要指标

部位	男性							女性							ICD10
	病例数(人)	构成(%)	粗率(1/10⁵)	中标率(1/10⁵)	世标率(1/10⁵)	0~64岁累积率(%)	0~74岁累积率(%)	病例数(人)	构成(%)	粗率(1/10⁵)	中标率(1/10⁵)	世标率(1/10⁵)	0~64岁累积率(%)	0~74岁累积率(%)	
口腔和咽喉(除外鼻咽)	12	1.63	3.11	1.75	1.70	0.10	0.20	3	0.91	0.81	0.36	0.36	0.00	0.08	C00-C10,C12-C14
鼻咽	7	0.95	1.81	1.28	1.26	0.10	0.14	3	0.91	0.81	0.34	0.33	0.03	0.03	C11
食管	21	2.86	5.43	2.98	2.85	0.08	0.35	4	1.21	1.08	0.40	0.38	0.00	0.04	C15
胃	50	6.80	12.94	6.71	6.79	0.40	0.87	32	9.67	8.63	5.07	4.91	0.33	0.55	C16
结直肠肛门	67	9.12	17.34	9.96	9.42	0.47	1.05	32	9.67	8.63	4.47	4.40	0.27	0.46	C18-C21
肝脏	156	21.22	40.37	26.37	25.06	1.86	2.79	33	9.97	8.90	4.85	4.56	0.31	0.47	C22
胆囊及其他	14	1.90	3.62	1.96	1.94	0.12	0.25	11	3.32	2.97	1.38	1.42	0.10	0.16	C23-C24
胰腺	12	1.63	3.11	1.66	1.62	0.11	0.16	8	2.42	2.16	1.14	1.14	0.09	0.13	C25
喉	10	1.36	2.59	1.67	1.69	0.14	0.21	1	0.30	0.27	0.11	0.12	0.00	0.02	C32
气管,支气管,肺	261	35.51	67.53	35.74	36.11	2.25	4.54	55	16.62	14.84	7.21	7.09	0.32	0.82	C33-C34
其他的胸腔器官	1	0.14	0.26	0.25	0.22	0.02	0.02	2	0.60	0.54	0.36	0.34	0.02	0.04	C37-C38
骨	5	0.68	1.29	0.68	0.73	0.06	0.11	4	1.21	1.08	0.69	0.62	0.03	0.05	C40-C41
皮肤的黑色素瘤	2	0.27	0.52	0.29	0.25	0.01	0.01	0	0.00	0.00	0.00	0.00	0.00	0.00	C43
乳房	2	0.27	0.52	0.25	0.22	0.01	0.01	29	8.76	7.82	4.16	4.30	0.30	0.53	C50
子宫颈	0	0.00	0.00	0.00	0.00	0.00	0.00	40	12.08	10.79	6.08	6.05	0.52	0.68	C53
子宫体及子宫部位不明	0	0.00	0.00	0.00	0.00	0.00	0.00	12	3.63	3.24	1.50	1.60	0.11	0.25	C54-C55
卵巢	0	0.00	0.00	0.00	0.00	0.00	0.00	11	3.32	2.97	1.44	1.54	0.10	0.26	C56
前列腺	13	1.77	3.36	1.54	1.57	0.01	0.05	0	0.00	0.00	0.00	0.00	0.00	0.00	C61
睾丸	0	0.00	0.00	0.00	0.00	0.00	0.00	0	0.00	0.00	0.00	0.00	0.00	0.00	C62
肾及泌尿系统不明	4	0.54	1.04	0.50	0.45	0.00	0.05	0	0.00	0.00	0.00	0.00	0.00	0.00	C64-C66,C68
膀胱	12	1.63	3.11	1.60	1.68	0.06	0.15	1	0.30	0.27	0.14	0.13	0.01	0.01	C67
脑,神经系统	16	2.18	4.14	3.16	3.17	0.19	0.28	8	2.42	2.16	0.95	0.94	0.04	0.14	C70-C72,D32-D33,D42-D43
甲状腺	1	0.14	0.26	0.13	0.13	0.00	0.03	1	0.30	0.27	0.09	0.07	0.00	0.00	C73
淋巴瘤	31	4.22	8.02	4.63	4.48	0.30	0.46	13	3.93	3.51	2.51	2.17	0.13	0.23	C81-C85,C88,C90,C96
白血病	10	1.36	2.59	1.67	1.61	0.07	0.22	12	3.63	3.24	2.32	2.36	0.22	0.25	C91-C95,D45-D47
不明及其它恶性肿瘤	28	3.81	7.25	4.06	3.93	0.22	0.49	16	4.83	4.32	2.27	2.32	0.12	0.25	A_O
所有部位合计	735	100.00	190.18	108.83	106.90	6.59	12.47	331	100.00	89.28	47.86	47.16	3.05	5.46	ALL
所有部位除外C44	731	99.46	189.15	108.37	106.52	6.59	12.44	326	98.49	87.93	47.27	46.54	3.02	5.37	ALLbC44

表 6-17a 怀化市洪江市 2019 年恶性肿瘤发病主要指标

部位	男性 病例数(人)	构成(%)	粗率(1/10⁵)	中标率(1/10⁵)	世标率(1/10⁵)	0~64岁累积率(%)	0~74岁累积率(%)	女性 病例数(人)	构成(%)	粗率(1/10⁵)	中标率(1/10⁵)	世标率(1/10⁵)	0~64岁累积率(%)	0~74岁累积率(%)	ICD10
口腔和咽喉（除外鼻咽）	18	2.23	8.13	6.70	5.85	0.51	0.51	9	1.31	4.24	1.48	1.57	0.11	0.15	C00-C10,C12-C14
鼻咽	33	4.08	14.91	9.77	9.12	0.62	1.01	3	0.44	1.41	0.58	0.60	0.06	0.06	C11
食管	11	1.36	4.97	2.69	2.77	0.22	0.32	2	0.29	0.94	0.15	0.23	0.00	0.00	C15
胃	52	6.44	23.50	10.54	10.22	0.56	1.19	28	4.06	13.19	6.40	6.19	0.38	0.62	C16
结直肠肛门	85	10.52	38.41	17.89	18.04	0.93	2.12	78	11.32	36.74	17.84	17.31	0.97	2.06	C18-C21
肝脏	88	10.89	39.77	19.92	19.10	1.19	2.26	41	5.95	19.31	10.58	10.50	0.71	1.08	C22
胆囊及其他	20	2.48	9.04	4.88	4.37	0.20	0.43	23	3.34	10.83	5.65	5.46	0.41	0.61	C23-C24
胰腺	7	0.87	3.16	1.88	1.78	0.13	0.17	8	1.16	3.77	1.86	1.84	0.15	0.18	C25
喉	8	0.99	3.62	1.43	1.49	0.11	0.15	2	0.29	0.94	1.23	1.06	0.06	0.10	C32
气管,支气管,肺	275	34.03	124.28	55.66	55.70	3.13	6.87	104	15.09	48.99	21.55	20.87	1.16	2.47	C33-C34
其他的胸腔器官	1	0.12	0.45	0.95	0.81	0.05	0.05	0	0.00	0.00	0.00	0.00	0.00	0.00	C37-C38
骨	3	0.37	1.36	0.58	0.55	0.05	0.05	7	1.02	3.30	1.37	1.25	0.09	0.09	C40-C41
皮肤的黑色素瘤	6	0.74	2.71	1.17	1.15	0.06	0.14	2	0.29	0.94	0.37	0.38	0.03	0.07	C43
乳房	1	0.12	0.45	0.24	0.28	0.04	0.04	94	13.64	44.28	30.10	27.90	2.29	2.89	C50
子宫颈	0	0.00	0.00	0.00	0.00	0.00	0.00	63	9.14	29.68	17.84	17.15	1.45	1.79	C53
子宫体及子宫部位不明	0	0.00	0.00	0.00	0.00	0.00	0.00	34	4.93	16.02	9.50	8.97	0.81	0.88	C54-C55
卵巢	0	0.00	0.00	0.00	0.00	0.00	0.00	14	2.03	6.59	4.83	4.39	0.41	0.41	C56
前列腺	29	3.59	13.11	4.86	4.86	0.08	0.47	0	0.00	0.00	0.00	0.00	0.00	0.00	C61
睾丸	5	0.62	2.26	2.38	1.80	0.15	0.15	0	0.00	0.00	0.00	0.00	0.00	0.00	C62
肾及泌尿系统不明	3	0.37	1.36	0.75	0.72	0.05	0.08	3	0.44	1.41	1.18	0.94	0.10	0.10	C64-C66,C68
膀胱	19	2.35	8.59	3.98	3.59	0.17	0.30	9	1.31	4.24	1.41	1.45	0.04	0.16	C67
脑,神经系统	18	2.23	8.13	5.19	4.93	0.22	0.52	26	3.77	12.25	6.32	6.09	0.35	0.66	C70-C72,D32-D33,D42-D43
甲状腺	3	0.37	1.36	1.69	1.31	0.11	0.11	28	4.06	13.19	14.47	12.20	0.93	1.00	C73
淋巴瘤	28	3.47	12.65	6.22	5.81	0.42	0.71	22	3.19	10.36	6.12	5.51	0.32	0.75	C81-C85,C88,C90,C96
白血病	23	2.85	10.39	6.49	6.43	0.32	0.54	21	3.05	9.89	5.47	5.32	0.33	0.40	C91-C95,D45-D47
不明及其它恶性肿瘤	72	8.91	32.54	18.39	16.76	1.00	1.74	68	9.87	32.03	16.79	16.10	1.03	1.81	A_O
所有部位合计	808	100.00	365.16	184.27	177.43	10.27	19.92	689	100.00	324.57	183.08	173.29	12.18	18.34	ALL
所有部位除外 C44	802	99.26	362.45	183.12	176.42	10.25	19.81	679	98.55	319.85	180.99	171.17	12.06	18.10	ALLbC44

表6-17b 怀化市洪江市 2019 年恶性肿瘤死亡主要指标

部位	男性							女性							ICD10
	病例数(人)	构成(%)	粗率(1/10^5)	中标率(1/10^5)	世标率(1/10^5)	0~64岁累积率(%)	0~74岁累积率(%)	病例数(人)	构成(%)	粗率(1/10^5)	中标率(1/10^5)	世标率(1/10^5)	0~64岁累积率(%)	0~74岁累积率(%)	
口腔和咽喉(除外鼻咽)	10	2.15	4.52	4.44	3.68	0.31	0.31	3	1.04	1.41	0.34	0.43	0.00	0.03	C00-C10,C12-C14
鼻咽	11	2.36	4.97	3.34	3.28	0.22	0.33	3	1.04	1.41	0.63	0.71	0.09	0.09	C11
食管	5	1.07	2.26	1.01	1.00	0.06	0.14	2	0.69	0.94	0.15	0.23	0.00	0.00	C15
胃	38	8.15	17.17	7.11	6.74	0.27	0.76	24	8.33	11.31	4.85	4.89	0.25	0.47	C16
结直肠肛门	39	8.37	17.63	7.37	7.37	0.35	0.69	35	12.15	16.49	6.81	6.67	0.26	0.80	C18-C21
肝脏	71	15.24	32.09	14.87	14.05	0.78	1.61	30	10.42	14.13	7.60	6.95	0.47	0.78	C22
胆囊及其他	15	3.22	6.78	3.34	2.99	0.16	0.32	14	4.86	6.59	2.77	2.74	0.16	0.32	C23-C24
胰腺	6	1.29	2.71	1.67	1.53	0.11	0.11	4	1.39	1.88	0.77	0.76	0.02	0.09	C25
喉	6	1.29	2.71	1.06	1.11	0.08	0.08	1	0.35	0.47	0.18	0.18	0.00	0.04	C32
气管,支气管,肺	189	40.56	85.41	36.53	36.68	1.70	4.24	55	19.10	25.91	9.61	9.42	0.37	1.14	C33-C34
其他的胸腔器官	1	0.21	0.45	0.18	0.20	0.00	0.03	0	0.00	0.00	0.00	0.00	0.00	0.00	C37-C38
骨	4	0.86	1.81	0.64	0.62	0.02	0.02	3	1.04	1.41	0.58	0.55	0.05	0.05	C40-C41
皮肤的黑色素瘤	2	0.43	0.90	0.42	0.48	0.04	0.07	2	0.69	0.94	0.49	0.42	0.03	0.03	C43
乳房	0	0.00	0.00	0.00	0.00	0.00	0.00	26	9.03	12.25	7.41	6.55	0.47	0.68	C50
子宫颈	0	0.00	0.00	0.00	0.00	0.00	0.00	22	7.64	10.36	6.27	6.01	0.47	0.64	C53
子宫体及子宫部位不明	0	0.00	0.00	0.00	0.00	0.00	0.00	4	1.39	1.88	0.73	0.73	0.06	0.06	C54-C55
卵巢	0	0.00	0.00	0.00	0.00	0.00	0.00	5	1.74	2.36	1.81	1.58	0.13	0.16	C56
前列腺	7	1.50	3.16	0.94	1.12	0.00	0.05	0	0.00	0.00	0.00	0.00	0.00	0.00	C61
睾丸	0	0.00	0.00	0.00	0.00	0.00	0.00	0	0.00	0.00	0.00	0.00	0.00	0.00	C62
肾及泌尿系统不明	0	0.00	0.00	0.00	0.00	0.00	0.00	2	0.69	0.94	0.44	0.50	0.04	0.07	C64-C66,C68
膀胱	7	1.50	3.16	1.21	1.28	0.07	0.10	1	0.35	0.47	0.25	0.30	0.04	0.04	C67
脑,神经系统	10	2.15	4.52	2.96	2.64	0.15	0.23	12	4.17	5.65	3.33	3.18	0.16	0.39	C70-C72,D32-D33,D42-D43
甲状腺	0	0.00	0.00	0.00	0.00	0.00	0.00	1	0.35	0.47	1.01	1.06	0.07	0.07	C73
淋巴瘤	12	2.58	5.42	2.32	2.38	0.17	0.28	7	2.43	3.30	1.24	1.19	0.02	0.18	C81-C85,C88,C90,C96
白血病	12	2.58	5.42	2.80	2.45	0.14	0.21	20	6.94	9.42	5.82	5.12	0.31	0.50	C91-C95,D45-D47
不明及其它恶性肿瘤	21	4.51	9.49	4.69	4.46	0.20	0.52	12	4.17	5.65	1.74	1.87	0.04	0.26	A_O
所有部位合计	466	100.00	210.60	96.90	94.05	4.83	10.10	288	100.00	135.67	64.83	62.03	3.51	6.90	ALL
所有部位除外 C44	465	99.79	210.15	96.71	93.87	4.83	10.05	287	99.65	135.20	64.76	61.92	3.51	6.90	ALLbC44

表6-18a 怀化市麻阳县2019年恶性肿瘤发病主要指标

部位	男性							女性							ICD10
	病例数(人)	构成(%)	粗率(1/10⁵)	中标率(1/10⁵)	世标率(1/10⁵)	0~64岁累积率(%)	0~74岁累积率(%)	病例数(人)	构成(%)	粗率(1/10⁵)	中标率(1/10⁵)	世标率(1/10⁵)	0~64岁累积率(%)	0~74岁累积率(%)	
口腔和咽喉(除外鼻咽)	12	2.44	5.85	4.91	4.57	0.41	0.45	3	0.85	1.56	1.30	1.07	0.11	0.11	C00-C10,C12-C14
鼻咽	37	7.54	18.05	12.09	11.50	0.78	1.32	14	3.99	7.27	4.72	4.40	0.32	0.46	C11
食管	1	0.20	0.49	0.29	0.28	0.03	0.03	5	1.42	2.60	1.17	1.16	0.05	0.15	C15
胃	42	8.55	20.48	13.86	13.13	1.00	1.24	31	8.83	16.10	8.18	7.85	0.40	0.96	C16
结直肠肛门	42	8.55	20.48	12.76	12.29	0.73	1.55	38	10.83	19.74	12.52	11.19	0.77	1.02	C18-C21
肝脏	107	21.79	52.19	31.41	30.49	1.91	3.40	65	18.52	33.76	21.33	21.49	1.29	2.21	C22
胆囊及其他	3	0.61	1.46	0.70	0.67	0.03	0.07	2	0.57	1.04	0.52	0.53	0.03	0.07	C23-C24
胰腺	5	1.02	2.44	1.20	1.24	0.03	0.21	3	0.85	1.56	0.57	0.64	0.03	0.09	C25
喉	3	0.61	1.46	1.58	1.32	0.09	0.13	0	0.00	0.00	0.00	0.00	0.00	0.00	C32
气管,支气管,肺	175	35.64	85.35	47.87	46.94	2.59	5.74	65	18.52	33.76	19.44	18.96	1.28	2.14	C33-C34
其他的胸腔器官	2	0.41	0.98	0.50	0.54	0.07	0.07	2	0.57	1.04	0.94	0.88	0.08	0.08	C37-C38
骨	4	0.81	1.95	1.10	1.20	0.08	0.12	1	0.28	0.52	0.23	0.25	0.00	0.04	C40-C41
皮肤的黑色素瘤	2	0.41	0.98	0.63	0.76	0.09	0.09	0	0.00	0.00	0.00	0.00	0.00	0.00	C43
乳房	0	0.00	0.00	0.00	0.00	0.00	0.00	23	6.55	11.95	9.72	8.96	0.81	0.89	C50
子宫颈	0	0.00	0.00	0.00	0.00	0.00	0.00	18	5.13	9.35	6.59	6.16	0.50	0.69	C53
子宫体及子宫部位不明	0	0.00	0.00	0.00	0.00	0.00	0.00	32	9.12	16.62	9.99	9.60	0.82	0.96	C54-C55
卵巢	0	0.00	0.00	0.00	0.00	0.00	0.00	8	2.28	4.16	3.65	3.62	0.31	0.35	C56
前列腺	8	1.63	3.90	2.35	2.16	0.08	0.21	0	0.00	0.00	0.00	0.00	0.00	0.00	C61
睾丸	0	0.00	0.00	0.00	0.00	0.00	0.00	0	0.00	0.00	0.00	0.00	0.00	0.00	C62
肾及泌尿系统不明	4	0.81	1.95	1.48	1.28	0.08	0.08	2	0.57	1.04	0.73	0.67	0.06	0.06	C64-C66,C68
膀胱	13	2.65	6.34	3.02	3.09	0.14	0.38	1	0.28	0.52	0.77	0.52	0.04	0.04	C67
脑,神经系统	7	1.43	3.41	2.88	2.67	0.18	0.23	4	1.14	2.08	2.15	2.19	0.17	0.17	C70-C72,D32-D33,D42-D43
甲状腺	3	0.61	1.46	1.45	1.29	0.08	0.13	11	3.13	5.71	5.09	4.18	0.36	0.36	C73
淋巴瘤	5	1.02	2.44	2.01	1.89	0.11	0.21	4	1.14	2.08	0.87	0.80	0.03	0.09	C81-C85,C88,C90,C96
白血病	9	1.83	4.39	3.89	3.53	0.21	0.36	7	1.99	3.64	1.89	2.04	0.21	0.26	C91-C95,D45-D47
不明及其它恶性肿瘤	7	1.43	3.41	2.12	1.64	0.07	0.07	12	3.42	6.23	4.00	3.88	0.24	0.32	A_O
所有部位合计	491	100.00	239.48	148.10	142.48	8.78	16.09	351	100.00	182.30	116.36	111.01	7.88	11.51	ALL
所有部位除外C44	489	99.59	238.50	147.20	141.85	8.74	16.05	347	98.86	180.23	115.38	110.21	7.85	11.48	ALLbC44

表 6–18b 怀化市麻阳县 2019 年恶性肿瘤死亡主要指标

部位	男性							女性							ICD10
	病例数(人)	构成(%)	粗率(1/10^5)	中标率(1/10^5)	世标率(1/10^5)	0~64岁累积率(%)	0~74岁累积率(%)	病例数(人)	构成(%)	粗率(1/10^5)	中标率(1/10^5)	世标率(1/10^5)	0~64岁累积率(%)	0~74岁累积率(%)	
口腔和咽喉(除外鼻咽)	5	1.37	2.44	2.17	1.71	0.18	0.18	0	0.00	0.00	0.00	0.00	0.00	0.00	C00-C10,C12-C14
鼻咽	21	5.74	10.24	5.19	5.17	0.22	0.66	7	3.18	3.64	1.68	1.80	0.10	0.24	C11
食管	5	1.37	2.44	1.17	1.20	0.06	0.12	3	1.36	1.56	0.79	0.75	0.05	0.05	C15
胃	26	7.10	12.68	6.71	6.82	0.41	0.78	21	9.55	10.91	5.43	5.44	0.29	0.58	C16
结直肠肛门	21	5.74	10.24	5.96	5.86	0.34	0.63	22	10.00	11.43	6.08	5.49	0.38	0.44	C18-C21
肝脏	120	32.79	58.53	34.71	34.22	2.15	3.97	77	35.00	39.99	25.05	23.81	1.51	2.47	C22
胆囊及其他	17	4.64	8.29	4.28	4.41	0.28	0.42	19	8.64	9.87	4.94	4.63	0.29	0.50	C23-C24
胰腺	4	1.09	1.95	1.26	1.23	0.05	0.11	2	0.91	1.04	0.32	0.36	0.00	0.06	C25
喉	2	0.55	0.98	0.87	0.83	0.05	0.09	0	0.00	0.00	0.00	0.00	0.00	0.00	C32
气管,支气管,肺	119	32.51	58.04	31.63	31.09	1.55	3.62	41	18.64	21.29	11.28	10.95	0.60	1.34	C33-C34
其他的胸腔器官	1	0.27	0.49	0.29	0.28	0.03	0.03	0	0.00	0.00	0.00	0.00	0.00	0.00	C37-C38
骨	2	0.55	0.98	0.65	0.55	0.03	0.03	0	0.00	0.00	0.00	0.00	0.00	0.00	C40-C41
皮肤的黑色素瘤	0	0.00	0.00	0.00	0.00	0.00	0.00	0	0.00	0.00	0.00	0.00	0.00	0.00	C43
乳房	0	0.00	0.00	0.00	0.00	0.00	0.00	11	5.00	5.71	4.06	3.96	0.34	0.42	C50
子宫颈	0	0.00	0.00	0.00	0.00	0.00	0.00	1	0.45	0.52	0.66	0.60	0.05	0.05	C53
子宫体及子宫部位不明	0	0.00	0.00	0.00	0.00	0.00	0.00	10	4.55	5.19	2.28	2.20	0.15	0.21	C54-C55
卵巢	0	0.00	0.00	0.00	0.00	0.00	0.00	2	0.91	1.04	1.09	0.91	0.09	0.09	C56
前列腺	2	0.55	0.98	0.48	0.42	0.00	0.06	0	0.00	0.00	0.00	0.00	0.00	0.00	C61
睾丸	0	0.00	0.00	0.00	0.00	0.00	0.00	0	0.00	0.00	0.00	0.00	0.00	0.00	C62
肾及泌尿系统不明	2	0.55	0.98	0.38	0.29	0.00	0.00	0	0.00	0.00	0.00	0.00	0.00	0.00	C64-C66,C68
膀胱	7	1.91	3.41	1.56	1.53	0.00	0.21	0	0.00	0.00	0.00	0.00	0.00	0.00	C67
脑,神经系统	3	0.82	1.46	0.65	0.61	0.00	0.10	0	0.00	0.00	0.00	0.00	0.00	0.00	C70-C72,D32-D33,D42-D43
甲状腺	0	0.00	0.00	0.00	0.00	0.00	0.00	1	0.45	0.52	0.77	0.52	0.04	0.04	C73
淋巴瘤	3	0.82	1.46	1.08	1.02	0.03	0.13	1	0.45	0.52	0.23	0.23	0.00	0.06	C81-C85,C88,C90,C96
白血病	4	1.09	1.95	0.92	0.92	0.00	0.21	1	0.45	0.52	0.32	0.38	0.05	0.05	C91-C95,D45-D47
不明及其它恶性肿瘤	2	0.55	0.98	0.40	0.50	0.03	0.03	1	0.45	0.52	0.44	0.39	0.03	0.03	A_O
所有部位合计	366	100.00	178.51	100.33	98.65	5.41	11.37	220	100.00	114.26	65.42	62.43	3.97	6.63	ALL
所有部位除外 C44	365	99.73	178.02	100.18	98.43	5.41	11.37	220	100.00	114.26	65.42	62.43	3.97	6.63	ALLbC44

表6-19a 娄底市冷水江市 2019 年恶性肿瘤发病主要指标

部位	男性							女性							ICD10
	病例数 (人)	构成 (%)	粗率 (1/10⁵)	中标率 (1/10⁵)	世标率 (1/10⁵)	0~64岁累积率(%)	0~74岁累积率(%)	病例数 (人)	构成 (%)	粗率 (1/10⁵)	中标率 (1/10⁵)	世标率 (1/10⁵)	0~64岁累积率(%)	0~74岁累积率(%)	
口腔和咽喉(除外鼻咽)	24	3.86	12.97	9.19	9.27	0.81	1.08	1	0.23	0.55	0.28	0.22	0.00	0.00	C00-C10,C12-C14
鼻咽	22	3.54	11.88	8.63	8.42	0.54	0.95	6	1.37	3.30	2.59	2.26	0.17	0.22	C11
食管	13	2.09	7.02	4.01	4.06	0.22	0.55	1	0.23	0.55	0.20	0.16	0.00	0.00	C15
胃	37	5.96	19.99	12.26	12.99	0.69	1.67	17	3.87	9.35	5.57	5.35	0.23	0.52	C16
结直肠肛门	97	15.62	52.40	32.33	33.21	1.95	4.26	58	13.21	31.90	16.76	16.63	0.86	2.10	C18-C21
肝脏	79	12.72	42.68	27.12	27.72	1.62	3.60	26	5.92	14.30	8.33	8.26	0.48	0.95	C22
胆囊及其他	8	1.29	4.32	2.81	3.00	0.25	0.39	9	2.05	4.95	2.40	2.37	0.09	0.19	C23-C24
胰腺	8	1.29	4.32	2.56	2.36	0.12	0.18	8	1.82	4.40	2.58	2.32	0.04	0.31	C25
喉	13	2.09	7.02	4.39	4.52	0.32	0.60	2	0.46	1.10	0.65	0.72	0.05	0.13	C32
气管,支气管,肺	193	31.08	104.26	63.45	64.07	3.10	8.00	70	15.95	38.51	23.16	22.93	1.21	2.88	C33-C34
其他的胸腔器官	4	0.64	2.16	1.34	1.48	0.14	0.20	0	0.00	0.00	0.00	0.00	0.00	0.00	C37-C38
骨	3	0.48	1.62	0.96	0.78	0.03	0.03	0	0.00	0.00	0.00	0.00	0.00	0.00	C40-C41
皮肤的黑色素瘤	1	0.16	0.54	0.40	0.35	0.03	0.03	0	0.00	0.00	0.00	0.00	0.00	0.00	C43
乳房	2	0.32	1.08	0.53	0.57	0.00	0.00	71	16.17	39.06	27.24	25.33	2.17	2.69	C50
子宫颈	0	0.00	0.00	0.00	0.00	0.00	0.00	36	8.20	19.80	12.70	11.76	0.98	1.27	C53
子宫体及子宫部位不明	0	0.00	0.00	0.00	0.00	0.00	0.00	27	6.15	14.85	9.38	8.98	0.80	0.95	C54-C55
卵巢	0	0.00	0.00	0.00	0.00	0.00	0.00	11	2.51	6.05	5.64	5.27	0.42	0.47	C56
前列腺	29	4.67	15.67	9.23	9.28	0.18	1.39	0	0.00	0.00	0.00	0.00	0.00	0.00	C61
睾丸	1	0.16	0.54	0.30	0.29	0.03	0.03	0	0.00	0.00	0.00	0.00	0.00	0.00	C62
肾及泌尿系统不明	10	1.61	5.40	3.10	2.83	0.14	0.29	4	0.91	2.20	1.20	1.28	0.08	0.15	C64-C66,C68
膀胱	13	2.09	7.02	3.98	3.76	0.19	0.49	3	0.68	1.65	0.89	0.81	0.03	0.08	C67
脑,神经系统	11	1.77	5.94	5.09	4.57	0.21	0.39	14	3.19	7.70	4.91	4.39	0.21	0.21	C70-C72,D32-D33,D42-D43
甲状腺	8	1.29	4.32	5.19	3.70	0.31	0.31	28	6.38	15.40	13.18	11.88	0.91	1.03	C73
淋巴瘤	24	3.86	12.97	10.16	10.76	0.76	1.23	22	5.01	12.10	7.10	6.86	0.39	0.85	C81-C85,C88,C90,C96
白血病	13	2.09	7.02	4.42	4.54	0.26	0.39	10	2.28	5.50	5.18	4.80	0.41	0.46	C91-C95,D45-D47
不明及其它恶性肿瘤	8	1.29	4.32	2.33	2.17	0.03	0.21	15	3.42	8.25	3.95	3.87	0.14	0.38	A_O
所有部位合计	621	100.00	335.48	213.77	214.72	11.92	26.27	439	100.00	241.49	153.89	146.46	9.69	15.85	ALL
所有部位除外 C44	617	99.36	333.32	212.64	213.75	11.92	26.21	434	98.86	238.74	152.68	145.22	9.69	15.66	ALLbC44

表6-19b 怀化市冷水江市 2019 年恶性肿瘤死亡主要指标

部位	男性 病例数（人）	构成（%）	粗率（1/10⁵）	中标率（1/10⁵）	世标率（1/10⁵）	0~64岁累积率（%）	0~74岁累积率（%）	女性 病例数（人）	构成（%）	粗率（1/10⁵）	中标率（1/10⁵）	世标率（1/10⁵）	0~64岁累积率（%）	0~74岁累积率（%）	ICD10
口腔和咽喉（除外鼻咽）	10	2.39	5.40	3.83	4.08	0.46	0.46	0	0.00	0.00	0.00	0.00	0.00	0.00	C00-C10,C12-C14
鼻咽	9	2.15	4.86	4.11	4.30	0.21	0.43	3	1.35	1.65	0.87	0.88	0.10	0.10	C11
食管	10	2.39	5.40	2.90	3.08	0.27	0.27	1	0.45	0.55	0.20	0.16	0.00	0.00	C15
胃	29	6.94	15.67	9.40	10.20	0.52	1.27	16	7.17	8.80	4.02	4.19	0.20	0.39	C16
结直肠肛门	38	9.09	20.53	12.30	12.61	0.54	1.80	20	8.97	11.00	5.29	5.31	0.27	0.58	C18-C21
肝脏	67	16.03	36.19	22.67	23.30	1.24	3.10	19	8.52	10.45	5.86	6.24	0.48	0.65	C22
胆囊及其他	9	2.15	4.86	3.22	3.49	0.31	0.45	10	4.48	5.50	2.93	2.47	0.09	0.16	C23-C24
胰腺	9	2.15	4.86	3.09	3.17	0.19	0.37	2	0.90	1.10	0.57	0.59	0.03	0.08	C25
喉	6	1.44	3.24	1.88	1.97	0.14	0.28	1	0.45	0.55	0.28	0.30	0.00	0.05	C32
气管,支气管,肺	146	34.93	78.87	47.66	48.92	2.40	5.79	58	26.01	31.90	16.93	17.18	0.93	2.13	C33-C34
其他的胸腔器官	1	0.24	0.54	0.29	0.31	0.04	0.04	0	0.00	0.00	0.00	0.00	0.00	0.00	C37-C38
骨	4	0.96	2.16	1.38	1.27	0.03	0.17	0	0.00	0.00	0.00	0.00	0.00	0.00	C40-C41
皮肤的黑色素瘤	1	0.24	0.54	0.34	0.36	0.00	0.06	0	0.00	0.00	0.00	0.00	0.00	0.00	C43
乳房	0	0.00	0.00	0.00	0.00	0.00	0.00	17	7.62	9.35	5.86	5.79	0.48	0.74	C50
子宫颈	0	0.00	0.00	0.00	0.00	0.00	0.00	13	5.83	7.15	4.32	3.94	0.29	0.41	C53
子宫体及子宫部位不明	0	0.00	0.00	0.00	0.00	0.00	0.00	5	2.24	2.75	1.49	1.63	0.15	0.20	C54-C55
卵巢	0	0.00	0.00	0.00	0.00	0.00	0.00	6	2.69	3.30	3.40	3.24	0.29	0.29	C56
前列腺	16	3.83	8.64	4.84	4.87	0.12	0.55	0	0.00	0.00	0.00	0.00	0.00	0.00	C61
睾丸	2	0.48	1.08	0.83	0.98	0.12	0.12	0	0.00	0.00	0.00	0.00	0.00	0.00	C62
肾及泌尿系统不明	5	1.20	2.70	1.79	1.76	0.09	0.23	4	1.79	2.20	1.06	1.17	0.05	0.10	C64-C66,C68
膀胱	6	1.44	3.24	1.92	1.79	0.06	0.21	3	1.35	1.65	0.79	0.73	0.00	0.14	C67
脑,神经系统	9	2.15	4.86	3.52	3.40	0.21	0.33	11	4.93	6.05	6.07	5.52	0.32	0.32	C70-C72,D32-D33,D42-D43
甲状腺	1	0.24	0.54	0.40	0.35	0.03	0.03	3	1.35	1.65	0.57	0.71	0.03	0.03	C73
淋巴瘤	17	4.07	9.18	7.19	7.02	0.52	0.75	13	5.83	7.15	4.24	3.94	0.18	0.45	C81-C85,C88,C90,C96
白血病	11	2.63	5.94	4.69	4.48	0.25	0.38	6	2.69	3.30	1.70	1.56	0.09	0.09	C91-C95,D45-D47
不明及其它恶性肿瘤	12	2.87	6.48	3.49	3.44	0.08	0.32	12	5.38	6.60	3.15	2.87	0.14	0.14	A_O
所有部位合计	418	100.00	225.81	141.75	145.17	7.84	17.41	223	100.00	122.67	69.61	68.40	4.11	7.06	ALL
所有部位除外 C44	414	99.04	223.65	140.50	143.90	7.84	17.23	222	99.55	122.12	69.41	68.24	4.11	7.06	ALLbC44

表6-20a 娄底市涟源市2019年恶性肿瘤发病主要指标

部位	男性							女性							ICD10
	病例数(人)	构成(%)	粗率(1/10⁵)	中标率(1/10⁵)	世标率(1/10⁵)	累积率0~64岁(%)	累积率0~74岁(%)	病例数(人)	构成(%)	粗率(1/10⁵)	中标率(1/10⁵)	世标率(1/10⁵)	累积率0~64岁(%)	累积率0~74岁(%)	
口腔和咽喉（除外鼻咽）	64	3.69	10.63	8.33	7.84	0.63	0.84	14	1.10	2.57	1.93	1.94	0.17	0.17	C00-C10,C12-C14
鼻咽	59	3.40	9.80	7.80	7.29	0.50	0.79	24	1.89	4.41	3.44	3.35	0.27	0.32	C11
食管	63	3.63	10.47	7.15	7.29	0.39	1.14	3	0.24	0.55	0.34	0.33	0.01	0.04	C15
胃	68	3.92	11.30	7.69	7.85	0.41	0.92	46	3.62	8.46	5.11	4.75	0.22	0.50	C16
结直肠肛门	241	13.88	40.03	27.20	26.46	1.27	3.10	131	10.31	24.08	14.84	14.26	0.77	1.68	C18-C21
肝脏	257	14.80	42.69	31.83	30.47	1.97	3.70	50	3.94	9.19	5.73	5.46	0.36	0.54	C22
胆囊及其他	12	0.69	1.99	1.38	1.38	0.07	0.19	20	1.57	3.68	2.25	2.42	0.11	0.31	C23-C24
胰腺	16	0.92	2.66	1.60	1.66	0.09	0.19	16	1.26	2.94	1.61	1.72	0.08	0.21	C25
喉	40	2.30	6.64	4.44	4.36	0.17	0.57	1	0.08	0.18	0.12	0.13	0.02	0.02	C32
气管,支气管,肺	547	31.51	90.87	60.51	61.06	2.98	7.96	210	16.54	38.60	22.70	22.83	1.35	2.80	C33-C34
其他的胸腔器官	4	0.23	0.66	0.49	0.50	0.04	0.06	2	0.16	0.37	0.27	0.41	0.03	0.03	C37-C38
骨	5	0.29	0.83	0.69	0.72	0.04	0.06	7	0.55	1.29	0.86	0.77	0.06	0.08	C40-C41
皮肤的黑色素瘤	8	0.46	1.33	1.03	0.95	0.07	0.12	8	0.63	1.47	0.84	0.82	0.04	0.09	C43
乳房	7	0.40	1.16	0.78	0.80	0.03	0.10	170	13.39	31.25	24.79	23.01	1.99	2.35	C50
子宫颈	0	0.00	0.00	0.00	0.00	0.00	0.00	185	14.57	34.01	25.53	24.25	1.90	2.83	C53
子宫体及子宫部位不明	0	0.00	0.00	0.00	0.00	0.00	0.00	74	5.83	13.60	9.84	9.42	0.75	0.99	C54-C55
卵巢	0	0.00	0.00	0.00	0.00	0.00	0.00	38	2.99	6.99	5.48	5.18	0.41	0.55	C56
前列腺	40	2.30	6.64	4.10	4.02	0.06	0.50	0	0.00	0.00	0.00	0.00	0.00	0.00	C61
睾丸	3	0.17	0.50	0.54	0.67	0.03	0.03	0	0.00	0.00	0.00	0.00	0.00	0.00	C62
肾及泌尿系统不明	22	1.27	3.65	2.85	2.75	0.14	0.34	11	0.87	2.02	1.42	1.33	0.06	0.17	C64-C66,C68
膀胱	39	2.25	6.48	4.41	4.39	0.22	0.46	5	0.39	0.92	0.51	0.48	0.03	0.06	C67
脑,神经系统	52	3.00	8.64	7.22	6.89	0.40	0.66	30	2.36	5.51	4.15	4.02	0.32	0.41	C70-C72,D32-D33,D42-D43
甲状腺	25	1.44	4.15	3.88	3.36	0.30	0.30	106	8.35	19.48	18.34	16.45	1.35	1.46	C73
淋巴瘤	60	3.46	9.97	7.31	7.63	0.45	0.77	39	3.07	7.17	5.03	4.77	0.30	0.60	C81-C85,C88,C90,C96
白血病	52	3.00	8.64	6.58	6.60	0.31	0.65	38	2.99	6.99	4.98	5.21	0.27	0.45	C91-C95,D45-D47
不明及其它恶性肿瘤	52	3.00	8.64	6.48	6.26	0.32	0.74	42	3.31	7.72	4.35	4.40	0.17	0.53	A_O
所有部位合计	1 736	100.00	288.38	204.28	201.21	10.87	24.20	1 270	100.00	233.45	164.46	157.70	11.02	17.17	ALL
所有部位除外C44	1 724	99.31	286.39	202.69	199.83	10.82	24.03	1 258	99.06	231.24	163.18	156.40	10.95	17.05	ALLbC44

表6-20b　娄底市涟源市2019年恶性肿瘤死亡主要指标

部位	男性							女性							ICD10
	病例数(人)	构成(%)	粗率(1/10⁵)	中标率(1/10⁵)	世标率(1/10⁵)	0~64岁累积率(%)	0~74岁累积率(%)	病例数(人)	构成(%)	粗率(1/10⁵)	中标率(1/10⁵)	世标率(1/10⁵)	0~64岁累积率(%)	0~74岁累积率(%)	
口腔和咽喉(除外鼻咽)	25	2.27	4.15	2.79	2.85	0.20	0.40	5	0.98	0.92	0.58	0.58	0.04	0.07	C00-C10,C12-C14
鼻咽	24	2.18	3.99	2.72	2.62	0.16	0.31	5	0.98	0.92	0.53	0.51	0.03	0.05	C11
食管	46	4.18	7.64	5.30	5.36	0.25	0.81	4	0.78	0.74	0.31	0.26	0.00	0.02	C15
胃	47	4.27	7.81	5.04	5.10	0.22	0.55	32	6.25	5.88	3.42	3.44	0.20	0.34	C16
结直肠肛门	113	10.27	18.77	12.21	11.93	0.35	1.32	58	11.33	10.66	6.17	5.96	0.28	0.58	C18-C21
肝脏	209	19.00	34.72	25.05	24.19	1.44	2.85	44	8.59	8.09	5.06	5.03	0.28	0.53	C22
胆囊及其他	12	1.09	1.99	1.35	1.40	0.10	0.20	10	1.95	1.84	1.22	1.19	0.06	0.18	C23-C24
胰腺	15	1.36	2.49	1.52	1.59	0.10	0.18	14	2.73	2.57	1.46	1.53	0.06	0.22	C25
喉	22	2.00	3.65	2.45	2.31	0.07	0.31	0	0.00	0.00	0.00	0.00	0.00	0.00	C32
气管,支气管,肺	396	36.00	65.78	42.28	42.87	1.82	5.28	146	28.52	26.84	14.59	14.34	0.66	1.57	C33-C34
其他的胸腔器官	1	0.09	0.17	0.10	0.08	0.00	0.00	0	0.00	0.00	0.00	0.00	0.00	0.00	C37-C38
骨	3	0.27	0.50	0.34	0.33	0.01	0.03	2	0.39	0.37	0.27	0.27	0.03	0.03	C40-C41
皮肤的黑色素瘤	3	0.27	0.50	0.39	0.35	0.03	0.03	4	0.78	0.74	0.51	0.41	0.03	0.03	C43
乳房	1	0.09	0.17	0.10	0.08	0.00	0.00	34	6.64	6.25	4.19	4.04	0.26	0.44	C50
子宫颈	0	0.00	0.00	0.00	0.00	0.00	0.00	46	8.98	8.46	5.63	5.48	0.32	0.71	C53
子宫体及子宫部位不明	0	0.00	0.00	0.00	0.00	0.00	0.00	19	3.71	3.49	1.80	1.78	0.08	0.19	C54-C55
卵巢	0	0.00	0.00	0.00	0.00	0.00	0.00	17	3.32	3.12	2.17	1.99	0.13	0.22	C56
前列腺	22	2.00	3.65	2.22	2.23	0.03	0.21	0	0.00	0.00	0.00	0.00	0.00	0.00	C61
睾丸	1	0.09	0.17	0.12	0.13	0.00	0.02	0	0.00	0.00	0.00	0.00	0.00	0.00	C62
肾及泌尿系统不明	13	1.18	2.16	1.54	1.43	0.07	0.17	3	0.59	0.55	0.42	0.42	0.03	0.05	C64-C66,C68
膀胱	18	1.64	2.99	1.92	1.88	0.05	0.10	0	0.00	0.00	0.00	0.00	0.00	0.00	C67
脑,神经系统	33	3.00	5.48	4.04	4.14	0.20	0.45	9	1.76	1.65	1.15	1.18	0.09	0.13	C70-C72,D32-D33,D42-D43
甲状腺	4	0.36	0.66	0.44	0.48	0.06	0.06	3	0.59	0.55	0.39	0.40	0.01	0.06	C73
淋巴瘤	44	4.00	7.31	4.86	4.92	0.22	0.62	15	2.93	2.76	1.62	1.61	0.10	0.22	C81-C85,C88,C90,C96
白血病	27	2.45	4.49	3.44	3.26	0.16	0.37	20	3.91	3.68	2.38	2.18	0.08	0.22	C91-C95,D45-D47
不明及其它恶性肿瘤	21	1.91	3.49	2.13	2.23	0.09	0.27	22	4.30	4.04	1.93	2.09	0.03	0.21	A_O
所有部位合计	1 100	100.00	182.73	122.34	121.75	5.63	14.55	512	100.00	94.11	55.80	54.68	2.82	6.06	ALL
所有部位除外 C44	1 095	99.55	181.90	121.81	121.22	5.61	14.48	511	99.80	93.93	55.73	54.57	2.82	6.06	ALLbC44

表6-21a 娄底市双峰县 2019 年恶性肿瘤发病主要指标

部位	男性							女性							ICD10
	病例数(人)	构成(%)	粗率(1/10^5)	中标率(1/10^5)	世标率(1/10^5)	0~64岁累积率(%)	0~74岁累积率(%)	病例数(人)	构成(%)	粗率(1/10^5)	中标率(1/10^5)	世标率(1/10^5)	0~64岁累积率(%)	0~74岁累积率(%)	
口腔和咽喉（除外鼻咽）	26	5.80	21.86	13.93	13.44	0.98	1.49	3	0.90	2.60	1.53	1.51	0.11	0.23	C00-C10,C12-C14
鼻咽	11	2.46	9.25	5.10	5.19	0.46	0.65	4	1.19	3.47	1.84	1.97	0.17	0.26	C11
食管	13	2.90	10.93	5.78	5.76	0.12	0.83	3	0.90	2.60	1.17	1.01	0.00	0.12	C15
胃	39	8.71	32.79	16.93	16.44	0.81	2.02	23	6.87	19.94	9.30	9.78	0.51	1.08	C16
结直肠肛门	41	9.15	34.47	20.79	19.78	1.31	2.45	22	6.57	19.07	9.84	9.86	0.34	1.38	C18-C21
肝脏	36	8.04	30.26	16.81	16.88	0.97	2.29	19	5.67	16.47	7.56	7.33	0.22	0.83	C22
胆囊及其他	12	2.68	10.09	5.54	5.12	0.25	0.60	18	5.37	15.60	7.29	7.21	0.36	0.69	C23-C24
胰腺	13	2.90	10.93	5.69	5.79	0.32	0.67	12	3.58	10.40	4.76	4.90	0.31	0.43	C25
喉	4	0.89	3.36	1.70	1.74	0.06	0.21	2	0.60	1.73	0.69	0.85	0.00	0.08	C32
气管，支气管，肺	160	35.71	134.50	71.99	70.01	2.54	8.25	63	18.81	54.61	27.01	26.72	0.90	3.28	C33-C34
其他的胸腔器官	3	0.67	2.52	1.44	1.41	0.09	0.21	0	0.00	0.00	0.00	0.00	0.00	0.00	C37-C38
骨	3	0.67	2.52	1.33	1.38	0.06	0.29	0	0.00	0.00	0.00	0.00	0.00	0.00	C40-C41
皮肤的黑色素瘤	2	0.45	1.68	0.92	0.94	0.00	0.20	1	0.30	0.87	0.39	0.31	0.00	0.00	C43
乳房	0	0.00	0.00	0.00	0.00	0.00	0.00	45	13.43	39.01	28.08	24.43	2.16	2.57	C50
子宫颈	0	0.00	0.00	0.00	0.00	0.00	0.00	50	14.93	43.34	27.92	25.84	2.04	2.86	C53
子宫体及子宫部位不明	0	0.00	0.00	0.00	0.00	0.00	0.00	8	2.39	6.94	3.75	3.69	0.31	0.40	C54-C55
卵巢	0	0.00	0.00	0.00	0.00	0.00	0.00	12	3.58	10.40	5.77	5.44	0.33	0.66	C56
前列腺	12	2.68	10.09	5.58	5.15	0.09	0.71	0	0.00	0.00	0.00	0.00	0.00	0.00	C61
睾丸	1	0.22	0.84	0.54	0.47	0.04	0.04	0	0.00	0.00	0.00	0.00	0.00	0.00	C62
肾及泌尿系统不明	3	0.67	2.52	1.97	2.09	0.19	0.19	4	1.19	3.47	1.83	1.79	0.00	0.29	C64-C66,C68
膀胱	16	3.57	13.45	8.02	8.49	0.46	0.62	2	0.60	1.73	0.96	0.98	0.05	0.13	C67
脑，神经系统	14	3.13	11.77	7.52	8.91	0.60	0.91	13	3.88	11.27	6.57	6.44	0.44	0.78	C70-C72,D32-D33,D42-D43
甲状腺	4	0.89	3.36	3.09	2.44	0.14	0.34	11	3.28	9.54	7.33	6.56	0.48	0.60	C73
淋巴瘤	6	1.34	5.04	2.54	2.49	0.15	0.23	7	2.09	6.07	3.27	3.19	0.16	0.48	C81-C85,C88,C90,C96
白血病	16	3.57	13.45	7.25	6.86	0.17	0.96	7	2.09	6.07	8.45	7.20	0.47	0.59	C91-C95,D45-D47
不明及其它恶性肿瘤	13	2.90	10.93	5.98	5.93	0.38	0.77	6	1.79	5.20	2.97	2.98	0.15	0.44	A_O
所有部位合计	448	100.00	376.61	210.44	206.70	10.19	24.93	335	100.00	290.41	168.29	160.00	9.52	18.18	ALL
所有部位除外 C44	443	98.88	372.41	208.13	204.44	10.03	24.70	333	99.40	288.68	167.32	159.01	9.52	17.97	ALLbC44

表6-21b 娄底市双峰县2019年恶性肿瘤死亡主要指标

部位	男性							女性							ICD10
	病例数（人）	构成（%）	粗率（1/10⁵）	中标率（1/10⁵）	世标率（1/10⁵）	0~64岁累积率（%）	0~74岁累积率（%）	病例数（人）	构成（%）	粗率（1/10⁵）	中标率（1/10⁵）	世标率（1/10⁵）	0~64岁累积率（%）	0~74岁累积率（%）	
口腔和咽喉（除外鼻咽）	30	3.39	7.07	4.55	4.65	0.32	0.53	2	0.45	0.50	0.31	0.27	0.02	0.02	C00-C10,C12-C14
鼻咽	24	2.71	5.65	3.81	3.49	0.21	0.35	4	0.91	0.99	0.62	0.62	0.05	0.09	C11
食管	47	5.32	11.07	6.45	6.71	0.28	0.95	4	0.91	0.99	0.38	0.41	0.00	0.00	C15
胃	43	4.86	10.13	6.16	6.32	0.33	0.81	20	4.54	4.96	2.80	2.65	0.07	0.24	C16
结直肠肛门	68	7.69	16.02	9.77	9.66	0.36	1.35	44	9.98	10.92	6.39	6.17	0.30	0.85	C18-C21
肝脏	143	16.18	33.68	22.94	22.05	1.41	2.61	42	9.52	10.43	6.28	5.93	0.25	0.81	C22
胆囊及其他	15	1.70	3.53	2.12	2.14	0.13	0.31	21	4.76	5.21	2.97	3.05	0.23	0.34	C23-C24
胰腺	9	1.02	2.12	1.36	1.36	0.11	0.15	7	1.59	1.74	0.87	0.89	0.06	0.06	C25
喉	12	1.36	2.83	1.54	1.62	0.09	0.15	0	0.00	0.00	0.00	0.00	0.00	0.00	C32
气管,支气管,肺	338	38.24	79.61	47.40	47.07	2.03	6.45	113	25.62	28.05	16.08	15.95	0.62	2.17	C33-C34
其他的胸腔器官	5	0.57	1.18	0.93	0.89	0.07	0.11	0	0.00	0.00	0.00	0.00	0.00	0.00	C37-C38
骨	5	0.57	1.18	1.17	1.18	0.08	0.08	4	0.91	0.99	0.66	0.61	0.05	0.05	C40-C41
皮肤的黑色素瘤	0	0.00	0.00	0.00	0.00	0.00	0.00	0	0.00	0.00	0.00	0.00	0.00	0.00	C43
乳房	1	0.11	0.24	0.12	0.13	0.00	0.02	25	5.67	6.21	3.96	3.92	0.32	0.45	C50
子宫颈	0	0.00	0.00	0.00	0.00	0.00	0.00	37	8.39	9.18	5.87	5.73	0.41	0.76	C53
子宫体及子宫部位不明	0	0.00	0.00	0.00	0.00	0.00	0.00	10	2.27	2.48	1.61	1.50	0.09	0.19	C54-C55
卵巢	0	0.00	0.00	0.00	0.00	0.00	0.00	18	4.08	4.47	2.71	2.70	0.18	0.33	C56
前列腺	16	1.81	3.77	2.14	2.07	0.04	0.29	0	0.00	0.00	0.00	0.00	0.00	0.00	C61
睾丸	0	0.00	0.00	0.00	0.00	0.00	0.00	0	0.00	0.00	0.00	0.00	0.00	0.00	C62
肾及泌尿系统不明	5	0.57	1.18	0.80	0.84	0.08	0.10	4	0.91	0.99	0.56	0.54	0.02	0.06	C64-C66,C68
膀胱	10	1.13	2.36	1.32	1.39	0.06	0.22	5	1.13	1.24	0.60	0.57	0.02	0.06	C67
脑,神经系统	22	2.49	5.18	3.77	3.66	0.25	0.44	11	2.49	2.73	1.59	1.53	0.07	0.20	C70-C72,D32-D33,D42-D43
甲状腺	0	0.00	0.00	0.00	0.00	0.00	0.00	0	0.00	0.00	0.00	0.00	0.00	0.00	C73
淋巴瘤	21	2.38	4.95	3.00	3.01	0.15	0.42	10	2.27	2.48	1.31	1.45	0.12	0.16	C81-C85,C88,C90,C96
白血病	28	3.17	6.60	4.34	4.27	0.28	0.45	22	4.99	5.46	3.86	3.61	0.23	0.39	C91-C95,D45-D47
不明及其它恶性肿瘤	42	4.75	9.89	5.93	5.96	0.27	0.73	38	8.62	9.43	5.43	5.25	0.24	0.65	A_O
所有部位合计	884	100.00	208.22	129.63	128.48	6.56	16.52	441	100.00	109.47	64.87	63.37	3.32	7.87	ALL
所有部位除外C44	880	99.55	207.28	129.15	127.99	6.56	16.50	438	99.32	108.73	64.53	63.02	3.32	7.83	ALLbC44

表6-22a 邵阳市邵东市2019年恶性肿瘤发病主要指标

部位	男性							女性							ICD10
	病例数(人)	构成(%)	粗率(1/10^5)	中标率(1/10^5)	世标率(1/10^5)	0~64岁累积率(%)	0~74岁累积率(%)	病例数(人)	构成(%)	粗率(1/10^5)	中标率(1/10^5)	世标率(1/10^5)	0~64岁累积率(%)	0~74岁累积率(%)	
口腔和咽喉(除外鼻咽)	62	2.95	8.84	6.68	6.21	0.53	0.66	19	1.07	2.97	1.96	1.96	0.17	0.22	C00-C10,C12-C14
鼻咽	61	2.90	8.70	5.79	5.71	0.48	0.71	25	1.41	3.91	2.41	2.31	0.20	0.26	C11
食管	23	1.10	3.28	1.77	1.85	0.09	0.28	4	0.22	0.63	0.33	0.35	0.02	0.05	C15
胃	133	6.33	18.96	11.42	11.30	0.67	1.36	71	3.99	11.11	6.07	5.82	0.34	0.67	C16
结直肠肛门	233	11.10	33.22	19.68	19.62	1.13	2.31	154	8.66	24.10	13.24	13.00	0.83	1.44	C18-C21
肝脏	241	11.48	34.36	23.20	22.58	1.65	2.57	92	5.17	14.40	7.68	7.54	0.46	0.93	C22
胆囊及其他	24	1.14	3.42	1.94	1.93	0.11	0.20	27	1.52	4.23	2.30	2.41	0.14	0.28	C23-C24
胰腺	26	1.24	3.71	1.98	2.17	0.12	0.31	15	0.84	2.35	1.22	1.17	0.06	0.13	C25
喉	26	1.24	3.71	2.16	2.25	0.17	0.27	6	0.34	0.94	0.72	0.60	0.04	0.06	C32
气管,支气管,肺	686	32.67	97.82	56.04	56.64	3.16	7.24	248	13.95	38.81	20.03	19.85	1.16	2.28	C33-C34
其他的胸腔器官	12	0.57	1.71	1.04	0.94	0.06	0.12	4	0.22	0.63	0.34	0.37	0.04	0.04	C37-C38
骨	22	1.05	3.14	2.40	2.62	0.16	0.22	11	0.62	1.72	1.27	1.45	0.07	0.11	C40-C41
皮肤的黑色素瘤	7	0.33	1.00	0.57	0.62	0.04	0.08	7	0.39	1.10	0.81	0.88	0.05	0.06	C43
乳房	9	0.43	1.28	0.73	0.77	0.06	0.11	258	14.51	40.38	30.37	27.85	2.29	2.80	C50
子宫颈	0	0.00	0.00	0.00	0.00	0.00	0.00	183	10.29	28.64	20.16	18.85	1.59	1.96	C53
子宫体及子宫部位不明	0	0.00	0.00	0.00	0.00	0.00	0.00	105	5.91	16.43	11.76	10.83	0.95	1.12	C54-C55
卵巢	0	0.00	0.00	0.00	0.00	0.00	0.00	62	3.49	9.70	7.43	6.88	0.53	0.65	C56
前列腺	84	4.00	11.98	5.71	5.50	0.10	0.57	0	0.00	0.00	0.00	0.00	0.00	0.00	C61
睾丸	1	0.05	0.14	0.10	0.12	0.02	0.02	0	0.00	0.00	0.00	0.00	0.00	0.00	C62
肾及泌尿系统不明	36	1.71	5.13	3.44	3.45	0.26	0.34	33	1.86	5.16	3.26	3.12	0.22	0.33	C64-C66,C68
膀胱	62	2.95	8.84	5.26	5.01	0.27	0.51	7	0.39	1.10	0.59	0.57	0.04	0.06	C67
脑,神经系统	51	2.43	7.27	6.22	5.83	0.42	0.54	62	3.49	9.70	6.78	6.44	0.45	0.62	C70-C72,D32-D33,D42-D43
甲状腺	44	2.10	6.27	7.70	6.29	0.47	0.47	171	9.62	26.76	26.08	22.62	1.83	1.97	C73
淋巴瘤	77	3.67	10.98	7.56	7.44	0.49	0.88	44	2.47	6.89	4.51	4.57	0.36	0.48	C81-C85,C88,C90,C96
白血病	62	2.95	8.84	7.19	8.22	0.50	0.66	66	3.71	10.33	8.96	8.62	0.49	0.73	C91-C95,D45-D47
不明及其它恶性肿瘤	118	5.62	16.83	11.50	11.64	0.68	1.20	104	5.85	16.28	11.08	10.88	0.74	1.09	A_O
所有部位合计	2 100	100.00	299.44	190.08	188.71	11.63	21.64	1 778	100.00	278.26	189.36	178.92	13.09	18.34	ALL
所有部位除外C44	2 077	98.90	296.16	187.45	186.18	11.47	21.39	1 759	98.93	275.28	187.55	177.22	13.01	18.16	ALLbC44

表6-22b　邵阳市邵东市2019年恶性肿瘤死亡主要指标

部位	男性							女性							ICD10
	病例数(人)	构成(%)	粗率(1/10⁵)	中标率(1/10⁵)	世标率(1/10⁵)	0~64岁累积率(%)	0~74岁累积率(%)	病例数(人)	构成(%)	粗率(1/10⁵)	中标率(1/10⁵)	世标率(1/10⁵)	0~64岁累积率(%)	0~74岁累积率(%)	
口腔和咽喉（除外鼻咽）	25	1.71	3.56	2.36	2.24	0.17	0.30	3	0.37	0.47	0.33	0.31	0.01	0.04	C00-C10,C12-C14
鼻咽	42	2.88	5.99	3.72	3.94	0.38	0.47	15	1.85	2.35	1.23	1.30	0.12	0.15	C11
食管	21	1.44	2.99	1.60	1.56	0.07	0.16	4	0.49	0.63	0.29	0.31	0.02	0.02	C15
胃	106	7.27	15.11	8.71	8.82	0.56	1.08	65	8.02	10.17	5.40	5.30	0.35	0.56	C16
结直肠肛门	128	8.77	18.25	10.44	10.24	0.54	1.14	79	9.75	12.36	6.25	6.23	0.41	0.63	C18-C21
肝脏	204	13.98	29.09	19.35	18.44	1.38	1.96	67	8.27	10.49	5.58	5.58	0.38	0.66	C22
胆囊及其他	28	1.92	3.99	2.03	2.01	0.08	0.21	26	3.21	4.07	2.00	2.10	0.16	0.24	C23-C24
胰腺	23	1.58	3.28	1.77	1.82	0.12	0.22	10	1.23	1.56	0.82	0.82	0.05	0.10	C25
喉	13	0.89	1.85	1.01	0.96	0.04	0.11	4	0.49	0.63	0.25	0.23	0.00	0.02	C32
气管,支气管,肺	583	39.96	83.13	45.53	46.05	2.27	5.80	177	21.85	27.70	12.55	12.52	0.57	1.40	C33-C34
其他的胸腔器官	5	0.34	0.71	0.49	0.50	0.05	0.05	1	0.12	0.16	0.22	0.13	0.01	0.01	C37-C38
骨	15	1.03	2.14	1.88	1.59	0.12	0.17	8	0.99	1.25	0.60	0.63	0.04	0.07	C40-C41
皮肤的黑色素瘤	4	0.27	0.57	0.34	0.31	0.02	0.03	2	0.25	0.31	0.15	0.14	0.01	0.01	C43
乳房	2	0.14	0.29	0.15	0.13	0.00	0.01	56	6.91	8.76	5.19	4.98	0.40	0.51	C50
子宫颈	0	0.00	0.00	0.00	0.00	0.00	0.00	64	7.90	10.02	6.13	5.72	0.41	0.62	C53
子宫体及子宫部位不明	0	0.00	0.00	0.00	0.00	0.00	0.00	28	3.46	4.38	2.37	2.37	0.19	0.28	C54-C55
卵巢	0	0.00	0.00	0.00	0.00	0.00	0.00	35	4.32	5.48	3.02	2.93	0.20	0.37	C56
前列腺	29	1.99	4.14	1.83	1.87	0.00	0.15	0	0.00	0.00	0.00	0.00	0.00	0.00	C61
睾丸	1	0.07	0.14	0.10	0.12	0.02	0.02	0	0.00	0.00	0.00	0.00	0.00	0.00	C62
肾及泌尿系统不明	12	0.82	1.71	0.91	0.91	0.05	0.11	7	0.86	1.10	0.64	0.55	0.02	0.08	C64-C66,C68
膀胱	32	2.19	4.56	2.28	2.33	0.08	0.25	7	0.86	1.10	0.55	0.54	0.03	0.06	C67
脑,神经系统	36	2.47	5.13	3.61	3.59	0.25	0.34	33	4.07	5.16	2.84	2.68	0.17	0.24	C70-C72,D32-D33,D42-D43
甲状腺	4	0.27	0.57	0.38	0.37	0.04	0.04	9	1.11	1.41	0.73	0.72	0.07	0.07	C73
淋巴瘤	40	2.74	5.70	3.68	3.65	0.25	0.41	22	2.72	3.44	1.86	1.84	0.14	0.18	C81-C85,C88,C90,C96
白血病	36	2.47	5.13	3.44	3.30	0.19	0.38	36	4.44	5.63	4.03	3.91	0.21	0.36	C91-C95,D45-D47
不明及其它恶性肿瘤	70	4.80	9.98	5.76	5.86	0.29	0.65	52	6.42	8.14	3.94	3.97	0.21	0.50	A_O
所有部位合计	1 459	100.00	208.04	121.37	120.65	6.96	14.07	810	100.00	126.76	66.97	65.83	4.19	7.20	ALL
所有部位除外C44	1 446	99.11	206.19	120.45	119.67	6.91	13.97	802	99.01	125.51	66.43	65.28	4.18	7.13	ALLbC44

表6-23a 邵阳市新宁县2019年恶性肿瘤发病主要指标

部位	男性 病例数(人)	构成(%)	粗率(1/10⁵)	中标率(1/10⁵)	世标率(1/10⁵)	0~64岁累积率(%)	0~74岁累积率(%)	女性 病例数(人)	构成(%)	粗率(1/10⁵)	中标率(1/10⁵)	世标率(1/10⁵)	0~64岁累积率(%)	0~74岁累积率(%)	ICD10
口腔和咽喉(除外鼻咽)	18	2.38	5.40	4.04	3.83	0.31	0.41	7	1.16	2.21	1.15	1.15	0.04	0.21	C00-C10,C12-C14
鼻咽	29	3.84	8.70	6.70	6.08	0.45	0.67	10	1.66	3.16	2.40	2.12	0.17	0.20	C11
食管	12	1.59	3.60	1.90	1.97	0.15	0.24	3	0.50	0.95	0.42	0.41	0.02	0.04	C15
胃	41	5.42	12.30	7.25	7.09	0.48	0.86	26	4.31	8.23	4.30	4.37	0.18	0.67	C16
结直肠肛门	87	11.51	26.11	15.41	14.83	0.73	1.91	62	10.28	19.61	12.19	11.44	0.74	1.39	C18-C21
肝脏	126	16.67	37.81	22.30	21.90	1.41	2.42	26	4.31	8.23	5.08	4.88	0.24	0.62	C22
胆囊及其他	7	0.93	2.10	1.22	1.16	0.05	0.15	14	2.32	4.43	2.19	2.11	0.07	0.33	C23-C24
胰腺	8	1.06	2.40	1.29	1.26	0.06	0.17	7	1.16	2.21	1.23	1.18	0.04	0.17	C25
喉	16	2.12	4.80	2.57	2.70	0.17	0.40	0	0.00	0.00	0.00	0.00	0.00	0.00	C32
气管,支气管,肺	239	31.61	71.72	39.15	39.29	2.15	5.13	85	14.10	26.89	14.72	14.63	0.84	1.85	C33-C34
其他的胸腔器官	1	0.13	0.30	0.38	0.22	0.02	0.02	3	0.50	0.95	1.58	1.45	0.10	0.10	C37-C38
骨	6	0.79	1.80	1.46	1.36	0.11	0.11	8	1.33	2.53	2.31	2.21	0.13	0.21	C40-C41
皮肤的黑色素瘤	3	0.40	0.90	0.44	0.41	0.00	0.08	0	0.00	0.00	0.00	0.00	0.00	0.00	C43
乳房	0	0.00	0.00	0.00	0.00	0.00	0.00	77	12.77	24.36	18.68	16.60	1.42	1.67	C50
子宫颈	0	0.00	0.00	0.00	0.00	0.00	0.00	100	16.58	31.64	21.39	19.97	1.68	2.08	C53
子宫体及子宫部位不明	0	0.00	0.00	0.00	0.00	0.00	0.00	35	5.80	11.07	6.30	6.30	0.54	0.65	C54-C55
卵巢	0	0.00	0.00	0.00	0.00	0.00	0.00	22	3.65	6.96	7.82	7.37	0.58	0.61	C56
前列腺	27	3.57	8.10	3.94	3.89	0.03	0.40	0	0.00	0.00	0.00	0.00	0.00	0.00	C61
睾丸	2	0.26	0.60	0.52	0.37	0.04	0.04	0	0.00	0.00	0.00	0.00	0.00	0.00	C62
肾及泌尿系统不明	9	1.19	2.70	2.41	2.47	0.17	0.20	13	2.16	4.11	2.53	2.90	0.15	0.27	C64-C66,C68
膀胱	12	1.59	3.60	2.22	1.88	0.04	0.23	10	1.66	3.16	1.62	1.62	0.09	0.18	C67
脑,神经系统	26	3.44	7.80	6.57	6.65	0.44	0.64	21	3.48	6.64	4.65	4.70	0.34	0.58	C70-C72,D32-D33,D42-D43
甲状腺	12	1.59	3.60	3.19	2.93	0.25	0.27	32	5.31	10.12	10.57	8.56	0.66	0.79	C73
淋巴瘤	31	4.10	9.30	7.16	6.74	0.43	0.69	18	2.99	5.69	3.13	3.57	0.21	0.45	C81-C85,C88,C90,C96
白血病	23	3.04	6.90	4.76	4.64	0.28	0.49	15	2.49	4.75	4.11	3.67	0.20	0.36	C91-C95,D45-D47
不明及其它恶性肿瘤	21	2.78	6.30	4.28	4.93	0.34	0.46	9	1.49	2.85	2.80	2.58	0.17	0.29	A_O
所有部位合计	756	100.00	226.86	139.13	136.59	8.11	16.00	603	100.00	190.76	131.17	123.81	8.61	13.72	ALL
所有部位除外C44	752	99.47	225.66	138.35	135.84	8.05	15.90	603	100.00	190.76	131.17	123.81	8.61	13.72	ALLbC44

表6-23b　邵阳市新宁县 2019 年恶性肿瘤死亡主要指标

部位	男性							女性							ICD10
	病例数（人）	构成（%）	粗率（1/10⁵）	中标率（1/10⁵）	世标率（1/10⁵）	0~64岁累积率（%）	0~74岁累积率（%）	病例数（人）	构成（%）	粗率（1/10⁵）	中标率（1/10⁵）	世标率（1/10⁵）	0~64岁累积率（%）	0~74岁累积率（%）	
口腔和咽喉（除外鼻咽）	5	0.84	1.50	1.15	0.93	0.08	0.08	3	0.91	0.95	0.66	0.61	0.04	0.08	C00-C10,C12-C14
鼻咽	22	3.71	6.60	4.28	4.23	0.28	0.41	4	1.21	1.27	0.56	0.55	0.05	0.05	C11
食管	9	1.52	2.70	1.43	1.50	0.09	0.21	3	0.91	0.95	0.50	0.54	0.05	0.09	C15
胃	40	6.75	12.00	7.19	6.80	0.41	0.75	26	7.85	8.23	3.98	3.77	0.11	0.51	C16
结直肠肛门	51	8.60	15.30	8.67	8.76	0.46	1.07	29	8.76	9.17	4.76	4.63	0.25	0.53	C18-C21
肝脏	124	20.91	37.21	22.07	21.94	1.42	2.49	29	8.76	9.17	5.12	4.93	0.28	0.61	C22
胆囊及其他	5	0.84	1.50	1.21	1.03	0.07	0.11	6	1.81	1.90	0.96	0.93	0.07	0.11	C23-C24
胰腺	11	1.85	3.30	1.80	1.76	0.07	0.20	6	1.81	1.90	1.16	1.10	0.05	0.16	C25
喉	10	1.69	3.00	1.79	1.73	0.09	0.24	1	0.30	0.32	0.15	0.16	0.00	0.03	C32
气管,支气管,肺	218	36.76	65.42	34.78	34.74	1.78	4.08	70	21.15	22.14	11.36	11.20	0.51	1.41	C33-C34
其他的胸腔器官	0	0.00	0.00	0.00	0.00	0.00	0.00	0	0.00	0.00	0.00	0.00	0.00	0.00	C37-C38
骨	9	1.52	2.70	1.57	1.38	0.07	0.16	9	2.72	2.85	1.75	1.58	0.05	0.23	C40-C41
皮肤的黑色素瘤	2	0.34	0.60	0.35	0.34	0.02	0.06	0	0.00	0.00	0.00	0.00	0.00	0.00	C43
乳房	0	0.00	0.00	0.00	0.00	0.00	0.00	23	6.95	7.28	4.76	4.30	0.29	0.45	C50
子宫颈	0	0.00	0.00	0.00	0.00	0.00	0.00	37	11.18	11.71	6.60	6.29	0.40	0.60	C53
子宫体及子宫部位不明	0	0.00	0.00	0.00	0.00	0.00	0.00	28	8.46	8.86	4.06	4.23	0.22	0.49	C54-C55
卵巢	0	0.00	0.00	0.00	0.00	0.00	0.00	9	2.72	2.85	3.49	3.02	0.20	0.27	C56
前列腺	10	1.69	3.00	1.31	1.37	0.08	0.08	0	0.00	0.00	0.00	0.00	0.00	0.00	C61
睾丸	0	0.00	0.00	0.00	0.00	0.00	0.00	0	0.00	0.00	0.00	0.00	0.00	0.00	C62
肾及泌尿系统不明	7	1.18	2.10	1.27	1.25	0.08	0.08	8	2.42	2.53	1.80	1.64	0.11	0.13	C64-C66,C68
膀胱	4	0.67	1.20	0.53	0.49	0.00	0.00	2	0.60	0.63	0.21	0.13	0.00	0.00	C67
脑,神经系统	26	4.38	7.80	5.87	5.65	0.33	0.60	13	3.93	4.11	2.45	2.24	0.16	0.33	C70-C72,D32-D33,D42-D43
甲状腺	3	0.51	0.90	0.50	0.46	0.03	0.03	1	0.30	0.32	0.16	0.15	0.00	0.03	C73
淋巴瘤	22	3.71	6.60	4.70	4.36	0.26	0.42	8	2.42	2.53	1.65	1.65	0.05	0.19	C81-C85,C88,C90,C96
白血病	7	1.18	2.10	1.62	1.53	0.07	0.15	12	3.63	3.80	2.87	2.72	0.18	0.28	C91-C95,D45-D47
不明及其它恶性肿瘤	8	1.35	2.40	1.17	1.15	0.02	0.18	4	1.21	1.27	1.32	1.02	0.07	0.11	A_O
所有部位合计	593	100.00	177.94	103.26	101.39	5.61	11.37	331	100.00	104.71	59.43	58.30	3.12	6.67	ALL
所有部位除外 C44	590	99.49	177.04	102.81	100.96	5.61	11.32	331	100.00	104.71	59.43	58.30	3.12	6.67	ALLbC44

表 6-24a 湘潭市雨湖区 2019 年恶性肿瘤发病主要指标

部位	男性							女性							ICD10
	病例数(人)	构成(%)	粗率($1/10^5$)	中标率($1/10^5$)	世标率($1/10^5$)	0~64岁累积率(%)	0~74岁累积率(%)	病例数(人)	构成(%)	粗率($1/10^5$)	中标率($1/10^5$)	世标率($1/10^5$)	0~64岁累积率(%)	0~74岁累积率(%)	
口腔和咽喉(除外鼻咽)	18	2.38	5.40	4.04	3.83	0.31	0.41	7	1.16	2.21	1.15	1.15	0.04	0.21	C00-C10,C12-C14
鼻咽	29	3.84	8.70	6.70	6.08	0.45	0.67	10	1.66	3.16	2.40	2.12	0.17	0.20	C11
食管	12	1.59	3.60	1.90	1.97	0.15	0.24	3	0.50	0.95	0.42	0.41	0.02	0.04	C15
胃	41	5.42	12.30	7.25	7.09	0.48	0.86	26	4.31	8.23	4.30	4.37	0.18	0.67	C16
结直肠肛门	87	11.51	26.11	15.41	14.83	0.73	1.91	62	10.28	19.61	12.19	11.44	0.74	1.39	C18-C21
肝脏	126	16.67	37.81	22.30	21.90	1.41	2.42	26	4.31	8.23	5.08	4.88	0.24	0.62	C22
胆囊及其他	7	0.93	2.10	1.22	1.16	0.05	0.15	14	2.32	4.43	2.19	2.11	0.07	0.33	C23-C24
胰腺	8	1.06	2.40	1.29	1.26	0.06	0.17	7	1.16	2.21	1.23	1.18	0.04	0.17	C25
喉	16	2.12	4.80	2.57	2.70	0.17	0.40	0	0.00	0.00	0.00	0.00	0.00	0.00	C32
气管,支气管,肺	239	31.61	71.72	39.15	39.29	2.15	5.13	85	14.10	26.89	14.72	14.63	0.84	1.85	C33-C34
其他的胸腔器官	1	0.13	0.30	0.38	0.22	0.02	0.02	3	0.50	0.95	1.58	1.45	0.10	0.10	C37-C38
骨	6	0.79	1.80	1.46	1.36	0.11	0.11	8	1.33	2.53	2.31	2.21	0.13	0.21	C40-C41
皮肤的黑色素瘤	3	0.40	0.90	0.44	0.41	0.00	0.08	0	0.00	0.00	0.00	0.00	0.00	0.00	C43
乳房	0	0.00	0.00	0.00	0.00	0.00	0.00	77	12.77	24.36	18.68	16.60	1.42	1.67	C50
子宫颈	0	0.00	0.00	0.00	0.00	0.00	0.00	100	16.58	31.64	21.39	19.97	1.68	2.08	C53
子宫体及子宫部位不明	0	0.00	0.00	0.00	0.00	0.00	0.00	35	5.80	11.07	6.30	6.30	0.54	0.65	C54-C55
卵巢	0	0.00	0.00	0.00	0.00	0.00	0.00	22	3.65	6.96	7.82	7.37	0.58	0.61	C56
前列腺	27	3.57	8.10	3.94	3.89	0.17	0.40	0	0.00	0.00	0.00	0.00	0.00	0.00	C61
睾丸	2	0.26	0.60	0.52	0.37	0.03	0.04	0	0.00	0.00	0.00	0.00	0.00	0.00	C62
肾及泌尿系统不明	9	1.19	2.70	2.41	2.47	0.04	0.20	13	2.16	4.11	2.53	2.90	0.15	0.27	C64-C66,C68
膀胱	12	1.59	3.60	2.22	1.88	0.04	0.23	10	1.66	3.16	1.62	1.62	0.09	0.18	C67
脑,神经系统	26	3.44	7.80	6.57	6.65	0.17	0.64	21	3.48	6.64	4.65	4.70	0.34	0.58	C70-C72,D32-D33,D42-D43
甲状腺	12	1.59	3.60	3.19	2.93	0.25	0.27	32	5.31	10.12	10.57	8.56	0.66	0.79	C73
淋巴瘤	31	4.10	9.30	7.16	6.74	0.44	0.69	18	2.99	5.69	3.13	3.57	0.21	0.45	C81-C85,C88,C90,C96
白血病	23	3.04	6.90	4.76	4.64	0.43	0.49	15	2.49	4.75	4.11	3.67	0.20	0.36	C91-C95,D45-D47
不明及其它恶性肿瘤	21	2.78	6.30	4.28	4.93	0.34	0.46	9	1.49	2.85	2.80	2.58	0.17	0.29	A_O
所有部位合计	756	100.00	226.86	139.13	136.59	8.11	16.00	603	100.00	190.76	131.17	123.81	8.61	13.72	ALL
所有部位除外 C44	752	99.47	225.66	138.35	135.84	8.05	15.90	603	100.00	190.76	131.17	123.81	8.61	13.72	ALLbC44

表6-24b　湘潭市雨湖区2019年恶性肿瘤死亡主要指标

部位	男性							女性							ICD10
	病例数(人)	构成(%)	粗率(1/10^5)	中标率(1/10^5)	世标率(1/10^5)	0~64岁累积率(%)	0~74岁累积率(%)	病例数(人)	构成(%)	粗率(1/10^5)	中标率(1/10^5)	世标率(1/10^5)	0~64岁累积率(%)	0~74岁累积率(%)	
口腔和咽喉（除外鼻咽）	5	0.84	1.50	1.15	0.93	0.08	0.08	3	0.91	0.95	0.66	0.61	0.04	0.08	C00-C10,C12-C14
鼻咽	22	3.71	6.60	4.28	4.23	0.28	0.41	4	1.21	1.27	0.56	0.55	0.05	0.05	C11
食管	9	1.52	2.70	1.43	1.50	0.09	0.21	3	0.91	0.95	0.50	0.54	0.05	0.09	C15
胃	40	6.75	12.00	7.19	6.80	0.41	0.75	26	7.85	8.23	3.98	3.77	0.11	0.51	C16
结直肠肛门	51	8.60	15.30	8.67	8.76	0.46	1.07	29	8.76	9.17	4.76	4.63	0.25	0.53	C18-C21
肝脏	124	20.91	37.21	22.07	21.94	1.42	2.49	29	8.76	9.17	5.12	4.93	0.28	0.61	C22
胆囊及其他	5	0.84	1.50	1.21	1.03	0.07	0.11	6	1.81	1.90	0.96	0.93	0.07	0.11	C23-C24
胰腺	11	1.85	3.30	1.80	1.76	0.07	0.20	6	1.81	1.90	1.16	1.10	0.05	0.16	C25
喉	10	1.69	3.00	1.79	1.73	0.09	0.24	1	0.30	0.32	0.15	0.16	0.00	0.03	C32
气管,支气管,肺	218	36.76	65.42	34.78	34.74	1.78	4.08	70	21.15	22.14	11.36	11.20	0.51	1.41	C33-C34
其他的胸腔器官	0	0.00	0.00	0.00	0.00	0.00	0.00	0	0.00	0.00	0.00	0.00	0.00	0.00	C37-C38
骨	9	1.52	2.70	1.57	1.38	0.07	0.16	9	2.72	2.85	1.75	1.58	0.05	0.23	C40-C41
皮肤的黑色素瘤	2	0.34	0.60	0.35	0.34	0.02	0.06	0	0.00	0.00	0.00	0.00	0.00	0.00	C43
乳房	0	0.00	0.00	0.00	0.00	0.00	0.00	23	6.95	7.28	4.76	4.30	0.29	0.45	C50
子宫颈	0	0.00	0.00	0.00	0.00	0.00	0.00	37	11.18	11.71	6.60	6.29	0.40	0.60	C53
子宫体及子宫部位不明	0	0.00	0.00	0.00	0.00	0.00	0.00	28	8.46	8.86	4.06	4.23	0.22	0.49	C54-C55
卵巢	0	0.00	0.00	0.00	0.00	0.00	0.00	9	2.72	2.85	3.49	3.02	0.20	0.27	C56
前列腺	10	1.69	3.00	1.31	1.37	0.00	0.08	0	0.00	0.00	0.00	0.00	0.00	0.00	C61
睾丸	0	0.00	0.00	0.00	0.00	0.00	0.00	0	0.00	0.00	0.00	0.00	0.00	0.00	C62
肾及泌尿系统不明	7	1.18	2.10	1.27	1.25	0.08	0.08	8	2.42	2.53	1.64	1.80	0.11	0.13	C64-C66,C68
膀胱	4	0.67	1.20	0.53	0.49	0.00	0.00	2	0.60	0.63	0.13	0.21	0.00	0.00	C67
脑,神经系统	26	4.38	7.80	5.87	5.65	0.33	0.60	13	3.93	4.11	2.24	2.45	0.16	0.33	C70-C72,D32-D33,D42-D43
甲状腺	3	0.51	0.90	0.50	0.46	0.03	0.03	1	0.30	0.32	0.15	0.16	0.00	0.03	C73
淋巴瘤	22	3.71	6.60	4.70	4.36	0.26	0.42	8	2.42	2.53	1.65	1.65	0.05	0.19	C81-C85,C88,C90,C96
白血病	7	1.18	2.10	1.62	1.53	0.07	0.15	12	3.63	3.80	2.72	2.87	0.18	0.28	C91-C95,D45-D47
不明及其它恶性肿瘤	8	1.35	2.40	1.17	1.15	0.02	0.18	4	1.21	1.27	1.02	1.32	0.07	0.11	A_O
所有部位合计	593	100.00	177.94	103.26	101.39	5.61	11.37	331	100.00	104.71	59.43	58.30	3.12	6.67	ALL
所有部位除外C44	590	99.49	177.04	102.81	100.96	5.61	11.32	331	100.00	104.71	59.43	58.30	3.12	6.67	ALLbC44

表 6-25a　湘西州泸溪县 2019 年恶性肿瘤发病主要指标

部位	男性							女性							ICD10
	病例数(人)	构成(%)	粗率(1/10⁵)	中标率(1/10⁵)	世标率(1/10⁵)	0~64岁累积率(%)	0~74岁累积率(%)	病例数(人)	构成(%)	粗率(1/10⁵)	中标率(1/10⁵)	世标率(1/10⁵)	0~64岁累积率(%)	0~74岁累积率(%)	
口腔和咽喉(除外鼻咽)	13	2.12	8.01	6.43	5.52	0.42	0.62	3	0.67	1.95	1.27	1.20	0.09	0.16	C00-C10,C12-C14
鼻咽	58	9.46	35.74	26.65	25.68	2.07	2.72	22	4.88	14.31	11.72	10.48	0.83	1.08	C11
食管	14	2.28	8.63	4.71	5.14	0.41	0.57	4	0.89	2.60	0.99	1.20	0.07	0.14	C15
胃	55	8.97	33.89	21.34	21.06	1.20	2.48	35	7.76	22.77	11.39	11.39	0.65	1.42	C16
结直肠肛门	42	6.85	25.88	14.48	14.94	1.01	1.87	34	7.54	22.12	13.15	12.16	0.68	1.28	C18-C21
肝脏	60	9.79	36.97	24.57	23.83	1.49	2.70	19	4.21	12.36	8.52	7.67	0.51	0.75	C22
胆囊及其他	14	2.28	8.63	4.14	4.19	0.15	0.51	14	3.10	9.11	4.54	4.62	0.26	0.51	C23-C24
胰腺	6	0.98	3.70	2.22	2.39	0.17	0.37	4	0.89	2.60	0.88	0.89	0.00	0.14	C25
喉	8	1.31	4.93	2.90	2.65	0.09	0.27	3	0.67	1.95	0.73	0.57	0.00	0.00	C32
气管,支气管,肺	157	25.61	96.73	55.61	54.98	3.01	6.90	55	12.20	35.78	18.58	18.60	1.04	2.06	C33-C34
其他的胸腔器官	1	0.16	0.62	0.30	0.29	0.00	0.07	1	0.22	0.65	0.46	0.54	0.07	0.07	C37-C38
骨	3	0.49	1.85	0.83	0.80	0.00	0.13	4	0.89	2.60	2.79	2.96	0.17	0.24	C40-C41
皮肤的黑色素瘤	7	1.14	4.31	2.67	2.65	0.19	0.32	1	0.22	0.65	0.29	0.28	0.00	0.07	C43
乳房	0	0.00	0.00	0.00	0.00	0.00	0.00	31	6.87	20.16	18.17	16.34	1.44	1.55	C50
子宫颈	0	0.00	0.00	0.00	0.00	0.00	0.00	49	10.86	31.87	23.35	22.85	2.19	2.37	C53
子宫体及子宫部位不明	0	0.00	0.00	0.00	0.00	0.00	0.00	27	5.99	17.56	15.12	14.20	1.23	1.35	C54-C55
卵巢	0	0.00	0.00	0.00	0.00	0.00	0.00	7	1.55	4.55	3.50	3.46	0.31	0.37	C56
前列腺	22	3.59	13.56	6.65	6.60	0.24	0.61	0	0.00	0.00	0.00	0.00	0.00	0.00	C61
睾丸	0	0.00	0.00	0.00	0.00	0.00	0.00	0	0.00	0.00	0.00	0.00	0.00	0.00	C62
肾及泌尿系统不明	9	1.47	5.55	3.69	3.58	0.23	0.38	7	1.55	4.55	4.26	3.87	0.36	0.36	C64-C66,C68
膀胱	10	1.63	6.16	3.20	3.01	0.13	0.26	2	0.44	1.30	0.63	0.68	0.07	0.07	C67
脑,神经系统	18	2.94	11.09	9.26	8.63	0.56	0.95	21	4.66	13.66	10.72	10.99	0.77	1.15	C70-C72,D32-D33,D42-D43
甲状腺	5	0.82	3.08	3.14	2.44	0.19	0.26	23	5.10	14.96	14.18	12.69	1.01	1.19	C73
淋巴瘤	20	3.26	12.32	7.97	7.94	0.48	0.94	11	2.44	7.16	5.23	4.94	0.40	0.51	C81-C85,C88,C90,C96
白血病	16	2.61	9.86	8.20	7.49	0.45	0.61	20	4.43	13.01	10.08	9.37	0.63	0.93	C91-C95,D45-D47
不明及其它恶性肿瘤	75	12.23	46.21	29.41	29.07	1.66	3.10	54	11.97	35.13	25.19	23.99	1.69	2.38	A_O
所有部位合计	613	100.00	377.69	238.36	232.85	14.17	26.64	451	100.00	293.37	205.76	195.93	14.47	20.15	ALL
所有部位除外 C44	603	98.37	371.53	234.83	229.25	13.86	26.19	449	99.56	292.07	205.06	195.24	14.43	20.04	ALLbC44

表6-25b 湘西州泸溪县2019年恶性肿瘤死亡主要指标

部位	男性							女性							ICD10
	病例数(人)	构成(%)	粗率(1/10^5)	中标率(1/10^5)	世标率(1/10^5)	0~64岁累积率(%)	0~74岁累积率(%)	病例数(人)	构成(%)	粗率(1/10^5)	中标率(1/10^5)	世标率(1/10^5)	0~64岁累积率(%)	0~74岁累积率(%)	
口腔和咽喉(除外鼻咽)	4	1.20	2.46	1.25	1.28	0.05	0.25	0	0.00	0.00	0.00	0.00	0.00	0.00	C00-C10,C12-C14
鼻咽	25	7.49	15.40	10.37	10.18	0.68	1.09	6	4.11	3.90	2.04	2.25	0.18	0.29	C11
食管	7	2.10	4.31	2.40	2.61	0.18	0.35	4	2.74	2.60	0.66	0.85	0.00	0.07	C15
胃	28	8.38	17.25	10.42	10.56	0.59	1.16	13	8.90	8.46	4.12	4.19	0.23	0.48	C16
结直肠肛门	13	3.89	8.01	4.95	5.06	0.45	0.58	8	5.48	5.20	2.00	1.79	0.04	0.11	C18-C21
肝脏	41	12.28	25.26	18.23	16.92	1.04	1.75	18	12.33	11.71	8.78	7.98	0.60	0.94	C22
胆囊及其他	9	2.69	5.55	2.69	2.51	0.05	0.39	5	3.42	3.25	1.10	1.14	0.00	0.06	C23-C24
胰腺	6	1.80	3.70	1.87	1.76	0.05	0.25	0	0.00	0.00	0.00	0.00	0.00	0.00	C25
喉	8	2.40	4.93	2.32	2.06	0.05	0.17	2	1.37	1.30	0.45	0.35	0.00	0.00	C32
气管,支气管,肺	122	36.53	75.17	40.64	39.90	1.72	4.86	31	21.23	20.16	8.99	9.03	0.27	1.15	C33-C34
其他的胸腔器官	0	0.00	0.00	0.00	0.00	0.00	0.00	0	0.00	0.00	0.00	0.00	0.00	0.00	C37-C38
骨	1	0.30	0.62	0.22	0.17	0.00	0.00	1	0.68	0.65	1.05	1.14	0.06	0.06	C40-C41
皮肤的黑色素瘤	5	1.50	3.08	1.76	1.71	0.08	0.15	1	0.68	0.65	0.29	0.28	0.00	0.07	C43
乳房	0	0.00	0.00	0.00	0.00	0.00	0.00	3	2.05	1.95	1.74	1.44	0.11	0.16	C50
子宫颈	0	0.00	0.00	0.00	0.00	0.00	0.00	16	10.96	10.41	7.64	7.52	0.71	0.77	C53
子宫体及子宫部位不明	0	0.00	0.00	0.00	0.00	0.00	0.00	3	2.05	1.95	1.35	1.29	0.09	0.14	C54-C55
卵巢	0	0.00	0.00	0.00	0.00	0.00	0.00	1	0.68	0.65	0.41	0.40	0.04	0.04	C56
前列腺	7	2.10	4.31	2.13	2.17	0.07	0.31	0	0.00	0.00	0.00	0.00	0.00	0.00	C61
睾丸	0	0.00	0.00	0.00	0.00	0.00	0.00	0	0.00	0.00	0.00	0.00	0.00	0.00	C62
肾及泌尿系统不明	2	0.60	1.23	0.42	0.48	0.00	0.00	1	0.68	0.65	0.17	0.14	0.00	0.00	C64-C66,C68
膀胱	7	2.10	4.31	2.18	2.09	0.05	0.30	0	0.00	0.00	0.00	0.00	0.00	0.00	C67
脑,神经系统	8	2.40	4.93	4.17	3.79	0.32	0.39	6	4.11	3.90	2.01	2.56	0.05	0.23	C70-C72,D32-D33,D42-D43
甲状腺	1	0.30	0.62	0.22	0.17	0.00	0.00	0	0.00	0.00	0.00	0.00	0.00	0.00	C73
淋巴瘤	4	1.20	2.46	1.18	1.35	0.07	0.12	3	2.05	1.95	1.01	0.97	0.00	0.07	C81-C85,C88,C90,C96
白血病	4	1.20	2.46	1.37	1.40	0.07	0.20	7	4.79	4.55	2.22	2.44	0.14	0.32	C91-C95,D45-D47
不明及其它恶性肿瘤	32	9.58	19.72	10.60	10.23	0.45	0.94	17	11.64	11.06	6.16	6.05	0.38	0.56	A_O
所有部位合计	334	100.00	205.79	119.37	116.41	5.95	13.25	146	100.00	94.97	52.19	51.79	2.96	5.53	ALL
所有部位除外C44	333	99.70	205.17	119.06	116.17	5.95	13.25	145	99.32	94.32	51.78	51.39	2.92	5.49	ALLbC44

表 6-26a 益阳市桃江县 2019 年恶性肿瘤发病主要指标

部位	男性							女性							ICD10
	病例数(人)	构成(%)	粗率(1/10⁵)	中标率(1/10⁵)	世标率(1/10⁵)	0~64岁累积率(%)	0~74岁累积率(%)	病例数(人)	构成(%)	粗率(1/10⁵)	中标率(1/10⁵)	世标率(1/10⁵)	0~64岁累积率(%)	0~74岁累积率(%)	
口腔和咽喉(除外鼻咽)	65	5.07	14.46	8.64	8.43	0.72	0.99	5	0.48	1.15	0.90	0.75	0.06	0.08	C00-C10,C12-C14
鼻咽	37	2.89	8.23	5.14	4.78	0.41	0.52	12	1.16	2.76	1.61	1.55	0.13	0.17	C11
食管	39	3.04	8.67	4.42	4.38	0.27	0.52	7	0.68	1.61	0.42	0.39	0.00	0.00	C15
胃	34	2.65	7.56	3.70	3.69	0.24	0.40	16	1.55	3.68	2.25	2.12	0.13	0.18	C16
结直肠肛门	131	10.23	29.14	15.23	14.84	0.87	1.80	96	9.31	22.11	11.06	10.63	0.71	1.11	C18-C21
肝脏	116	9.06	25.80	13.83	13.51	0.87	1.75	27	2.62	6.22	2.91	2.89	0.15	0.38	C22
胆囊及其他	19	1.48	4.23	2.41	2.34	0.14	0.28	15	1.45	3.45	1.68	1.69	0.10	0.23	C23-C24
胰腺	24	1.87	5.34	2.46	2.51	0.18	0.30	17	1.65	3.92	2.18	2.22	0.16	0.25	C25
喉	12	0.94	2.67	1.24	1.29	0.08	0.19	2	0.19	0.46	0.10	0.11	0.00	0.00	C32
气管,支气管,肺	449	35.05	99.86	47.36	48.60	3.19	6.12	124	12.03	28.56	13.74	13.79	0.86	1.49	C33-C34
其他的胸腔器官	6	0.47	1.33	0.89	0.83	0.06	0.08	2	0.19	0.46	0.37	0.36	0.03	0.03	C37-C38
骨	4	0.31	0.89	1.12	1.06	0.06	0.08	2	0.19	0.46	0.42	0.26	0.02	0.02	C40-C41
皮肤的黑色素瘤	5	0.39	1.11	0.72	0.59	0.03	0.03	1	0.10	0.23	0.19	0.17	0.01	0.01	C43
乳房	4	0.31	0.89	0.38	0.37	0.00	0.06	178	17.26	40.99	27.81	25.84	2.27	2.69	C50
子宫颈	0	0.00	0.00	0.00	0.00	0.00	0.00	188	18.23	43.30	26.27	24.39	1.98	2.65	C53
子宫体及子宫部位不明	0	0.00	0.00	0.00	0.00	0.00	0.00	48	4.66	11.05	6.01	5.98	0.50	0.70	C54-C55
卵巢	0	0.00	0.00	0.00	0.00	0.00	0.00	33	3.20	7.60	6.19	5.98	0.47	0.59	C56
前列腺	44	3.43	9.79	3.98	3.90	0.08	0.43	0	0.00	0.00	0.00	0.00	0.00	0.00	C61
睾丸	4	0.31	0.89	0.70	0.65	0.06	0.06	0	0.00	0.00	0.00	0.00	0.00	0.00	C62
肾及泌尿系统不明	22	1.72	4.89	2.55	2.78	0.21	0.26	12	1.16	2.76	1.60	1.52	0.09	0.17	C64-C66,C68
膀胱	32	2.50	7.12	3.35	3.45	0.23	0.38	6	0.58	1.38	0.54	0.52	0.02	0.07	C67
脑,神经系统	36	2.81	8.01	5.20	4.98	0.29	0.51	55	5.33	12.67	8.43	7.90	0.53	0.81	C70-C72,D32-D33,D42-D43
甲状腺	16	1.25	3.56	5.08	4.31	0.31	0.33	70	6.79	16.12	17.25	14.68	1.18	1.20	C73
淋巴瘤	63	4.92	14.01	8.38	8.63	0.57	0.91	36	3.49	8.29	4.70	4.54	0.27	0.55	C81-C85,C88,C90,C96
白血病	46	3.59	10.23	7.06	6.95	0.38	0.61	28	2.72	6.45	5.67	6.43	0.38	0.46	C91-C95,D45-D47
不明及其它恶性肿瘤	73	5.70	16.24	8.05	8.11	0.53	0.87	51	4.95	11.75	6.61	6.30	0.36	0.64	A_O
所有部位合计	1 281	100.00	284.90	151.90	150.97	9.79	17.46	1 031	100.00	237.44	148.91	141.00	10.43	14.50	ALL
所有部位除外 C44	1 261	98.44	280.45	149.87	148.98	9.70	17.21	1 016	98.55	233.98	147.32	139.47	10.38	14.33	ALLbC44

表6-26b　益阳市桃江县2019年恶性肿瘤死亡主要指标

部位	男性							女性							ICD10
	病例数(人)	构成(%)	粗率(1/10^5)	中标率(1/10^5)	世标率(1/10^5)	0~64岁累积率(%)	0~74岁累积率(%)	病例数(人)	构成(%)	粗率(1/10^5)	中标率(1/10^5)	世标率(1/10^5)	0~64岁累积率(%)	0~74岁累积率(%)	
口腔和咽喉(除外鼻咽)	36	3.98	8.01	4.21	4.25	0.31	0.54	6	1.27	1.38	0.79	0.77	0.04	0.08	C00-C10,C12-C14
鼻咽	24	2.65	5.34	2.82	2.85	0.21	0.28	5	1.06	1.15	0.36	0.42	0.03	0.03	C11
食管	33	3.65	7.34	3.27	3.40	0.16	0.39	7	1.48	1.61	0.61	0.52	0.01	0.03	C15
胃	28	3.10	6.23	2.76	2.82	0.15	0.29	8	1.69	1.84	0.92	0.93	0.07	0.09	C16
结直肠肛门	69	7.63	15.35	6.75	6.83	0.37	0.79	56	11.84	12.90	5.81	5.69	0.28	0.66	C18-C21
肝脏	107	11.84	23.80	12.06	12.15	0.82	1.46	30	6.34	6.91	3.69	3.69	0.27	0.44	C22
胆囊及其他	7	0.77	1.56	0.77	0.79	0.07	0.09	11	2.33	2.53	1.28	1.21	0.07	0.14	C23-C24
胰腺	18	1.99	4.00	2.04	2.02	0.13	0.26	18	3.81	4.15	2.41	2.24	0.15	0.23	C25
喉	6	0.66	1.33	0.67	0.60	0.03	0.07	2	0.42	0.46	0.10	0.11	0.00	0.00	C32
气管,支气管,肺	399	44.14	88.74	41.03	41.02	2.16	5.03	108	22.83	24.87	10.75	10.56	0.59	1.08	C33-C34
其他的胸腔器官	7	0.77	1.56	0.89	0.81	0.04	0.09	1	0.21	0.23	0.10	0.10	0.01	0.01	C37-C38
骨	3	0.33	0.67	1.09	1.03	0.06	0.06	1	0.21	0.23	0.10	0.07	0.00	0.00	C40-C41
皮肤的黑色素瘤	6	0.66	1.33	0.68	0.72	0.06	0.07	2	0.42	0.46	0.20	0.21	0.01	0.03	C43
乳房	1	0.11	0.22	0.09	0.07	0.00	0.00	44	9.30	10.13	5.92	5.67	0.48	0.66	C50
子宫颈	0	0.00	0.00	0.00	0.00	0.00	0.00	47	9.94	10.82	5.05	4.81	0.25	0.59	C53
子宫体及子宫部位不明	0	0.00	0.00	0.00	0.00	0.00	0.00	6	1.27	1.38	0.66	0.67	0.05	0.07	C54-C55
卵巢	0	0.00	0.00	0.00	0.00	0.00	0.00	14	2.96	3.22	1.80	1.84	0.16	0.22	C56
前列腺	16	1.77	3.56	1.38	1.16	0.01	0.03	0	0.00	0.00	0.00	0.00	0.00	0.00	C61
睾丸	0	0.00	0.00	0.00	0.00	0.00	0.00	0	0.00	0.00	0.00	0.00	0.00	0.00	C62
肾及泌尿系统不明	9	1.00	2.00	1.51	1.38	0.10	0.17	8	1.69	1.84	0.73	0.68	0.02	0.05	C64-C66,C68
膀胱	11	1.22	2.45	0.93	0.80	0.01	0.08	1	0.21	0.23	0.04	0.06	0.00	0.00	C67
脑,神经系统	23	2.54	5.12	2.86	2.83	0.17	0.25	23	4.86	5.30	2.68	2.49	0.18	0.24	C70-C72,D32-D33,D42-D43
甲状腺	1	0.11	0.22	0.09	0.09	0.00	0.02	3	0.63	0.69	0.35	0.35	0.03	0.03	C73
淋巴瘤	36	3.98	8.01	3.80	3.70	0.22	0.39	28	5.92	6.45	3.22	3.02	0.14	0.30	C81-C85,C88,C90,C96
白血病	27	2.99	6.00	4.05	3.71	0.20	0.43	16	3.38	3.68	2.45	2.72	0.13	0.26	C91-C95,D45-D47
不明及其它恶性肿瘤	37	4.09	8.23	3.65	3.54	0.13	0.34	28	5.92	6.45	2.95	2.75	0.09	0.23	A_O
所有部位合计	904	100.00	201.05	97.38	96.56	5.42	11.15	473	100.00	108.93	52.98	51.57	3.06	5.48	ALL
所有部位除外C44	896	99.12	199.27	96.80	95.94	5.41	11.10	468	98.94	107.78	52.55	51.18	3.04	5.46	ALLbC44

表6-27a 益阳市资阳区2019年恶性肿瘤发病主要指标

部位	男性							女性							ICD10
	病例数(人)	构成(%)	粗率(1/10⁵)	中标率(1/10⁵)	世标率(1/10⁵)	0~64岁累积率(%)	0~74岁累积率(%)	病例数(人)	构成(%)	粗率(1/10⁵)	中标率(1/10⁵)	世标率(1/10⁵)	0~64岁累积率(%)	0~74岁累积率(%)	
口腔和咽喉（除外鼻咽）	23	2.35	10.55	7.81	7.25	0.59	0.84	7	0.76	3.38	2.03	1.71	0.12	0.12	C00-C10,C12-C14
鼻咽	22	2.25	10.09	6.97	7.27	0.64	0.92	14	1.51	6.75	4.68	4.60	0.32	0.59	C11
食管	33	3.37	15.14	9.32	9.72	0.58	1.35	6	0.65	2.89	1.60	1.52	0.07	0.13	C15
胃	38	3.88	17.43	10.86	10.36	0.52	1.39	28	3.03	13.51	7.84	8.00	0.55	0.99	C16
结直肠肛门	117	11.95	53.66	33.27	32.59	1.73	4.35	87	9.41	41.97	23.68	23.56	1.32	3.15	C18-C21
肝脏	94	9.60	43.11	26.99	27.05	1.73	3.15	50	5.41	24.12	13.37	12.25	0.31	1.58	C22
胆囊及其他	14	1.43	6.42	4.53	4.54	0.15	0.61	20	2.16	9.65	5.15	5.30	0.22	0.78	C23-C24
胰腺	17	1.74	7.80	4.86	4.88	0.26	0.66	11	1.19	5.31	3.13	3.12	0.12	0.44	C25
喉	12	1.23	5.50	3.56	3.68	0.30	0.50	1	0.11	0.48	0.06	0.10	0.00	0.00	C32
气管,支气管,肺	335	34.22	153.64	93.22	93.96	4.74	13.01	122	13.19	58.86	32.71	31.80	1.67	3.74	C33-C34
其他的胸腔器官	6	0.61	2.75	2.13	3.07	0.17	0.28	6	0.65	2.89	1.79	1.80	0.07	0.29	C37-C38
骨	7	0.72	3.21	2.97	3.31	0.18	0.31	8	0.86	3.86	2.74	2.53	0.19	0.35	C40-C41
皮肤的黑色素瘤	1	0.10	0.46	0.16	0.13	0.00	0.00	3	0.32	1.45	1.16	0.84	0.06	0.06	C43
乳房	0	0.00	0.00	0.00	0.00	0.00	0.00	158	17.08	76.23	51.48	49.79	4.27	5.38	C50
子宫颈	0	0.00	0.00	0.00	0.00	0.00	0.00	92	9.95	44.39	31.72	30.02	2.59	3.42	C53
子宫体及子宫部位不明	0	0.00	0.00	0.00	0.00	0.00	0.00	37	4.00	17.85	12.34	11.83	0.91	1.33	C54-C55
卵巢	0	0.00	0.00	0.00	0.00	0.00	0.00	23	2.49	11.10	7.19	6.94	0.54	0.83	C56
前列腺	47	4.80	21.56	10.68	10.81	0.40	1.07	0	0.00	0.00	0.00	0.00	0.00	0.00	C61
睾丸	1	0.10	0.46	0.69	1.49	0.06	0.06	0	0.00	0.00	0.00	0.00	0.00	0.00	C62
肾及泌尿系统不明	13	1.33	5.96	4.21	4.01	0.22	0.62	11	1.19	5.31	3.80	3.59	0.18	0.45	C64-C66,C68
膀胱	26	2.66	11.92	6.70	6.90	0.38	0.86	6	0.65	2.89	1.77	1.73	0.07	0.28	C67
脑,神经系统	29	2.96	13.30	10.94	11.05	0.63	1.02	52	5.62	25.09	16.40	16.74	0.86	1.95	C70-C72,D32-D33,D42-D43
甲状腺	12	1.23	5.50	6.18	4.77	0.40	0.40	72	7.78	34.74	27.85	25.24	2.04	2.32	C73
淋巴瘤	44	4.49	20.18	13.06	12.37	0.59	1.37	28	3.03	13.51	8.02	7.37	0.31	0.95	C81-C85,C88,C90,C96
白血病	35	3.58	16.05	10.00	10.22	0.41	1.12	17	1.84	8.20	5.38	5.70	0.32	0.75	C91-C95,D45-D47
不明及其它恶性肿瘤	53	5.41	24.31	16.15	15.96	0.95	1.94	66	7.14	31.84	20.00	20.30	1.10	2.47	A_O
所有部位合计	979	100.00	449.01	285.27	285.39	15.63	35.83	925	100.00	446.28	285.91	276.38	18.24	32.36	ALL
所有部位除外 C44	966	98.67	443.05	280.88	280.98	15.26	35.32	921	99.57	444.35	284.12	274.58	18.14	32.27	ALLbC44

表6-27b 益阳市资阳区 2019 年恶性肿瘤死亡主要指标

部位	男性							女性							ICD10
	病例数 (人)	构成 (%)	粗率 (1/10^5)	中标率 (1/10^5)	世标率 (1/10^5)	0~64 岁 累积率 (%)	0~74 岁 累积率 (%)	病例数 (人)	构成 (%)	粗率 (1/10^5)	中标率 (1/10^5)	世标率 (1/10^5)	0~64 岁 累积率 (%)	0~74 岁 累积率 (%)	
口腔和咽喉（除外鼻咽）	9	1.69	4.13	2.49	2.51	0.11	0.34	3	1.15	1.45	0.52	0.51	0.00	0.08	C00-C10,C12-C14
鼻咽	8	1.50	3.67	2.40	2.56	0.29	0.29	1	0.38	0.48	0.14	0.11	0.00	0.00	C11
食管	20	3.76	9.17	5.42	5.60	0.26	0.79	5	1.91	2.41	1.21	1.01	0.03	0.03	C15
胃	29	5.45	13.30	7.88	7.48	0.33	0.95	11	4.20	5.31	3.59	3.45	0.21	0.48	C16
结直肠肛门	50	9.40	22.93	13.18	12.88	0.57	1.72	38	14.50	18.33	10.05	9.49	0.30	1.19	C18-C21
肝脏	76	14.29	34.86	21.74	21.45	1.18	2.71	25	9.54	12.06	5.79	5.70	0.17	0.71	C22
胆囊及其他	8	1.50	3.67	2.63	2.60	0.10	0.22	7	2.67	3.38	1.52	1.45	0.03	0.17	C23-C24
胰腺	11	2.07	5.05	3.56	3.27	0.14	0.56	4	1.53	1.93	0.87	0.92	0.05	0.10	C25
喉	3	0.56	1.38	0.92	0.93	0.03	0.16	2	0.76	0.96	0.38	0.40	0.00	0.08	C32
气管,支气管,肺	229	43.05	105.03	60.51	60.54	2.64	8.10	58	22.14	27.98	14.84	14.55	0.67	1.86	C33-C34
其他的胸腔器官	3	0.56	1.38	0.83	0.95	0.08	0.13	1	0.38	0.48	0.22	0.17	0.00	0.00	C37-C38
骨	0	0.00	0.00	0.00	0.00	0.00	0.00	1	0.38	0.48	0.33	0.32	0.03	0.03	C40-C41
皮肤的黑色素瘤	1	0.19	0.46	0.16	0.13	0.00	0.00	1	0.38	0.48	0.77	0.45	0.04	0.04	C43
乳房	0	0.00	0.00	0.00	0.00	0.00	0.00	20	7.63	9.65	6.41	6.07	0.45	0.69	C50
子宫颈	0	0.00	0.00	0.00	0.00	0.00	0.00	19	7.25	9.17	5.29	5.25	0.22	0.78	C53
子宫体及子宫部位不明	0	0.00	0.00	0.00	0.00	0.00	0.00	6	2.29	2.89	1.72	1.62	0.13	0.13	C54-C55
卵巢	0	0.00	0.00	0.00	0.00	0.00	0.00	7	2.67	3.38	2.02	2.20	0.25	0.25	C56
前列腺	17	3.20	7.80	3.41	3.24	0.23	0.23	0	0.00	0.00	0.00	0.00	0.00	0.00	C61
睾丸	0	0.00	0.00	0.00	0.00	0.00	0.00	0	0.00	0.00	0.00	0.00	0.00	0.00	C62
肾及泌尿系统不明	3	0.56	1.38	1.12	0.90	0.03	0.09	3	1.15	1.45	0.70	0.71	0.00	0.15	C64-C66,C68
膀胱	7	1.32	3.21	1.86	1.87	0.12	0.27	3	1.15	1.45	0.73	0.78	0.05	0.12	C67
脑,神经系统	8	1.50	3.67	2.32	2.34	0.23	0.23	13	4.96	6.27	4.70	4.92	0.32	0.57	C70-C72,D32-D33,D42-D43
甲状腺	0	0.00	0.00	0.00	0.00	0.00	0.00	4	1.53	1.93	0.81	0.73	0.00	0.06	C73
淋巴瘤	15	2.82	6.88	3.74	3.15	0.04	0.33	11	4.20	5.31	2.52	2.39	0.00	0.37	C81-C85,C88,C90,C96
白血病	16	3.01	7.34	5.24	4.37	0.23	0.34	8	3.05	3.86	2.54	2.55	0.15	0.36	C91-C95,D45-D47
不明及其它恶性肿瘤	19	3.57	8.71	6.01	5.97	0.34	0.63	11	4.20	5.31	2.16	2.23	0.09	0.23	A_O
所有部位合计	532	100.00	244.00	145.43	142.74	6.71	18.11	262	100.00	126.41	69.82	67.97	3.18	8.47	ALL
所有部位除外 C44	532	100.00	244.00	145.43	142.74	6.71	18.11	260	99.24	125.44	69.44	67.53	3.18	8.42	ALLbC44

表6-28a 永州市道县2019年恶性肿瘤发病主要指标

部位	男性							女性							ICD10
	病例数(人)	构成(%)	粗率(1/10⁵)	中标率(1/10⁵)	世标率(1/10⁵)	0~64岁累积率(%)	0~74岁累积率(%)	病例数(人)	构成(%)	粗率(1/10⁵)	中标率(1/10⁵)	世标率(1/10⁵)	0~64岁累积率(%)	0~74岁累积率(%)	
口腔和咽喉(除外鼻咽)	22	2.42	5.12	4.18	3.97	0.29	0.41	4	0.58	1.08	0.65	0.64	0.03	0.10	C00-C10,C12-C14
鼻咽	38	4.18	8.84	6.98	6.53	0.52	0.69	22	3.22	5.92	5.14	4.57	0.32	0.38	C11
食管	15	1.65	3.49	2.37	2.33	0.14	0.29	3	0.44	0.81	0.51	0.50	0.02	0.06	C15
胃	95	10.44	22.11	14.91	14.83	0.76	1.95	38	5.56	10.23	5.44	5.49	0.32	0.56	C16
结直肠肛门	60	6.59	13.96	10.42	9.83	0.62	1.04	37	5.41	9.96	5.96	5.81	0.34	0.64	C18-C21
肝脏	178	19.56	41.43	32.37	31.19	2.45	3.62	52	7.60	14.00	9.12	9.46	0.65	1.01	C22
胆囊及其他	10	1.10	2.33	1.52	1.38	0.03	0.13	11	1.61	2.96	1.76	1.71	0.13	0.15	C23-C24
胰腺	13	1.43	3.03	2.58	2.40	0.18	0.25	5	0.73	1.35	0.76	0.74	0.04	0.06	C25
喉	12	1.32	2.79	1.91	1.90	0.06	0.28	0	0.00	0.00	0.00	0.00	0.00	0.00	C32
气管,支气管,肺	271	29.78	63.07	43.36	43.27	2.54	5.48	102	14.91	27.47	18.40	17.69	1.22	2.18	C33-C34
其他的胸腔器官	3	0.33	0.70	0.54	0.51	0.04	0.07	5	0.73	1.35	1.31	1.04	0.08	0.11	C37-C38
骨	8	0.88	1.86	1.57	1.57	0.08	0.08	1	0.15	0.27	0.18	0.17	0.02	0.02	C40-C41
皮肤的黑色素瘤	0	0.00	0.00	0.00	0.00	0.00	0.00	1	0.15	0.27	0.16	0.16	0.00	0.04	C43
乳房	4	0.44	0.93	0.60	0.62	0.07	0.07	92	13.45	24.77	21.25	19.01	1.68	1.81	C50
子宫颈	0	0.00	0.00	0.00	0.00	0.00	0.00	92	13.45	24.77	19.93	18.44	1.58	1.93	C53
子宫体及子宫部位不明	0	0.00	0.00	0.00	0.00	0.00	0.00	31	4.53	8.35	5.93	5.72	0.50	0.57	C54-C55
卵巢	0	0.00	0.00	0.00	0.00	0.00	0.00	22	3.22	5.92	5.34	4.82	0.38	0.46	C56
前列腺	21	2.31	4.89	3.07	2.98	0.14	0.32	0	0.00	0.00	0.00	0.00	0.00	0.00	C61
睾丸	1	0.11	0.23	0.23	0.25	0.01	0.01	0	0.00	0.00	0.00	0.00	0.00	0.00	C62
肾及泌尿系统不明	8	0.88	1.86	1.40	1.34	0.09	0.15	5	0.73	1.35	0.80	0.92	0.10	0.12	C64-C66,C68
膀胱	18	1.98	4.19	3.02	3.06	0.22	0.32	3	0.44	0.81	0.38	0.41	0.00	0.08	C67
脑,神经系统	28	3.08	6.52	5.24	4.90	0.35	0.50	36	5.26	9.69	8.77	7.52	0.57	0.69	C70-C72,D32-D33,D42-D43
甲状腺	14	1.54	3.26	3.29	2.77	0.18	0.26	58	8.48	15.62	15.74	13.73	1.00	1.23	C73
淋巴瘤	22	2.42	5.12	3.92	3.99	0.26	0.44	15	2.19	4.04	3.98	3.68	0.22	0.30	C81-C85,C88,C90,C96
白血病	31	3.41	7.22	6.53	6.73	0.40	0.55	13	1.90	3.50	2.61	2.81	0.20	0.24	C91-C95,D45-D47
不明及其它恶性肿瘤	38	4.18	8.84	7.32	6.59	0.39	0.70	36	5.26	9.69	8.24	7.09	0.52	0.73	A_O
所有部位合计	910	100.00	211.80	157.32	152.96	9.84	17.62	684	100.00	184.19	142.34	132.12	9.89	13.47	ALL
所有部位除外C44	902	99.12	209.94	155.63	151.49	9.78	17.49	679	99.27	182.85	141.25	131.13	9.83	13.35	ALLbC44

表6-28b　永州市道县 2019 年恶性肿瘤死亡主要指标

部位	男性							女性							ICD10
	病例数(人)	构成(%)	粗率(1/10⁵)	中标率(1/10⁵)	世标率(1/10⁵)	0~64岁累积率(%)	0~74岁累积率(%)	病例数(人)	构成(%)	粗率(1/10⁵)	中标率(1/10⁵)	世标率(1/10⁵)	0~64岁累积率(%)	0~74岁累积率(%)	
口腔和咽喉(除外鼻咽)	8	1.20	1.86	1.17	1.11	0.04	0.14	1	0.32	0.27	0.12	0.13	0.00	0.02	C00-C10,C12-C14
鼻咽	17	2.56	3.96	3.31	3.17	0.28	0.37	13	4.14	3.50	2.58	2.29	0.16	0.26	C11
食管	11	1.65	2.56	1.76	1.84	0.15	0.22	0	0.00	0.00	0.00	0.00	0.00	0.00	C15
胃	76	11.43	17.69	11.01	11.39	0.45	1.48	34	10.83	9.16	4.74	4.93	0.26	0.49	C16
结直肠肛门	38	5.71	8.84	6.00	5.92	0.25	0.78	19	6.05	5.12	3.21	2.83	0.15	0.25	C18-C21
肝脏	172	25.86	40.03	29.48	28.32	1.78	3.26	40	12.74	10.77	5.94	6.48	0.31	0.71	C22
胆囊及其他	9	1.35	2.09	1.25	1.37	0.07	0.12	7	2.23	1.89	1.12	1.13	0.09	0.11	C23-C24
胰腺	13	1.95	3.03	2.25	2.10	0.09	0.24	7	2.23	1.89	1.09	1.10	0.08	0.12	C25
喉	6	0.90	1.40	0.91	1.02	0.09	0.14	0	0.00	0.00	0.00	0.00	0.00	0.00	C32
气管,支气管,肺	213	32.03	49.58	33.07	32.99	1.82	4.37	66	21.02	17.77	10.47	10.42	0.68	1.33	C33-C34
其他的胸腔器官	2	0.30	0.47	0.30	0.28	0.02	0.02	1	0.32	0.27	0.15	0.16	0.02	0.02	C37-C38
骨	10	1.50	2.33	1.68	1.60	0.06	0.13	3	0.96	0.81	0.67	0.72	0.05	0.09	C40-C41
皮肤的黑色素瘤	1	0.15	0.23	0.13	0.14	0.00	0.02	2	0.64	0.54	0.34	0.36	0.03	0.07	C43
乳房	1	0.15	0.23	0.17	0.20	0.03	0.03	22	7.01	5.92	4.09	3.93	0.34	0.40	C50
子宫颈	0	0.00	0.00	0.00	0.00	0.00	0.00	35	11.15	9.43	6.35	6.17	0.46	0.72	C53
子宫体及子宫部位不明	0	0.00	0.00	0.00	0.00	0.00	0.00	7	2.23	1.89	1.01	1.10	0.10	0.12	C54-C55
卵巢	0	0.00	0.00	0.00	0.00	0.00	0.00	8	2.55	2.15	1.39	1.47	0.13	0.18	C56
前列腺	9	1.35	2.09	1.19	1.28	0.03	0.13	0	0.00	0.00	0.00	0.00	0.00	0.00	C61
睾丸	1	0.15	0.23	0.17	0.20	0.03	0.03	0	0.00	0.00	0.00	0.00	0.00	0.00	C62
肾及泌尿系统不明	3	0.45	0.70	0.38	0.44	0.03	0.03	2	0.64	0.54	0.34	0.36	0.03	0.07	C64-C66,C68
膀胱	3	0.45	0.70	0.51	0.47	0.04	0.04	5	1.59	1.35	0.70	0.68	0.02	0.12	C67
脑,神经系统	16	2.41	3.72	3.15	3.03	0.18	0.25	13	4.14	3.50	2.36	2.36	0.19	0.28	C70-C72,D32-D33,D42-D43
甲状腺	3	0.45	0.70	0.35	0.38	0.00	0.02	6	1.91	1.62	1.08	0.88	0.04	0.08	C73
淋巴瘤	12	1.80	2.79	1.93	2.05	0.12	0.26	7	2.23	1.89	1.07	0.95	0.05	0.09	C81-C85,C88,C90,C96
白血病	18	2.71	4.19	3.61	3.27	0.21	0.32	8	2.55	2.15	1.46	1.46	0.09	0.15	C91-C95,D45-D47
不明及其它恶性肿瘤	23	3.46	5.35	3.81	3.48	0.23	0.36	8	2.55	2.15	1.59	1.67	0.09	0.13	A_O
所有部位合计	665	100.00	154.78	107.60	106.07	5.97	12.76	314	100.00	84.56	51.85	51.59	3.35	5.80	ALL
所有部位除外 C44	657	98.80	152.91	106.43	105.04	5.94	12.66	310	98.73	83.48	51.15	50.95	3.30	5.76	ALLbC44

表 6−29a 永州市宁远县 2019 年恶性肿瘤发病主要指标

部位	男性							女性							ICD10
	病例数(人)	构成(%)	粗率(1/10⁵)	中标率(1/10⁵)	世标率(1/10⁵)	0~64岁累积率(%)	0~74岁累积率(%)	病例数(人)	构成(%)	粗率(1/10⁵)	中标率(1/10⁵)	世标率(1/10⁵)	0~64岁累积率(%)	0~74岁累积率(%)	
口腔和咽喉(除外鼻咽)	31	2.50	6.54	4.93	4.85	0.44	0.57	10	1.03	2.38	1.35	1.27	0.06	0.15	C00-C10,C12-C14
鼻咽	107	8.62	22.56	17.98	16.64	1.39	1.80	39	4.00	9.29	6.21	6.01	0.48	0.67	C11
食管	45	3.62	9.49	5.84	6.05	0.37	0.82	7	0.72	1.67	0.86	0.96	0.06	0.15	C15
胃	119	9.58	25.09	15.70	15.73	0.91	2.03	67	6.87	15.96	10.00	9.70	0.66	1.07	C16
结直肠肛门	136	10.95	28.68	19.52	18.77	1.17	2.17	106	10.87	25.25	16.17	14.91	0.88	1.73	C18-C21
肝脏	140	11.27	29.52	19.34	19.26	1.11	2.46	49	5.03	11.67	6.95	6.74	0.42	0.79	C22
胆囊及其他	29	2.33	6.12	3.92	4.04	0.25	0.53	10	1.03	2.38	1.19	1.12	0.03	0.14	C23-C24
胰腺	16	1.29	3.37	2.29	2.09	0.10	0.30	9	0.92	2.14	1.12	1.09	0.05	0.13	C25
喉	9	0.72	1.90	1.06	1.09	0.04	0.18	0	0.00	0.00	0.00	0.00	0.00	0.00	C32
气管,支气管,肺	284	22.87	59.89	36.34	36.54	2.16	4.49	137	14.05	32.63	18.41	18.16	1.11	2.17	C33-C34
其他的胸腔器官	4	0.32	0.84	0.71	0.64	0.06	0.06	2	0.21	0.48	0.24	0.26	0.02	0.04	C37-C38
骨	6	0.48	1.27	0.95	0.96	0.06	0.06	3	0.31	0.71	0.75	0.77	0.05	0.05	C40-C41
皮肤的黑色素瘤	3	0.24	0.63	0.46	0.43	0.02	0.04	8	0.82	1.91	1.20	1.12	0.09	0.12	C43
乳房	4	0.32	0.84	0.49	0.47	0.03	0.03	139	14.26	33.11	25.61	23.30	1.99	2.40	C50
子宫颈	0	0.00	0.00	0.00	0.00	0.00	0.00	79	8.10	18.82	13.56	12.72	1.16	1.33	C53
子宫体及子宫部位不明	0	0.00	0.00	0.00	0.00	0.00	0.00	35	3.59	8.34	5.43	5.29	0.49	0.54	C54-C55
卵巢	0	0.00	0.00	0.00	0.00	0.00	0.00	18	1.85	4.29	3.05	2.85	0.17	0.33	C56
前列腺	56	4.51	11.81	6.36	6.54	0.21	0.66	0	0.00	0.00	0.00	0.00	0.00	0.00	C61
睾丸	3	0.24	0.63	0.65	0.57	0.04	0.04	0	0.00	0.00	0.00	0.00	0.00	0.00	C62
肾及泌尿系统不明	17	1.37	3.58	2.31	2.28	0.16	0.24	10	1.03	2.38	1.64	1.48	0.10	0.15	C64-C66,C68
膀胱	19	1.53	4.01	2.20	2.48	0.13	0.27	8	0.82	1.91	1.16	1.03	0.07	0.13	C67
脑,神经系统	23	1.85	4.85	3.47	3.63	0.26	0.36	54	5.54	12.86	9.43	9.16	0.70	0.97	C70-C72,D32-D33,D42-D43
甲状腺	18	1.45	3.80	3.58	3.33	0.27	0.32	69	7.08	16.44	16.19	13.95	1.13	1.22	C73
淋巴瘤	52	4.19	10.97	8.39	8.17	0.61	0.90	27	2.77	6.43	4.64	4.41	0.32	0.47	C81-C85,C88,C90,C96
白血病	43	3.46	9.07	6.55	6.67	0.40	0.55	32	3.28	7.62	6.74	6.27	0.38	0.56	C91-C95,D45-D47
不明及其它恶性肿瘤	78	6.28	16.45	11.07	10.59	0.61	1.11	57	5.85	13.58	8.59	8.10	0.43	0.88	A_O
所有部位合计	1 242	100.00	261.90	174.10	171.80	10.80	20.00	975	100.00	232.24	160.48	150.66	10.86	16.18	ALL
所有部位除外 C44	1 222	98.39	257.68	171.78	169.46	10.73	19.71	960	98.46	228.67	158.15	148.77	10.77	16.01	ALLbC44

表6-29b　永州市宁远县2019年恶性肿瘤死亡主要指标

部位	男性 病例数(人)	构成(%)	粗率(1/10^5)	中标率(1/10^5)	世标率(1/10^5)	0~64岁累积率(%)	0~74岁累积率(%)	女性 病例数(人)	构成(%)	粗率(1/10^5)	中标率(1/10^5)	世标率(1/10^5)	0~64岁累积率(%)	0~74岁累积率(%)	ICD10
口腔和咽喉(除外鼻咽)	15	1.70	3.16	2.32	2.22	0.20	0.20	3	0.77	0.71	0.37	0.35	0.02	0.02	C00-C10,C12-C14
鼻咽	34	3.86	7.17	5.31	5.18	0.41	0.60	11	2.81	2.62	1.46	1.45	0.11	0.16	C11
食管	33	3.75	6.96	4.17	4.27	0.26	0.59	6	1.53	1.43	0.82	0.73	0.05	0.05	C15
胃	116	13.17	24.46	14.72	14.56	0.71	1.78	53	13.52	12.62	6.37	6.04	0.20	0.65	C16
结直肠肛门	78	8.85	16.45	10.75	10.70	0.64	1.33	37	9.44	8.81	4.72	4.16	0.12	0.48	C18-C21
肝脏	190	21.57	40.07	26.80	26.22	1.69	3.23	44	11.22	10.48	5.53	5.67	0.35	0.67	C22
胆囊及其他	15	1.70	3.16	1.91	2.16	0.15	0.21	9	2.30	2.14	1.13	1.12	0.02	0.19	C23-C24
胰腺	18	2.04	3.80	2.27	2.19	0.07	0.34	10	2.55	2.38	1.22	1.09	0.04	0.09	C25
喉	9	1.02	1.90	1.11	1.09	0.05	0.12	0	0.00	0.00	0.00	0.00	0.00	0.00	C32
气管,支气管,肺	232	26.33	48.92	28.01	28.37	1.26	3.73	81	20.66	19.29	9.96	9.84	0.45	1.17	C33-C34
其他的胸腔器官	1	0.11	0.21	0.14	0.16	0.02	0.02	2	0.51	0.48	0.27	0.27	0.02	0.02	C37-C38
骨	3	0.34	0.63	0.48	0.52	0.03	0.06	4	1.02	0.95	0.82	0.78	0.04	0.04	C40-C41
皮肤的黑色素瘤	2	0.23	0.42	0.22	0.17	0.00	0.00	2	0.51	0.48	0.21	0.26	0.02	0.02	C43
乳房	0	0.00	0.00	0.00	0.00	0.00	0.00	23	5.87	5.48	3.63	3.51	0.28	0.38	C50
子宫颈	0	0.00	0.00	0.00	0.00	0.00	0.00	25	6.38	5.95	4.42	4.20	0.37	0.43	C53
子宫体及子宫部位不明	0	0.00	0.00	0.00	0.00	0.00	0.00	10	2.55	2.38	1.58	1.49	0.12	0.14	C54-C55
卵巢	0	0.00	0.00	0.00	0.00	0.00	0.00	6	1.53	1.43	0.83	0.89	0.08	0.14	C56
前列腺	21	2.38	4.43	2.31	2.40	0.06	0.17	0	0.00	0.00	0.00	0.00	0.00	0.00	C61
睾丸	1	0.11	0.21	0.14	0.14	0.01	0.01	0	0.00	0.00	0.00	0.00	0.00	0.00	C62
肾及泌尿系统不明	3	0.34	0.63	0.46	0.44	0.03	0.06	11	2.81	2.62	1.29	1.29	0.06	0.16	C64-C66,C68
膀胱	10	1.14	2.11	1.16	1.22	0.05	0.11	0	0.00	0.00	0.00	0.00	0.00	0.00	C67
脑,神经系统	10	1.14	2.11	1.44	1.37	0.06	0.17	10	2.55	2.38	1.56	1.84	0.06	0.14	C70-C72,D32-D33,D42-D43
甲状腺	3	0.34	0.63	0.51	0.44	0.02	0.06	1	0.26	0.24	0.12	0.13	0.00	0.02	C73
淋巴瘤	23	2.61	4.85	3.25	2.99	0.13	0.36	6	1.53	1.43	0.85	0.81	0.04	0.09	C81-C85,C88,C90,C96
白血病	25	2.84	5.27	3.87	3.50	0.18	0.31	17	4.34	4.05	2.96	3.19	0.13	0.35	C91-C95,D45-D47
不明及其它恶性肿瘤	39	4.43	8.22	5.38	5.13	0.29	0.48	21	5.36	5.00	2.48	2.82	0.10	0.30	A_O
所有部位合计	881	100.00	185.78	116.70	115.46	6.34	13.97	392	100.00	93.37	52.61	51.94	2.66	5.71	ALL
所有部位除外C.44	877	99.55	184.93	116.22	115.02	6.32	13.95	388	98.98	92.42	52.24	51.50	2.64	5.69	ALLbC44

表6-30a 永州市新田县2019年恶性肿瘤发病主要指标

部位	男性 病例数(人)	构成(%)	粗率(1/10⁵)	中标率(1/10⁵)	世标率(1/10⁵)	0~64岁累积率(%)	0~74岁累积率(%)	女性 病例数(人)	构成(%)	粗率(1/10⁵)	中标率(1/10⁵)	世标率(1/10⁵)	0~64岁累积率(%)	0~74岁累积率(%)	ICD10
口腔和咽喉(除外鼻咽)	12	1.53	5.13	3.81	4.04	0.35	0.44	2	0.40	0.93	1.13	1.01	0.05	0.09	C00-C10,C12-C14
鼻咽	48	6.11	20.52	16.89	15.60	1.30	1.63	23	4.58	10.65	7.48	7.15	0.42	0.94	C11
食管	32	4.08	13.68	9.27	9.48	0.47	1.27	7	1.39	3.24	1.58	1.42	0.06	0.13	C15
胃	68	8.66	29.06	19.71	19.22	0.96	2.29	33	6.57	15.29	10.14	9.64	0.62	1.08	C16
结直肠肛门	56	7.13	23.93	17.99	17.82	1.17	1.90	33	6.57	15.29	10.60	9.70	0.58	1.06	C18-C21
肝脏	144	18.34	61.55	45.67	44.33	2.85	5.33	34	6.77	15.75	9.05	8.95	0.41	1.20	C22
胆囊及其他	5	0.64	2.14	1.54	1.66	0.08	0.19	7	1.39	3.24	2.14	1.84	0.10	0.21	C23-C24
胰腺	17	2.17	7.27	5.08	4.85	0.26	0.68	7	1.39	3.24	1.84	1.67	0.06	0.19	C25
喉	8	1.02	3.42	2.25	2.15	0.11	0.28	1	0.20	0.46	0.26	0.31	0.04	0.04	C32
气管,支气管,肺	216	27.52	92.32	60.26	60.34	3.66	7.51	75	14.94	34.74	21.99	21.33	1.30	2.24	C33-C34
其他的胸腔器官	2	0.25	0.85	0.48	0.51	0.03	0.08	2	0.40	0.93	0.78	0.72	0.07	0.07	C37-C38
骨	9	1.15	3.85	2.84	2.66	0.13	0.24	2	0.40	0.93	0.50	0.57	0.07	0.07	C40-C41
皮肤的黑色素瘤	3	0.38	1.28	0.72	0.80	0.10	0.10	0	0.00	0.00	0.00	0.00	0.00	0.00	C43
乳房	1	0.13	0.43	0.52	0.45	0.04	0.04	81	16.14	37.52	31.82	28.84	2.48	2.92	C50
子宫颈	0	0.00	0.00	0.00	0.00	0.00	0.00	39	7.77	18.07	14.89	13.12	1.14	1.38	C53
子宫体及子宫部位不明	0	0.00	0.00	0.00	0.00	0.00	0.00	24	4.78	11.12	7.81	7.56	0.76	0.76	C54-C55
卵巢	0	0.00	0.00	0.00	0.00	0.00	0.00	12	2.39	5.56	4.59	3.93	0.25	0.38	C56
前列腺	21	2.68	8.98	5.35	5.10	0.04	0.66	0	0.00	0.00	0.00	0.00	0.00	0.00	C61
睾丸	1	0.13	0.43	0.62	0.36	0.03	0.03	0	0.00	0.00	0.00	0.00	0.00	0.00	C62
肾及泌尿系统不明	11	1.40	4.70	2.95	2.93	0.24	0.37	3	0.60	1.39	0.78	0.77	0.04	0.10	C64-C66,C68
膀胱	10	1.27	4.27	2.43	2.70	0.12	0.35	2	0.40	0.93	1.37	1.44	0.07	0.12	C67
脑,神经系统	30	3.82	12.82	9.91	9.69	0.65	1.03	31	6.18	14.36	10.78	10.60	0.70	1.05	C70-C72,D32-D33,D42-D43
甲状腺	10	1.27	4.27	4.63	4.00	0.31	0.37	31	6.18	14.36	16.56	14.54	1.11	1.23	C73
淋巴瘤	26	3.31	11.11	9.07	8.33	0.59	0.88	12	2.39	5.56	5.03	4.58	0.35	0.39	C81-C85,C88,C90,C96
白血病	24	3.06	10.26	8.46	8.14	0.47	0.85	17	3.39	7.87	5.00	4.76	0.19	0.67	C91-C95,D45-D47
不明及其它恶性肿瘤	31	3.95	13.25	10.41	10.18	0.63	1.07	24	4.78	11.12	8.30	7.80	0.52	0.57	A_O
所有部位合计	785	100.00	335.52	240.84	235.37	14.57	27.59	502	100.00	232.53	174.44	162.27	11.41	16.89	ALL
所有部位除外C44	776	98.85	331.67	238.16	232.83	14.45	27.33	499	99.40	231.14	173.99	161.83	11.41	16.89	ALLbC44

表 6-30b　永州市新田县 2019 年恶性肿瘤死亡主要指标

部位	男性 病例数(人)	构成(%)	粗率(1/10⁵)	中标率(1/10⁵)	世标率(1/10⁵)	0~64 岁 累积率(%)	0~74 岁 累积率(%)	女性 病例数(人)	构成(%)	粗率(1/10⁵)	中标率(1/10⁵)	世标率(1/10⁵)	0~64 岁 累积率(%)	0~74 岁 累积率(%)	ICD10
口腔和咽喉（除外鼻咽）	9	1.93	3.85	2.67	2.73	0.18	0.23	3	1.38	1.39	0.65	0.65	0.00	0.09	C00-C10,C12-C14
鼻咽	23	4.93	9.83	6.41	6.49	0.43	0.88	15	6.88	6.95	4.19	4.24	0.28	0.60	C11
食管	26	5.57	11.11	6.67	6.89	0.36	0.73	3	1.38	1.39	0.61	0.57	0.00	0.00	C15
胃	51	10.92	21.80	13.96	13.71	0.71	1.53	22	10.09	10.19	5.61	5.48	0.26	0.69	C16
结直肠肛门	39	8.35	16.67	11.80	11.19	0.55	1.28	19	8.72	8.80	5.17	5.08	0.24	0.57	C18-C21
肝脏	106	22.70	45.31	30.72	30.46	1.75	3.61	34	15.60	15.75	8.61	8.71	0.43	1.15	C22
胆囊及其他	3	0.64	1.28	0.67	0.82	0.00	0.00	5	2.29	2.32	1.17	1.10	0.00	0.15	C23-C24
胰腺	12	2.57	5.13	3.65	3.48	0.20	0.38	6	2.75	2.78	1.59	1.43	0.04	0.10	C25
喉	6	1.28	2.56	1.49	1.54	0.09	0.27	0	0.00	0.00	0.00	0.00	0.00	0.00	C32
气管,支气管,肺	129	27.62	55.14	34.09	33.87	1.58	4.02	47	21.56	21.77	12.44	11.98	0.62	1.34	C33-C34
其他的胸腔器官	0	0.00	0.00	0.00	0.00	0.00	0.00	0	0.00	0.00	0.00	0.00	0.00	0.00	C37-C38
骨	5	1.07	2.14	2.34	2.48	0.16	0.16	2	0.92	0.93	1.13	1.01	0.05	0.09	C40-C41
皮肤的黑色素瘤	0	0.00	0.00	0.00	0.00	0.00	0.00	0	0.00	0.00	0.00	0.00	0.00	0.00	C43
乳房	0	0.00	0.00	0.00	0.00	0.00	0.00	19	8.72	8.80	5.42	5.11	0.33	0.62	C50
子宫颈								15	6.88	6.95	4.50	4.50	0.34	0.49	C53
子宫体及子宫部位不明								1	0.46	0.46	0.32	0.31	0.03	0.03	C54-C55
卵巢								8	3.67	3.71	2.22	2.16	0.06	0.34	C56
前列腺	5	1.07	2.14	1.20	1.35	0.10	0.11								C61
睾丸	0	0.00	0.00	0.00	0.00	0.00	0.00								C62
肾及泌尿系统不明	4	0.86	1.71	1.19	1.10	0.10	0.10	0	0.00	0.00	0.00	0.00	0.00	0.00	C64-C66,C68
膀胱	7	1.50	2.99	1.75	1.66	0.03	0.28	1	0.46	0.46	0.25	0.19	0.00	0.00	C67
脑,神经系统	6	1.28	2.56	1.80	1.88	0.11	0.25	4	1.83	1.85	1.00	0.96	0.04	0.08	C70-C72,D32-D33,D42-D43
甲状腺	1	0.21	0.43	0.27	0.27	0.00	0.07	0	0.00	0.00	0.00	0.00	0.00	0.00	C73
淋巴瘤	13	2.78	5.56	4.86	4.36	0.21	0.50	3	1.38	1.39	0.66	0.52	0.00	0.00	C81-C85,C88,C90,C96
白血病	10	2.14	4.27	3.78	3.48	0.15	0.31	8	3.67	3.71	3.29	2.79	0.22	0.22	C91-C95,D45-D47
不明及其它恶性肿瘤	12	2.57	5.13	4.09	3.64	0.24	0.41	3	1.38	1.39	0.55	0.57	0.00	0.07	A_O
所有部位合计	467	100.00	199.60	133.42	131.39	6.85	15.12	218	100.00	100.98	59.40	57.37	2.94	6.64	ALL
所有部位除外 C44	464	99.36	198.32	132.28	130.49	6.82	14.98	217	99.54	100.52	59.28	57.19	2.94	6.64	ALLbC44

表6-31a　岳阳市岳阳楼区 2019 年恶性肿瘤发病主要指标

部位	男性							女性							ICD10
	病例数(人)	构成(%)	粗率(1/10⁵)	中标率(1/10⁵)	世标率(1/10⁵)	0~64岁累积率(%)	0~74岁累积率(%)	病例数(人)	构成(%)	粗率(1/10⁵)	中标率(1/10⁵)	世标率(1/10⁵)	0~64岁累积率(%)	0~74岁累积率(%)	
口腔和咽喉(除外鼻咽)	30	4.29	11.48	6.92	7.07	0.74	0.74	6	0.83	2.33	1.51	1.51	0.11	0.16	C00-C10,C12-C14
鼻咽	20	2.86	7.65	4.87	4.57	0.28	0.44	5	0.69	1.94	1.71	1.56	0.09	0.13	C11
食管	22	3.15	8.42	5.76	5.88	0.28	0.75	6	0.83	2.33	1.53	1.49	0.07	0.18	C15
胃	44	6.29	16.84	11.20	11.66	0.78	1.43	31	4.30	12.02	7.66	7.45	0.48	0.84	C16
结直肠肛门	98	14.02	37.50	24.98	24.68	1.45	3.12	61	8.46	23.65	14.76	14.30	0.87	1.47	C18-C21
肝脏	87	12.45	33.29	22.39	21.56	1.42	2.46	19	2.64	7.37	4.66	4.73	0.32	0.54	C22
胆囊及其他	13	1.86	4.97	3.46	3.23	0.17	0.37	10	1.39	3.88	2.36	2.42	0.13	0.26	C23-C24
胰腺	16	2.29	6.12	3.84	3.80	0.20	0.46	7	0.97	2.71	1.76	1.61	0.05	0.16	C25
喉	5	0.72	1.91	1.33	1.35	0.07	0.19	0	0.00	0.00	0.00	0.00	0.00	0.00	C32
气管,支气管,肺	168	24.03	64.29	43.27	43.12	2.39	4.85	100	13.87	38.77	24.07	23.74	1.58	2.82	C33-C34
其他的胸腔器官	5	0.72	1.91	1.09	1.12	0.04	0.11	1	0.14	0.39	0.20	0.20	0.02	0.02	C37-C38
骨	3	0.43	1.15	0.63	0.59	0.05	0.05	2	0.28	0.78	0.48	0.40	0.02	0.02	C40-C41
皮肤的黑色素瘤	1	0.14	0.38	0.30	0.36	0.04	0.04	2	0.28	0.78	0.51	0.53	0.05	0.05	C43
乳房	7	1.00	2.68	2.25	2.01	0.14	0.14	150	20.80	58.16	40.10	38.66	3.37	4.06	C50
子宫颈	0	0.00	0.00	0.00	0.00	0.00	0.00	93	12.90	36.06	24.20	22.56	2.00	2.26	C53
子宫体及子宫部位不明	0	0.00	0.00	0.00	0.00	0.00	0.00	22	3.05	8.53	5.70	5.56	0.50	0.59	C54-C55
卵巢	0	0.00	0.00	0.00	0.00	0.00	0.00	28	3.88	10.86	8.09	7.70	0.70	0.77	C56
前列腺	29	4.15	11.10	7.43	7.20	0.22	0.64	0	0.00	0.00	0.00	0.00	0.00	0.00	C61
睾丸	0	0.00	0.00	0.00	0.00	0.00	0.00	0	0.00	0.00	0.00	0.00	0.00	0.00	C62
肾及泌尿系统不明	12	1.72	4.59	3.26	3.11	0.18	0.46	10	1.39	3.88	2.50	2.28	0.11	0.24	C64-C66,C68
膀胱	18	2.58	6.89	4.98	4.90	0.16	0.76	6	0.83	2.33	1.38	1.37	0.04	0.17	C67
脑,神经系统	13	1.86	4.97	3.66	3.60	0.24	0.31	12	1.66	4.65	3.42	3.25	0.16	0.26	C70-C72,D32-D33,D42-D43
甲状腺	32	4.58	12.25	10.26	9.14	0.76	0.81	99	13.73	38.39	29.07	26.59	2.32	2.54	C73
淋巴瘤	22	3.15	8.42	6.49	5.79	0.24	0.72	15	2.08	5.82	3.61	3.42	0.16	0.32	C81-C85,C88,C90,C96
白血病	21	3.00	8.04	6.28	6.87	0.23	0.49	12	1.66	4.65	3.39	4.42	0.17	0.30	C91-C95,D45-D47
不明及其它恶性肿瘤	33	4.72	12.63	8.12	8.25	0.49	0.97	24	3.33	9.31	7.75	7.70	0.40	0.66	A_O
所有部位合计	699	100.00	267.49	182.76	179.85	10.56	20.28	721	100.00	279.56	190.43	183.44	13.71	18.80	ALL
所有部位除外 C44	693	99.14	265.20	181.53	178.55	10.45	20.18	718	99.58	278.40	189.67	182.80	13.71	18.74	ALLbC44

表6-31b　岳阳市岳阳楼区 2019 年恶性肿瘤死亡主要指标

部位	男性							女性							ICD10
	病例数(人)	构成(%)	粗率(1/10⁵)	中标率(1/10⁵)	世标率(1/10⁵)	0~64岁累积率(%)	0~74岁累积率(%)	病例数(人)	构成(%)	粗率(1/10⁵)	中标率(1/10⁵)	世标率(1/10⁵)	0~64岁累积率(%)	0~74岁累积率(%)	
口腔和咽喉(除外鼻咽)	16	3.22	6.12	4.43	4.31	0.32	0.50	3	1.03	1.16	0.42	0.65	0.00	0.00	C00~C10,C12~C14
鼻咽	11	2.21	4.21	3.05	3.10	0.16	0.39	4	1.37	1.55	0.96	0.90	0.04	0.09	C11
食管	14	2.82	5.36	3.54	3.62	0.15	0.43	2	0.69	0.78	0.46	0.49	0.03	0.07	C15
胃	27	5.43	10.33	6.62	6.71	0.17	0.76	18	6.19	6.98	4.68	4.46	0.24	0.33	C16
结直肠肛门	59	11.87	22.58	15.18	15.03	0.53	1.64	27	9.28	10.47	6.60	6.43	0.30	0.71	C18~C21
肝脏	79	15.90	30.23	20.43	20.46	1.44	1.95	21	7.22	8.14	4.69	4.97	0.12	0.56	C22
胆囊及其他	14	2.82	5.36	3.58	3.33	0.16	0.16	15	5.15	5.82	3.38	3.42	0.18	0.36	C23~C24
胰腺	9	1.81	3.44	2.30	2.56	0.11	0.25	11	3.78	4.27	2.77	2.63	0.10	0.34	C25
喉	2	0.40	0.77	0.56	0.51	0.00	0.05	0	0.00	0.00	0.00	0.00	0.00	0.00	C32
气管、支气管、肺	160	32.19	61.23	40.74	41.15	1.57	4.75	59	20.27	22.88	14.01	13.81	0.56	1.39	C33~C34
其他的胸腔器官	3	0.60	1.15	0.84	0.91	0.04	0.16	1	0.34	0.39	0.20	0.22	0.03	0.03	C37~C38
骨	0	0.00	0.00	0.00	0.00	0.00	0.00	1	0.34	0.39	0.27	0.26	0.00	0.06	C40~C41
皮肤的黑色素瘤	2	0.40	0.77	0.60	0.71	0.09	0.09	1	0.34	0.39	0.14	0.22	0.00	0.00	C43
乳房	1	0.20	0.38	0.30	0.36	0.04	0.04	30	10.31	11.63	7.57	7.45	0.50	0.89	C50
子宫颈	0	0.00	0.00	0.00	0.00	0.00	0.00	26	8.93	10.08	6.76	6.79	0.54	0.63	C53
子宫体及子宫部位不明	0	0.00	0.00	0.00	0.00	0.00	0.00	8	2.75	3.10	2.20	1.98	0.05	0.22	C54~C55
卵巢	0	0.00	0.00	0.00	0.00	0.00	0.00	9	3.09	3.49	2.21	2.06	0.11	0.17	C56
前列腺	17	3.42	6.51	4.48	4.33	0.09	0.39	0	0.00	0.00	0.00	0.00	0.00	0.00	C61
睾丸	0	0.00	0.00	0.00	0.00	0.00	0.00	0	0.00	0.00	0.00	0.00	0.00	0.00	C62
肾及泌尿系统不明	10	2.01	3.83	2.93	2.69	0.08	0.33	4	1.37	1.55	1.06	1.09	0.07	0.12	C64~C66,C68
膀胱	10	2.01	3.83	2.54	2.57	0.00	0.30	2	0.69	0.78	0.47	0.42	0.00	0.06	C67
脑、神经系统	8	1.61	3.06	1.93	2.04	0.09	0.27	13	4.47	5.04	3.29	3.14	0.11	0.33	C70~C72,D32~D33,D42~D43
甲状腺	1	0.20	0.38	0.23	0.18	0.00	0.00	4	1.37	1.55	0.76	0.80	0.05	0.05	C73
淋巴瘤	22	4.43	8.42	5.44	5.30	0.29	0.54	9	3.09	3.49	2.55	2.48	0.09	0.20	C81~C85,C88,C90,C96
白血病	20	4.02	7.65	5.29	5.13	0.17	0.63	15	5.15	5.82	4.64	5.17	0.19	0.52	C91~C95,D45~D47
不明及其它恶性肿瘤	12	2.41	4.59	3.23	3.21	0.18	0.43	8	2.75	3.10	1.82	2.10	0.13	0.24	A_O
所有部位合计	497	100.00	190.19	128.25	128.21	5.68	14.07	291	100.00	112.83	71.90	71.95	3.42	7.39	ALL
所有部位除外C44	495	99.60	189.43	127.75	127.79	5.66	14.05	290	99.66	112.45	71.76	71.73	3.42	7.39	ALLbC44

表6-32a 张家界市慈利县2019年恶性肿瘤发病主要指标

部位	男性 病例数(人)	构成(%)	粗率(1/10⁵)	中标率(1/10⁵)	世标率(1/10⁵)	0~64岁累积率(%)	0~74岁累积率(%)	女性 病例数(人)	构成(%)	粗率(1/10⁵)	中标率(1/10⁵)	世标率(1/10⁵)	0~64岁累积率(%)	0~74岁累积率(%)	ICD10
口腔和咽喉（除外鼻咽）	63	4.73	17.70	12.86	12.23	0.96	1.14	10	0.91	2.95	1.97	1.85	0.13	0.16	C00-C10,C12-C14
鼻咽	40	3.00	11.24	8.25	8.06	0.74	0.83	17	1.55	5.01	3.89	3.63	0.26	0.37	C11
食管	44	3.30	12.36	7.68	7.78	0.31	1.05	15	1.37	4.42	2.47	2.39	0.06	0.24	C15
胃	72	5.40	20.23	12.64	12.41	0.57	1.48	39	3.56	11.50	7.01	6.97	0.25	0.79	C16
结直肠肛门	124	9.30	34.84	23.93	22.46	1.27	2.42	91	8.32	26.84	16.43	16.26	0.96	1.78	C18-C21
肝脏	168	12.60	47.20	31.69	31.22	1.68	3.85	79	7.22	23.30	14.26	14.08	0.63	1.64	C22
胆囊及其他	13	0.98	3.65	2.16	2.12	0.13	0.25	29	2.65	8.55	5.18	5.11	0.23	0.65	C23-C24
胰腺	29	2.18	8.15	5.33	5.37	0.30	0.63	10	0.91	2.95	1.76	1.75	0.09	0.25	C25
喉	16	1.20	4.50	2.73	2.91	0.17	0.23	11	1.01	3.24	2.32	2.31	0.13	0.28	C32
气管,支气管,肺	494	37.06	138.79	87.39	88.34	3.88	10.76	207	18.92	61.05	36.10	35.20	1.74	3.84	C33-C34
其他的胸腔器官	1	0.08	0.28	0.15	0.12	0.00	0.00	2	0.18	0.59	0.28	0.22	0.00	0.00	C37-C38
骨	5	0.38	1.40	1.57	1.39	0.09	0.09	7	0.64	2.06	2.23	1.85	0.08	0.08	C40-C41
皮肤的黑色素瘤	5	0.38	1.40	1.20	0.94	0.02	0.09	5	0.46	1.47	1.11	1.11	0.09	0.14	C43
乳房	4	0.30	1.12	0.69	0.69	0.07	0.07	112	10.24	33.03	24.94	23.29	1.91	2.46	C50
子宫颈	0	0.00	0.00	0.00	0.00	0.00	0.00	153	13.99	45.13	31.71	30.50	2.27	3.19	C53
子宫体及子宫部位不明	0	0.00	0.00	0.00	0.00	0.00	0.00	48	4.39	14.16	10.27	9.62	0.79	1.07	C54-C55
卵巢	0	0.00	0.00	0.00	0.00	0.00	0.00	23	2.10	6.78	5.26	4.79	0.33	0.52	C56
前列腺	38	2.85	10.68	6.45	6.25	0.02	0.69	0	0.00	0.00	0.00	0.00	0.00	0.00	C61
睾丸	4	0.30	1.12	0.97	0.69	0.04	0.04	0	0.00	0.00	0.00	0.00	0.00	0.00	C62
肾及泌尿系统不明	13	0.98	3.65	2.32	2.35	0.14	0.32	6	0.55	1.77	1.26	1.63	0.11	0.16	C64-C66,C68
膀胱	25	1.88	7.02	4.36	4.64	0.16	0.58	16	1.46	4.72	2.59	2.62	0.08	0.34	C67
脑,神经系统	47	3.53	13.20	9.27	9.11	0.63	1.04	58	5.30	17.11	11.91	12.28	0.68	1.15	C70-C72,D32-D33,D42-D43
甲状腺	13	0.98	3.65	3.98	3.83	0.24	0.30	49	4.48	14.45	14.37	12.21	0.96	1.03	C73
淋巴瘤	46	3.45	12.92	9.68	9.99	0.61	1.02	29	2.65	8.55	6.05	6.57	0.47	0.66	C81-C85,C88,C90,C96
白血病	20	1.50	5.62	5.05	5.22	0.31	0.48	29	2.65	8.55	6.98	7.28	0.45	0.73	C91-C95,D45-D47
不明及其它恶性肿瘤	49	3.68	13.77	9.80	9.63	0.47	1.15	49	4.48	14.45	11.23	11.31	0.65	1.06	A_O
所有部位合计	1333	100.00	374.50	250.16	247.74	12.78	28.52	1094	100.00	322.66	221.58	214.86	13.38	22.59	ALL
所有部位除外C44	1312	98.42	368.60	246.52	244.16	12.69	28.06	1082	98.90	319.12	219.55	212.75	13.30	22.40	ALLbC44

表6-32a 张家界市慈利县2019年恶性肿瘤死亡主要指标

部位	男性							女性							ICD10
	病例数(人)	构成(%)	粗率(1/10⁵)	中标率(1/10⁵)	世标率(1/10⁵)	0~64岁累积率(%)	0~74岁累积率(%)	病例数(人)	构成(%)	粗率(1/10⁵)	中标率(1/10⁵)	世标率(1/10⁵)	0~64岁累积率(%)	0~74岁累积率(%)	
口腔和咽喉(除外鼻咽)	28	3.48	7.87	5.29	4.84	0.34	0.50	3	0.63	0.88	0.46	0.46	0.02	0.05	C00-C10,C12-C14
鼻咽	17	2.11	4.78	3.35	3.14	0.25	0.32	8	1.68	2.36	1.36	1.39	0.09	0.20	C11
食管	32	3.98	8.99	5.50	5.19	0.11	0.80	13	2.73	3.83	2.04	2.19	0.03	0.24	C15
胃	44	5.47	12.36	7.72	7.34	0.38	0.91	16	3.35	4.72	2.75	2.61	0.07	0.18	C16
结直肠肛门	51	6.34	14.33	9.19	8.64	0.42	0.89	42	8.81	12.39	7.28	6.85	0.28	0.69	C18-C21
肝脏	130	16.17	36.52	24.23	23.87	1.37	2.84	58	12.16	17.11	10.28	10.24	0.46	1.13	C22
胆囊及其他	7	0.87	1.97	1.16	1.06	0.05	0.09	10	2.10	2.95	1.60	1.42	0.01	0.12	C23-C24
胰腺	20	2.49	5.62	3.57	3.62	0.20	0.38	5	1.05	1.47	0.88	0.90	0.03	0.13	C25
喉	9	1.12	2.53	1.49	1.66	0.06	0.19	2	0.42	0.59	0.31	0.36	0.04	0.04	C32
气管,支气管,肺	334	41.54	93.84	58.60	58.15	2.58	7.05	133	27.88	39.23	22.39	22.01	1.08	2.38	C33-C34
其他的胸腔器官	0	0.00	0.00	0.00	0.00	0.00	0.00	1	0.21	0.29	0.12	0.10	0.00	0.00	C37-C38
骨	5	0.62	1.40	1.28	1.10	0.11	0.11	6	1.26	1.77	2.39	1.90	0.13	0.13	C40-C41
皮肤的黑色素瘤	2	0.25	0.56	0.67	0.57	0.02	0.02	1	0.21	0.29	0.19	0.20	0.00	0.03	C43
乳房	1	0.12	0.28	0.18	0.20	0.00	0.03	43	9.01	12.68	9.44	9.22	0.81	0.99	C50
子宫颈	0	0.00	0.00	0.00	0.00	0.00	0.00	46	9.64	13.57	8.49	8.63	0.54	0.90	C53
子宫体及子宫部位不明	0	0.00	0.00	0.00	0.00	0.00	0.00	7	1.47	2.06	1.46	1.44	0.14	0.14	C54-C55
卵巢	0	0.00	0.00	0.00	0.00	0.00	0.00	8	1.68	2.36	1.52	1.43	0.13	0.13	C56
前列腺	12	1.49	3.37	1.97	1.90	0.04	0.16	0	0.00	0.00	0.00	0.00	0.00	0.00	C61
睾丸	3	0.37	0.84	0.53	0.47	0.02	0.06	0	0.00	0.00	0.00	0.00	0.00	0.00	C62
肾及泌尿系统不明	4	0.50	1.12	0.63	0.56	0.02	0.06	4	0.84	1.18	0.66	0.58	0.03	0.03	C64-C66,C68
膀胱	12	1.49	3.37	2.04	2.14	0.06	0.22	6	1.26	1.77	1.05	0.98	0.00	0.10	C67
脑,神经系统	19	2.36	5.34	3.57	3.39	0.25	0.36	19	3.98	5.60	3.38	3.60	0.20	0.31	C70-C72,D32-D33,D42-D43
甲状腺	3	0.37	0.84	0.43	0.48	0.06	0.06	3	0.63	0.88	0.52	0.50	0.00	0.08	C73
淋巴瘤	28	3.48	7.87	5.52	5.49	0.21	0.57	12	2.52	3.54	2.12	2.14	0.13	0.26	C81-C85,C88,C90,C96
白血病	18	2.24	5.06	3.58	3.30	0.19	0.42	18	3.77	5.31	3.71	3.98	0.18	0.47	C91-C95,D45-D47
不明及其它恶性肿瘤	25	3.11	7.02	4.60	4.45	0.14	0.61	13	2.73	3.83	2.34	2.27	0.11	0.28	A_O
所有部位合计	804	100.00	225.88	145.09	141.57	6.88	16.65	477	100.00	140.68	86.73	85.40	4.51	9.04	ALL
所有部位除外C44	794	98.76	223.07	143.36	139.91	6.88	16.39	472	98.95	139.21	85.95	84.65	4.50	8.98	ALLbC44

表6-33a 张家界市永定区2019年恶性肿瘤发病主要指标

部位	男性							女性							ICD10
	病例数(人)	构成(%)	粗率(1/10⁵)	中标率(1/10⁵)	世标率(1/10⁵)	0~64岁累积率(%)	0~74岁累积率(%)	病例数(人)	构成(%)	粗率(1/10⁵)	中标率(1/10⁵)	世标率(1/10⁵)	0~64岁累积率(%)	0~74岁累积率(%)	
口腔和咽喉(除外鼻咽)	50	7.19	20.49	15.12	14.48	1.17	1.55	10.00	1.32	4.24	3.16	3.00	0.23	0.33	C00-C10,C12-C14
鼻咽	48	6.91	19.67	14.33	13.85	1.05	1.49	22.00	2.90	9.33	6.79	6.76	0.64	0.77	C11
食管	11	1.58	4.51	2.72	2.64	0.10	0.34	1.00	0.13	0.42	0.22	0.22	0.00	0.05	C15
胃	33	4.75	13.53	8.42	8.77	0.47	1.22	12.00	1.58	5.09	3.36	3.02	0.20	0.30	C16
结直肠肛门	68	9.78	27.87	18.45	18.10	1.06	2.12	75.00	9.89	31.80	20.19	19.32	1.25	2.36	C18-C21
肝脏	65	9.35	26.64	17.03	16.78	0.96	1.95	30.00	3.96	12.72	7.95	7.92	0.50	1.00	C22
胆囊及其他	12	1.73	4.92	3.07	3.23	0.24	0.45	17.00	2.24	7.21	4.27	4.44	0.26	0.67	C23-C24
胰腺	11	1.58	4.51	2.74	2.96	0.23	0.34	5.00	0.66	2.12	1.02	0.99	0.00	0.11	C25
喉	8	1.15	3.28	2.06	2.08	0.10	0.28	1.00	0.13	0.42	0.22	0.22	0.00	0.05	C32
气管,支气管,肺	172	24.75	70.50	43.73	43.73	2.64	5.64	80.00	10.55	33.92	19.73	19.54	1.10	2.12	C33-C34
其他的胸腔器官	8	1.15	3.28	2.26	2.51	0.18	0.23	2.00	0.26	0.85	0.36	0.45	0.00	0.04	C37-C38
骨	2	0.29	0.82	0.47	0.49	0.02	0.07	1.00	0.13	0.42	0.22	0.22	0.00	0.05	C40-C41
皮肤的黑色素瘤	6	0.86	2.46	1.97	1.98	0.18	0.18	1.00	0.13	0.42	0.22	0.22	0.00	0.05	C43
乳房	10	1.44	4.10	2.63	2.52	0.20	0.20	108.00	14.25	45.79	35.60	32.54	2.79	3.27	C50
子宫颈	0	0.00	0.00	0.00	0.00	0.00	0.00	184.00	24.27	78.01	58.33	53.67	4.37	5.93	C53
子宫体及子宫部位不明	0	0.00	0.00	0.00	0.00	0.00	0.00	26.00	3.43	11.02	6.75	6.73	0.49	0.75	C54-C55
卵巢	0	0.00	0.00	0.00	0.00	0.00	0.00	17.00	2.24	7.21	5.04	4.93	0.41	0.60	C56
前列腺	23	3.31	9.43	5.53	5.39	0.13	0.59	0.00	0.00	0.00	0.00	0.00	0.00	0.00	C61
睾丸	1	0.14	0.41	0.21	0.23	0.03	0.03	0.00	0.00	0.00	0.00	0.00	0.00	0.00	C62
肾及泌尿系统不明	10	1.44	4.10	2.62	2.78	0.23	0.38	2.00	0.26	0.85	0.60	0.66	0.08	0.08	C64-C66,C68
膀胱	16	2.30	6.56	3.53	3.22	0.02	0.34	3.00	0.40	1.27	0.72	0.87	0.05	0.09	C67
脑,神经系统	25	3.60	10.25	7.52	6.84	0.39	0.58	29.00	3.83	12.30	8.83	8.78	0.59	1.02	C70-C72,D32-D33,D42-D43
甲状腺	9	1.29	3.69	3.29	2.77	0.19	0.29	40.00	5.28	16.96	14.28	12.04	1.00	1.14	C73
淋巴瘤	35	5.04	14.35	11.15	11.27	0.65	1.17	30.00	3.96	12.72	8.83	9.01	0.55	0.97	C81-C85,C88,C90,C96
白血病	29	4.17	11.89	9.86	9.73	0.68	0.90	17.00	2.24	7.21	5.60	6.28	0.31	0.59	C91-C95,D45-D47
不明及其它恶性肿瘤	43	6.19	17.63	11.68	11.42	0.53	1.10	45.00	5.94	19.08	12.14	12.76	0.72	1.21	A_O
所有部位合计	695	100.00	284.88	190.41	187.76	11.44	21.42	758.00	100.00	321.38	224.44	214.57	15.54	23.55	ALL
所有部位除外C44	689	99.14	282.42	189.12	186.46	11.42	21.30	746.00	98.42	316.29	222.10	212.00	15.47	23.39	ALLbC44

表6-33b　张家界市永定区2019年恶性肿瘤死亡主要指标

部位	男性							女性							ICD10
	病例数(人)	构成(%)	粗率(1/10^5)	中标率(1/10^5)	世标率(1/10^5)	0~64岁累积率(%)	0~74岁累积率(%)	病例数(人)	构成(%)	粗率(1/10^5)	中标率(1/10^5)	世标率(1/10^5)	0~64岁累积率(%)	0~74岁累积率(%)	
口腔和咽喉(除外鼻咽)	6	1.70	2.46	1.71	1.40	0.05	0.10	2	0.78	0.85	0.40	0.37	0.03	0.03	C00-C10,C12-C14
鼻咽	9	2.56	3.69	2.73	2.65	0.22	0.33	5	1.95	2.12	1.18	1.33	0.08	0.17	C11
食管	7	1.99	2.87	1.60	1.46	0.05	0.05	2	0.78	0.85	0.36	0.42	0.00	0.05	C15
胃	23	6.53	9.43	5.47	5.42	0.18	0.65	13	5.08	5.51	3.45	3.62	0.25	0.44	C16
结直肠肛门	17	4.83	6.97	3.89	4.32	0.15	0.43	13	5.08	5.51	3.31	3.17	0.18	0.46	C18-C21
肝脏	69	19.60	28.28	18.99	18.03	1.23	1.95	29	11.33	12.30	7.21	7.28	0.30	0.82	C22
胆囊及其他	17	4.83	6.97	4.24	4.33	0.18	0.56	13	5.08	5.51	3.16	3.22	0.17	0.49	C23-C24
胰腺	7	1.99	2.87	1.92	2.03	0.11	0.21	3	1.17	1.27	0.58	0.59	0.00	0.05	C25
喉	3	0.85	1.23	0.81	0.88	0.05	0.15	1	0.39	0.42	0.23	0.25	0.00	0.04	C32
气管,支气管,肺	129	36.65	52.88	32.63	32.69	1.91	4.04	64	25.00	27.14	14.97	15.22	0.67	1.79	C33-C34
其他的胸腔器官	0	0.00	0.00	0.00	0.00	0.00	0.00	2	0.78	0.85	0.36	0.45	0.00	0.04	C37-C38
骨	0	0.00	0.00	0.00	0.00	0.00	0.00	1	0.39	0.42	0.22	0.22	0.00	0.05	C40-C41
皮肤的黑色素瘤	0	0.00	0.00	0.00	0.00	0.00	0.00	0	0.00	0.00	0.00	0.00	0.00	0.00	C43
乳房	3	0.85	1.23	0.68	0.60	0.00	0.04	17	6.64	7.21	4.95	4.81	0.38	0.52	C50
子宫颈	0	0.00	0.00	0.00	0.00	0.00	0.00	35	13.67	14.84	8.65	8.88	0.49	1.13	C53
子宫体及子宫部位不明	0	0.00	0.00	0.00	0.00	0.00	0.00	4	1.56	1.70	1.12	1.05	0.08	0.08	C54-C55
卵巢	0	0.00	0.00	0.00	0.00	0.00	0.00	9	3.52	3.82	2.11	2.28	0.21	0.25	C56
前列腺	6	1.70	2.46	1.31	1.31	0.00	0.15	0	0.00	0.00	0.00	0.00	0.00	0.00	C61
睾丸	0	0.00	0.00	0.00	0.00	0.00	0.00	0	0.00	0.00	0.00	0.00	0.00	0.00	C62
肾及泌尿系统不明	1	0.28	0.41	0.23	0.22	0.00	0.05	0	0.00	0.00	0.00	0.00	0.00	0.00	C64-C66,C68
膀胱	1	0.28	0.41	0.18	0.28	0.00	0.00	1	0.39	0.42	0.22	0.17	0.00	0.00	C67
脑,神经系统	7	1.99	2.87	1.82	1.82	0.12	0.17	5	1.95	2.12	1.46	1.91	0.06	0.21	C70-C72,D32-D33,D42-D43
甲状腺	0	0.00	0.00	0.00	0.00	0.00	0.00	0	0.00	0.00	0.00	0.00	0.00	0.00	C73
淋巴瘤	16	4.55	6.56	4.43	3.80	0.12	0.49	6	2.34	2.54	1.46	1.35	0.05	0.13	C81-C85,C88,C90,C96
白血病	5	1.42	2.05	1.35	1.13	0.08	0.13	13	5.08	5.51	4.61	5.46	0.23	0.49	C91-C95,D45-D47
不明及其它恶性肿瘤	26	7.39	10.66	6.39	6.42	0.31	0.63	18	7.03	7.63	4.25	4.78	0.17	0.38	A_O
所有部位合计	352	100.00	144.28	90.36	88.79	4.75	10.11	256	100.00	108.54	64.26	66.83	3.34	7.62	ALL
所有部位除外C44	347	98.58	142.23	89.32	87.64	4.75	10.07	252	98.44	106.84	63.50	66.10	3.34	7.57	ALLbC44

表6-34a 株洲市芦淞区 2019 年恶性肿瘤发病主要指标

部位	男性							女性							ICD10
	病例数(人)	构成(%)	粗率(1/10^5)	中标率(1/10^5)	世标率(1/10^5)	0~64岁累积率(%)	0~74岁累积率(%)	病例数(人)	构成(%)	粗率(1/10^5)	中标率(1/10^5)	世标率(1/10^5)	0~64岁累积率(%)	0~74岁累积率(%)	
口腔和咽喉（除外鼻咽）	25	4.82	21.59	13.94	13.51	1.05	1.57	3	0.78	2.55	1.31	1.39	0.10	0.10	C00-C10,C12-C14
鼻咽	7	1.35	6.05	3.93	3.86	0.29	0.56	2	0.52	1.70	1.38	2.45	0.13	0.13	C11
食管	8	1.54	6.91	4.24	4.57	0.31	0.65	2	0.52	1.70	0.51	0.58	0.00	0.00	C15
胃	28	5.39	24.19	14.32	14.23	0.59	1.54	13	3.37	11.07	6.71	6.08	0.33	0.63	C16
结直肠肛门	87	16.76	75.15	45.21	44.85	2.33	5.18	38	9.84	32.36	17.54	17.59	0.98	1.85	C18-C21
肝脏	51	9.83	44.05	28.21	27.37	1.88	2.84	18	4.66	15.33	8.52	8.13	0.33	0.78	C22
胆囊及其他	4	0.77	3.46	2.28	2.29	0.09	0.32	6	1.55	5.11	2.77	2.75	0.09	0.18	C23-C24
胰腺	5	0.96	4.32	2.94	2.82	0.11	0.51	3	0.78	2.55	1.27	1.23	0.00	0.21	C25
喉	6	1.16	5.18	3.75	3.57	0.22	0.42	2	0.52	1.70	1.27	1.30	0.14	0.14	C32
气管,支气管,肺	135	26.01	116.61	68.07	67.46	2.99	8.25	53	13.73	45.13	24.96	25.58	1.36	3.28	C33-C34
其他的胸腔器官	0	0.00	0.00	0.00	0.00	0.00	0.00	3	0.78	2.55	1.48	1.45	0.00	0.18	C37-C38
骨	0	0.00	0.00	0.00	0.00	0.00	0.00	0	0.00	0.00	0.00	0.00	0.00	0.00	C40-C41
皮肤的黑色素瘤	0	0.00	0.00	0.00	0.00	0.00	0.00	4	1.04	3.41	1.66	1.72	0.04	0.13	C43
乳房	1	0.19	0.86	0.32	0.25	0.00	0.00	88	22.80	74.93	48.52	45.56	3.08	4.97	C50
子宫颈	0	0.00	0.00	0.00	0.00	0.00	0.00	16	4.15	13.62	9.50	8.76	0.60	1.05	C53
子宫体及子宫部位不明	0	0.00	0.00	0.00	0.00	0.00	0.00	13	3.37	11.07	6.54	6.43	0.38	0.65	C54-C55
卵巢	0	0.00	0.00	0.00	0.00	0.00	0.00	11	2.85	9.37	6.85	6.68	0.46	0.64	C56
前列腺	37	7.13	31.96	16.96	15.99	0.18	1.41	0	0.00	0.00	0.00	0.00	0.00	0.00	C61
睾丸	1	0.19	0.86	0.57	0.44	0.00	0.00	0	0.00	0.00	0.00	0.00	0.00	0.00	C62
肾及泌尿系统不明	14	2.70	12.09	8.06	7.54	0.27	1.06	12	3.11	10.22	6.35	6.03	0.20	0.47	C64-C66,C68
膀胱	28	5.39	24.19	13.82	13.19	0.36	1.56	7	1.81	5.96	2.87	2.55	0.06	0.30	C67
脑,神经系统	6	1.16	5.18	2.66	3.02	0.14	0.24	11	2.85	9.37	5.07	4.79	0.34	0.46	C70-C72,D32-D33,D42-D43
甲状腺	9	1.73	7.77	6.71	5.43	0.45	0.45	30	7.77	25.54	23.37	19.86	1.59	1.68	C73
淋巴瘤	22	4.24	19.00	11.20	10.82	0.51	0.98	16	4.15	13.62	8.72	7.87	0.35	0.75	C81-C85,C88,C90,C96
白血病	9	1.73	7.77	5.94	6.29	0.38	0.51	9	2.33	7.66	6.88	7.16	0.43	0.52	C91-C95,D45-D47
不明及其它恶性肿瘤	36	6.94	31.10	19.98	19.85	0.89	1.79	26	6.74	22.14	11.93	11.92	0.67	1.42	A_O
所有部位合计	519	100.00	448.29	273.10	267.36	13.04	29.84	386	100.00	328.67	205.96	197.88	11.65	20.53	ALL.
所有部位除外 C44	515	99.23	444.84	270.78	265.71	13.00	29.80	384	99.48	326.97	205.23	197.31	11.65	20.53	ALLbC44

表6-34b 株洲市芦淞区2019年恶性肿瘤死亡主要指标

部位	男性							女性							ICD10
	病例数(人)	构成(%)	粗率(1/10^5)	中标率(1/10^5)	世标率(1/10^5)	0~64岁累积率(%)	0~74岁累积率(%)	病例数(人)	构成(%)	粗率(1/10^5)	中标率(1/10^5)	世标率(1/10^5)	0~64岁累积率(%)	0~74岁累积率(%)	
口腔和咽喉（除外鼻咽）	9	3.45	7.77	4.25	4.56	0.48	0.62	4	2.78	3.41	1.79	1.74	0.14	0.14	C00-C10,C12-C14
鼻咽	6	2.30	5.18	4.04	3.70	0.24	0.48	1	0.69	0.85	0.45	0.44	0.04	0.04	C11
食管	9	3.45	7.77	4.78	5.29	0.18	0.84	2	1.39	1.70	0.92	0.99	0.06	0.15	C15
胃	22	8.43	19.00	11.81	12.03	0.70	1.32	8	5.56	6.81	4.01	3.96	0.29	0.54	C16
结直肠肛门	28	10.73	24.19	14.08	13.71	0.47	1.77	18	12.50	15.33	9.11	8.87	0.48	1.12	C18-C21
肝脏	34	13.03	29.37	19.18	17.96	1.26	2.19	9	6.25	7.66	4.60	4.70	0.29	0.59	C22
胆囊及其他	2	0.77	1.73	0.72	0.86	0.04	0.04	3	2.08	2.55	1.35	1.18	0.06	0.06	C23-C24
胰腺	3	1.15	2.59	1.56	1.44	0.05	0.15	3	2.08	2.55	1.38	1.48	0.09	0.18	C25
喉	1	0.38	0.86	0.40	0.43	0.05	0.05	1	0.69	0.85	0.50	0.54	0.00	0.09	C32
气管,支气管,肺	94	36.02	81.19	48.41	48.67	2.17	6.84	21	14.58	17.88	9.74	10.13	0.49	1.24	C33-C34
其他的胸腔器官	1	0.38	0.86	0.40	0.43	0.05	0.05	0	0.00	0.00	0.00	0.00	0.00	0.00	C37-C38
骨	1	0.38	0.86	1.46	1.24	0.08	0.08	0	0.00	0.00	0.00	0.00	0.00	0.00	C40-C41
皮肤的黑色素瘤	0	0.00	0.00	0.00	0.00	0.00	0.00	0	0.00	0.00	0.00	0.00	0.00	0.00	C43
乳房	0	0.00	0.00	0.00	0.00	0.00	0.00	18	12.50	15.33	9.54	9.39	0.68	1.02	C50
子宫颈	0	0.00	0.00	0.00	0.00	0.00	0.00	14	9.72	11.92	7.72	7.52	0.61	0.88	C53
子宫体及子宫部位不明	0	0.00	0.00	0.00	0.00	0.00	0.00	6	4.17	5.11	2.75	2.78	0.16	0.34	C54-C55
卵巢	0	0.00	0.00	0.00	0.00	0.00	0.00	4	2.78	3.41	1.60	1.64	0.11	0.20	C56
前列腺	8	3.07	6.91	3.72	3.37	0.00	0.23	0	0.00	0.00	0.00	0.00	0.00	0.00	C61
睾丸	1	0.38	0.86	0.55	0.59	0.06	0.10	0	0.00	0.00	0.00	0.00	0.00	0.00	C62
肾及泌尿系统不明	3	1.15	2.59	1.09	0.94	0.04	0.04	3	2.08	2.55	1.36	1.31	0.05	0.05	C64-C66,C68
膀胱	5	1.92	4.32	2.65	2.72	0.18	0.28	0	0.00	0.00	0.00	0.00	0.00	0.00	C67
脑,神经系统	7	2.68	6.05	3.77	3.89	0.17	0.44	2	1.39	1.70	0.83	0.89	0.11	0.11	C70-C72,D32-D33,D42-D43
甲状腺	0	0.00	0.00	0.00	0.00	0.00	0.00	1	0.69	0.85	0.65	0.57	0.05	0.05	C73
淋巴瘤	8	3.07	6.91	4.49	4.21	0.06	0.49	6	4.17	5.11	2.56	2.30	0.10	0.22	C81-C85,C88,C90,C96
白血病	11	4.21	9.50	8.25	8.67	0.56	0.92	8	5.56	6.81	5.27	5.28	0.28	0.58	C91-C95,D45-D47
不明及其它恶性肿瘤	8	3.07	6.91	4.17	4.07	0.30	0.40	12	8.33	10.22	5.58	5.21	0.27	0.60	A_O
所有部位合计	261	100.00	225.44	139.75	138.77	7.09	17.33	144	100.00	122.61	71.70	70.91	4.35	8.18	ALL
所有部位除外C44	260	99.62	224.58	139.15	138.05	7.00	17.24	143	99.31	121.76	71.46	70.53	4.35	8.18	ALLbC44

表6-35a 株洲市石峰区 2019 年恶性肿瘤发病主要指标

部位	男性							女性							ICD10
	病例数(人)	构成(%)	粗率(1/10⁵)	中标率(1/10⁵)	世标率(1/10⁵)	0~64岁 累积率(%)	0~74岁 累积率(%)	病例数(人)	构成(%)	粗率(1/10⁵)	中标率(1/10⁵)	世标率(1/10⁵)	0~64岁 累积率(%)	0~74岁 累积率(%)	
口腔和咽喉(除外鼻咽)	16	2.84	12.35	10.54	10.30	0.78	1.22	8	1.94	7.21	3.23	3.04	0.13	0.34	C00-C10,C12-C14
鼻咽	8	1.42	6.18	4.56	4.48	0.19	0.66	6	1.45	5.41	3.93	3.80	0.25	0.55	C11
食管	19	3.37	14.67	11.31	12.05	0.97	1.41	2	0.48	1.80	1.01	0.90	0.05	0.05	C15
胃	24	4.26	18.53	13.07	13.18	0.78	1.25	17	4.12	15.32	8.70	8.45	0.44	0.86	C16
结直肠肛门	68	12.06	52.51	35.40	35.00	1.38	3.47	46	11.14	41.47	22.88	21.50	0.58	2.58	C18-C21
肝脏	35	6.21	27.03	20.40	19.62	0.99	1.73	11	2.66	9.92	6.50	6.19	0.39	0.60	C22
胆囊及其他	10	1.77	7.72	5.32	5.17	0.26	0.47	13	3.15	11.72	6.34	6.04	0.16	0.73	C23-C24
胰腺	17	3.01	13.13	8.24	8.32	0.28	0.86	6	1.45	5.41	2.97	3.03	0.16	0.35	C25
喉	5	0.89	3.86	3.17	2.82	0.23	0.23	0	0.00	0.00	0.00	0.00	0.00	0.00	C32
气管,支气管,肺	160	28.37	123.55	86.08	84.20	2.70	10.17	78	18.89	70.31	40.52	40.45	1.53	4.39	C33-C34
其他的胸腔器官	2	0.35	1.54	1.13	1.15	0.00	0.24	1	0.24	0.90	0.67	0.79	0.10	0.10	C37-C38
骨	3	0.53	2.32	1.47	1.25	0.00	0.14	3	0.73	2.70	1.49	1.40	0.00	0.21	C40-C41
皮肤的黑色素瘤	1	0.18	0.77	0.57	0.55	0.00	0.14	0	0.00	0.00	0.00	0.00	0.00	0.00	C43
乳房	12	2.13	9.27	6.46	6.40	0.46	0.56	61	14.77	54.99	38.64	37.67	2.78	4.24	C50
子宫颈	0	0.00	0.00	0.00	0.00	0.00	0.00	21	5.08	18.93	14.15	13.08	0.94	1.72	C53
子宫体及子宫部位不明	0	0.00	0.00	0.00	0.00	0.00	0.00	12	2.91	10.82	7.19	7.17	0.51	0.94	C54-C55
卵巢	0	0.00	0.00	0.00	0.00	0.00	0.00	11	2.66	9.92	5.27	5.59	0.23	0.72	C56
前列腺	40	7.09	30.89	17.79	17.12	0.46	1.09	0	0.00	0.00	0.00	0.00	0.00	0.00	C61
睾丸	0	0.00	0.00	0.00	0.00	0.00	0.00	0	0.00	0.00	0.00	0.00	0.00	0.00	C62
肾及泌尿系统不明	14	2.48	10.81	9.12	8.71	0.47	1.08	4	0.97	3.61	1.75	1.86	0.10	0.10	C64-C66,C68
膀胱	18	3.19	13.90	9.10	9.00	0.48	0.81	3	0.73	2.70	1.13	1.25	0.00	0.09	C67
脑,神经系统	5	0.89	3.86	2.93	3.87	0.14	0.24	16	3.87	14.42	9.46	11.17	0.48	1.03	C70-C72,D32-D33,D42-D43
甲状腺	6	1.06	4.63	4.87	4.24	0.32	0.42	16	3.87	14.42	14.35	11.88	0.85	1.15	C73
淋巴瘤	27	4.79	20.85	14.04	14.45	0.56	1.31	21	5.08	18.93	12.82	11.22	0.45	1.02	C81-C85,C88,C90,C96
白血病	13	2.30	10.04	6.82	6.57	0.43	0.63	14	3.39	12.62	6.75	6.01	0.19	0.49	C91-C95,D45-D47
不明及其它恶性肿瘤	61	10.82	47.10	33.45	33.21	1.59	3.82	43	10.41	38.76	23.00	21.43	1.01	2.19	A_O
所有部位合计	564	100.00	435.50	305.81	301.67	13.01	31.96	413	100.00	372.29	232.73	223.95	11.32	24.46	ALL
所有部位除外 C44	559	99.11	431.64	302.89	298.59	12.87	31.58	410	99.27	369.58	231.65	222.88	11.32	24.46	ALLbC44

表6-35b 株洲市石峰区2019年恶性肿瘤死亡主要指标

部位	男性 病例数(人)	构成(%)	粗率(1/10⁵)	中标率(1/10⁵)	世标率(1/10⁵)	0~64岁累积率(%)	0~74岁累积率(%)	女性 病例数(人)	构成(%)	粗率(1/10⁵)	中标率(1/10⁵)	世标率(1/10⁵)	0~64岁累积率(%)	0~74岁累积率(%)	ICD10
口腔和咽喉(除外鼻咽)	18	5.42	13.90	11.25	11.65	0.97	1.31	2	1.07	1.80	0.63	0.49	0.00	0.00	C00-C10,C12-C14
鼻咽	8	2.41	6.18	4.50	4.41	0.22	0.52	2	1.07	1.80	0.81	0.72	0.00	0.12	C11
食管	14	4.22	10.81	7.50	8.21	0.49	1.07	3	1.60	2.70	1.44	1.22	0.00	0.12	C15
胃	19	5.72	14.67	9.70	9.42	0.42	0.76	12	6.42	10.82	5.49	5.66	0.18	0.54	C16
结直肠肛门	36	10.84	27.80	17.40	15.73	0.26	0.94	25	13.37	22.54	11.44	11.26	0.34	0.97	C18-C21
肝脏	40	12.05	30.89	22.15	22.39	1.10	2.19	13	6.95	11.72	7.10	7.06	0.51	0.72	C22
胆囊及其他	5	1.51	3.86	2.59	2.50	0.00	0.28	9	4.81	8.11	4.36	3.97	0.12	0.36	C23-C24
胰腺	8	2.41	6.18	3.49	3.53	0.06	0.16	5	2.67	4.51	1.94	1.66	0.00	0.09	C25
喉	2	0.60	1.54	1.35	1.29	0.06	0.16	0	0.00	0.00	0.00	0.00	0.00	0.00	C32
气管,支气管,肺	110	33.13	84.94	58.15	57.84	2.41	6.10	38	20.32	34.25	18.26	17.40	0.53	1.35	C33-C34
其他的胸腔器官	2	0.60	1.54	1.13	1.04	0.00	0.10	1	0.53	0.90	0.54	0.53	0.05	0.05	C37-C38
骨	0	0.00	0.00	0.00	0.00	0.00	0.00	1	0.53	0.90	0.49	0.48	0.00	0.12	C40-C41
皮肤的黑色素瘤	0	0.00	0.00	0.00	0.00	0.00	0.00	1	0.53	0.90	0.52	0.55	0.00	0.09	C43
乳房	0	0.00	0.00	0.00	0.00	0.00	0.00	15	8.02	13.52	8.28	7.84	0.46	0.88	C50
子宫颈	0	0.00	0.00	0.00	0.00	0.00	0.00	11	5.88	9.92	6.50	6.38	0.38	0.69	C53
子宫体及子宫部位不明	0	0.00	0.00	0.00	0.00	0.00	0.00	5	2.67	4.51	3.24	3.34	0.18	0.48	C54-C55
卵巢	0	0.00	0.00	0.00	0.00	0.00	0.00	9	4.81	8.11	6.19	5.55	0.50	0.50	C56
前列腺	21	6.33	16.22	8.88	8.99	0.00	0.24	0	0.00	0.00	0.00	0.00	0.00	0.00	C61
睾丸	0	0.00	0.00	0.00	0.00	0.00	0.00	0	0.00	0.00	0.00	0.00	0.00	0.00	C62
肾及泌尿系统不明	1	0.30	0.77	0.34	0.26	0.00	0.00	3	1.60	2.70	1.08	1.07	0.00	0.00	C64-C66,C68
膀胱	4	1.20	3.09	2.50	2.51	0.00	0.20	3	1.60	2.70	1.07	1.38	0.00	0.12	C67
脑,神经系统	5	1.51	3.86	3.22	4.07	0.14	0.24	2	1.07	1.80	0.79	0.62	0.00	0.00	C70-C72,D32-D33,D42-D43
甲状腺	0	0.00	0.00	0.00	0.00	0.00	0.00	0	0.00	0.00	0.00	0.00	0.00	0.00	C73
淋巴瘤	17	5.12	13.13	8.77	9.23	0.38	0.82	7	3.74	6.31	3.54	3.41	0.05	0.45	C81-C85,C88,C90,C96
白血病	9	2.71	6.95	4.56	4.51	0.05	0.49	10	5.35	9.01	4.08	4.00	0.11	0.20	C91-C95,D45-D47
不明及其它恶性肿瘤	13	3.92	10.04	7.09	6.96	0.37	0.64	10	5.35	9.01	6.05	5.51	0.13	0.89	A_O
所有部位合计	332	100.00	256.36	174.56	174.55	7.13	16.22	187	100.00	168.57	93.85	90.12	3.53	8.74	ALL
所有部位除外 C44	332	100.00	256.36	174.56	174.55	7.13	16.22	187	100.00	168.57	93.85	90.12	3.53	8.74	ALLbC44

表 6-36a 株洲市攸县 2019 年恶性肿瘤发病主要指标

部位	男性 病例数（人）	构成（%）	粗率（1/10⁵）	中标率（1/10⁵）	世标率（1/10⁵）	0~64岁累积率（%）	0~74岁累积率（%）	女性 病例数（人）	构成（%）	粗率（1/10⁵）	中标率（1/10⁵）	世标率（1/10⁵）	0~64岁累积率（%）	0~74岁累积率（%）	ICD10
口腔和咽喉（除外鼻咽）	56	3.36	13.69	9.32	9.33	0.80	1.08	12	0.84	2.99	2.38	2.23	0.15	0.15	C00-C10,C12-C14
鼻咽	61	3.65	14.91	10.95	10.67	0.80	1.36	22	1.54	5.49	4.48	4.13	0.28	0.52	C11
食管	37	2.22	9.05	5.95	6.30	0.42	0.77	13	0.91	3.24	2.11	2.04	0.05	0.26	C15
胃	106	6.35	25.91	17.93	18.12	1.06	2.38	65	4.56	16.21	11.31	11.08	0.55	1.34	C16
结直肠肛门	183	10.96	44.74	30.86	31.00	1.69	4.26	130	9.12	32.42	21.12	21.49	1.30	2.66	C18-C21
肝脏	236	14.14	57.70	40.62	40.15	2.57	4.89	86	6.03	21.45	14.01	13.77	0.87	1.66	C22
胆囊及其他	9	0.54	2.20	1.49	1.47	0.06	0.23	23	1.61	5.74	3.70	3.80	0.30	0.47	C23-C24
胰腺	23	1.38	5.62	3.87	4.15	0.18	0.61	23	1.61	5.74	3.73	3.83	0.23	0.46	C25
喉	21	1.26	5.13	3.58	3.60	0.20	0.48	3	0.21	0.75	0.71	0.52	0.02	0.07	C32
气管,支气管,肺	483	28.94	118.08	81.55	82.78	4.15	11.35	165	11.57	41.15	28.05	27.91	1.64	3.36	C33-C34
其他的胸腔器官	3	0.18	0.73	0.47	0.49	0.05	0.05	1	0.07	0.25	0.14	0.11	0.00	0.00	C37-C38
骨	7	0.42	1.71	1.11	1.02	0.08	0.08	3	0.21	0.75	0.59	0.60	0.02	0.10	C40-C41
皮肤的黑色素瘤	5	0.30	1.22	0.78	0.77	0.08	0.08	4	0.28	1.00	0.72	0.61	0.05	0.05	C43
乳房	16	0.96	3.91	3.12	3.04	0.15	0.41	201	14.10	50.13	37.64	35.42	2.79	4.02	C50
子宫颈	0	0.00	0.00	0.00	0.00	0.00	0.00	246	17.25	61.35	46.14	43.97	3.35	5.19	C53
子宫体及子宫部位不明	0	0.00	0.00	0.00	0.00	0.00	0.00	51	3.58	12.72	8.54	8.47	0.72	0.92	C54-C55
卵巢								48	3.37	11.97	9.12	8.72	0.65	0.98	C56
前列腺	73	4.37	17.85	11.30	10.99	0.28	1.41	0	0.00	0.00	0.00	0.00	0.00	0.00	C61
睾丸	2	0.12	0.49	0.29	0.33	0.04	0.04	0	0.00	0.00	0.00	0.00	0.00	0.00	C62
肾及泌尿系统不明	66	3.95	16.14	11.61	11.36	0.78	1.37	31	2.17	7.73	5.69	5.36	0.27	0.69	C64-C66,C68
膀胱	49	2.94	11.98	7.89	7.74	0.28	0.96	11	0.77	2.74	1.80	1.77	0.10	0.23	C67
脑,神经系统	52	3.12	12.71	10.12	9.84	0.59	1.12	61	4.28	15.21	11.06	11.23	0.61	1.25	C70-C72,D32-D33,D42-D43
甲状腺	21	1.26	5.13	3.86	3.66	0.26	0.45	87	6.10	21.70	18.41	16.07	1.18	1.58	C73
淋巴瘤	42	2.52	10.27	7.41	7.92	0.45	1.06	32	2.24	7.98	6.04	6.03	0.29	0.83	C81-C85,C88,C90,C96
白血病	50	3.00	12.22	8.67	8.25	0.49	0.84	42	2.95	10.47	8.57	8.31	0.55	0.95	C91-C95,D45-D47
不明及其它恶性肿瘤	68	4.07	16.62	10.96	11.89	0.64	1.34	66	4.63	16.46	11.99	11.66	0.57	1.45	A_O
所有部位合计	1 669	100.00	408.03	283.73	284.86	16.10	36.61	1 426	100.00	355.61	258.06	249.11	16.56	29.21	ALL
所有部位除外 C44	1 658	99.34	405.34	282.09	283.24	16.03	36.45	1 417	99.37	353.37	256.57	247.60	16.52	29.01	ALLbC44

表6-36b　株洲市攸县2019年恶性肿瘤死亡主要指标

部位	男性							女性							ICD10
	病例数(人)	构成(%)	粗率(1/10^5)	中标率(1/10^5)	世标率(1/10^5)	0~64岁累积率(%)	0~74岁累积率(%)	病例数(人)	构成(%)	粗率(1/10^5)	中标率(1/10^5)	世标率(1/10^5)	0~64岁累积率(%)	0~74岁累积率(%)	
口腔和咽喉(除外鼻咽)	22	2.15	5.38	4.05	4.04	0.21	0.56	1	0.18	0.25	0.19	0.19	0.00	0.05	C00-C10,C12-C14
鼻咽	26	2.54	6.36	4.60	4.52	0.33	0.59	15	2.66	3.74	2.88	2.64	0.15	0.36	C11
食管	21	2.05	5.13	3.56	3.76	0.22	0.48	10	1.78	2.49	1.44	1.42	0.06	0.14	C15
胃	86	8.41	21.02	14.65	14.37	0.65	1.86	42	7.46	10.47	7.34	7.56	0.35	1.02	C16
结直肠肛门	101	9.88	24.69	17.08	16.87	0.72	2.28	62	11.01	15.46	10.05	10.03	0.55	1.26	C18-C21
肝脏	177	17.32	43.27	29.68	29.24	1.93	3.54	59	10.48	14.71	9.38	9.53	0.51	1.21	C22
胆囊及其他	1	0.10	0.24	0.14	0.15	0.02	0.02	4	0.71	1.00	0.59	0.55	0.02	0.07	C23-C24
胰腺	26	2.54	6.36	4.19	4.28	0.17	0.62	10	1.78	2.49	1.65	1.68	0.10	0.22	C25
喉	8	0.78	1.96	1.36	1.33	0.02	0.23	1	0.18	0.25	0.38	0.22	0.02	0.02	C32
气管,支气管,肺	401	39.24	98.04	67.40	68.90	3.61	9.52	124	22.02	30.92	19.57	19.14	1.07	2.12	C33-C34
其他的胸腔器官	1	0.10	0.24	0.20	0.22	0.00	0.04	0	0.00	0.00	0.00	0.00	0.00	0.00	C37-C38
骨	2	0.20	0.49	0.30	0.28	0.02	0.02	1	0.18	0.25	0.26	0.27	0.02	0.02	C40-C41
皮肤的黑色素瘤	0	0.00	0.00	0.00	0.00	0.00	0.00	0	0.00	0.00	0.00	0.00	0.00	0.00	C43
乳房	1	0.10	0.24	0.09	0.14	0.00	0.43	49	8.70	12.22	9.27	8.50	0.65	0.90	C50
子宫颈	0	0.00	0.00	0.00	0.00	0.00	0.00	49	8.70	12.22	8.62	8.52	0.64	1.04	C53
子宫体及子宫部位不明	0	0.00	0.00	0.00	0.00	0.00	0.00	11	1.95	2.74	1.79	1.79	0.16	0.21	C54-C55
卵巢	0	0.00	0.00	0.00	0.00	0.00	0.00	23	4.09	5.74	3.98	3.89	0.28	0.49	C56
前列腺	20	1.96	4.89	3.00	3.20	0.09	0.43	0	0.00	0.00	0.00	0.00	0.00	0.00	C61
睾丸	0	0.00	0.00	0.00	0.00	0.00	0.00	0	0.00	0.00	0.00	0.00	0.00	0.00	C62
肾及泌尿系统不明	12	1.17	2.93	1.97	2.05	0.12	0.33	4	0.71	1.00	0.62	0.63	0.04	0.09	C64-C66,C68
膀胱	11	1.08	2.69	1.59	1.44	0.02	0.20	5	0.89	1.25	0.91	0.91	0.05	0.14	C67
脑,神经系统	18	1.76	4.40	3.46	3.26	0.27	0.35	31	5.51	7.73	5.17	5.29	0.32	0.63	C70-C72,D32-D33,D42-D43
甲状腺	3	0.29	0.73	0.69	0.53	0.05	0.05	4	0.71	1.00	0.86	0.82	0.06	0.06	C73
淋巴瘤	27	2.64	6.60	4.30	4.55	0.27	0.55	20	3.55	4.99	3.24	3.21	0.24	0.36	C81-C85,C88,C90,C96
白血病	35	3.42	8.56	6.72	6.32	0.41	0.66	16	2.84	3.99	2.92	2.78	0.18	0.35	C91-C95,D45-D47
不明及其它恶性肿瘤	23	2.25	5.62	4.12	4.20	0.24	0.44	22	3.91	5.49	4.15	4.25	0.22	0.41	A_O
所有部位合计	1 022	100.00	249.86	173.16	173.64	9.36	22.75	563	100.00	140.40	95.25	93.82	5.69	11.16	ALL
所有部位除外C44	1 017	99.51	248.63	172.33	172.95	9.32	22.67	560	99.47	139.65	94.73	93.34	5.67	11.09	ALLbC44

鸣　谢

感谢国家癌症中心肿瘤登记办公室老师们及湖南省卫生健康委员会疾控处领导们给予的大力支持和帮助，感谢湖南省肿瘤医院、湖南省癌症防治中心领导们的指导和协调，感谢全省各级医疗机构对新发病例、随访病例信息的整理和报告，感谢全省各市州和各区县卫生行政部门及肿瘤登记机构领导和工作人员在数据收集、整理、审核、报告等方面付出的辛苦与努力。

《2022 湖南省肿瘤登记年报》编委会

2023 年 3 月 30 日

附表 2019—2022 年肿瘤登记工作相关工作人员名单表

（以市州名称汉语拼音排序）

序号	市州及区县单位	2019—2022 年肿瘤登记工作相关工作人员 （各区县市另含本级卫健局分管领导及主要医院报告人员）							
1	湖南省卫生健康委员会	李俊华	谢 颖	陶学永	彭晔炜	袁 翔			
2	湖南省肿瘤医院、湖南省癌症防治中心	肖亚洲 石朝晖	欧阳煜 肖海帆	王 静 曹世钰	颜仕鹏 王石玉	廖先珍 郭 佳	许可葵	邹艳花	李 灿
3	常德市卫生健康委员会	史启寅	陈章平						
4	常德市疾病预防控制中心	刘素念	肖慧芳	潘蓉蓉	高 纯				
5	常德市安乡县卫生健康局	马成林	郑 毅	陈 鹏					
6	常德市安乡县疾病预防控制中心	何玉龙	贺福丽	杨 玲	王月玲				
7	常德市安乡县辖区主要医院	颜嫦娟	金 慧						
8	常德市武陵区卫生健康局	蔡立新	王 华	姚 猛	肖连宏				
9	常德市武陵区疾病预防控制中心	管元平	涂林立	张志刚	彭学文	朱晓辉	周宏惠		
10	常德市武陵区辖区主要医院	瞿志勇	周琴娟	钟 佳	谭文彪				
11	常德市津市市卫生健康局	齐绍进	彭 逆	黄静怡					
12	常德市津市市疾病预防控制中心	文 杰	韩绍楚	韩绍楚	万贤珍	杨 敏			
13	常德市津市市辖区主要医院	胡 艳							
14	长沙市卫生健康委员会	欧志明	周建波	杨学文	邓美芝				
15	长沙市疾病预防控制中心	杨人贵	徐明忠	周苍海	胡劲松	黄 霜	黄渊秀		
16	长沙市芙蓉区卫生健康局	张运秋	邓 亮						
17	长沙市芙蓉区疾病预防控制中心	朱 丽	胡辉伍	杨 丽	张航宇	罗霜艳			
18	长沙市芙蓉区辖区主要医院	朱洪涛	王 星	王惠红	朱满桃	杨 征			
19	长沙市开福区卫生健康局	廖紫君	方云南	晏 强	林 玲				
20	长沙市开福区疾病预防控制中心	任 敏	陈腊梅	刘 阳	陈偲	宋香玲	刘 玲		
21	长沙市开福区辖区主要医院	喻淑萍 李曼蓉	李恕勤 喻小红	陈金彪	李水红	黎 胜	范 欣	文 彬	董 静
22	长沙市浏阳市卫生健康局	周秋涛	何梅林	施海斌					
23	长沙市浏阳市疾病预防控制中心	许 欣 邓 立	陈建伟 陈 诚	李 跳 刘 威	龙花君	王 群	谭诗花	李光辉	彭 媛
24	长沙市浏阳市辖区主要医院	曾国良	刘辉辉	何玉煌	李 思	向丽群	汤 婷		
25	长沙市天心区卫生健康局	宋立湘	张长生	董锡娜	黄海瑛	熊梦飞			
26	长沙市天心区疾病预防控制中心	兰泽龙	许超伦	陈强知	刘严玲	王红江	黄 洁		
27	长沙市天心区辖区主要医院	李金凤	唐慧敏	杨冬艳					
28	长沙市望城区卫生健康局	程新和	王华良	曾 理					

续表

序号	市州及区县单位	2019—2022 年肿瘤登记工作相关工作人员 （各区县市另含本级卫健局分管领导及主要医院报告人员）
29	长沙市望城区疾病预防控制中心	赵劲良　熊　浩　肖炜琪　邹思伟　王梅芳　张文静
30	长沙市望城区辖区主要医院	胡利英
31	长沙市雨花区卫生健康局	周宏伟　陈泽香　鲁秋香
32	长沙市雨花区疾病预防控制中心	周建湘　何　韬　黄　芬　胡　蓉　邓谦成　段利霞　廖丽艳　龙花君
33	长沙市雨花区辖区主要医院	吴　玲　段露茜　徐则林　李小英　程丽娟　陈新年　曹　静　刘聪利
34	长沙市岳麓区卫生健康局	王　洪
35	长沙市岳麓区疾病预防控制中心	胡艳红　徐蕾　陈继怀　谢　婷　刘招美　杨思进
36	长沙市岳麓区辖区主要医院	盛　露　陈　娜　刘宁潇　彭丽媛　彭　柱　吴芳兰
37	长沙市长沙县卫生健康局	唐　锋　舒　曲　范　佳　宋　利
38	长沙市长沙县疾病预防控制中心	李　力　刘宗奇　何　花　罗辉琴　刘　丹　黄雅兰　刘遂怡
39	长沙市长沙县一医院	钟志军　邹　满　龙志刚　李　娟　王清丽　左　丽　朱　佳
40	长沙市长沙县辖区主要医院	章　鸽　赵　棋　王金凤　陈　维　邹　算　杨　征
41	长沙市宁乡市卫生健康局	童志国　徐红斌　何金满
42	长沙市宁乡市疾病预防控制中心	文红军　周茂林　喻灵芝　李　华　郭　亮
43	长沙市宁乡市城郊医院	彭铁良　刘明强　刘　飒
44	长沙市宁乡市辖区主要医院	朱素云　林　敏　秦　穗　吴玉芝　汤　莹
45	郴州市卫生健康委	齐胜堂　李满英　谢海根
46	郴州市疾病预防控制中心	胡骞予　周　宏
47	郴州市第一人民医院、郴州市肿瘤登记中心	黄仁彬　徐有望　蓝　雪　涂丽娜　谢含菲
48	郴州市资兴市卫生健康局	李强发　王贤斌　刘　涛　雷洪波
49	郴州市资兴市疾病预防控制中心	徐贤雄　李雄豹　黎利文　夏云磊　王英籍
50	郴州市资兴市辖区主要医院	刘丽媛　何青松　唐烨华
51	郴州市临武县卫生健康局	李强发　王贤斌　刘　涛　雷洪波　王平忠
52	郴州市临武县疾病预防控制中心	周贤文　李伟生　李国斌　谭林林　刘　冰　曹玲芳　何　鑫
53	郴州市临武县辖区主要医院	黄　婧
54	衡阳市卫生健康委	邹建军　贺彬琪　黎志勇
55	衡阳市疾病预防控制中心	谢先伟　李解生　邓靖怡
56	衡阳市常宁市卫生健康局	雷青元　张世桂　于新华
57	衡阳市常宁市疾病预防控制中心	曹诗鹏　欧　琦　滕德伟　吴良元　郭　兰
58	衡阳市常宁市辖区主要医院	鲁桐旺　彭鑫飙　王玉英
59	衡阳市衡东县卫生健康局	侯锟鹏　向献群　单锦文
60	衡阳市衡东县疾病预防控制中心	尹　炜　单健生　罗剑武　刘早红　肖静娴　李俊华　周　玲　胡志兰 刘志艳　刘银月　丁　莉
61	衡阳市衡东县辖区主要医院	罗素冰　柳幼聪　陈　林
62	怀化市卫生健康委	侯　萍　刘　勇　赵　宇

续表

序号	市州及区县单位	2019—2022 年肿瘤登记工作相关工作人员 （各区县市另含本级卫健局分管领导及主要医院报告人员）							
63	怀化市疾病预防控制中心	卿前云	瞿中武	谢　文	杨　洁				
64	怀化市肿瘤医院	谭瑞明	杨春燕	严　强	侯长青	田新菊			
65	怀化市洪江市卫生健康局	杨　君	易　尧						
66	怀化市洪江市疾病预防控制中心	胡小玲	段美君	向湘林	易思连	寻英姿	杨小琴		
67	怀化市洪江市辖区主要医院	易志刚	向宏利	易余华	易志刚	张立新	贺丽萍	唐志丹	向连梅
		蒲　娟							
68	怀化市麻阳县卫生健康局	雷　平	曹久耕	向　华					
69	怀化市麻阳县疾病预防控制中心	黄　平	赵　辉	陈启佳	张春玉	滕　瑶			
70	怀化市麻阳县辖区主要医院	滕诗梅	满喜爱						
71	娄底市卫生健康委员会	罗　琳	郭细军	赵芳萍	曲莎雅	周晓智			
72	娄底市疾病预防控制中心	杨　纲	付永安	何　颖	刘　敏	肖永根	黄菊华	刘俊谦	戴炼平
		邱焕春							
73	娄底市冷水江市卫生健康局	郭　海	吴慕媛						
74	娄底市冷水江市疾病预防控制中心	方吉贤	宾远忠	张彬彬	罗三峰	杨　娟			
75	娄底市冷水江市辖区主要医院	高海燕	姜雪琴	李　艳	王芙蓉	吴　希			
76	娄底市涟源市卫生健康局	梁　欣	龚锡奇	邱小红					
77	娄底市涟源市疾病预防控制中心	文申根	李秀兰	张小勇	李　清	肖艳慎	刘文力		
78	娄底市涟源市辖区主要医院	聂碧辉	石　灿						
79	娄底市双峰县卫生健康局	曾　涛	朱文龙	宋书意					
80	娄底市双峰县疾病预防控制中心	刘国贤	戴凯停	刘伏香	李　想				
81	娄底市双峰县辖区主要医院	肖林贵	李自强						
82	邵阳市卫生健康委员会	刘晓江	胡邵华	郭林峰	谭述梅				
83	邵阳市疾病预防控制中心	朱鹏程	粟　兴	邹霞丽	刘赞荣				
84	邵阳市中医医院	宁美华	艾晓辉	曾有任	尹　辉	朱海燕	李茁薇		
85	邵阳市邵东市卫生健康局	李俊球	周娴艳	司艳峰					
86	邵阳市邵东市疾病预防控制中心	曾　平	田　丽	宁振中	陈文伟	谢　玉	刘冬梅	谭辉路	曾小芳
		易振国							
87	邵阳市邵东市辖区主要医院	唐　勇	彭向阳	曾小利					
88	邵阳市新宁县卫生健康局	林小石	周前国	赵　春	翁玲玲				
89	邵阳市新宁县疾病预防控制中心	邓海名	周前富	陈　富	刘倩文				
90	邵阳市新宁县辖区主要医院	徐海静	李娟梅	李雄英					
91	湘潭市卫生健康委员会	马金辉	胡　敏						
92	湘潭市疾病预防控制中心	王继杰	艾伟宏	赵树海	罗　昊	郭　辉	赵佩安	谭　文	周　城
93	湘潭市中心医院	夏　红	谭建中	刘　政	封元清	乔光凤	丁　林		
94	湘潭市雨湖区卫生健康局	刘晓红	谭　联	刘令子					
95	湘潭市雨湖区疾病预防控制中心	邓莉芳	杨玉环	马超颖	马子涵	蔡文迪			

续表

序号	市州及区县单位	2019—2022 年肿瘤登记工作相关工作人员 （各区县市另含本级卫健局分管领导及主要医院报告人员）							
96	湘潭市雨湖区辖区主要医院	谭平花	肖 丽						
97	湘西州卫生健康委员会	危首华	周文忠	田昌智					
98	湘西州疾病预防控制中心	杨顺生	陈 敏						
99	湘西州肿瘤医院	向尔富	鲁帮云	刘朝辉	付林芳				
100	湘西州泸溪县卫生健康局	杨大松	罗云洁						
101	湘西州泸溪县疾病预防控制中心	杨秀良	石湘燕	陈晓华	代小燕				
102	湘西州泸溪县辖区主要医院	梅玉芳							
103	益阳市卫生健康委员会	夏 大	张晓萍	杨建明	罗雅婕				
104	益阳市疾病预防控制中心	唐益华	张 煜	朱三元	陈竹青				
105	益阳市桃江县卫生健康局	李 静	李 德						
106	益阳市桃江县人民医院	刘 军	廖亚男	薛媚娟	谢 真	邹 平	黄 德	邹朝霞	郭 纯
107	益阳市桃江县疾病预防控制中心	夏艳晖							
108	益阳市资阳区卫生健康局	黄士亮	刘 斌	郭妮芳	龚建华	陈 晶			
109	益阳市资阳区疾病预防控制中心	龚建华	王迪军	陈 晶	鲁 容	龚立安	王玲玲	张丽情	范朝彪
110	益阳市资阳区辖区主要医院	周云凤	张莎莉	文 杰					
111	永州市卫生健康委员会	唐少斌	曾林涛	肖高谦					
112	永州市疾病预防控制中心	傅奇勇	潘 纯	邓雯心	陈 武				
113	永州市中心医院	赵承保	江拥军	蒋海萍	汪银华				
114	永州市道县卫生健康局	何 健	罗 辉	李忠林					
115	永州市道县疾病预防控制中心	肖拥军	邹四妹	胡建湘	黄兰婷	郑 平	许洪平	邓 红	
116	永州市道县辖区主要医院	刘红芝	冯 艳						
117	永州市宁远县卫生健康局	汤正美	李春生	乐 伟					
118	永州市宁远县疾病预防控制中心	李万忠	欧阳晓芳	李万清	陈颖香	李 玮			
119	永州市宁远县辖区主要医院	叶永红	刘玲英						
120	永州市新田县卫生健康局	李文众 胡 涛	雷元武	谭林峰	李年华	赵 劲	欧海滨	何忠勇	周有志
121	永州市新田县疾病预防控制中心	欧阳乐	谢众麟	黄 锋	何忠勇	段良祥	刘君红	刘 波	
122	永州市新田县辖区主要医院	吴泽桢	文祝华	郑玲娟	贺晶晶	邓艳萍	何 勤		
123	岳阳市卫生健康委员会	陈 剑	陈连峰	姚芳琪					
124	岳阳市疾病预防控制中心	周 汇	商 谦	崔建伟	李水雄	韩 智	欧雪华	罗婷娜	刘国余
125	岳阳市人民医院	李 伟	许文杰	李尚富	吴定洲				
126	岳阳市岳阳楼区卫生健康局	徐铭喜	周七亿	吴德胜	李 靖				
127	岳阳市岳阳楼区疾病预防控制中心	陈艳芳	罗江洪	罗 莎	宋 婷	陈典典			
128	岳阳市岳阳楼区辖区主要医院	万菊香 贺 云	凌岳怀 欧阳红卫	夏志明	李 羽	董如兰	叶 琴	陈 慧	江 庆
129	张家界市卫生健康委员会	王江华	钟吉波	赵 敏	虢 贝				

续表

序号	市州及区县单位	2019—2022 年肿瘤登记工作相关工作人员 （各区县市另含本级卫健局分管领导及主要医院报告人员）							
130	张家界市疾病预防控制中心	孙忠贤	胡俊忠	卢 辉	刘 芳	钟礼云	彭 卉		
131	张家界市慈利县卫生健康局	卓建华	李先勇	朱芳宇	邓 源	唐 娟	胡志林		
132	张家界市慈利县疾病预防控制中心	朱从喜	向 英	吴 双	陈华云	寇渝东	刘 波		
133	张家界市慈利县辖区主要医院	沈红云	袁新云	向文杰					
134	张家界市永定区卫生健康局	谭建新	杨 兵	陈均勤	方 圆				
135	张家界市永定区疾病预防控制中心	陆 璐	袁继卫	胡 剑	徐 萱	杜 雯			
136	张家界市永定区辖区主要医院	李新艺	卢 超	袁云喜	廉东华				
137	株洲市卫生健康委员会	刘建军	邱 林	刘银怀					
138	株洲市二医院	邹祖倡	李文灿	刘建民	邓建妹	王 芳	袁湘泉	汤 丹	
139	株洲市疾病预防控制中心	黄 劲	唐雨新	蒲灵子					
140	株洲市芦淞区卫生健康局	万飞燕	申建武	刘 永					
141	株洲市芦淞区疾病预防控制中心	何 礼	唐 晶	卜晓嘉	刘慧颖	彭叶玲	鲍 芳	彭 彬	陈 慧
142	株洲市芦淞区辖区主要医院	樊晓昱	段兰香	许妮娜					
143	株洲市石峰区卫生健康局	董 勇	刘钢德	袁 湘					
144	株洲市石峰区疾病预防控制中心	袁 湘	刘 杰	黄 平	刘 宏	彭玉梅	袁 敏	齐佳锐	李 洁
145	株洲市石峰区辖区主要医院	谷艳红 段叶会	汤 丹	杨涤菲	邓赞群	汪红霞	李定生	周凤球	杨清姣
146	株洲市攸县卫生健康局	洪虎龙	张加亮	董春梅					
147	株洲市攸县疾病预防控制中心	杨体吾 夏冬艳	周 义	符三乃	欧阳四新	刘孳雄	刘志军	杨华艳	
148	株洲市攸县辖区主要医院	陈玉华	段思思						

图书在版编目(CIP)数据

2022湖南省肿瘤登记年报 / 肖亚洲, 欧阳煜, 王静主编. —长沙: 中南大学出版社, 2023.8

ISBN 978-7-5487-5516-6

Ⅰ. ①2⋯ Ⅱ. ①肖⋯ ②欧⋯ ③王⋯ Ⅲ. ①肿瘤—卫生统计—湖南—2022—年报 Ⅳ. ①R73-54

中国国家版本馆 CIP 数据核字(2023)第 162148 号

2022 湖南省肿瘤登记年报

2022 HUNANSHENG ZHONGLIU DENGJI NIANBAO

肖亚洲 欧阳煜 王静 主编

□出 版 人	吴湘华	
□责任编辑	孙娟娟	
□封面设计	李芳丽	
□责任印制	唐 曦	
□出版发行	中南大学出版社	
	社址:长沙市麓山南路	邮编:410083
	发行科电话:0731-88876770	传真:0731-88710482
□印 装	湖南鑫成印刷有限公司	

□开 本	889 mm×1194 mm 1/16 □印张 16 □字数 495 千字	
□版 次	2023 年 8 月第 1 版 □印次 2023 年 8 月第 1 次印刷	
□书 号	ISBN 978-7-5487-5516-6	
□定 价	178.00 元	

图书出现印装问题,请与经销商调换